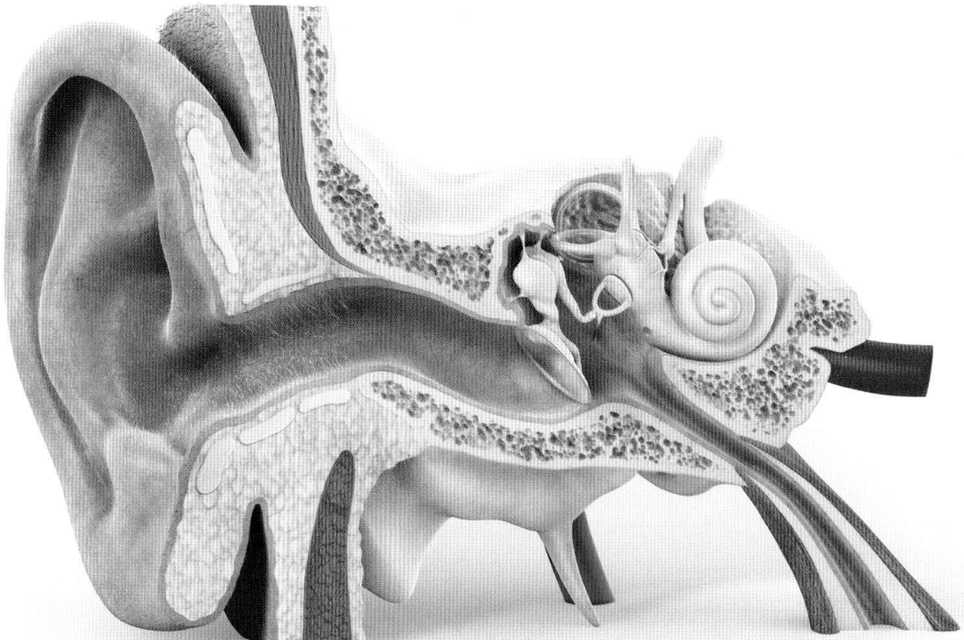

DK

KNOWLEDGE ENCYCLOPEDIA

人体知识大百科

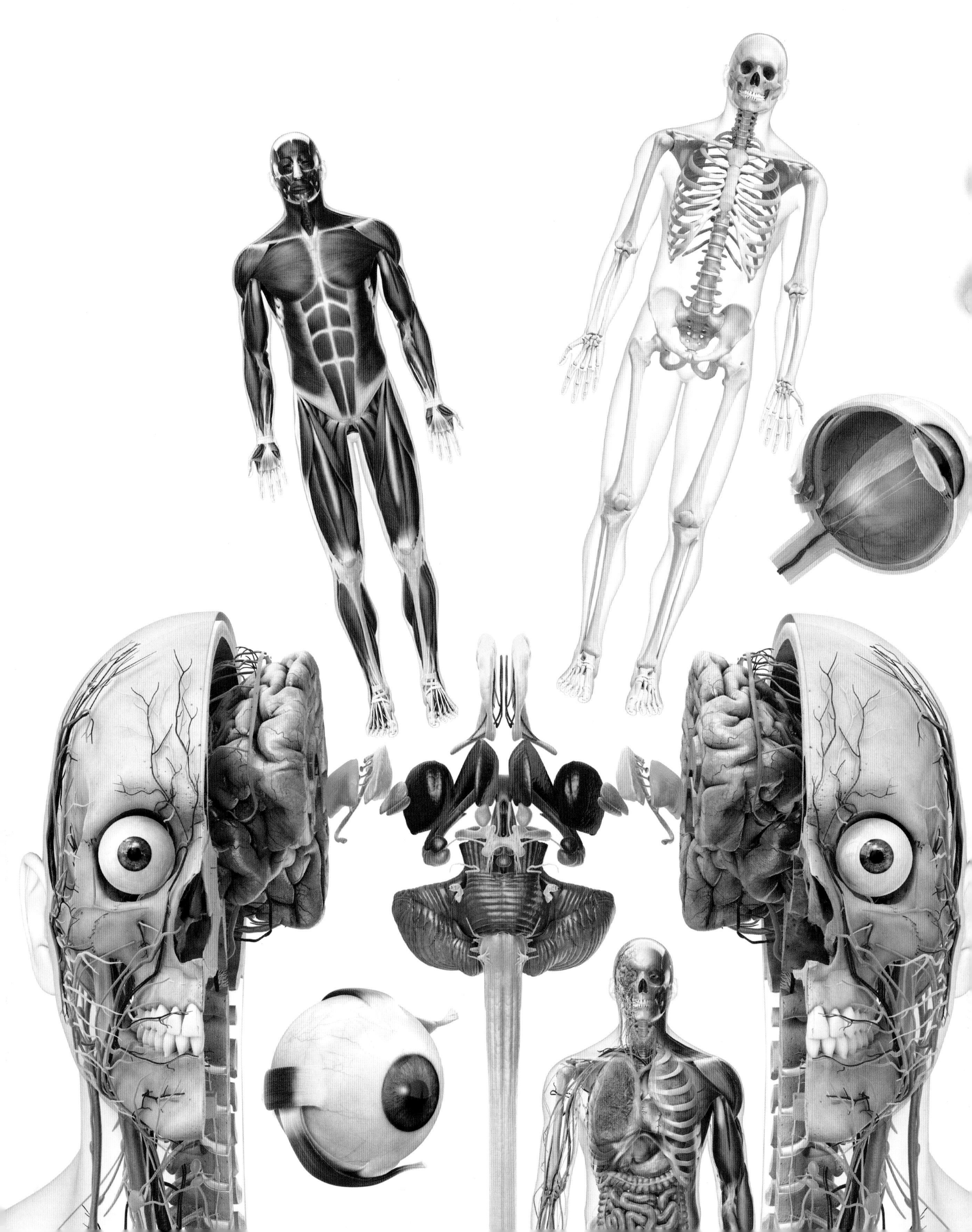

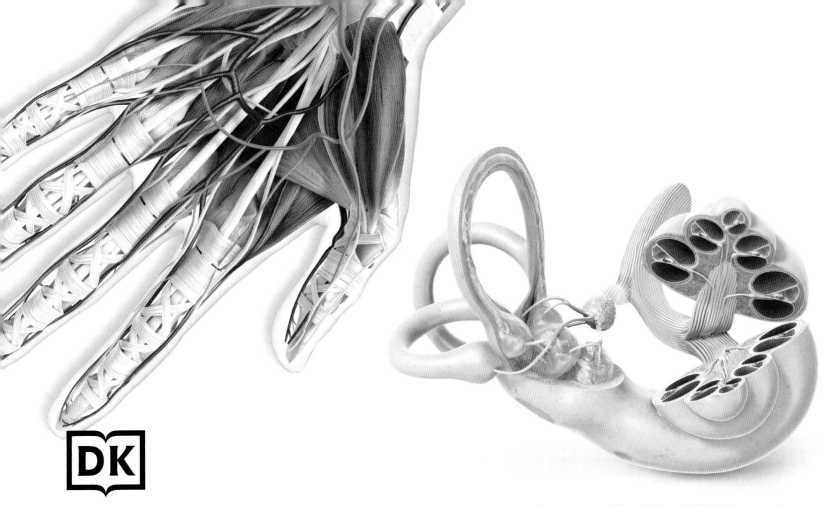

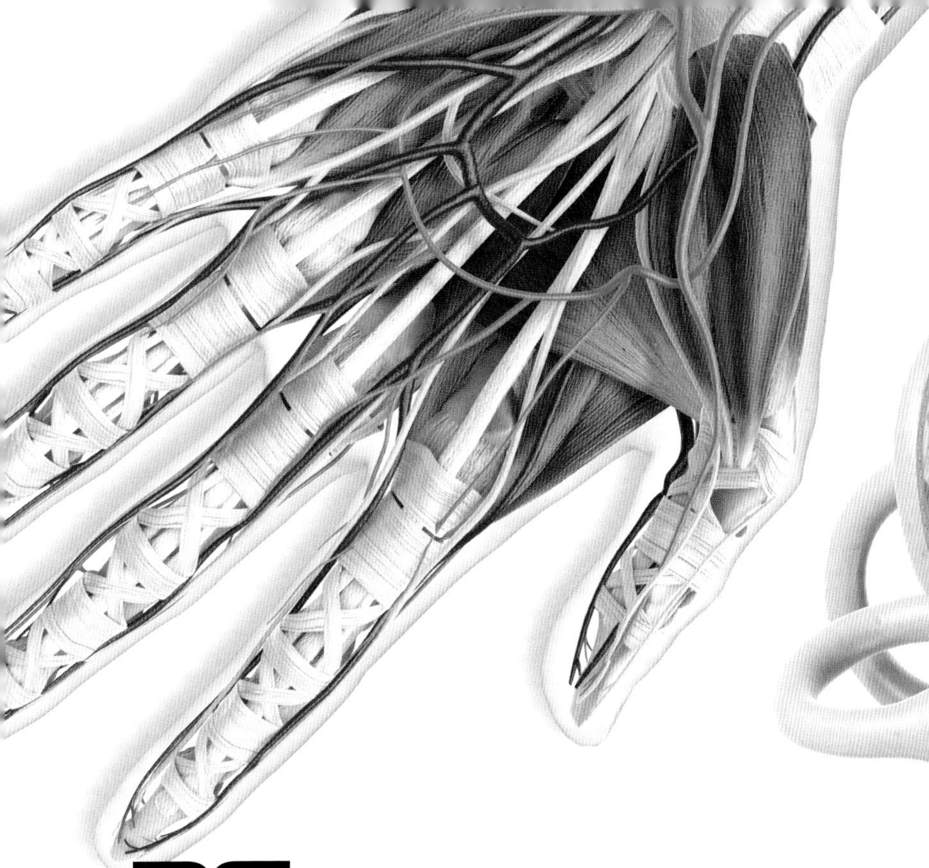

DK

KNOWLEDGE ENCYCLOPEDIA

人体知识大百科

郑伯承　译

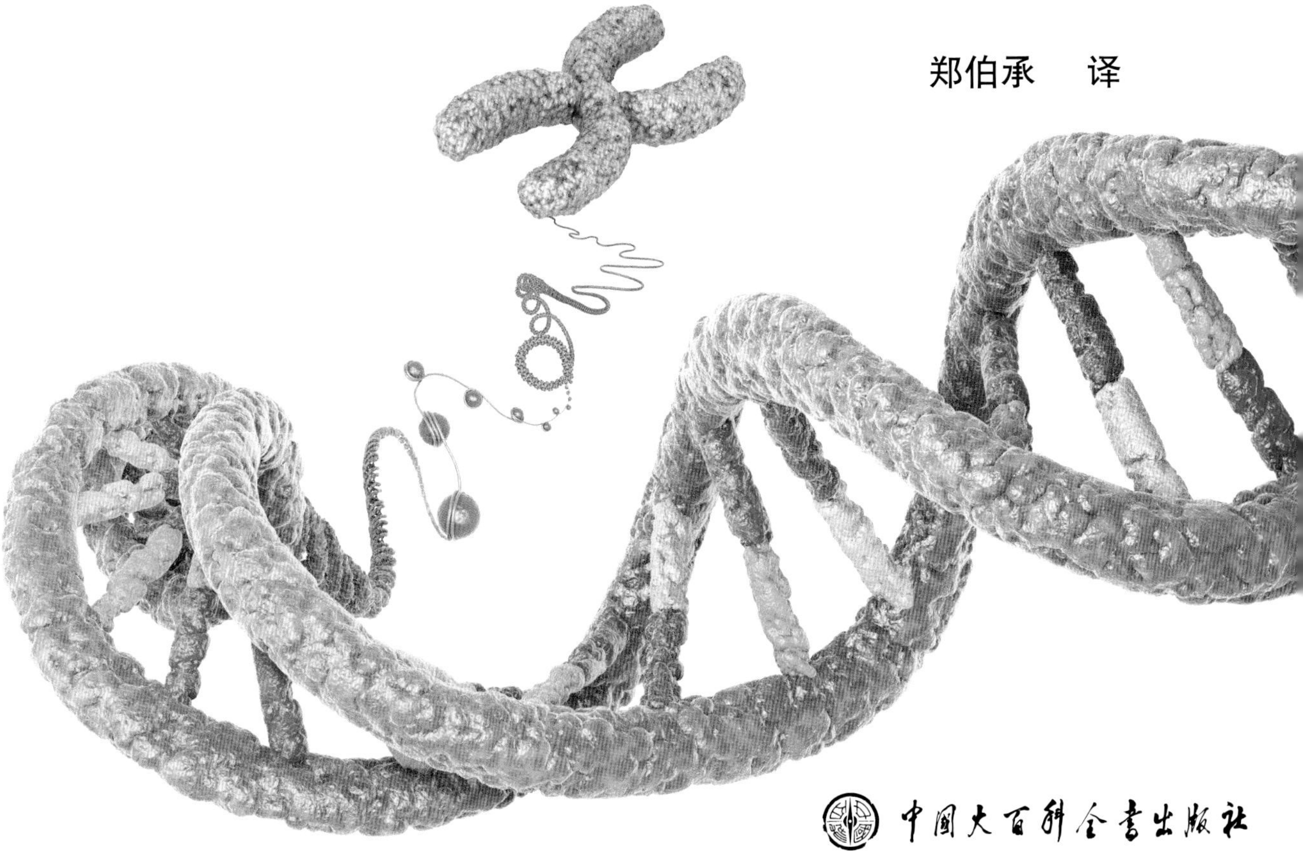

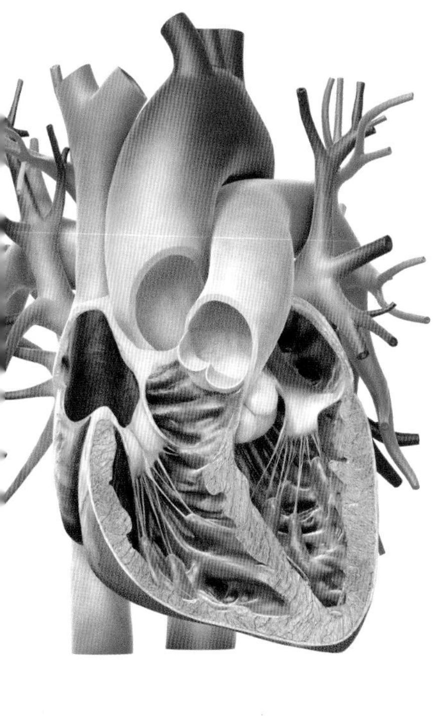

中国大百科全书出版社

DK | Penguin Random House

Original Title: Knowledge Encyclopedia Human Body!

北京市版权登记号：图字01-2022-1345

图书在版编目（CIP）数据

DK人体知识大百科 / 英国DK公司编；郑伯承译.—北京：中国大百科全书出版社，2022.9
书名原文：Knowledge Encyclopedia Human Body!
ISBN 978-7-5202-1168-0

I. ①D… II. ①英… ②郑… III. ①人体—少儿读物 IV. ①R32-49

中国版本图书馆CIP数据核字（2022）第127389号

译　者
郑伯承

专业审定
柏树令　中国医科大学教授，组织工程研究所所长
辽宁省解剖学会理事长

策 划 人：杨　振
统筹编辑：王　杨
责任编辑：陈卓然
封面设计：邹流昊 纪晓萱

DK人体知识大百科
中国大百科全书出版社出版发行
（北京阜成门北大街17号　邮编 100037）
http://www.ecph.com.cn
新华书店经销
当纳利（广东）印务有限公司印制
开本：889毫米×1194毫米　1/8　印张：26
2022年9月第1版　2022年9月第1次印刷
ISBN 978-7-5202-1168-0
定价：198.00元

For the curious
www.dk.com

FSC 混合产品
源自负责任的森林资源的纸张
www.fsc.org FSC® C018179

目录

人体基础知识

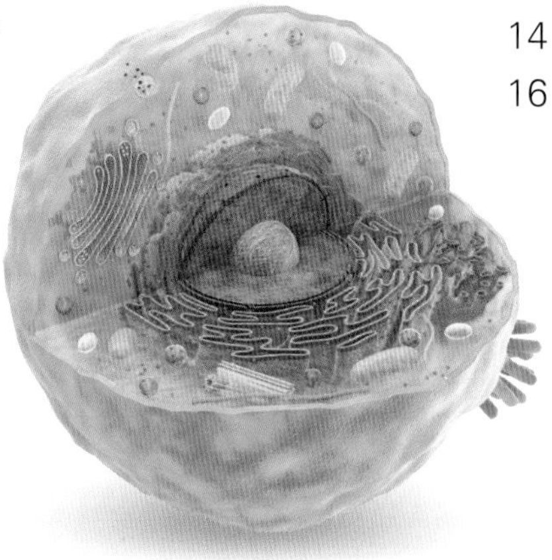

人体系统

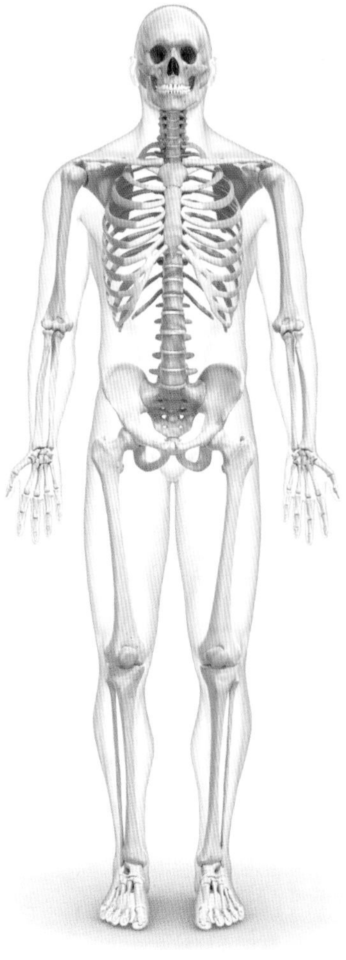

头和颈

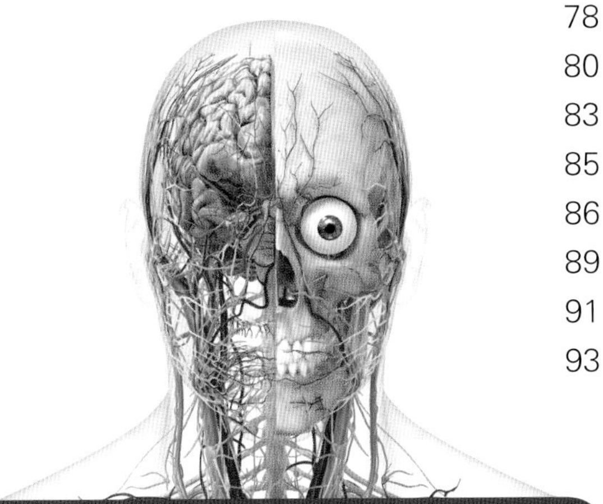

胸和背

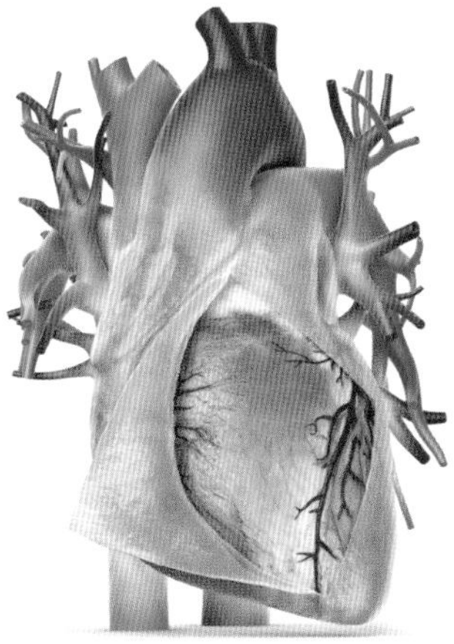

臂和手

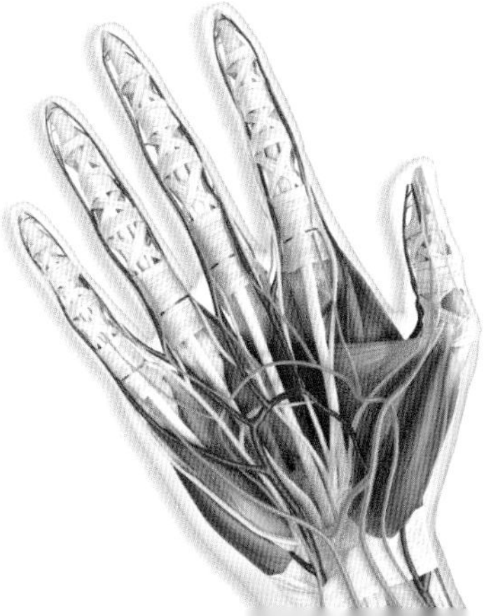

腹腔和盆腔

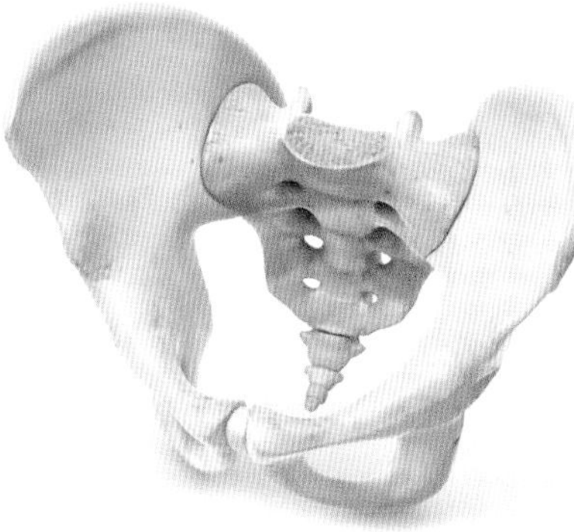

下肢和足

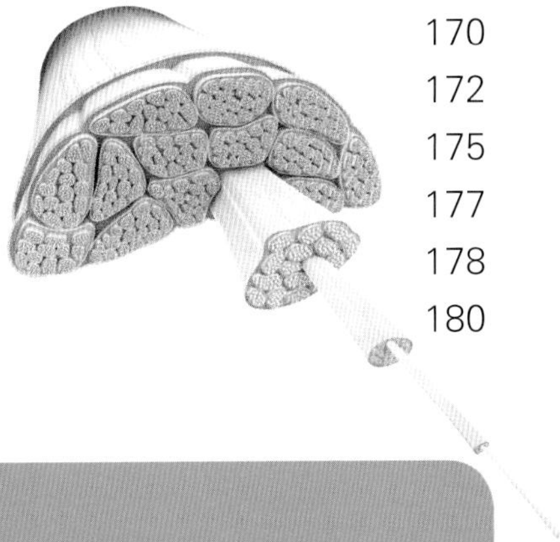

人体科学

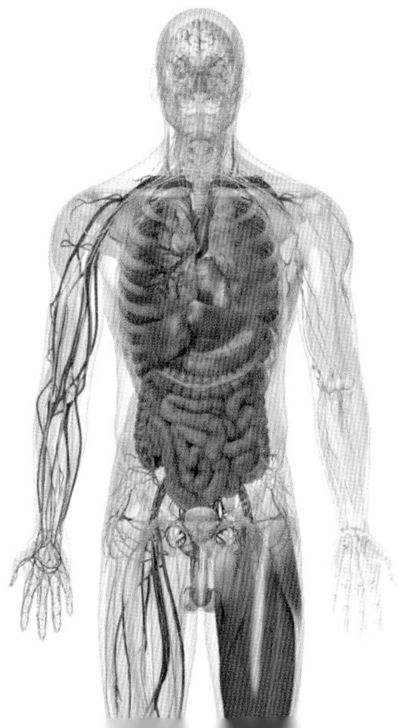

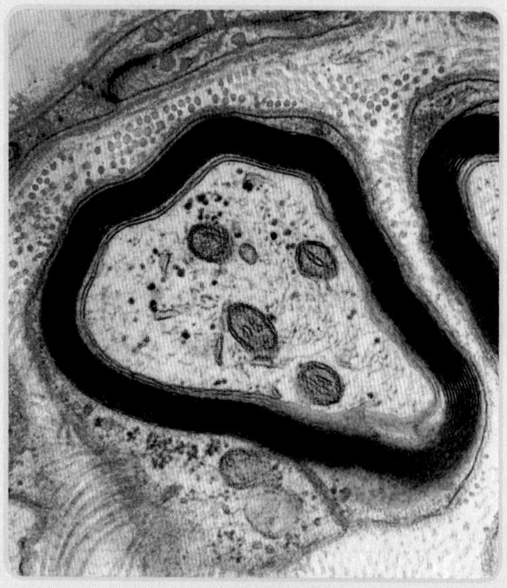
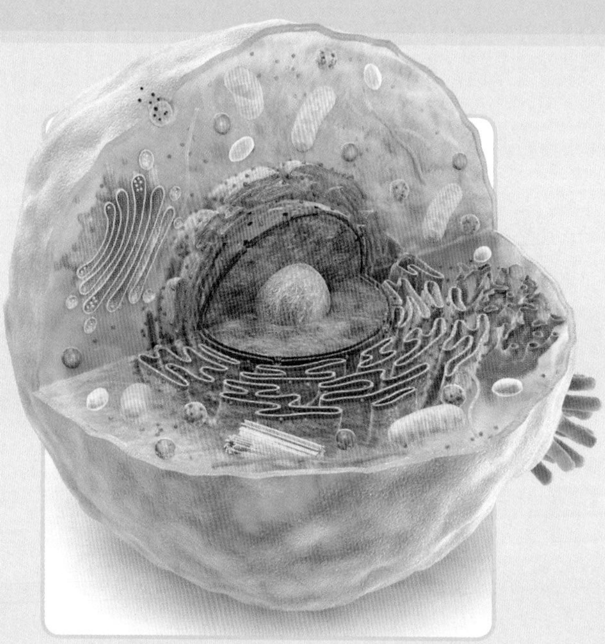
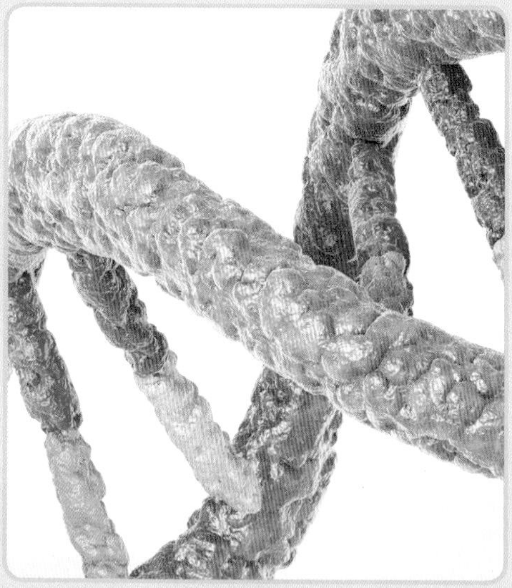

人体基础知识

生物体最小的结构单位是细胞，人体便是由数以万亿计的细胞构成的。作为生命的基础构件，每一个细胞都有其特定功能。细胞不停地分裂，产生新的细胞，从而使机体得以生长和修复。

人体的构成

人体的任何部分都是由原子构成的，原子是组成物质的基本单位。原子组成分子，无数分子形成体内的每个细胞。细胞的类型有200多种，相似的细胞结合起来形成组织。不同的组织构成了体内的器官和系统。

原子和分子
人体最小的构件是原子。原子形成体内各种要素。原子也能组合起来形成分子，比如水分子就是一种分子，由氢原子和氧原子组成。

细胞
分子结合起来构成人体的细胞。不同类型的细胞完成不同的身体功能，从运输氧到让眼睛感受光和颜色。

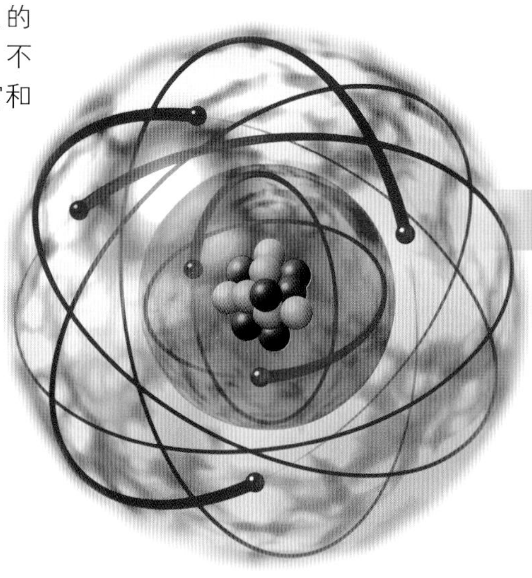
原子

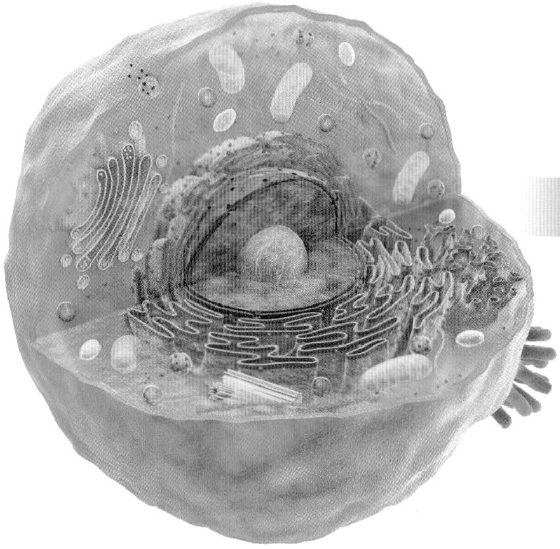
细胞

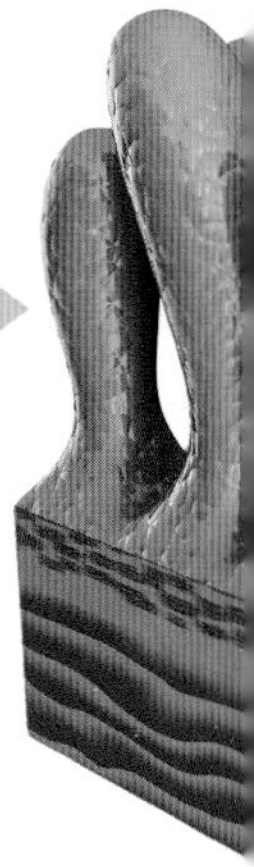

人体是由什么构成的？

人体和其他生物体的组成成分相同。人体之所以独特，是因为把这些成分组合在一起的方式与其他生物体不同。构成所有生物体的基本物质都是简单的化学元素，如碳、氧等，但它们组合起来，便构成更为复杂的化合物。在显微镜下才能看到细胞。数以万亿计的细胞就是生命的构件，它们组合起来形成皮肤、骨、血液，以及其他器官，从而组成一个完整的人体。

组织的类型

组织由许多细胞以及细胞间质联合在一起组成。许多组织完全由一种类型的细胞组成。人体的组织主要有4种：神经组织、上皮组织、肌组织和结缔组织。

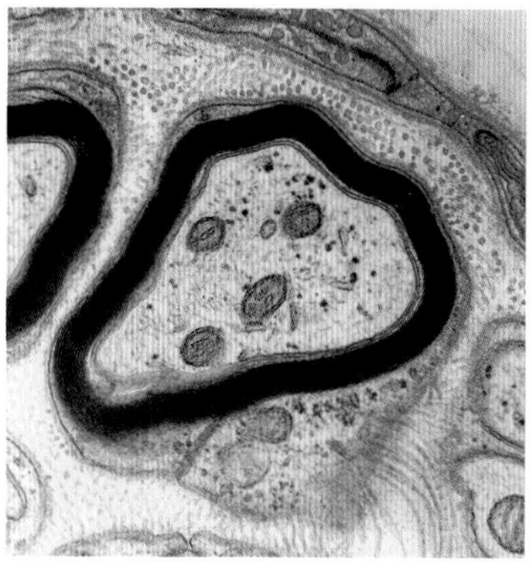

神经组织
神经组织由大量的神经元（神经细胞）构成。神经组织构成脑、脊髓和数量众多的神经，它们组成了身体里的高速通信网络——神经系统，并在此通力协作。

人体内最坚硬的组织是牙釉质

构成人体的元素

人体的93%由3种化学元素——氧、碳和氢组成。氮、钙和磷也有相当的数量。总计至少有54种化学元素都起了重要作用，但大部分都在人体内仅以微量存在。

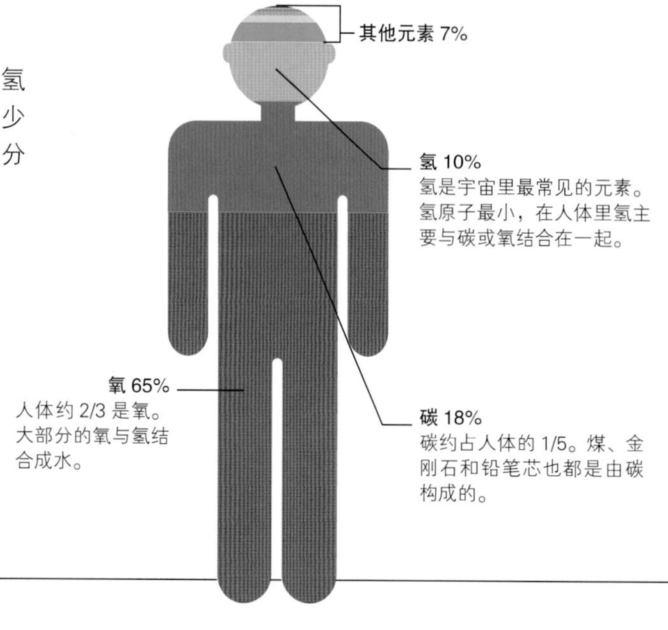
其他元素 7%
氢 10%
氢是宇宙里最常见的元素。氢原子最小，在人体里氢主要与碳或氧结合在一起。
氧 65%
人体约2/3是氧。大部分的氧与氢结合成水。
碳 18%
碳约占人体的1/5。煤、金刚石和铅笔芯也都是由碳构成的。

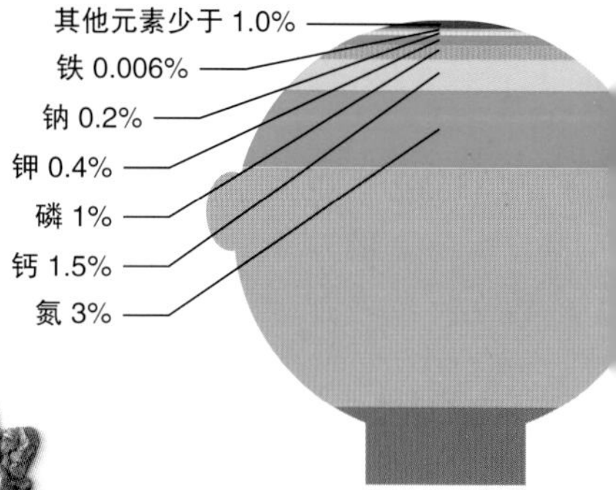
其他元素少于1.0%
铁 0.006%
钠 0.2%
钾 0.4%
磷 1%
钙 1.5%
氮 3%

一个10岁儿童的体内大约含有66克的钾，这个数量相当于**156根香蕉的含钾量**

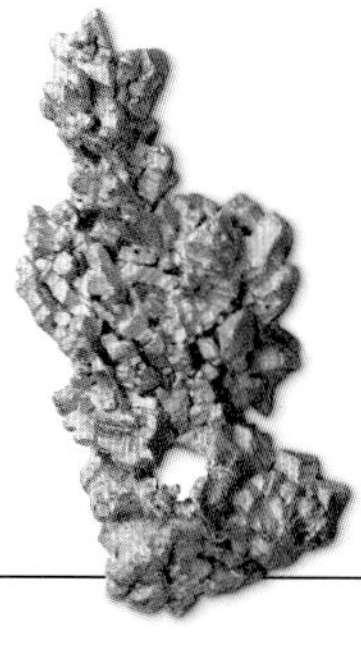

贵重元素
人体含有微量的金——其重量比一粒沙子还要轻。体内的金元素大部分在血液里。

组织
执行相同或相似功能的细胞组合起来，形成体内各种组织，如上皮组织和肌组织。血液是一种液态的组织。

器官
不同种类的组织结合起来，构成体积更大的结构，称为器官。每个器官都好像一台机器，发挥各自的作用。胃就是一种器官，它参与消化食物的过程。

系统
体内的器官组成系统。每个系统都有它特定的功能，这样身体就能有秩序地运转。胃就是消化系统里主要的器官之一。

完整的人体
只有组织、器官、系统以复杂的方式整合起来、协同工作之后，人体才能是完整的。

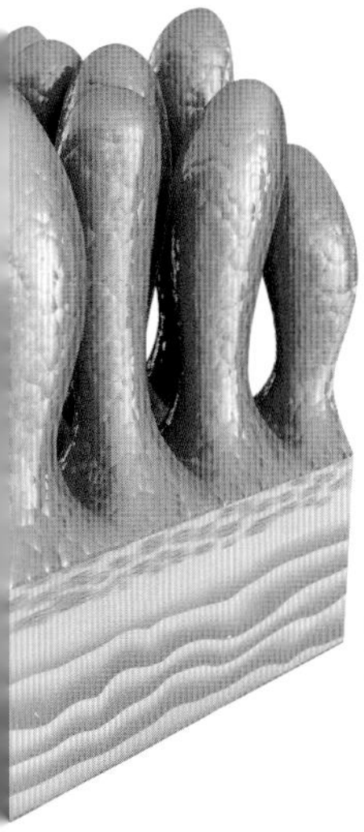
胃的组织

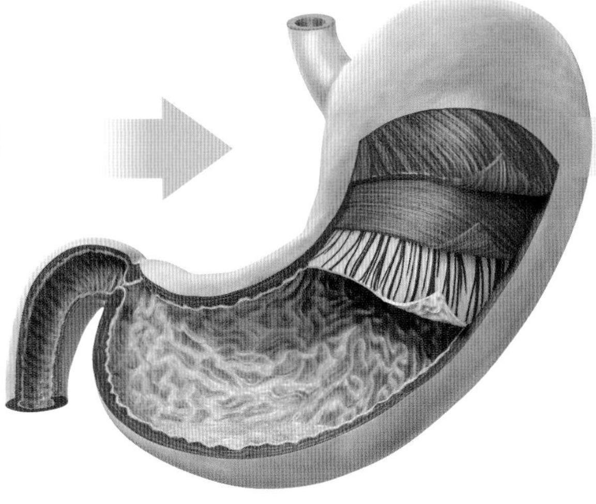
胃

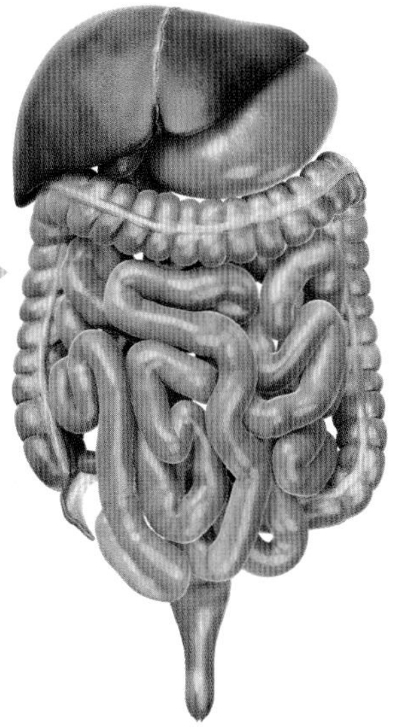
消化系统

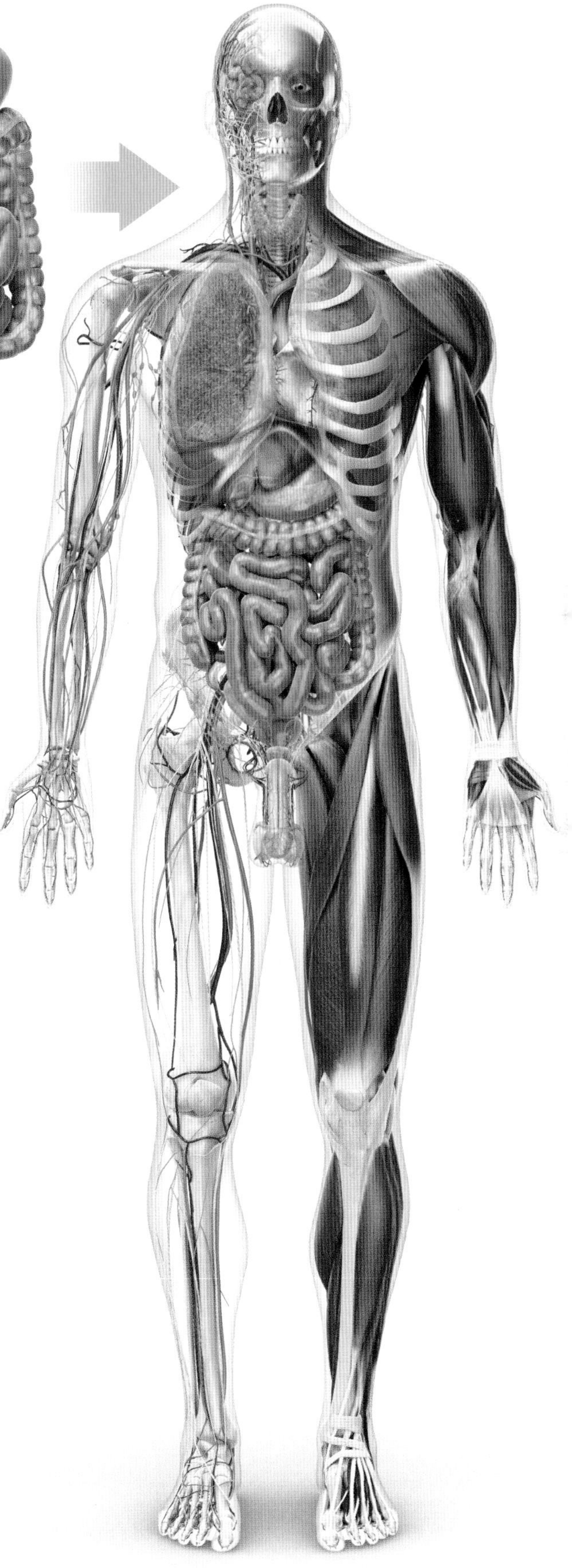
人体

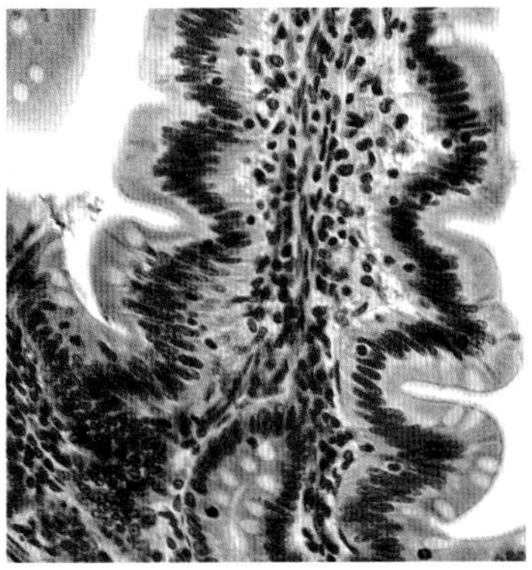
上皮组织
上皮组织主要由 3 种形状不同的细胞组成，覆盖在身体的内外表面，构成皮肤和体内中空性器官（如消化管和肺）的内膜。

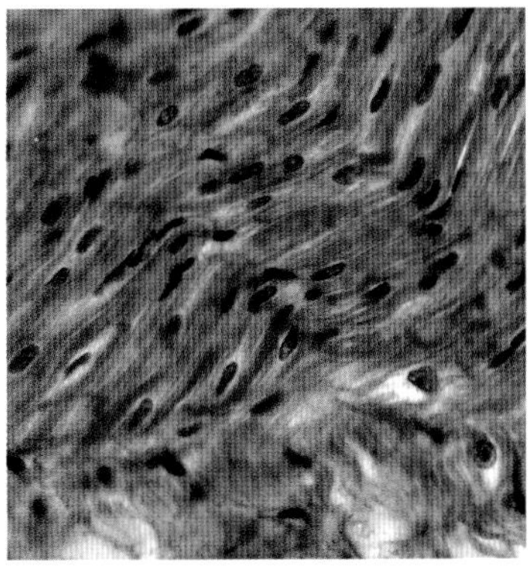
肌组织
肌组织由外形细长的细胞构成，可以收缩和松弛，从而使肌能牵动骨骼。肌组织也能帮助维持血压和使食物通过消化系统。

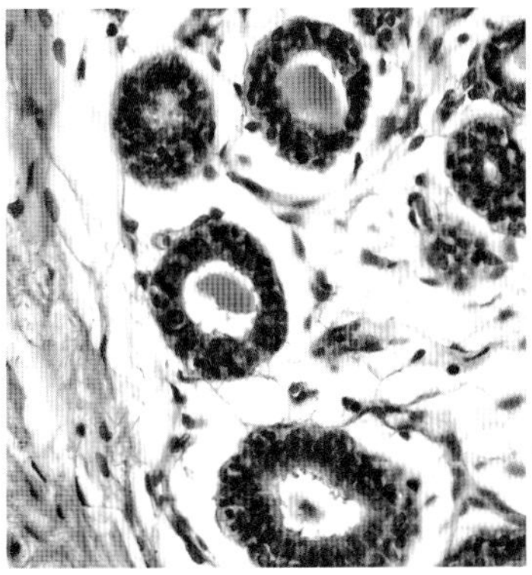
结缔组织
结缔组织质地多半很致密，是体内的“胶黏剂”，充填在其他组织和器官之间的空隙中，把它们连接在一起。结缔组织的种类很多，如脂肪组织、骨组织和血液。

有机化合物

人体由含碳的物质构成。这些化合物称为有机化合物，通常也含氢和氧。虽然组成有机化合物的元素只有很少几种，但有机化合物的种类却达 1000 万种以上。人体内主要存在 4 种有机化合物。

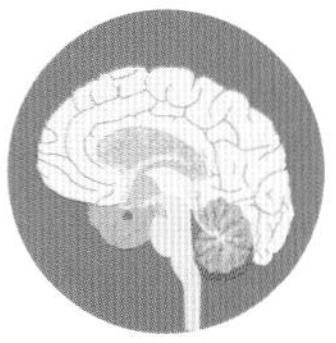
蛋白质
维持生命所必需的分子。脑等器官，肌组织、结缔组织等组织，传递化学信息的激素，以及能抗击感染的抗体，都是由蛋白质组成的。

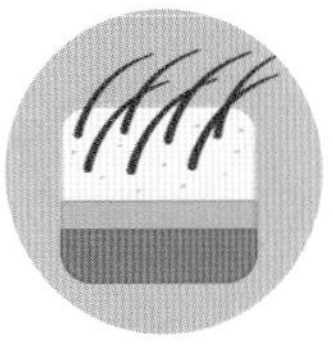
脂类
脂类又分为脂肪和类脂，主要由碳和氢组成。脂肪组织构成细胞的外层屏障。皮肤下面的脂肪层能储存能量，并帮助身体抵御寒冷。

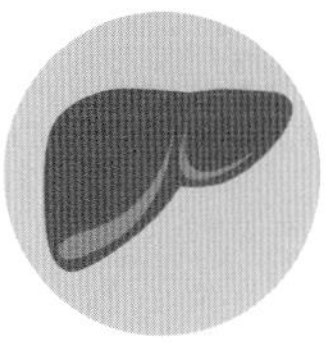
核酸
脱氧核糖核酸（DNA）分子和核糖核酸（RNA）分子携带着制造构成我们身体的蛋白质的全部指令，也携带着控制细胞应如何工作和如何复制的密码。

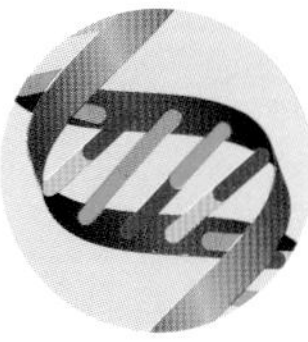
糖类
糖类由碳、氧和氢组成，是身体主要的能量来源。糖类在血液中循环，或者贮存在肝和肌中。

细胞的类型

不同类型细胞的形状、大小都与其在体内至关重要的功能密切相关。

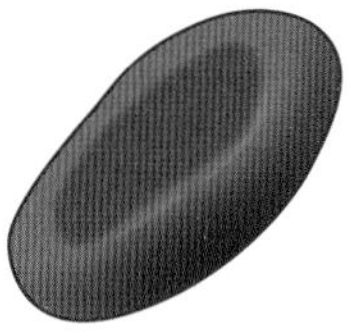

红细胞
它的形状很像一个甜甜圈。这样的形状有助于吸收和携带氧。

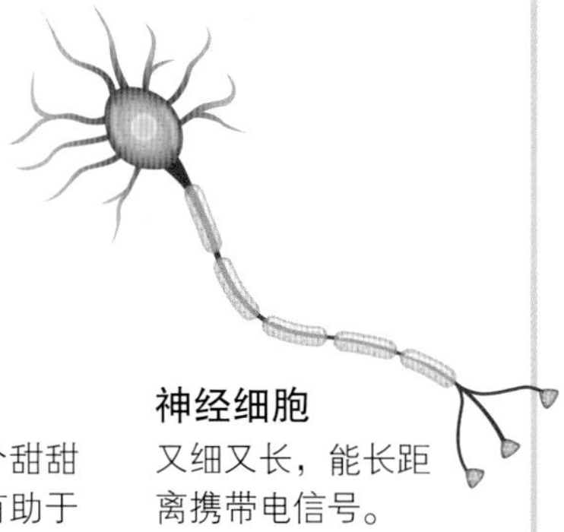

神经细胞
又细又长，能长距离携带电信号。

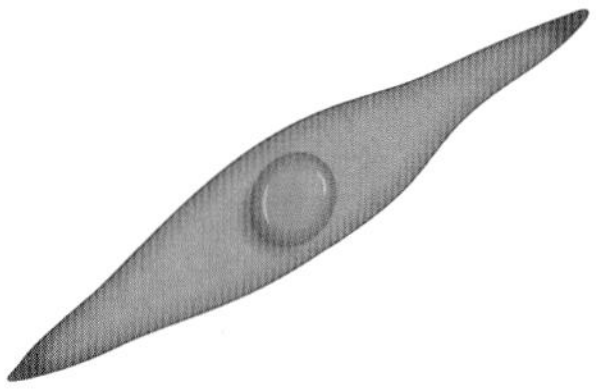

肌细胞
能收缩和舒张，从而产生运动。

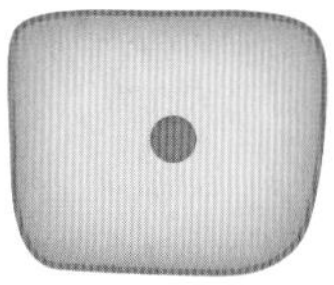

表皮细胞
紧密相连，构成一个保护层。

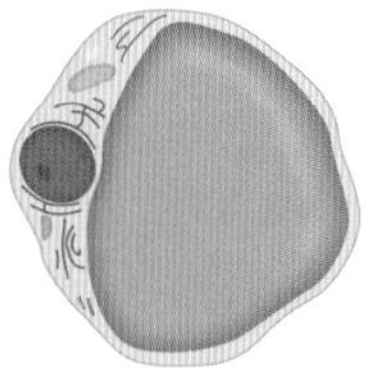

脂肪细胞
内部充满液态的脂肪，是能量的储存库。

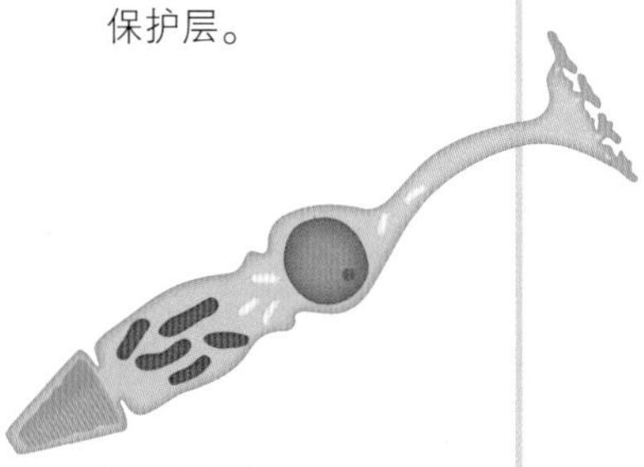

视锥细胞
位于眼睛，能感受光线，从而使我们能看到多彩的世界。

细胞的寿命

不同类型的细胞有不同的寿命。有些细胞，如皮肤细胞，会逐渐磨耗。其他细胞用到不能再用时会自我凋亡。然后，这些死去的细胞被一类特殊的细胞——干细胞产生的同类细胞取代。

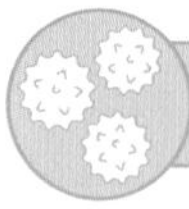

不到 1 天
抗击感染的白细胞

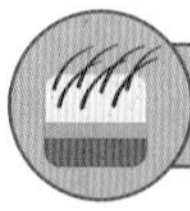

30 天
皮肤细胞

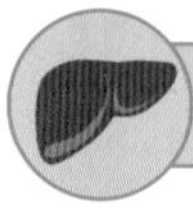

12 ~ 18 个月
肝细胞

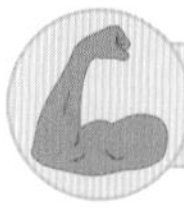

15 年
肌细胞

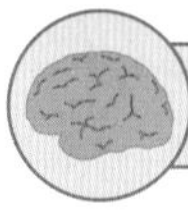

终生
脑中的一些神经细胞

细胞的内部结构

人体由数以万亿计的细胞构成。细胞太小，不用显微镜是看不到的。人体的细胞并不是一模一样的，可以分为 200 多个类型。每个类型的细胞都有其特殊的形状、大小和内容物，以及特定的功能。

就好像人体有器官（如心脏）一样，细胞也有它们自己的“小器官”——细胞器，如线粒体等。这些细胞器共同发挥作用，使细胞成为一个有生命的单元。此外，细胞里还有许多细微的杆状结构（包括微管），能移动细胞器，并参与构成细胞骨架，从而使细胞具有并保持一定的形状。

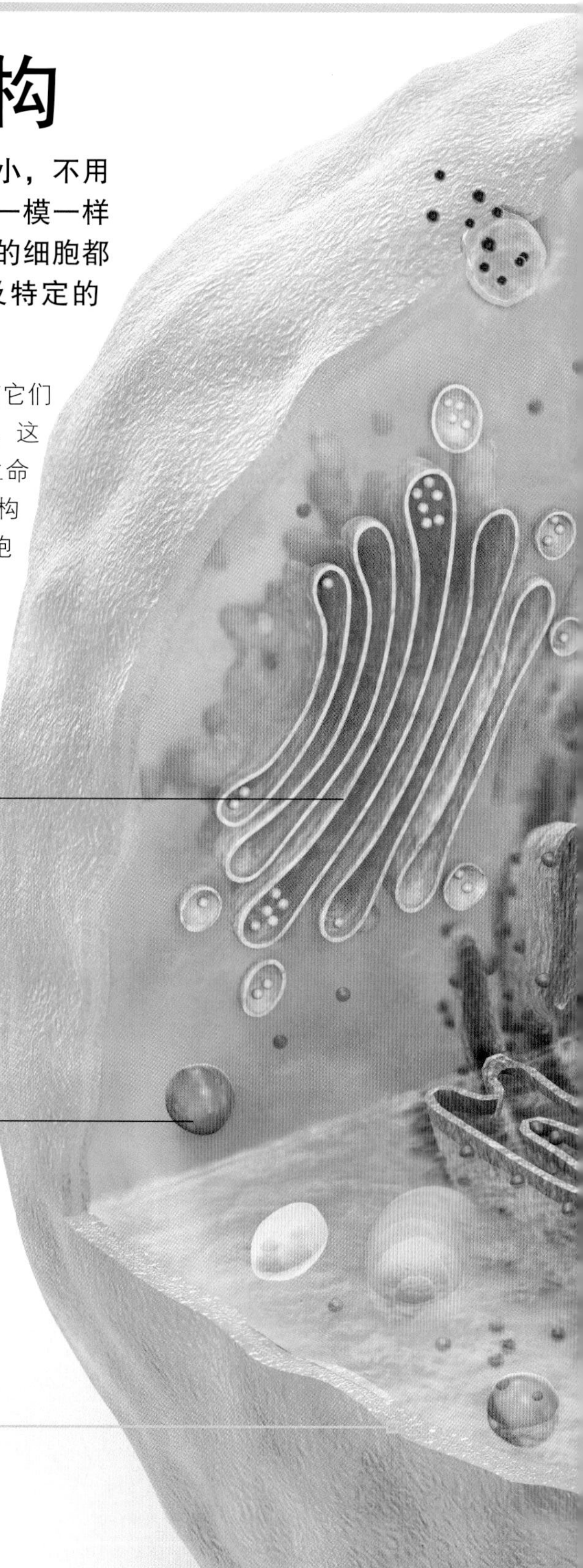

高尔基体
其功能是对在核糖体上合成的蛋白质进行加工和包装。

囊泡
细胞内的囊状结构，能将来自高尔基体的蛋白质包裹起来，运送到需要它们的地方去。

细胞膜
细胞膜包绕在细胞表面，富有弹性，可以控制物质进出细胞。细胞膜是磷脂双分子层结构，主要成分是蛋白质和脂类。它们的功能各不相同。

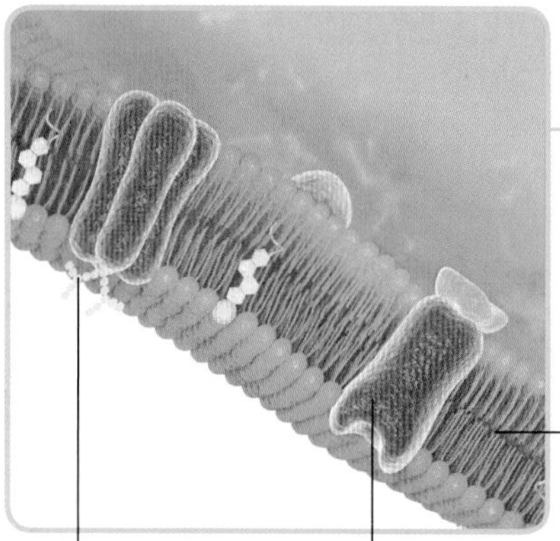

脂质层
磷脂双分子层构成细胞膜的主要部分。

蛋白质
细胞膜上的蛋白质通道把一些物质运进或运出细胞。

糖蛋白
好比细胞的标签，具有识别作用。

细胞结构

没有一个真实的细胞会和本书中呈现的完全一样，不过这里展示的特征为许多细胞共有。每个忙碌的活细胞都有细胞膜、细胞质和多种细胞器。大多数细胞都有一个被称作细胞核的控制中心。

人体内最长的细胞，是从脊髓延伸到足的神经元，长度近 1 米。

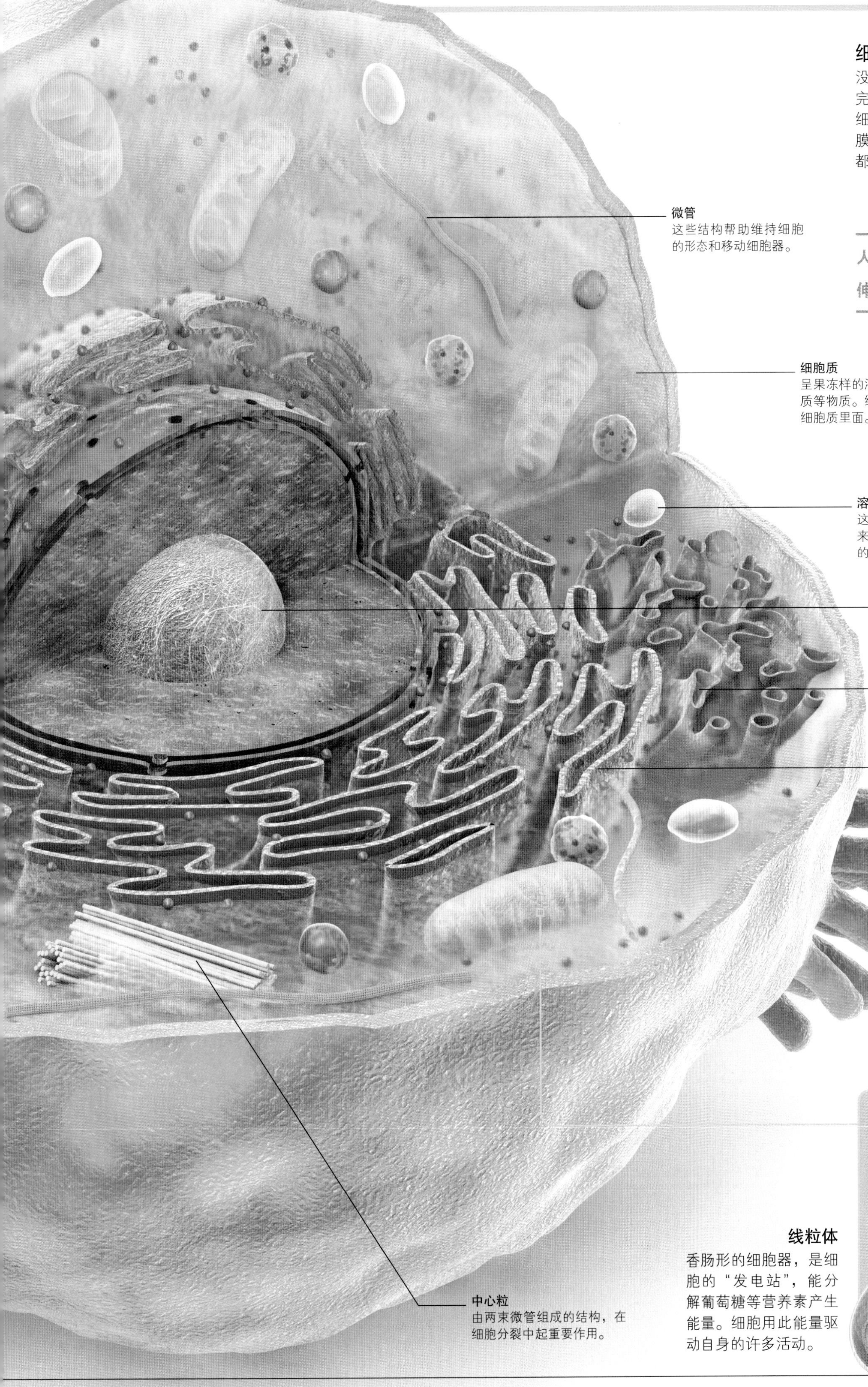
微管
这些结构帮助维持细胞的形态和移动细胞器。
细胞质
呈果冻样的液体，含有蛋白质等物质。细胞器就漂浮在细胞质里面。
溶酶体
这个囊状结构中含有多种酶，用来分解不需要的物质，回收衰老的细胞器。
细胞核
细胞的控制中心，含有被称为脱氧核糖核酸（DNA）的遗传物质。
核糖体
颗粒状结构，能合成蛋白质。蛋白质是构成细胞结构和实现细胞功能的基础。
粗面内质网
这个由扁平的囊和管状的网构成的结构可以合成并运输蛋白质和其他物质。
微绒毛
可以增加细胞的表面积，使细胞的吸收能力增强。但并非所有细胞都有微绒毛。
中心粒
由两束微管组成的结构，在细胞分裂中起重要作用。

线粒体

香肠形的细胞器，是细胞的“发电站”，能分解葡萄糖等营养素产生能量。细胞用此能量驱动自身的许多活动。

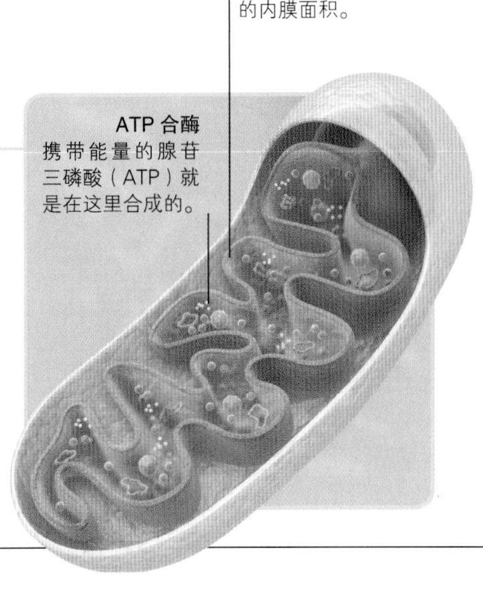
内膜
线粒体内膜折叠成嵴，大大增加了能合成 ATP 的内膜面积。
ATP 合酶
携带能量的腺苷三磷酸（ATP）就是在这里合成的。

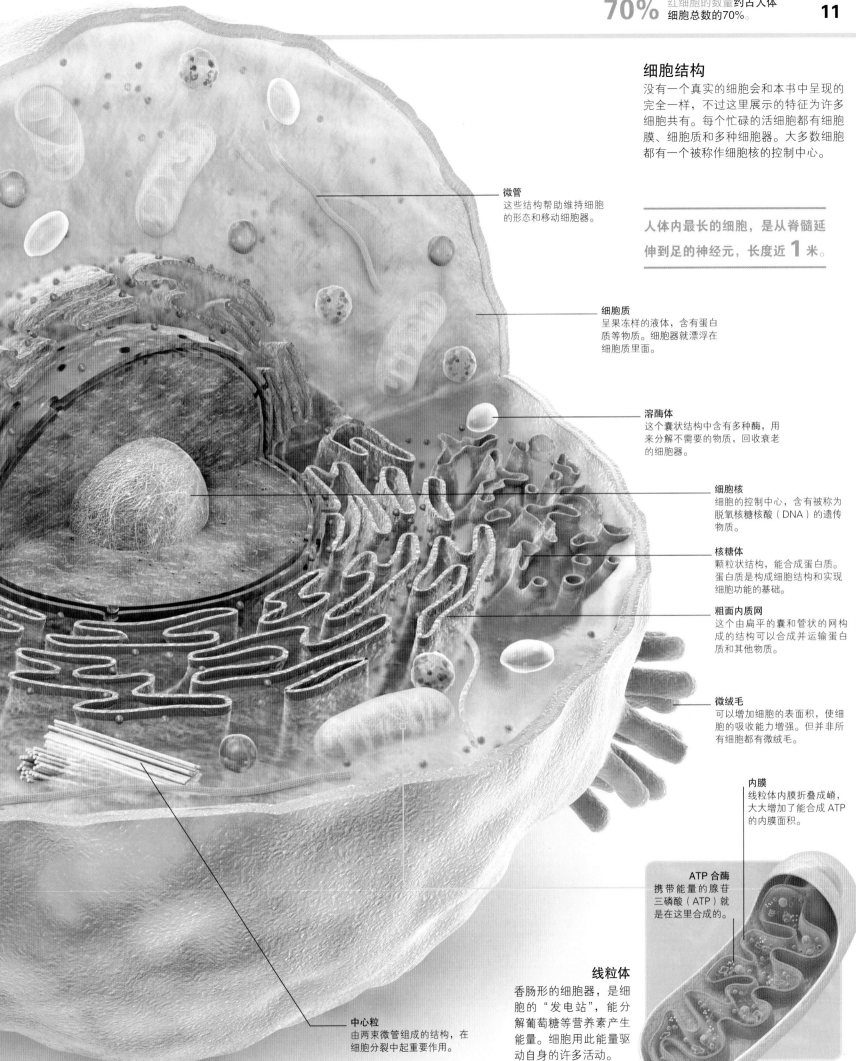

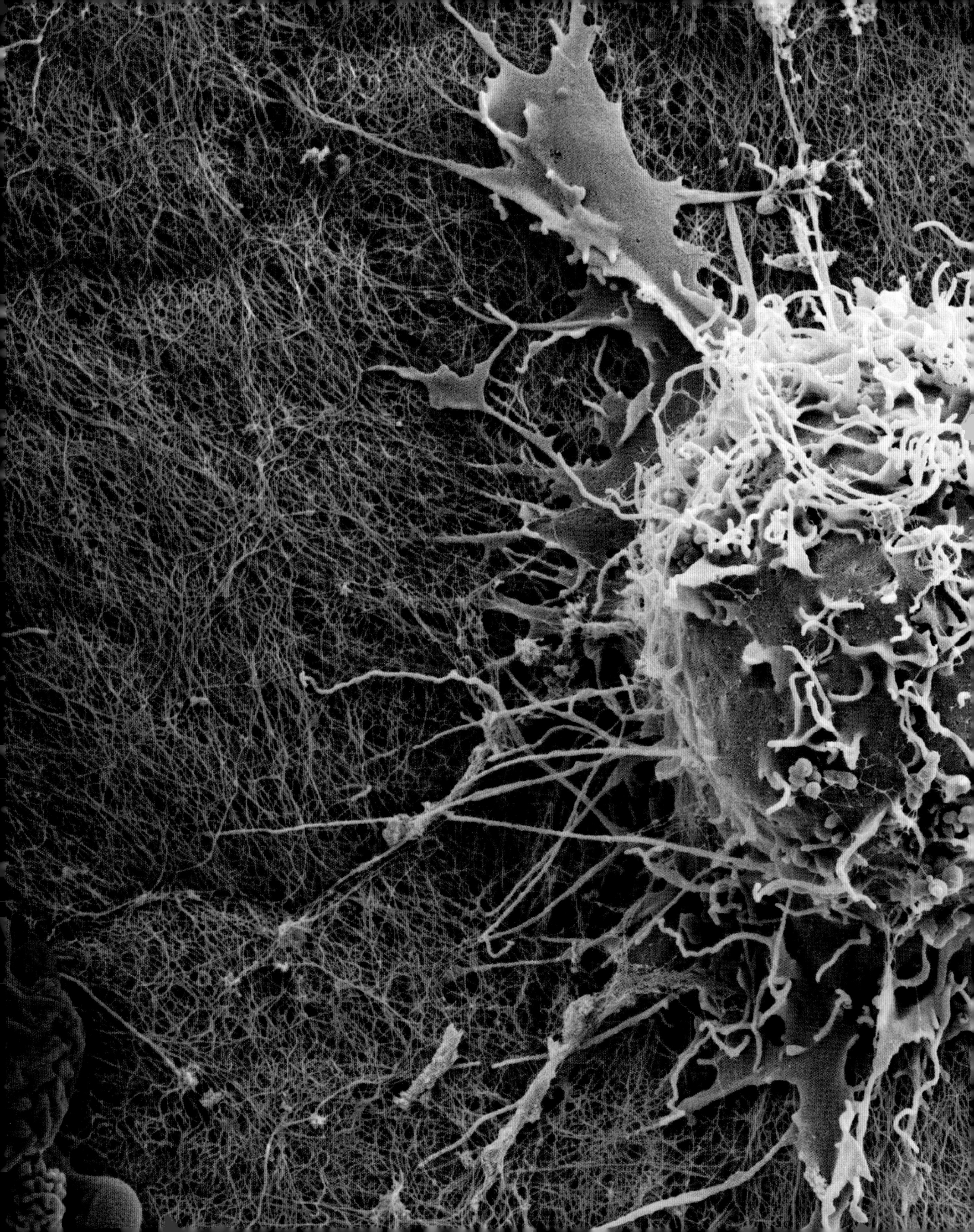

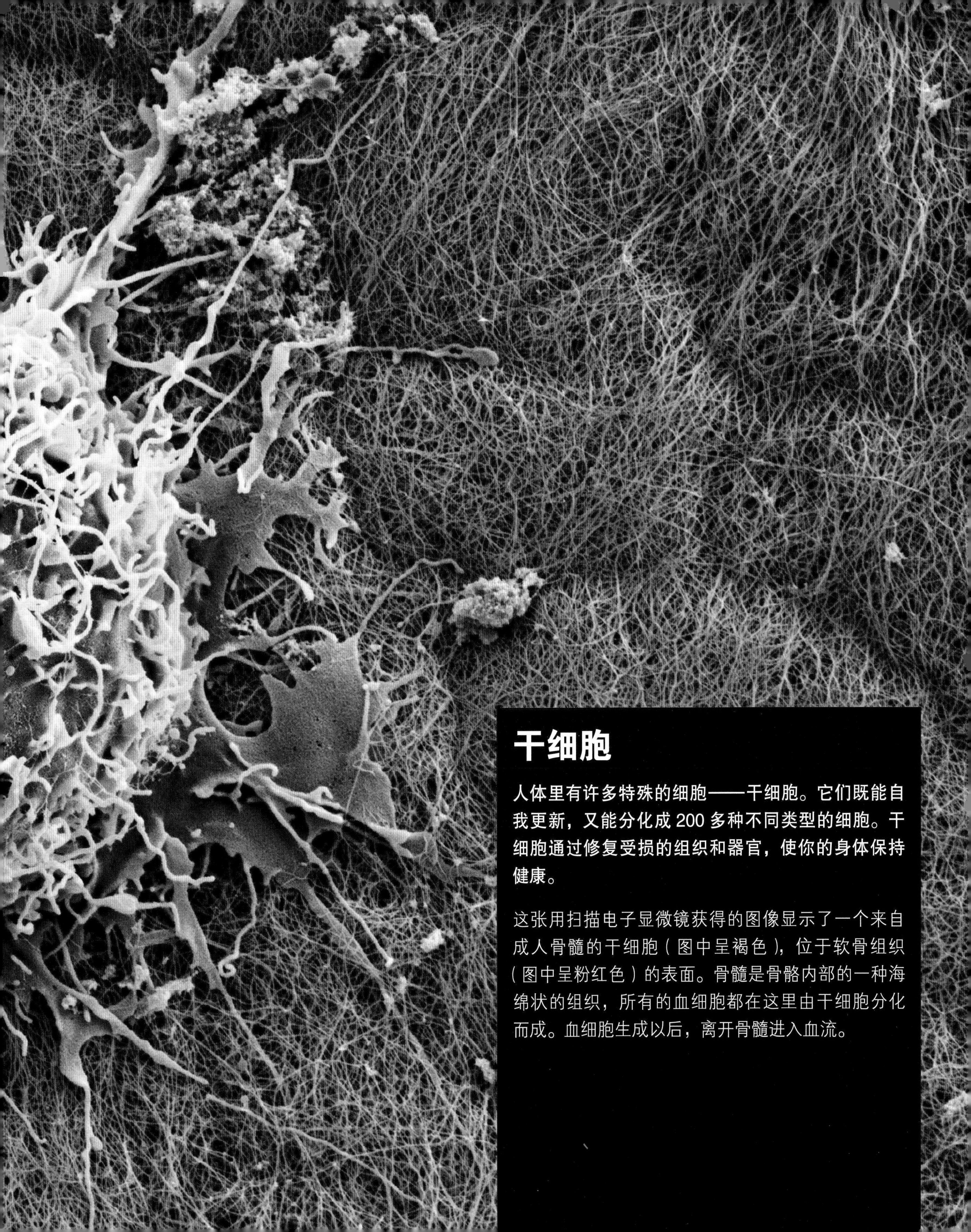

干细胞

人体里有许多特殊的细胞——干细胞。它们既能自我更新，又能分化成 200 多种不同类型的细胞。干细胞通过修复受损的组织和器官，使你的身体保持健康。

这张用扫描电子显微镜获得的图像显示了一个来自成人骨髓的干细胞（图中呈褐色），位于软骨组织（图中呈粉红色）的表面。骨髓是骨骼内部的一种海绵状的组织，所有的血细胞都在这里由干细胞分化而成。血细胞生成以后，离开骨髓进入血流。

DNA是脱氧核糖核酸的英文缩写。

脱氧核糖核酸——生命的指令

每个人的细胞里都携带着一套独一无二的编码。这些编码与制造新细胞，进而组成机体、维持代谢有关。这些编码就是基因，是由名为脱氧核糖核酸（DNA）的物质构成的。

细胞核里有 46 个名为染色体的微小结构。染色体由两条螺旋缠绕的 DNA 链构成。细胞要复制自己，制造出一个与自己一模一样的新细胞，此过程所需的全部信息都包含在 DNA 链里。每次细胞分裂，使身体长大一些或得到修复时，两条缠绕的 DNA 链就从中间解螺旋分为两条单链。每一条 DNA 链又从周围介质吸取原料构成一条新的 DNA 双链。新的 DNA 双链与旧的双链完全相同，也携带着相同的编码。

除了同卵双胞胎，每个人的 DNA 碱基序列都

与其他人不同。

DNA 分子的放大图

形似扭转梯子的 DNA 分子由两条细长的链互相缠绕盘曲而成。两条链之间有横档相连，这些横档的成分是碱基。碱基有 4 种，不同碱基相互作用，就构成了合成蛋白质的指令。蛋白质是构成人体的肌、血液、骨和毛发的物质基础。

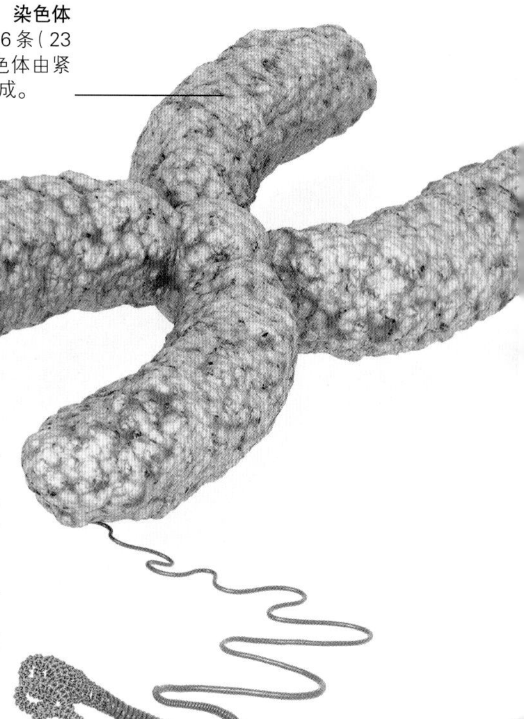
染色体
每个细胞核里有 46 条（23 对）染色体，染色体由紧密排列的 DNA 构成。

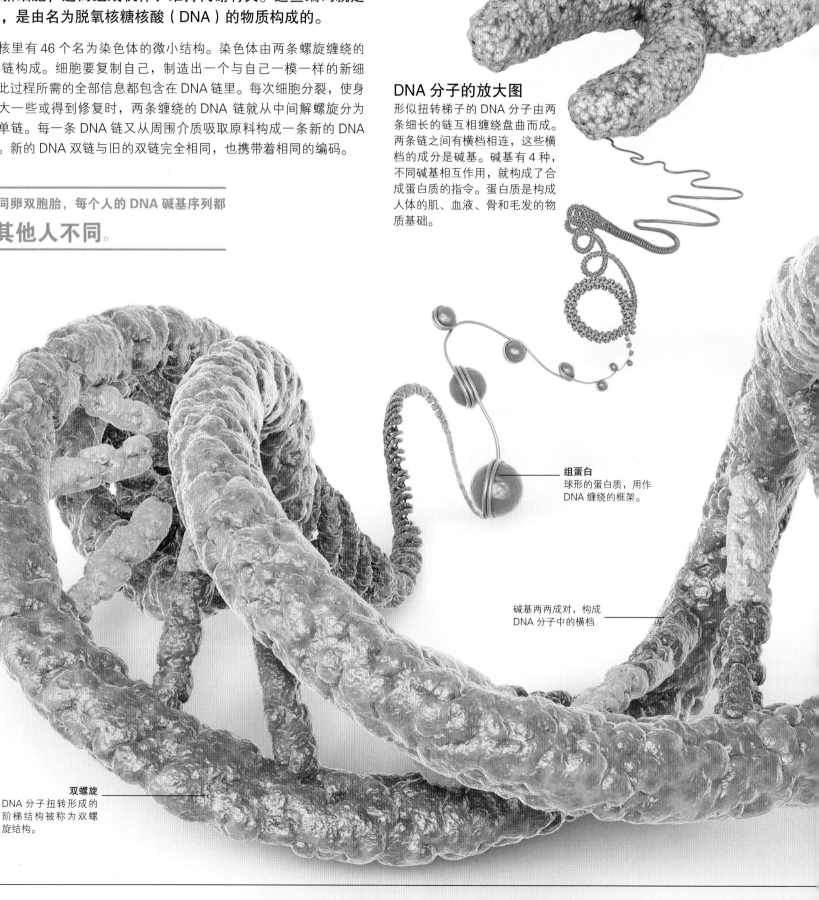

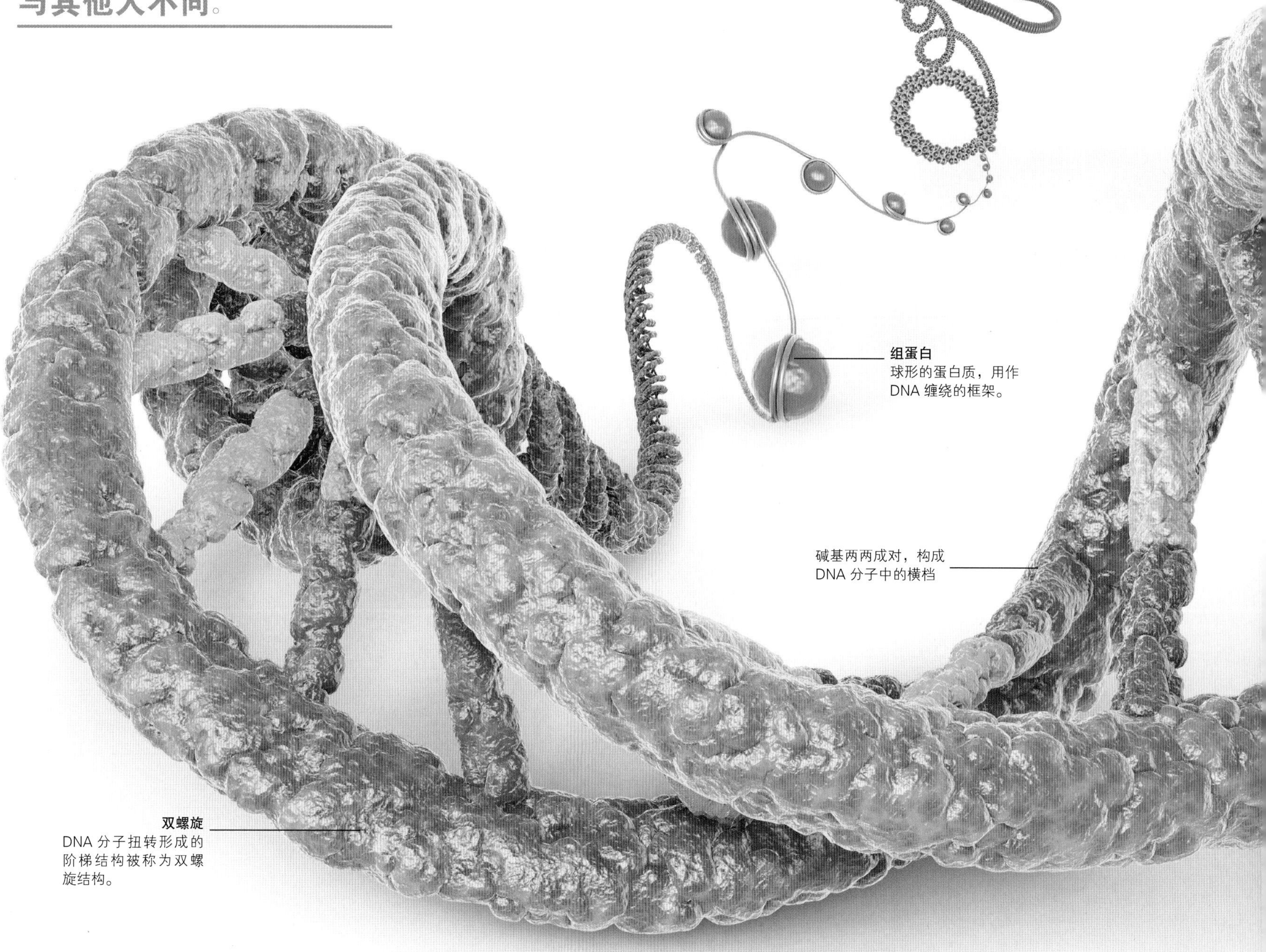
组蛋白
球形的蛋白质，用作 DNA 缠绕的框架。
碱基两两成对，构成 DNA 分子中的横档
双螺旋
DNA 分子扭转形成的阶梯结构被称为双螺旋结构。

人体DNA中有2万~3万个不同的基因，比小鸡的多，但比老鼠的少。

99% **人类和猩猩**有将近99%的DNA相同。

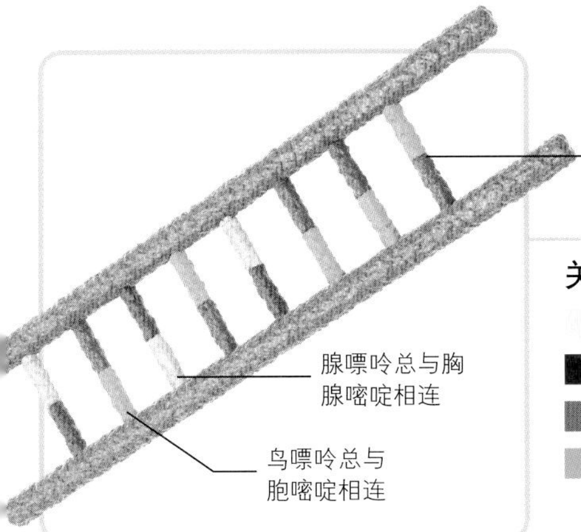

碱基对的顺序构成了不同的编码，进而形成不同的蛋白质
腺嘌呤总与胸腺嘧啶相连
鸟嘌呤总与胞嘧啶相连

关于碱基的图例

- 腺嘌呤
- 胸腺嘧啶
- 胞嘧啶
- 鸟嘌呤

碱基对

DNA 分子中共有 4 种碱基：腺嘌呤、胞嘧啶、鸟嘌呤和胸腺嘧啶。碱基两两成对。在扭转的梯子状的 DNA 双螺旋中，这些碱基对的具体顺序给出了如何合成蛋白质的指令。

如果将一个细胞中的 DNA 链排成一列，总长度约为 2 米。

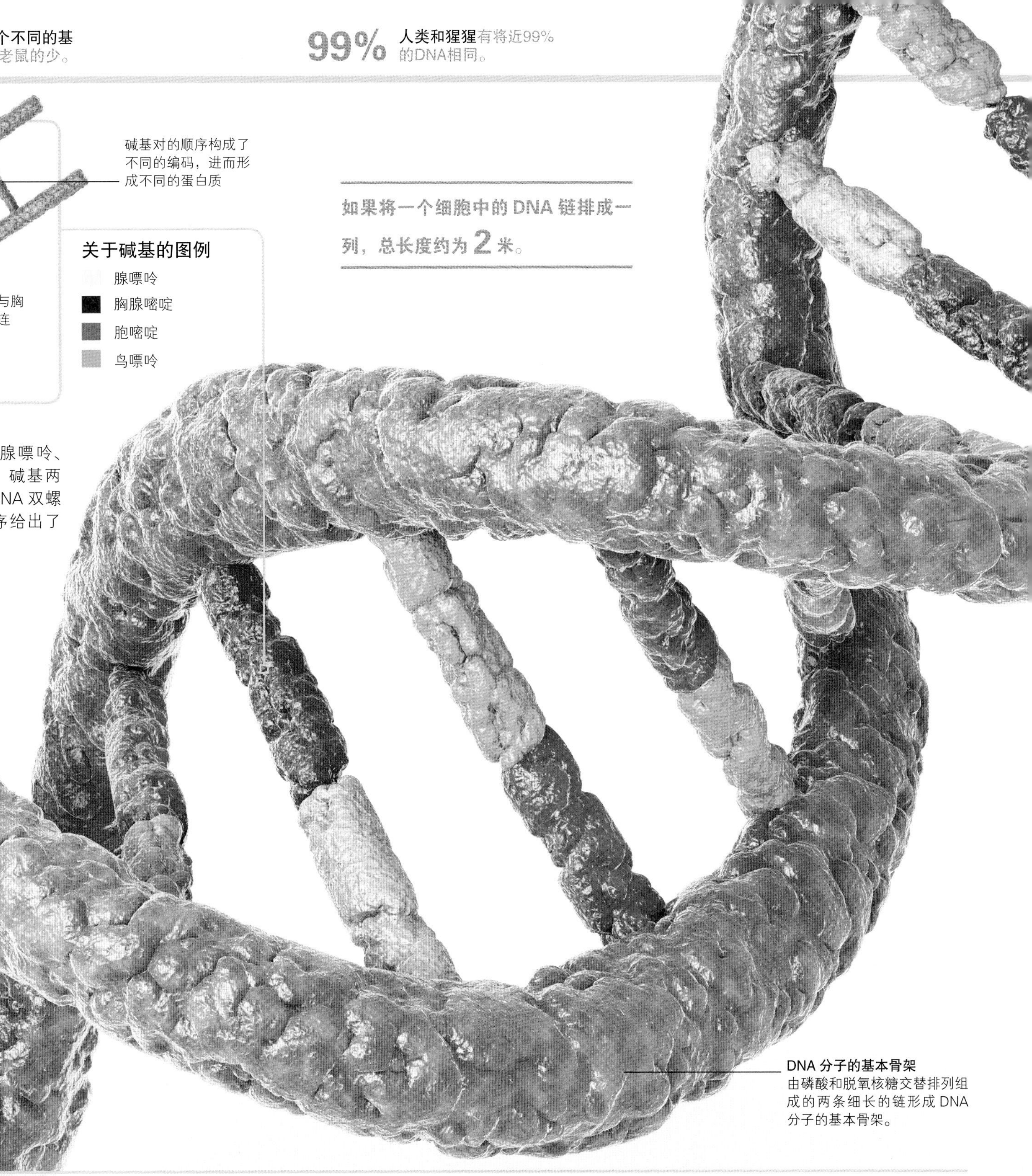

DNA 分子的基本骨架

由磷酸和脱氧核糖交替排列组成的两条细长的链形成 DNA 分子的基本骨架。

男孩还是女孩?

每个孩子都有其特征，或高或矮，卷发或直发，黑眼睛或蓝眼睛，这些都取决于遗传自父母的 DNA。还有两条特别的染色体——X 染色体和 Y 染色体，决定了孩子的性别。

遗传上的混合体

来自男性的精子使来自女性的卵子受精，受精卵就此形成。所有的卵子都含有一条 X 染色体，精子则可以含有一条 X 染色体或一条 Y 染色体。因此，孩子的性别是由精子决定的。

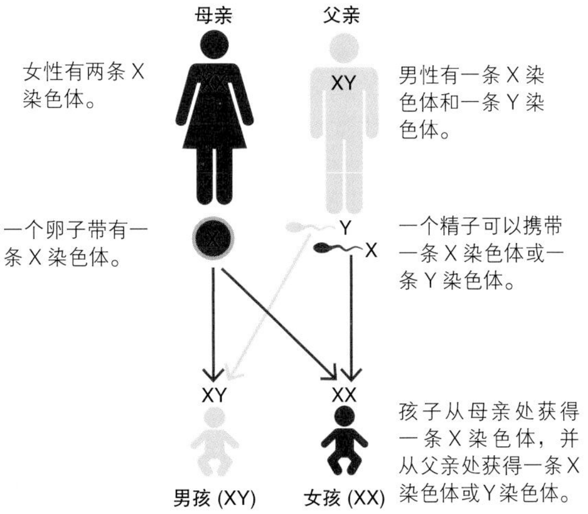

母亲
父亲
女性有两条 X 染色体。
XY
男性有一条 X 染色体和一条 Y 染色体。
一个卵子带有一条 X 染色体。
Y
X
一个精子可以携带一条 X 染色体或一条 Y 染色体。
XY
XX
孩子从母亲处获得一条 X 染色体，并从父亲处获得一条 X 染色体或 Y 染色体。
男孩 (XY)
女孩 (XX)

利用 DNA 打击犯罪

你的每一个细胞都复制了一份你的基因组——所有遗传自双亲的 DNA。就像指纹一样，每个人都有其独一无二的与他人略微不同的基因组，只有同卵双胞胎是例外。这意味着，可以利用 DNA 筛查，把在犯罪现场留下毛发、皮肤、血液或唾液的罪犯找出来。

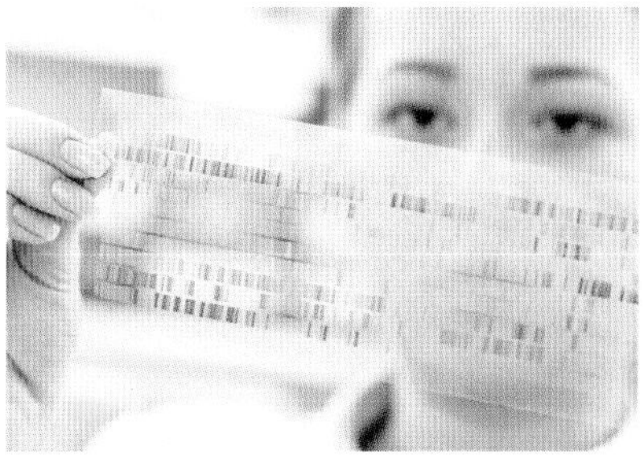

DNA 匹配

来自检材的 DNA 指纹被记录为一系列条纹，很像超市的条形码。犯罪现场调查人员利用软件搜索 DNA 数据库以寻找匹配者。

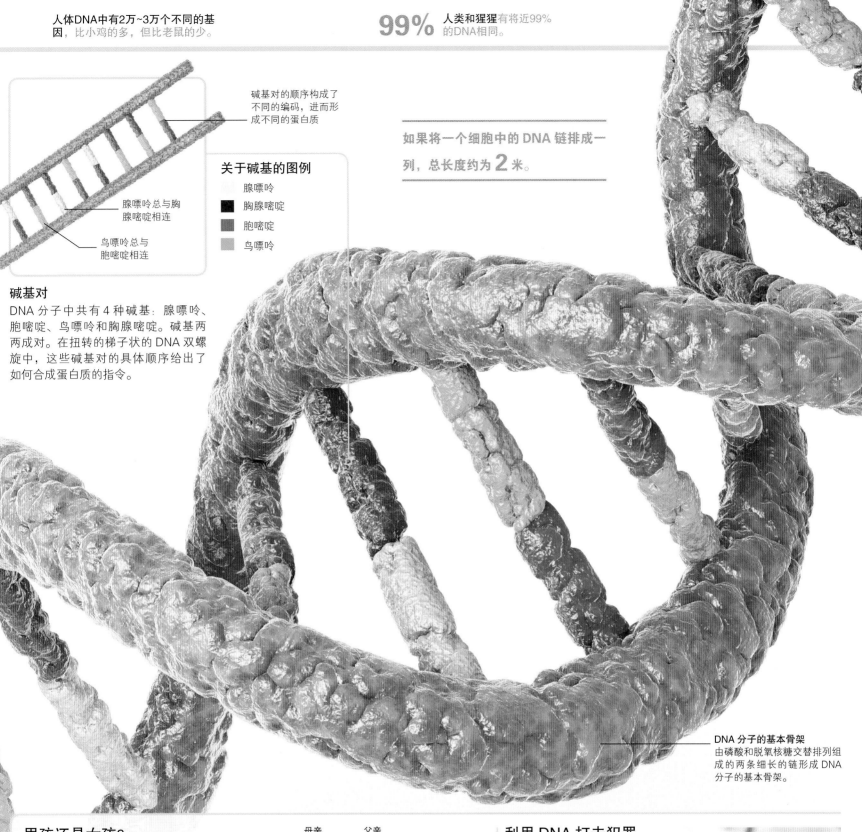

生命的不同阶段

人在一生中要经历不同的发育阶段，人体也在不断地变化。人体源自一个细胞，在生长和发育的过程中，细胞要经历分裂和增殖。到成人阶段，身体已经发育成熟，细胞分裂的目的不再是生长，而是为了替换衰老或受损的细胞。

细胞是怎么增殖的?

我们每个人最初都只是一个细胞。细胞必须增殖，才能发育成不同的器官和组织，这样身体才能生长。成人体内的细胞在受损或完成其生命周期后，必须被新生的细胞替换。

有丝分裂

身体通过有丝分裂产生新细胞。这个过程发生于细胞的 DNA 自我复制的时候，而 DNA 携带着所有制造和运行新细胞的指令。随后，细胞一分为二，形成两个一模一样的细胞。细胞就是这样生长的——制造跟自己不差分毫的精确副本。

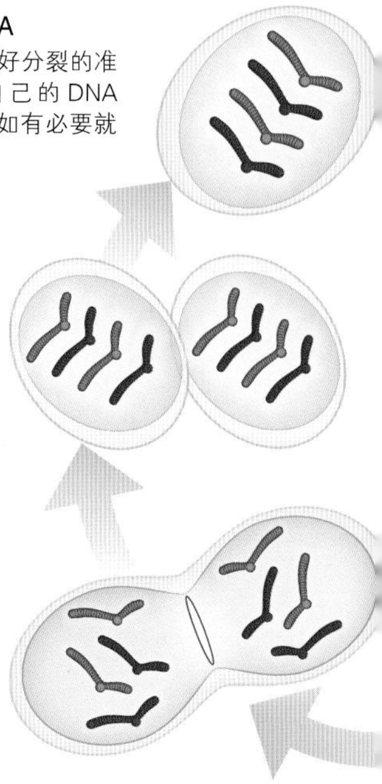

1 核查 DNA 母细胞做好分裂的准备。先核查自己的 DNA 有没有受损，如有必要就进行修复。

6 子细胞形成 形成两个子细胞，各含一个细胞核。核内都含复制自母细胞的一模一样的 DNA。

5 细胞一分为二 核膜围绕每组染色体形成。细胞质开始分裂，形成两个细胞。

人体在不断变化

从婴儿期到老年期，人体在生长和老化的过程中不断变化。在 20~35 岁时，身高最高，各种生理功能也处于最强的阶段。从这以后，体力就随着年龄的增长一点点衰退，而脑力在此后多年会继续提升。人在生活中积累的经验越来越多，大脑分析形势和做决定的能力也越来越强。

只有少数身体细胞能存活终生，比如神经元和心肌细胞

人是怎样成长的?

这里展示的是一个男人一生从婴儿期到老年期经历的各个阶段。身材和身高是最明显的改变，但在人生各个阶段中还有许多其他的改变。

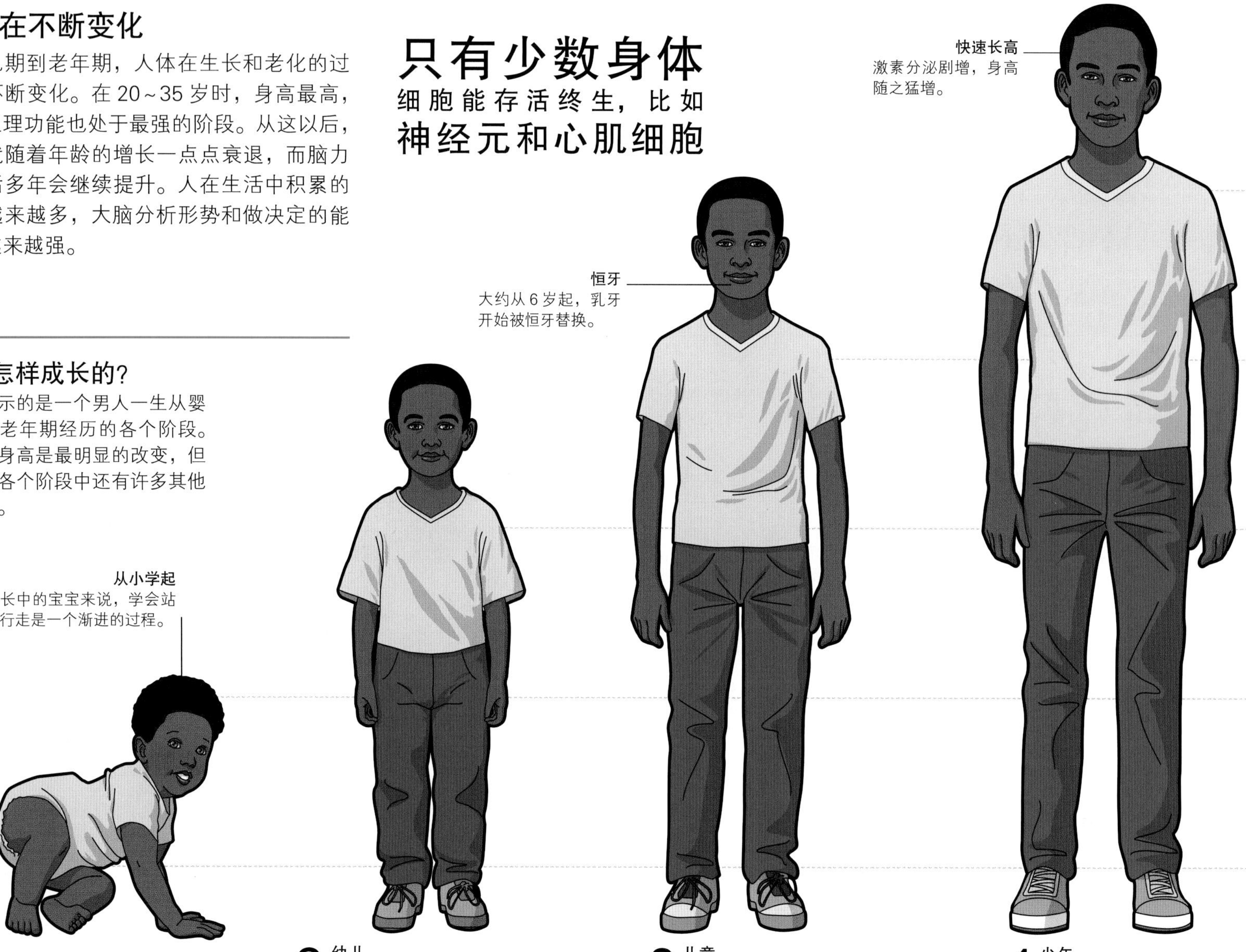
从小学起
对生长中的宝宝来说，学会站立和行走是一个渐进的过程。
恒牙
大约从 6 岁起，乳牙开始被恒牙替换。
快速长高
激素分泌剧增，身高随之猛增。

1 婴儿 婴儿头大，胳膊和腿短。到一岁半时，他们会获得足够的力气和肌肉控制力，能够站稳并开始学步。

2 幼儿 大约两岁时，胳膊和腿都长得较快，头看起来就不显得很大。脑发育迅速，幼儿能学会说话，手的动作也更加精细。

3 儿童 5~10 岁，儿童继续生长发育，并能学会更为复杂的躯体技巧，譬如骑自行车和游泳。

4 少年 在青春期，激素触发了一些重大变化，如身高猛增，身材越来越像成人，情绪波动也很常见。

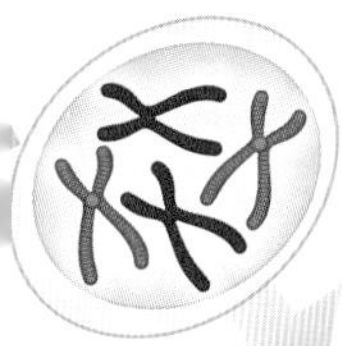

2 **染色体复制**
染色体自我复制，形成的两条染色单体在着丝粒处连在一起。

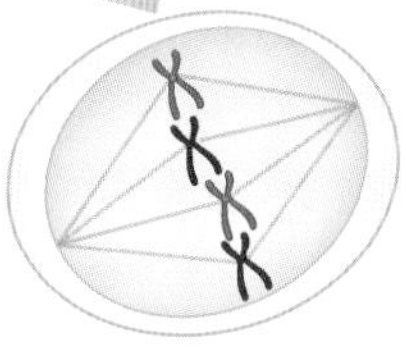

3 **排列**
由染色单体构成的染色体以着丝粒连接于纺锤丝上，排列在细胞的中央平面处。

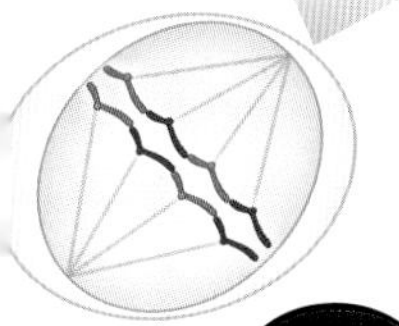

4 **染色单体被拉向细胞两极**
纺锤丝缩短，从着丝粒处把每条染色体的两个染色单体分别拉向细胞两极。

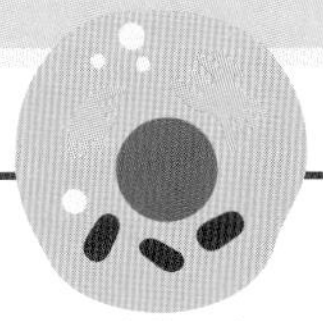

健康的细胞

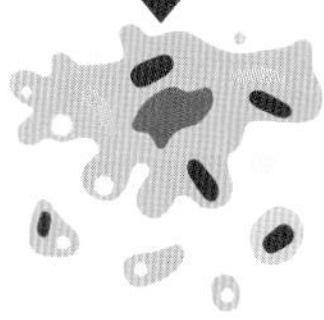

细胞皱缩并破碎

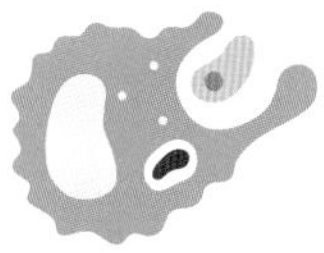

碎片被吞噬细胞吞噬

旧的去

当达到自然寿命的尽头时，细胞就会皱缩并破碎成许多小碎片。然后，这些碎片被特殊的清道夫——吞噬细胞吞噬。

新的来

衰老细胞自然分解破碎，并被吞噬细胞清除，这样就给新细胞替代它们留出了空间。

非用即失

人们衰老的速度千差万别。虽然遗传因素在这里起了作用，但有证据表明，保持积极的心态和加强身体锻炼，有助于减缓衰老、延年益寿。

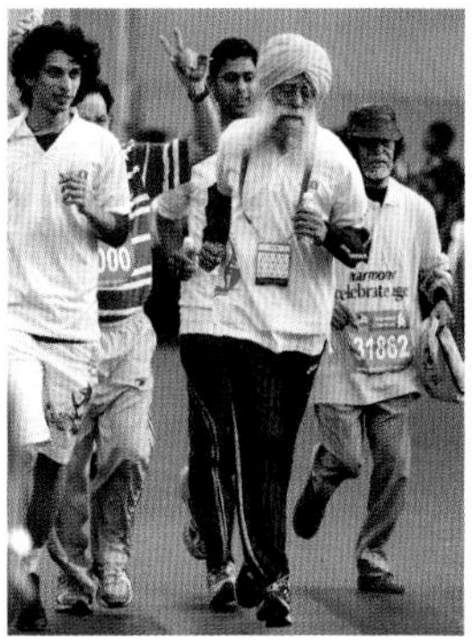

保持积极
福贾·辛格保持着许多项老年人径赛（包括马拉松）的纪录。2013 年，他 102 岁，还参加了孟买马拉松赛。

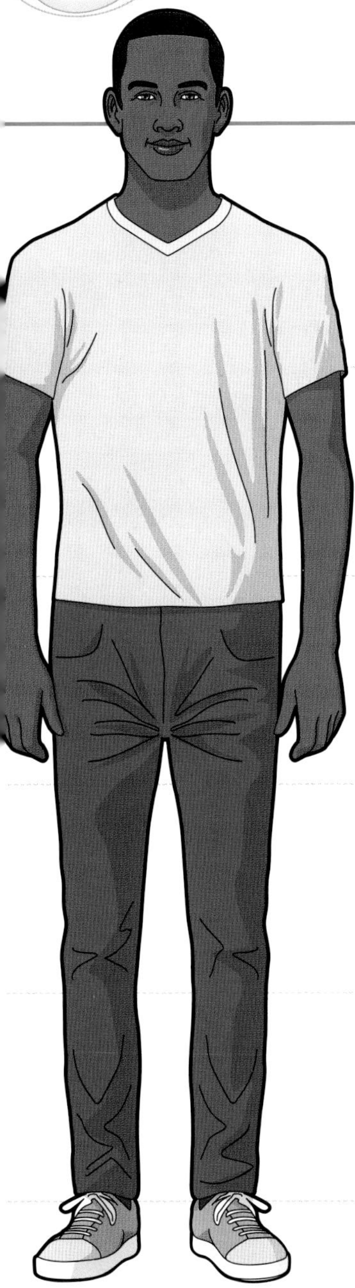

5 **年轻的成人**
身高达到成人高度，骨骼停止生长。这个年龄段的人已有生育能力，也就是说，能生育自己的孩子。

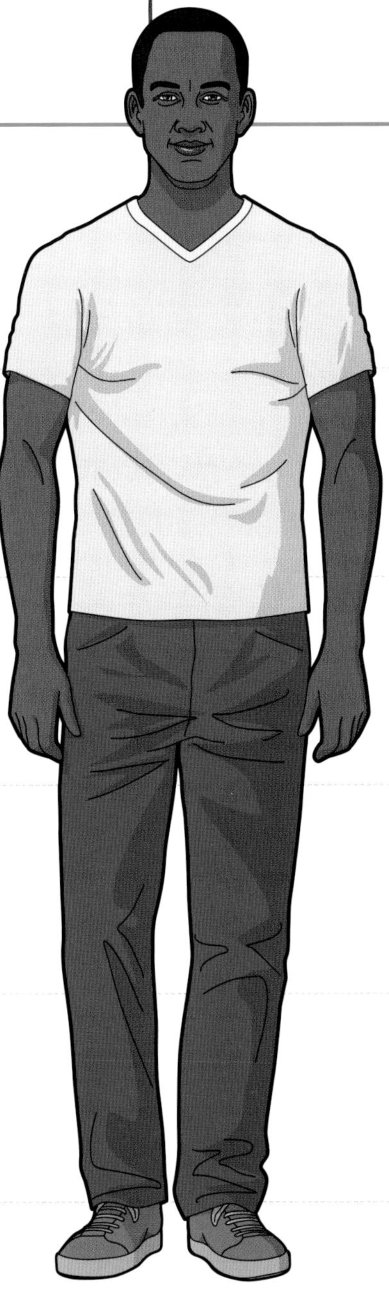

6 **成人**
20~35 岁的人体格最为强壮，肌肉发育已经完成，身体各个系统都继续正常运转。

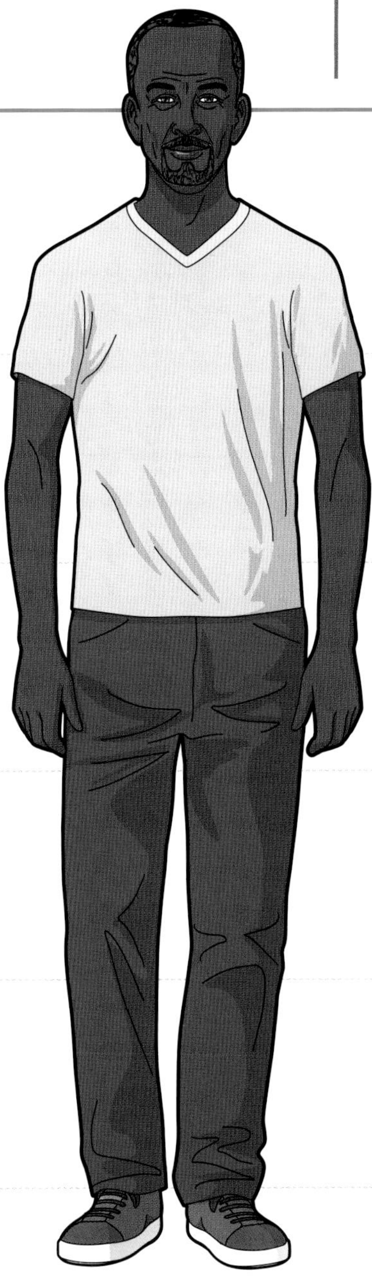

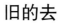

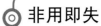

7 **中年人**
五六十岁时，皮肤的弹性减弱，出现皱纹。肌力变弱，视力和听力也开始衰退。

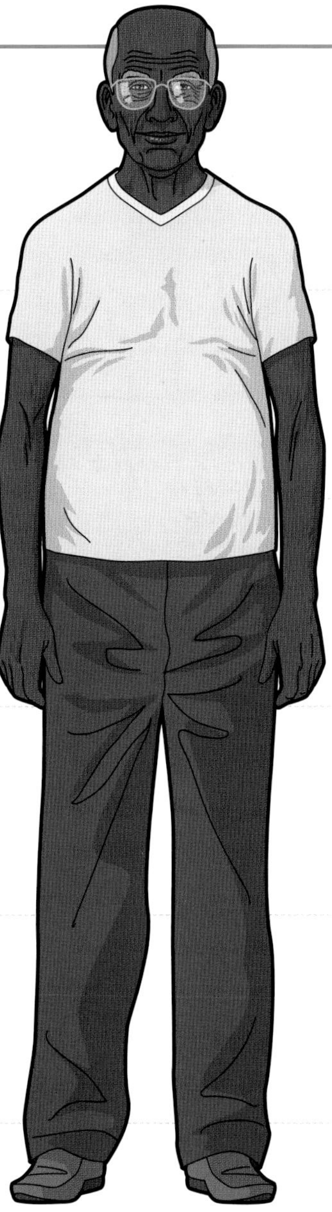

8 **老年人**
人老以后身高降低，因为脊柱变短了。而且肌力变得更弱，关节僵硬，行动也就变得迟缓了。

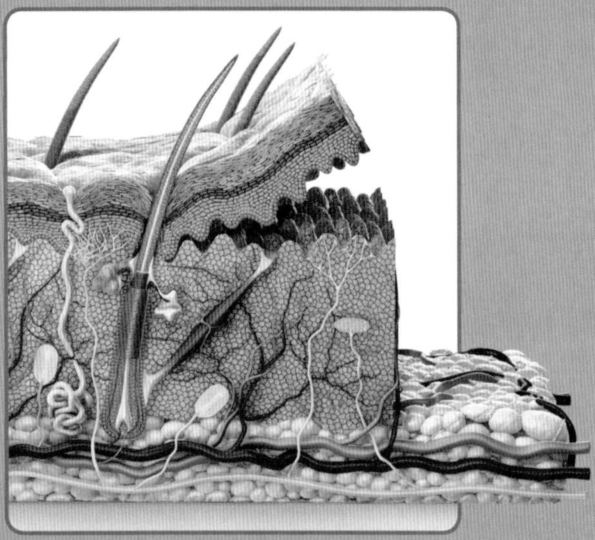

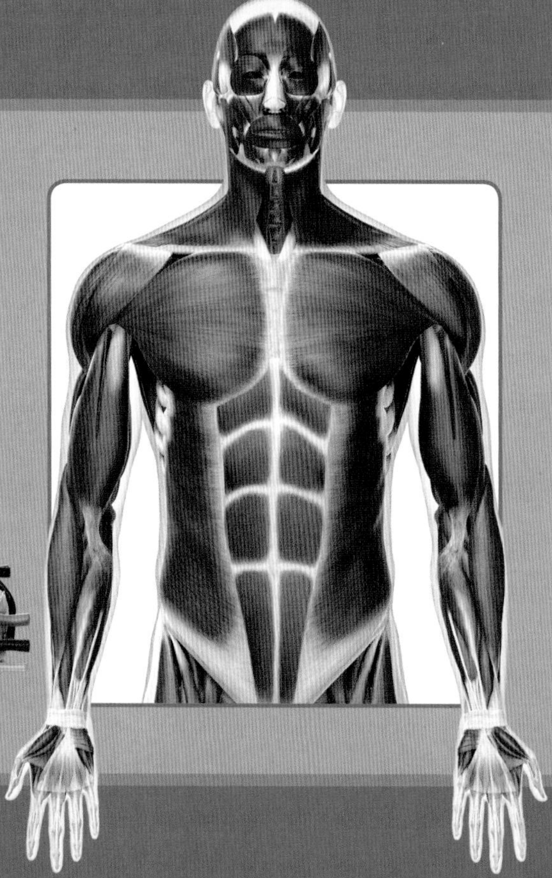

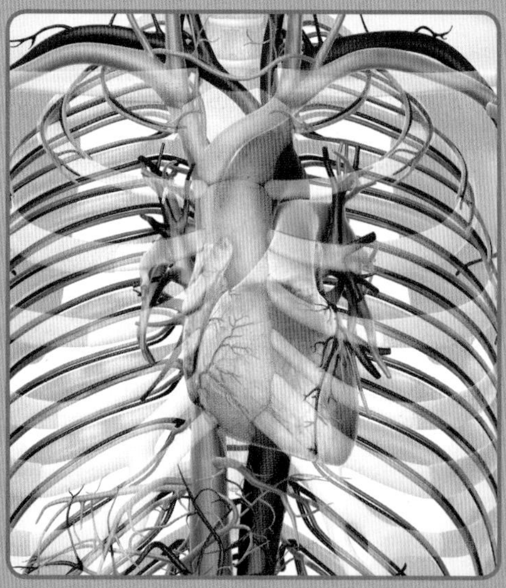

人体系统

人体工作起来就像一台机器。它同时操纵许多系统，使各个系统以最佳状态运转。人体内的每个系统都有其独特的功能，但彼此间也相互依赖。

肾产生尿液，也分泌激素，所以肾既属于泌尿系统，也属于内分泌系统。

所有系统都在运转

人体系统分别由执行不同功能的器官构成，缺了哪一个系统人都活不了。这些系统不断传递信息指令，互相指示，从而使身体能作为一个整体运转。

通力协作

人体各个系统互相依存，互相协作，才能发挥它们的功能。有些器官属于不止一个系统——如胰（又称胰腺）既分泌有消化作用的胰液，又能分泌激素，所以它既属于消化系统，又属于内分泌系统。

人体的每个部位都与中枢神经系统相联系。

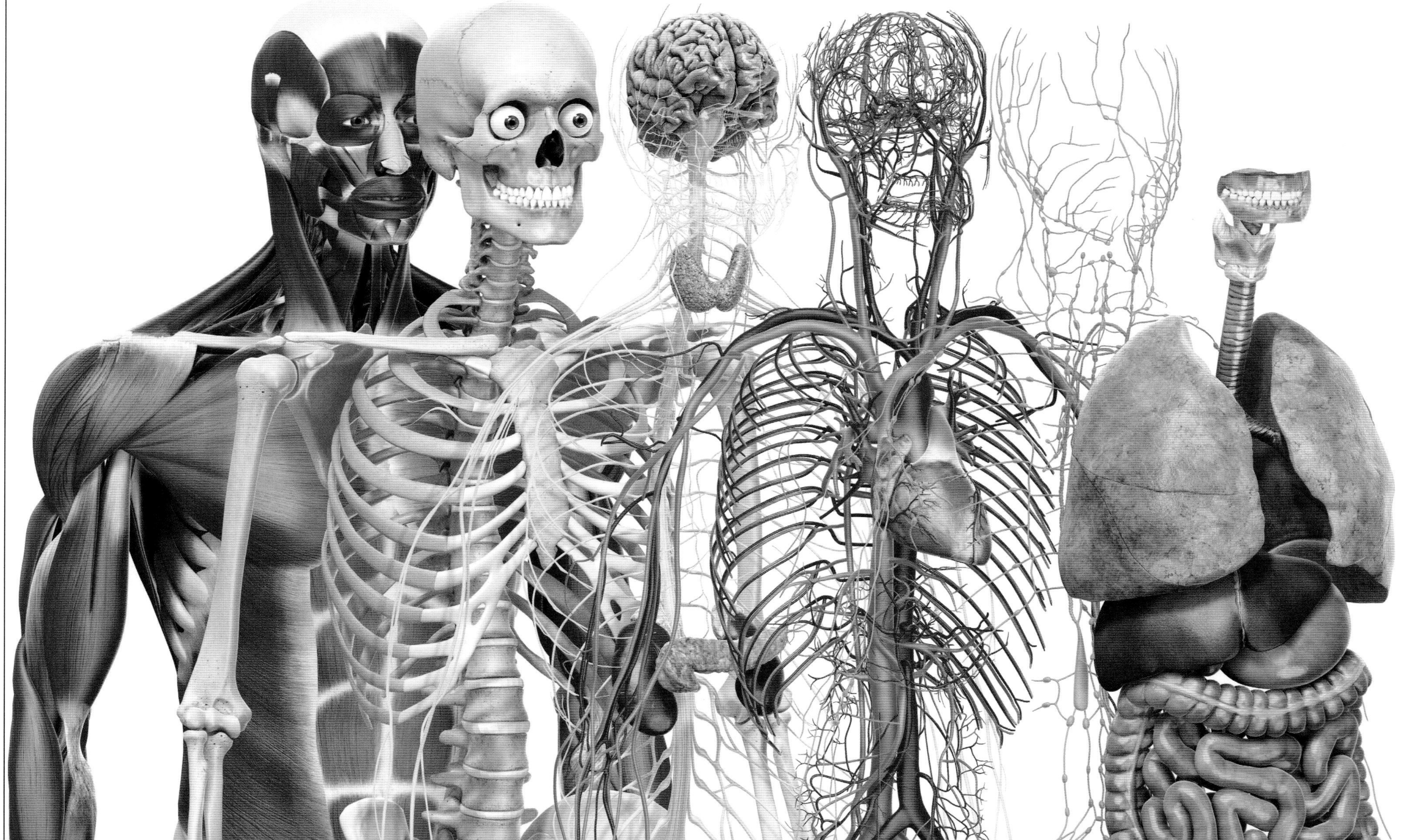

肌能把你吞入消化管里的食物推挤着前进。它的效率极高，即使你头朝下倒立，你咽下的食物也能进到胃里去。

你的身体每秒钟能制造200万个新的红细胞，以替换同等数量的死亡的红细胞。

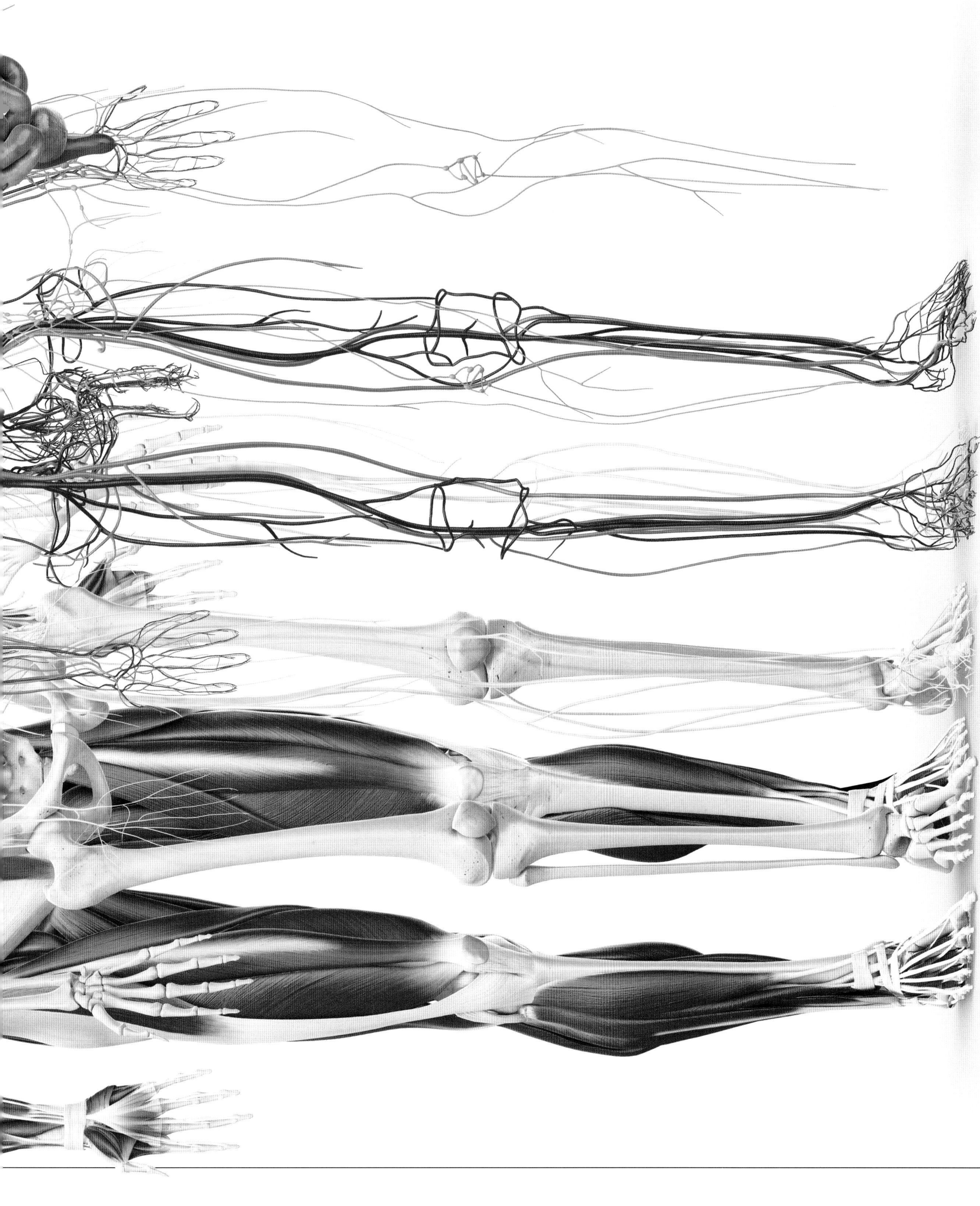

皮肤和毛发

皮肤主要有两层。覆盖在最外面的一层叫作表皮，比较薄，有保护作用，主要由死亡的鳞状细胞构成。表皮下面的一层是真皮，比较厚，含丰富的血管和能感受压力、温度和疼痛的神经末梢。几乎全身的皮肤表面都覆盖着一根根能弯曲的毛发。真皮深部有口袋状的结构，称为毛囊。毛发就是从毛囊长出的。

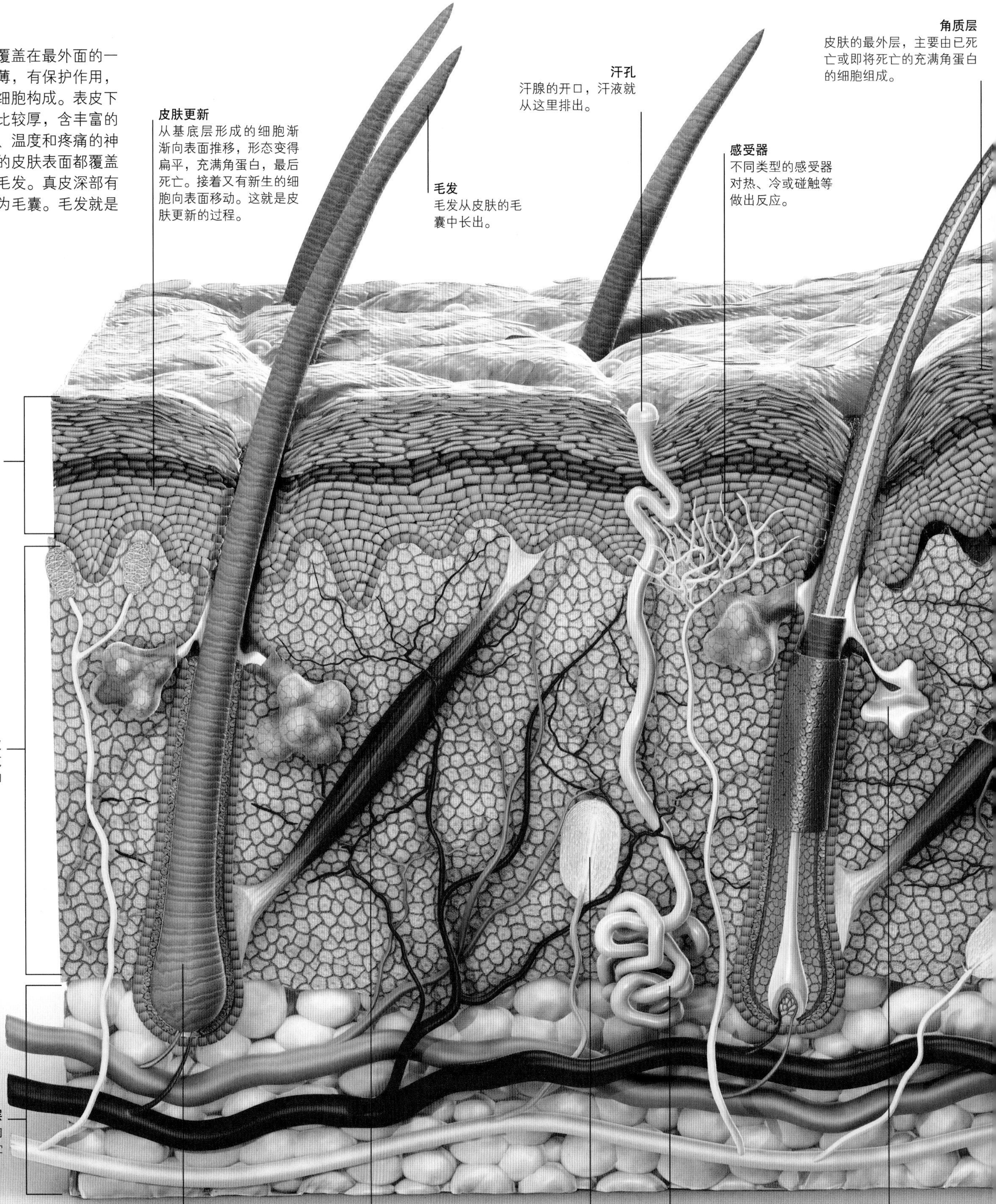
皮肤更新
从基底层形成的细胞渐渐向表面推移，形态变得扁平，充满角蛋白，最后死亡。接着又有新生的细胞向表面移动。这就是皮肤更新的过程。
毛发
毛发从皮肤的毛囊中长出。
汗孔
汗腺的开口，汗液就从这里排出。
感受器
不同类型的感受器对热、冷或碰触等做出反应。
角质层
皮肤的最外层，主要由已死亡或即将死亡的充满角蛋白的细胞组成。
表皮
较薄的皮肤外层，具有保护作用。
真皮
真皮较厚，里面充满了腺体、血管和感觉神经末梢。
脂肪层
由脂肪构成的内衬层，功能是贮存能量和保温。
毛囊
口袋状结构，毛发就是从毛囊长出的。
立毛肌
又称竖毛肌。当身体感到寒冷时立毛肌收缩，使毛发直立起来。
环层小体
又称帕奇尼小体，是位于真皮底部的皮肤感受器，能感受压力和振动。
汗腺
呈盘曲的管状，开口于汗孔，向皮肤表面分泌汗液。汗液蒸发，使皮肤冷却降温。
皮脂腺
分泌皮脂。皮脂能滋润皮肤、毛发。

皮肤系统

皮肤系统包被在你全身的表面，包括皮肤、毛发和指（趾）甲。这些组织结构一起覆盖着其他人体系统，保护它们免受外界的侵害。

皮肤是人体最大的器官。它把人体严实地包裹起来，形成一道抵御微生物入侵的防水屏障。在帮助你触摸和感觉身边的事物、控制体温、滤去阳光中的有害辐射等方面，皮肤都是必不可少的。对于人体的一些部位，毛发和指（趾）甲提供了额外的保护。毛发和指（趾）甲都是从皮肤长出，由已死亡的细胞构成，这些细胞里含有一种名为角蛋白的坚韧的物质。

保护罩

皮肤保护着身体，但又足够柔韧，所以你能轻而易举地活动身体的各个部位。头发有助于保温，又给头皮提供了一个额外的保护层。覆盖着身体其他部位的毫毛，能增强你的触觉。

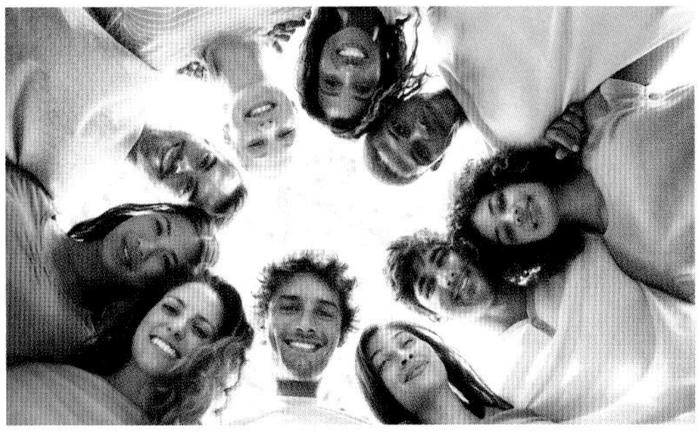

指（趾）甲的结构

指（趾）甲是由死细胞构成的坚硬的扁平板状结构，能保护你的指尖和趾尖免受伤害，也能帮助你抓住或捡拾物体。甲根部的甲基质细胞角化变硬，并向前移行，最后死亡。这些细胞从甲根移行到指（趾）尖需要约 6 个月的时间。

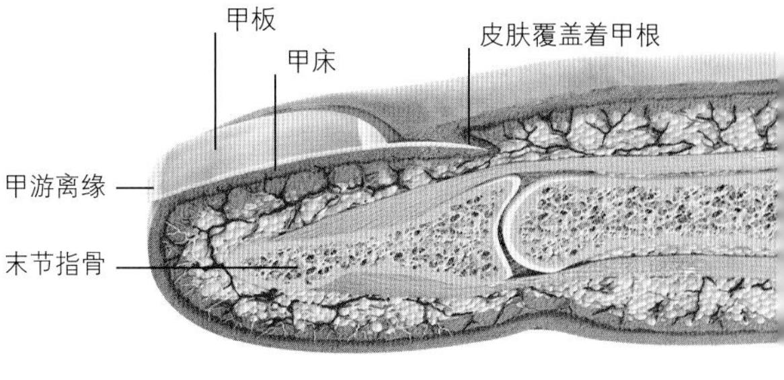
甲板
甲床
皮肤覆盖着甲根
甲游离缘
末节指骨

手指的断面

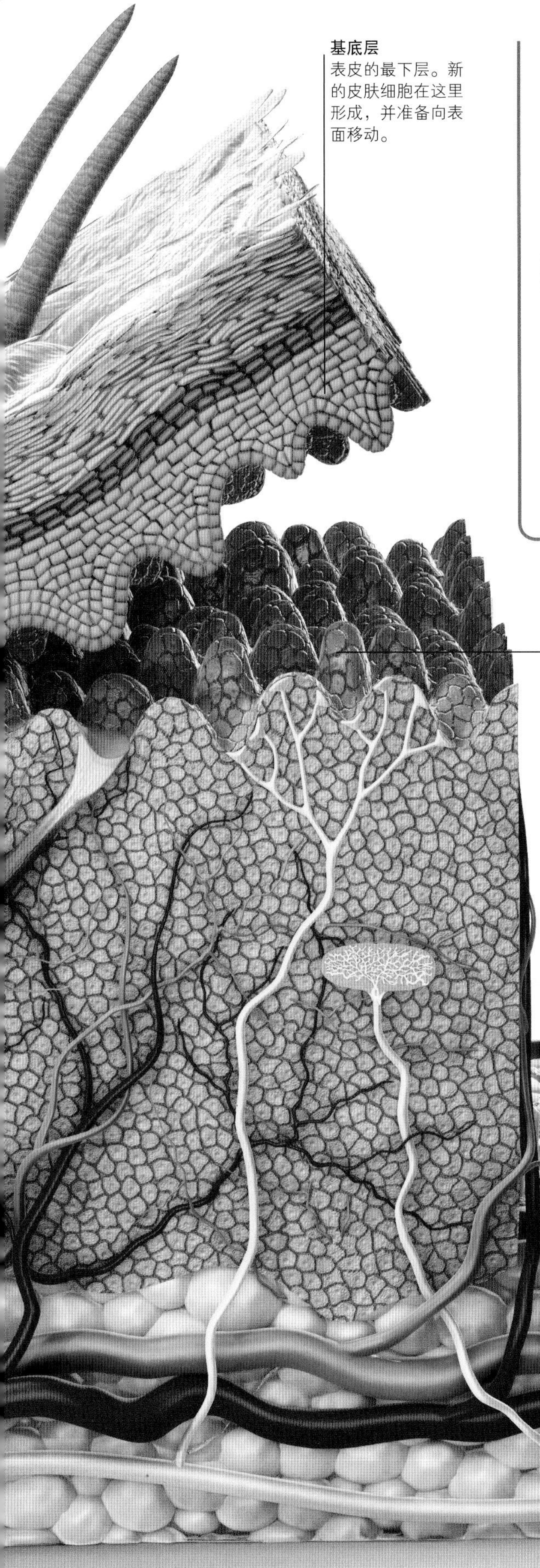
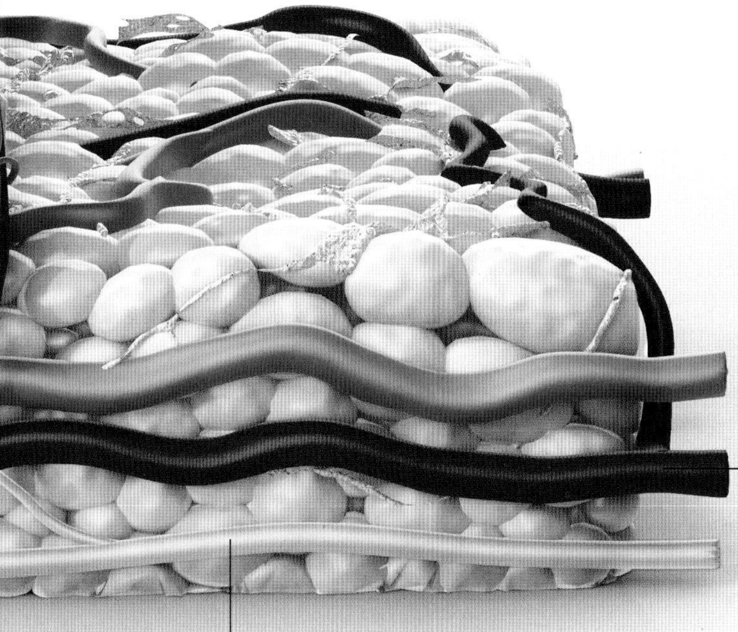
基底层
表皮的最下层。新的皮肤细胞在这里形成，并准备向表面移动。
真皮乳头
真皮与表皮交界处有许多突出的结构，形状像一根根手指，能使上面的表皮固定在相应的位置上，并在皮肤上形成皮嵴和皮沟，即指纹。
动脉
给皮肤供应氧和营养素的血管。
神经
连接成网，将来自触觉感受器等感受器的信号传递到脑。

皮肤的重量约占身体总重的 16%。

覆盖身体

人体几乎全身都覆盖着一层有保护和保温作用的皮肤和毛发。皮肤和毛发一起构成了人体最大的感觉器官，含有许多感受器，把有关身体周围环境的细节信息发送到脑。在身体的不同部位，皮肤和毛发的结构并不相同，功能也不一样。

体温

当外界温度太热或太冷时，皮肤和毛发就会发挥重要作用，使体温保持在一个安全和舒适的水平上。下丘脑里有体温调节中枢，能监控来自身体冷、热感受器的信号，然后发出信号，促使身体散热或产热，从而降低或升高体温。

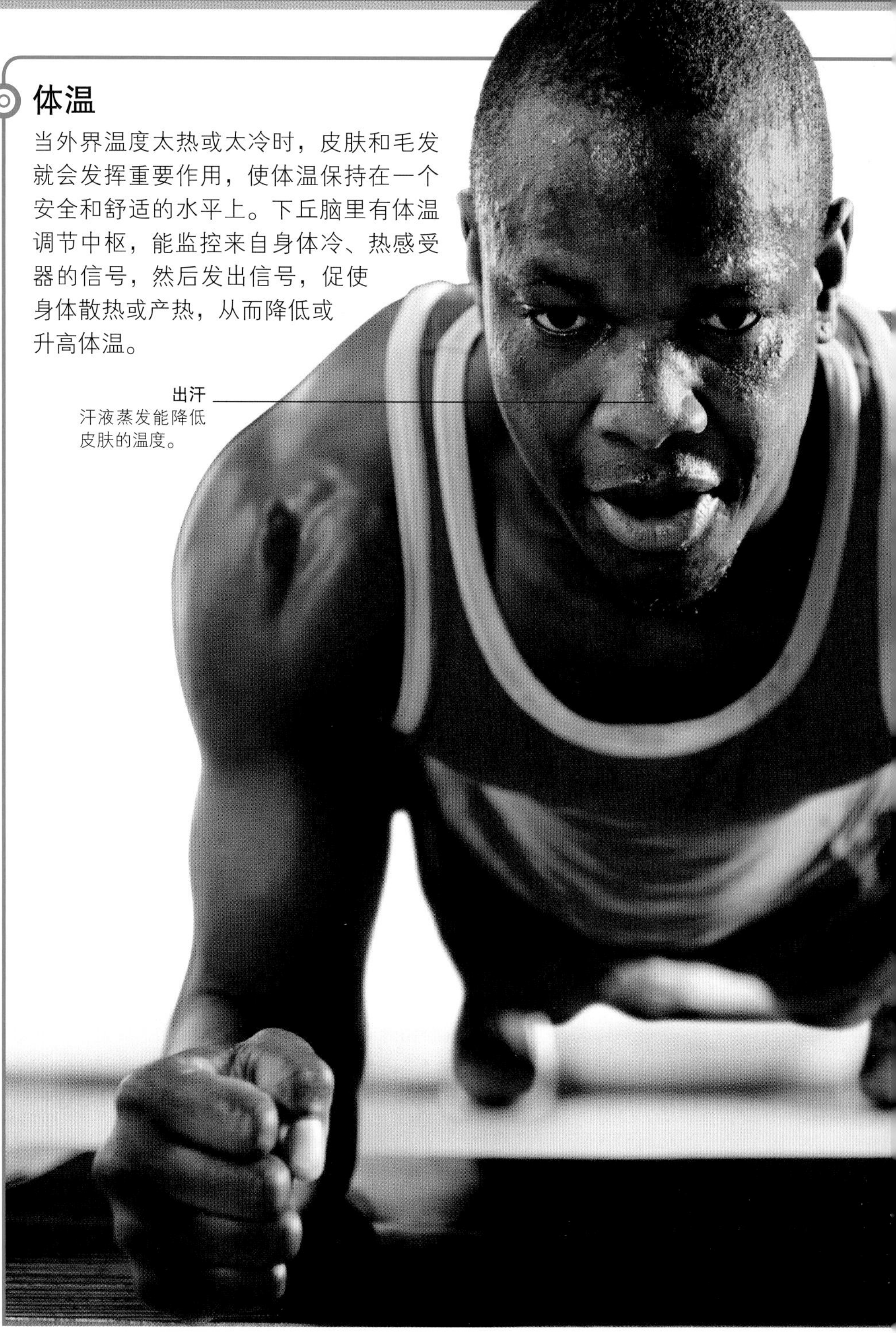

出汗
汗液蒸发能降低皮肤的温度。

有毛的皮肤和无毛的皮肤

人体皮肤主要分为有毛的皮肤和无毛的皮肤两类。身体的大部分都覆盖着有毛的皮肤，尽管有时毛发太过纤细，细到肉眼不容易看到。

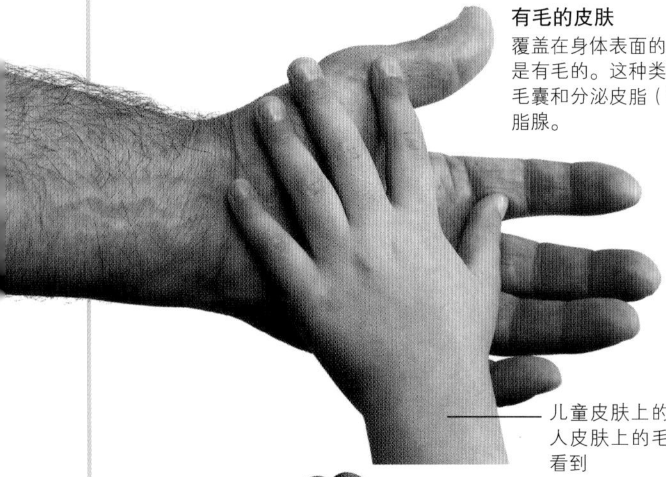

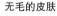

有毛的皮肤
覆盖在身体表面的皮肤大部分是有毛的。这种类型的皮肤有毛囊和分泌皮脂（油脂）的皮脂腺。

儿童皮肤上的毛不像成人皮肤上的毛那样容易看到

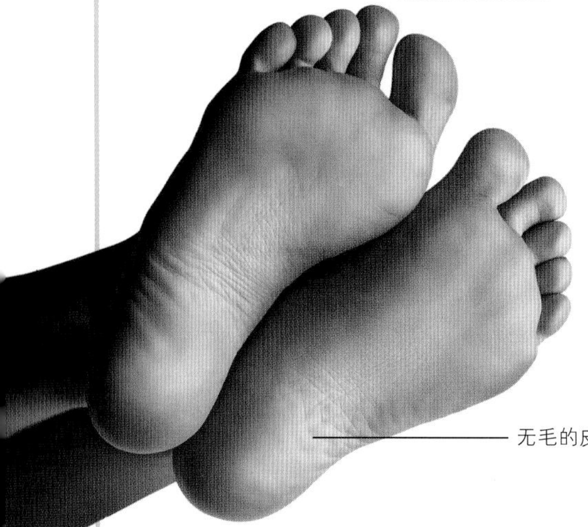

无毛的皮肤
没有毛囊，比有毛的皮肤光滑得多。这种皮肤位于嘴唇、手掌和足底。

无毛的皮肤

全身最薄的皮肤在眼睑
全身最厚的皮肤在足底

遮阳板

皮肤有许多功能，其中之一就是利用阳光来制造维生素 D。但是，阳光中的紫外线对皮肤有损伤，因此身体便产生一种名为黑色素的物质来保护皮肤。人的肤色是深一点还是浅一点，取决于黑色素的含量。

肤色

人的肤色适应地球上不同地区的具体情况。在靠近赤道的地方，身体能产生大量的黑色素以提供最大的保护，因此那儿的人肤色较深。而在远离赤道的地方，人体需要的黑色素就少得多，人的肤色也浅得多。

黑皮肤
黑色素细胞产生大量的黑色素。

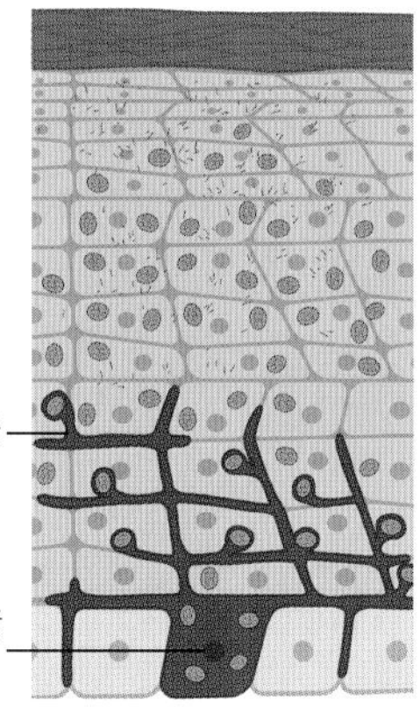

白皮肤
皮肤产生的黑色素较少。

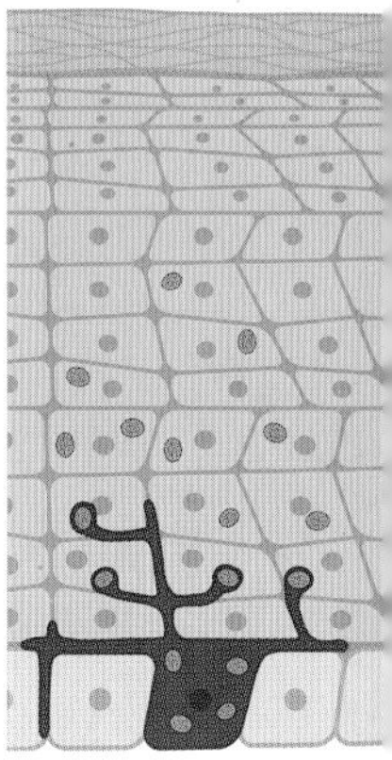

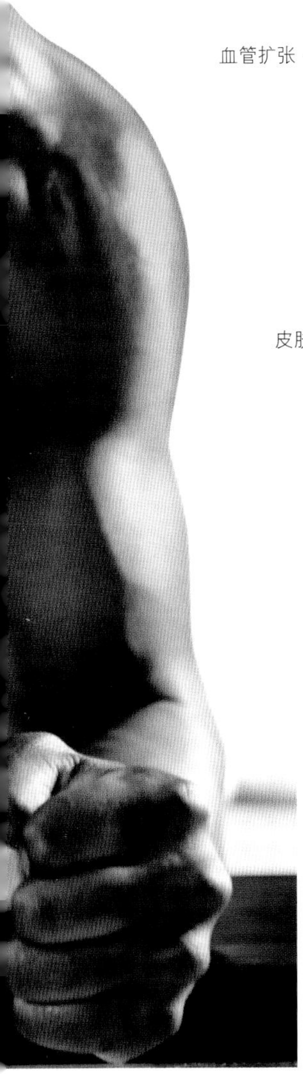

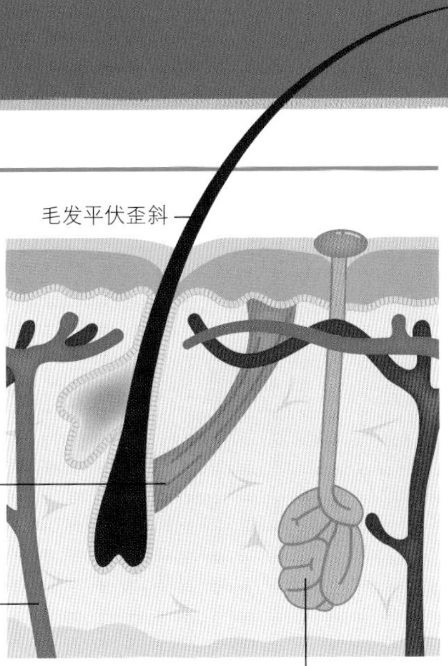
毛发平伏歪斜
肌松弛
血管扩张
汗腺分泌
出汗滴

保持凉爽

如果体温升高到38℃以上，汗腺就分泌水样的汗液，以冷却皮肤。分布于皮肤表面的血管扩张，这样热量就容易逸散。毛发变得松散，热量就散入空气中。

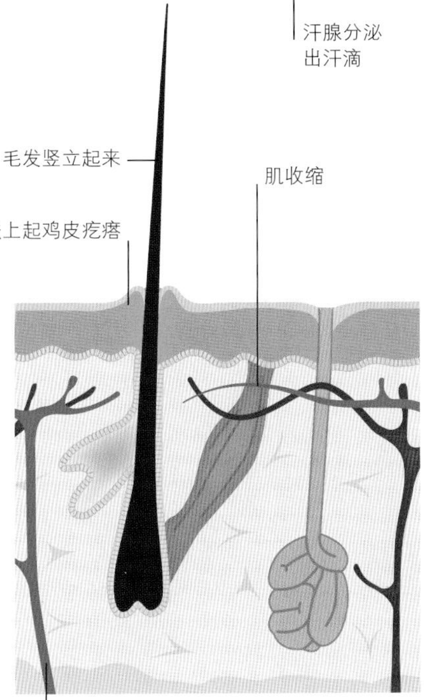
毛发竖立起来
肌收缩
皮肤上起鸡皮疙瘩
血管收缩变窄

保持暖和

当外界温度降低时，皮肤就进入蓄热模式。血管收缩变窄，以防热量从温暖的身体散失。肌收缩，使毛发竖立起来，使贴近体表的温暖空气不易流动。肌收缩时也会向上牵拉皮肤，形成一个个小隆起，称为鸡皮疙瘩。

毛发

与大多数陆生的恒温哺乳动物不同，人类没有厚厚的皮毛来保温——大部分覆盖人体表面的毛都是很纤细的。裸露的皮肤在保持身体凉爽方面确实很好，但是在比较冷的气候条件下，人就需要穿上衣服来维持体温了。

毛发的生长

毛发从位于真皮的毛囊里长出。毛根处的活细胞分裂，把毛发向上推到皮肤表面。毛发并不是不间断地生长的，反之，它是一阵一阵冲刺式地生长，两次冲刺间有个休止期。

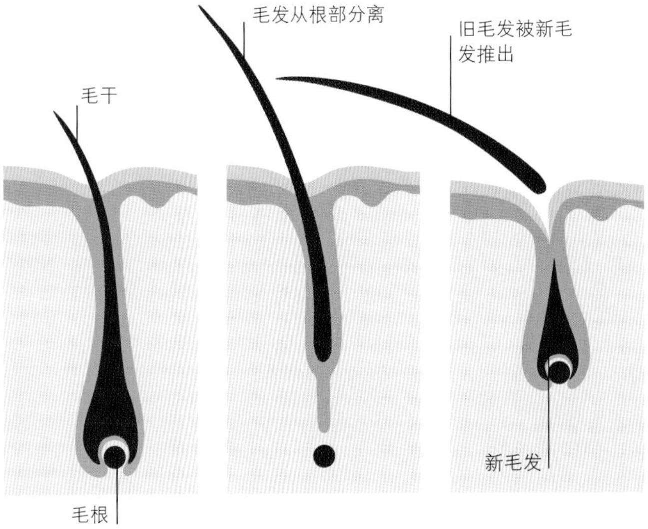
毛干
毛发从根部分离
旧毛发被新毛发推出
新毛发
毛根

1 活跃的毛囊 毛根内产生新的细胞。这些细胞死亡后被推出形成毛干，毛干变得越来越长。

2 休止期 毛囊变窄，毛发停止生长。毛发被从根部推出，失去血液供应。

3 新的周期 毛囊进入一个新的循环。随着年龄增长，毛发也变得稀疏，因为恢复活动和生长新毛发的毛囊越来越少。

毛发的样式

毛发从毛囊长出。毛发属于什么类型，取决于毛囊的形状和大小。毛囊小，长出的毛发也细；毛囊大，长出的毛发就粗。头发可以分为直发、波浪发、卷发等类型。每个人每天会脱落大约100根头发，同时又有新生的头发长出。

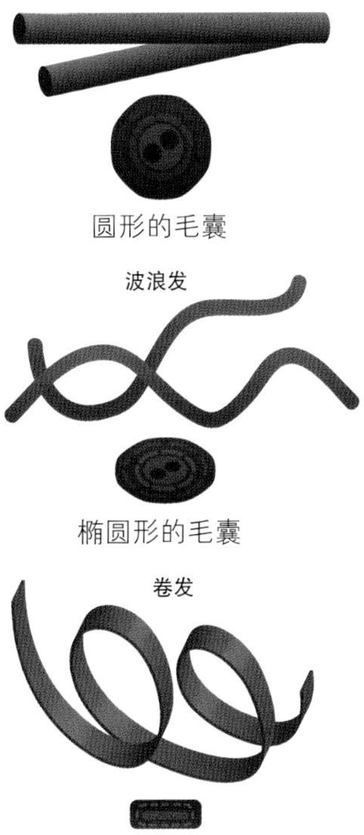
直发
圆形的毛囊
波浪发
椭圆形的毛囊
卷发
扁平的毛囊

毛发的类型

人体的毛发主要分为两种类型——毫毛和终毛。毫毛细而软，通常见于儿童和妇女的皮肤表面。终毛比较粗，分布在头部、腋窝和阴部，以及身体其他一些部位，尤其常见于男人。

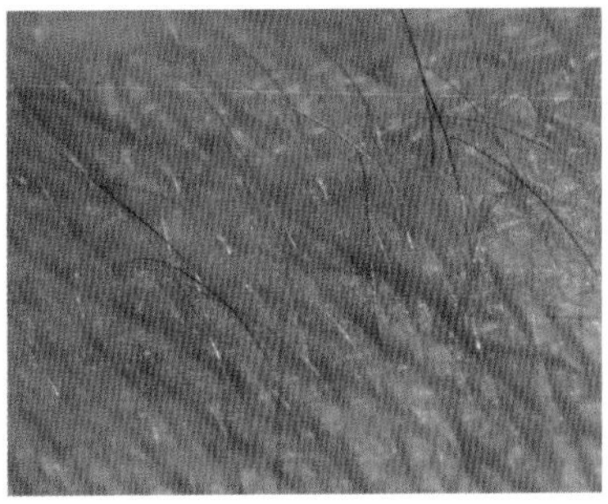

毫毛

毫毛细而短，颜色浅或半透明，分布于身体大部分区域的表面。

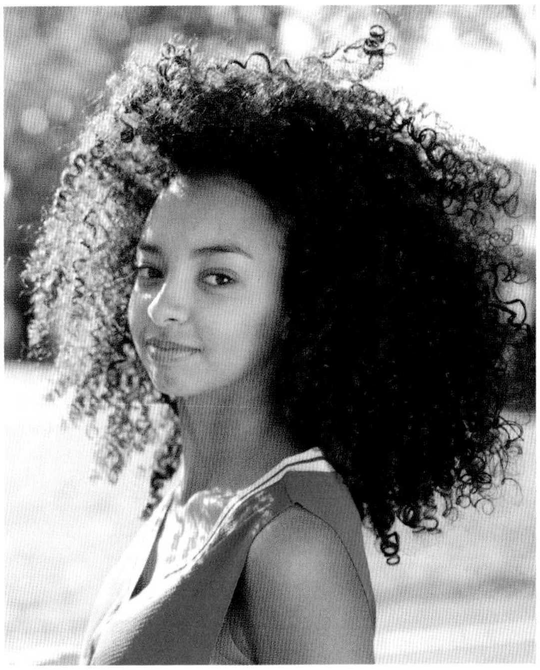

终毛

终毛较粗。头发就是分布于头部的终毛，能保温和防御阳光带来的损伤。

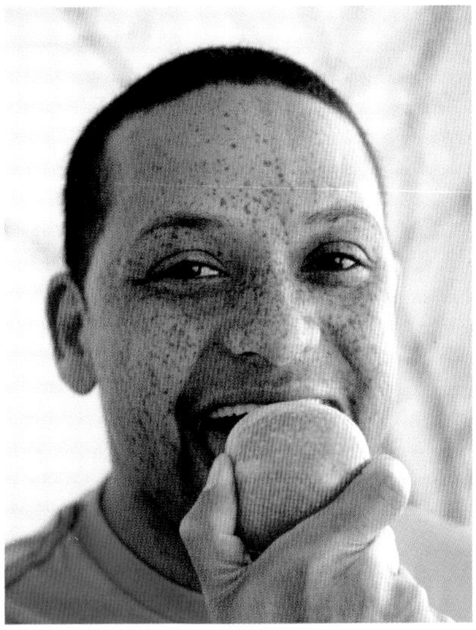

雀斑

有些人有雀斑基因。雀斑是黄褐色的小点，这里的黑色素细胞比普通的黑色素细胞大，黑色素明显增多。日晒后雀斑会变得更明显。

雀斑脸

雀斑最常见于脸部，也可以出现在手臂和肩部。

运动系统——骨

骨骼塑造并支撑着身体，肢体才得以移动，内脏器官也受到其保护。人体的骨骼由 206 块骨构成，这些骨不是干巴巴、无光泽的，而是湿润的、充满活力的身体构件。全身的骨一起组成了一个坚固又轻巧的构架。

如果没有了骨骼，我们的身体会在一瞬间坍塌成一堆肉。但骨骼并不是一种刚性结构，多数骨之间都有柔韧、灵活的关节。有了这些关节，骨被肌牵拉时身体便能移动。骨骼还有其他的功能，它保护着一些精细、易损的器官，如脑和心脏。骨骼也能产生血细胞并储存钙——维持牙齿健康所必需的矿物质。

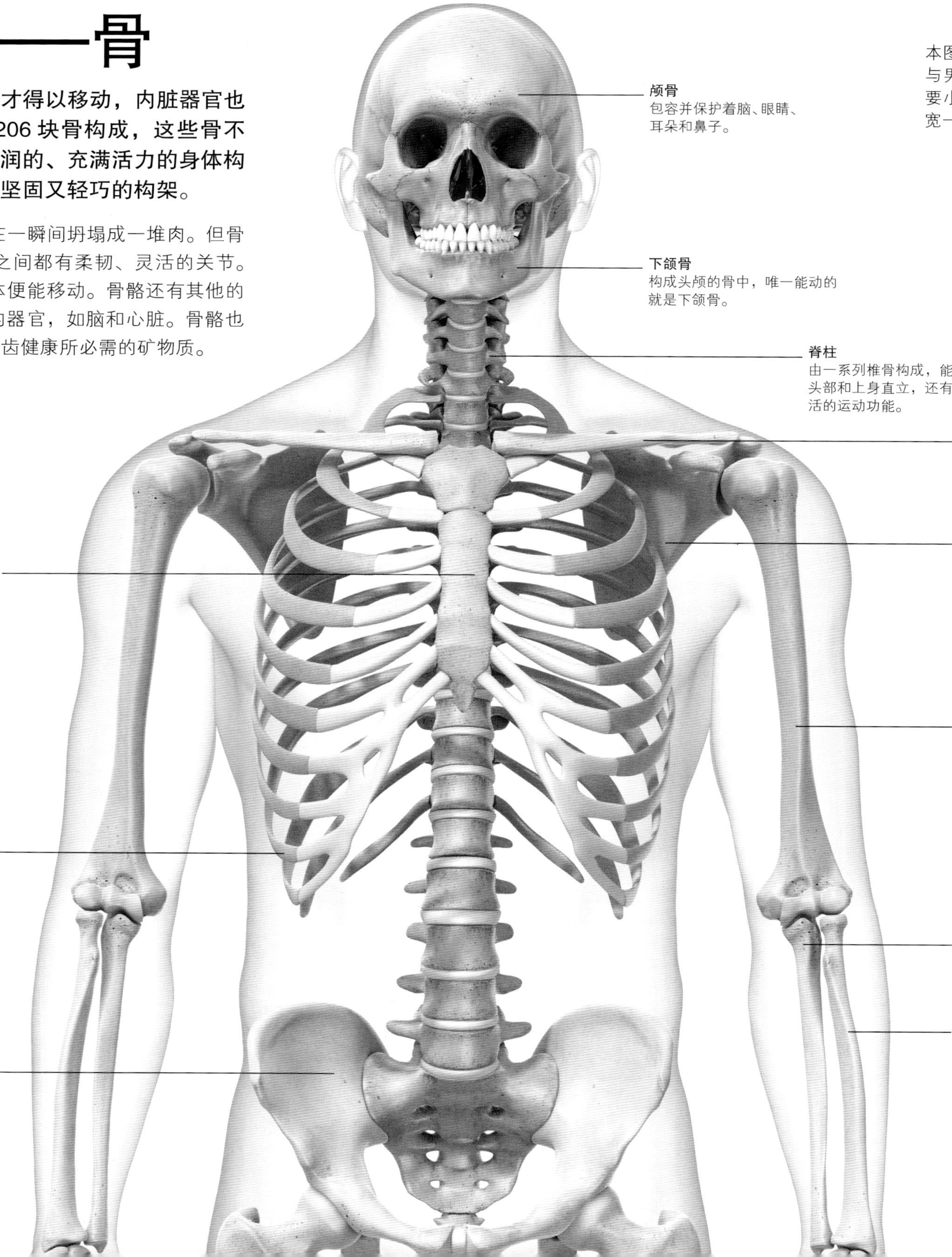
颅骨
包容并保护着脑、眼睛、耳朵和鼻子。
下颌骨
构成头颅的骨中，唯一能动的就是下颌骨。
脊柱
由一系列椎骨构成，能让头部和上身直立，还有灵活的运动功能。
锁骨
S 形弯曲的长骨。
肩胛骨
位于胸廓后外侧的三角形扁骨，连接手臂和肩部。
胸骨
支持着身体前部的肋。
肱骨
位于上臂的一块长骨。
肋
12 对扁长而弯曲的骨板，保护着心脏和肺。
尺骨
前臂内侧的一块长骨。
桡骨
前臂外侧的一块长骨。
骨盆
这些连接在一起的骨支持着腹腔器官。
腕骨

人体骨骼的前面观

本图是成年男性骨骼的前面观。与男性相比，女性的骨骼通常要小一些，轻一些，骨盆也要宽一些以便于分娩。

两部分骨合二为一

骨可以分为两大部分。中轴骨（图中呈红色）构成中央核心，支撑着人体的上身，保护着重要的器官。附肢骨（图中呈蓝色）由自由上肢骨和自由下肢骨，以及肢带骨构成。肢带骨将自由上肢骨和自由下肢骨同中轴骨连接起来。

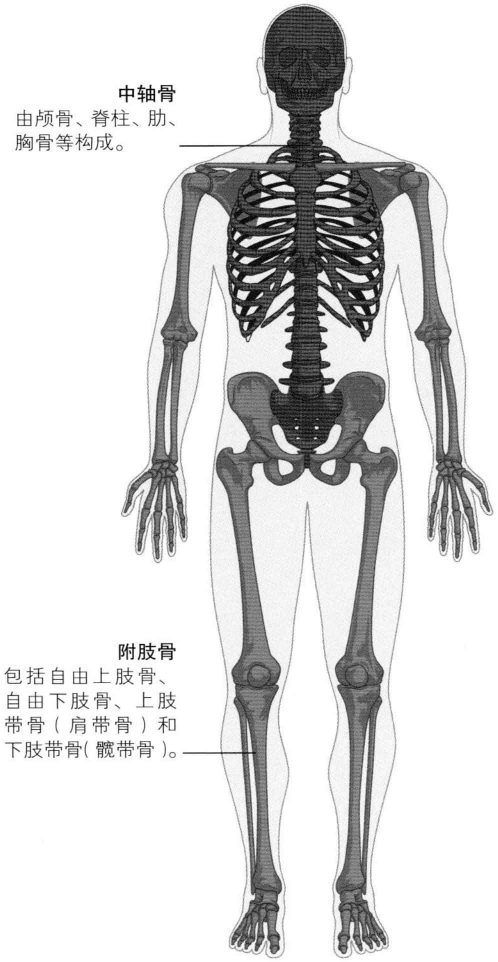

中轴骨
由颅骨、脊柱、肋、胸骨等构成。
附肢骨
包括自由上肢骨、自由下肢骨、上肢带骨（肩带骨）和下肢带骨（髋带骨）。

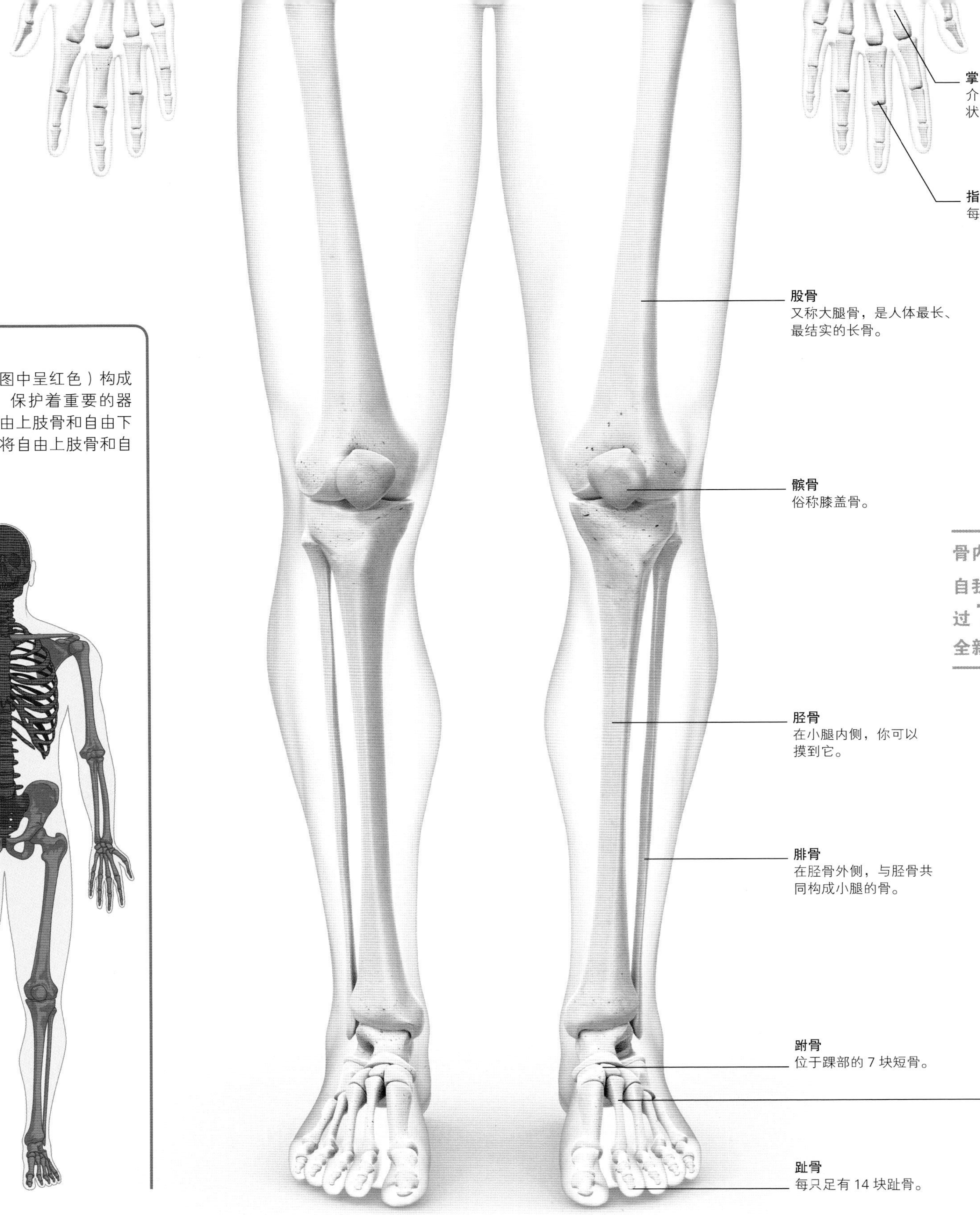

掌骨
介于腕骨与指骨之间的短管状骨，每只手有 5 块掌骨。
指骨
每只手有 14 块指骨。
股骨
又称大腿骨，是人体最长、最结实的长骨。
髌骨
俗称膝盖骨。
胫骨
在小腿内侧，你可以摸到它。
腓骨
在胫骨外侧，与胫骨共同构成小腿的骨。
跗骨
位于踝部的 7 块短骨。
跖骨
位于跗骨和趾骨之间的 5 块长骨。
趾骨
每只足有 14 块趾骨。

骨内的胶原蛋白是在不断自我更新的，因此大约每过 7 年，你就会有一副全新的骨。

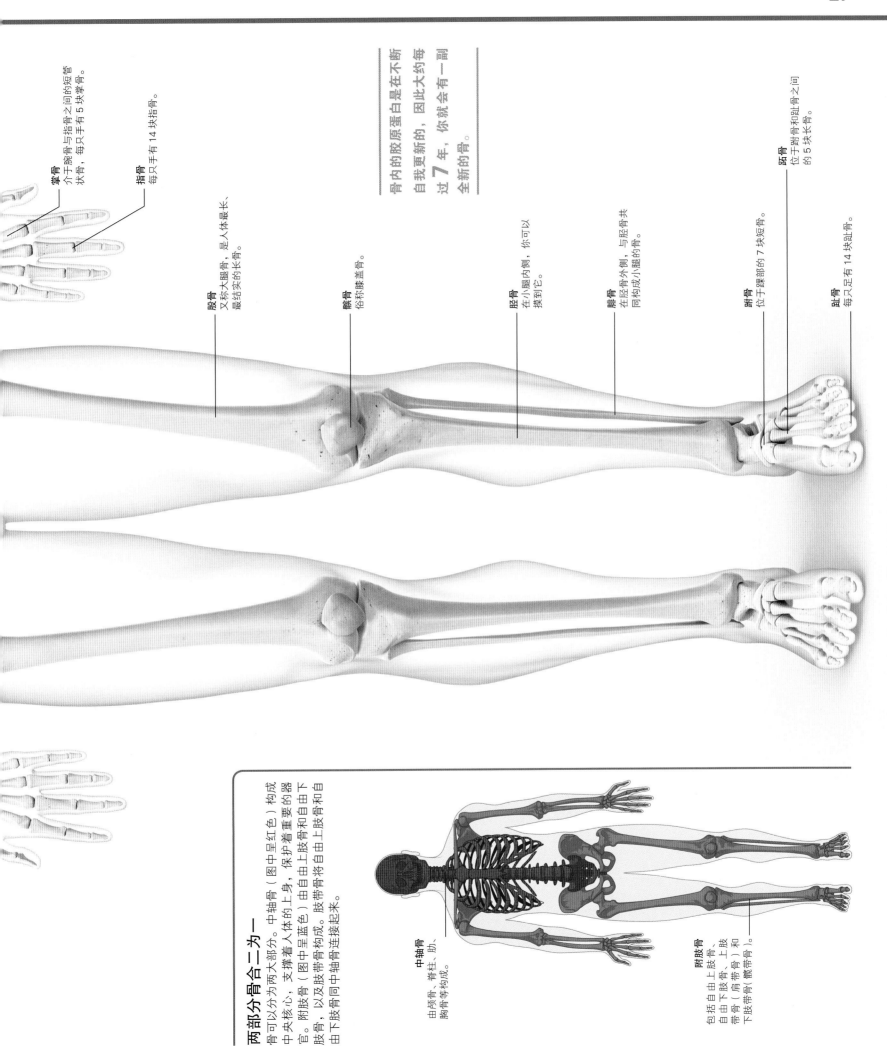

人体骨骼的背面观

从背面，你可以清楚地看到由脊柱和成对肋骨所形成的复杂结构。翼状的肩胛骨参与构成把自由上肢骨与中轴骨连在一起的上肢带骨。

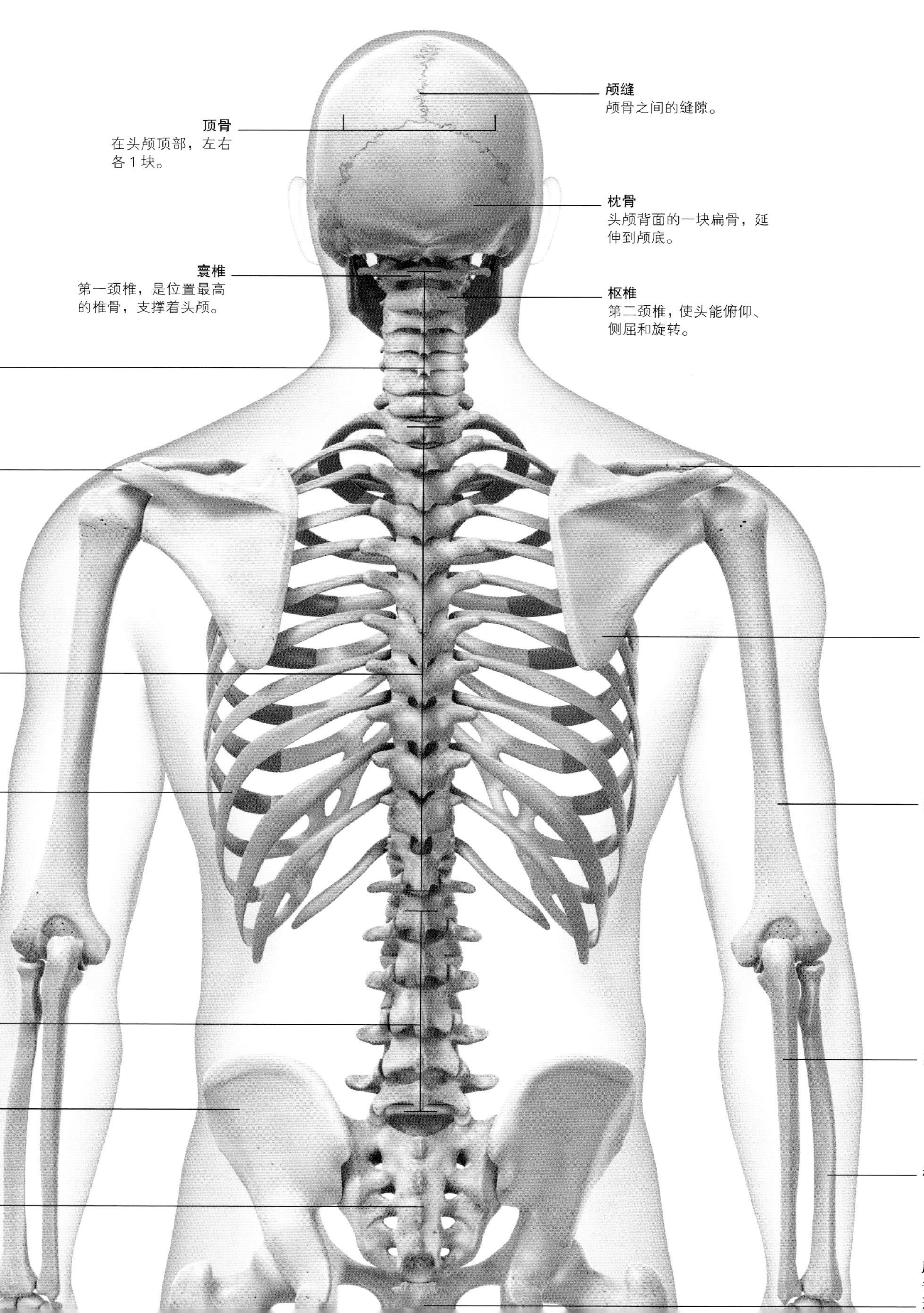

顶骨 在头颅顶部，左右各 1 块。

颅缝 颅骨之间的缝隙。

枕骨 头颅背面的一块扁骨，延伸到颅底。

寰椎 第一颈椎，是位置最高的椎骨，支撑着头颅。

枢椎 第二颈椎，使头能俯仰、侧屈和旋转。

颈椎 脊柱最上面的一部分椎骨，共 7 块。

肩峰 肩胛骨的上外侧端，也是肩部的最高点。

锁骨

肩胛骨

胸椎 脊柱的中段，由 12 块椎骨构成。

肋骨

肱骨

腰椎 在脊柱的下段，由 5 块椎骨构成。

尺骨

髂骨 参与构成骨盆。

桡骨

骶骨 呈倒三角形的骨，由 5 块骶椎融合而成，构成脊柱的底部，下连尾骨。

尾骨 脊柱末端的4块小骨融合，形成尾骨。

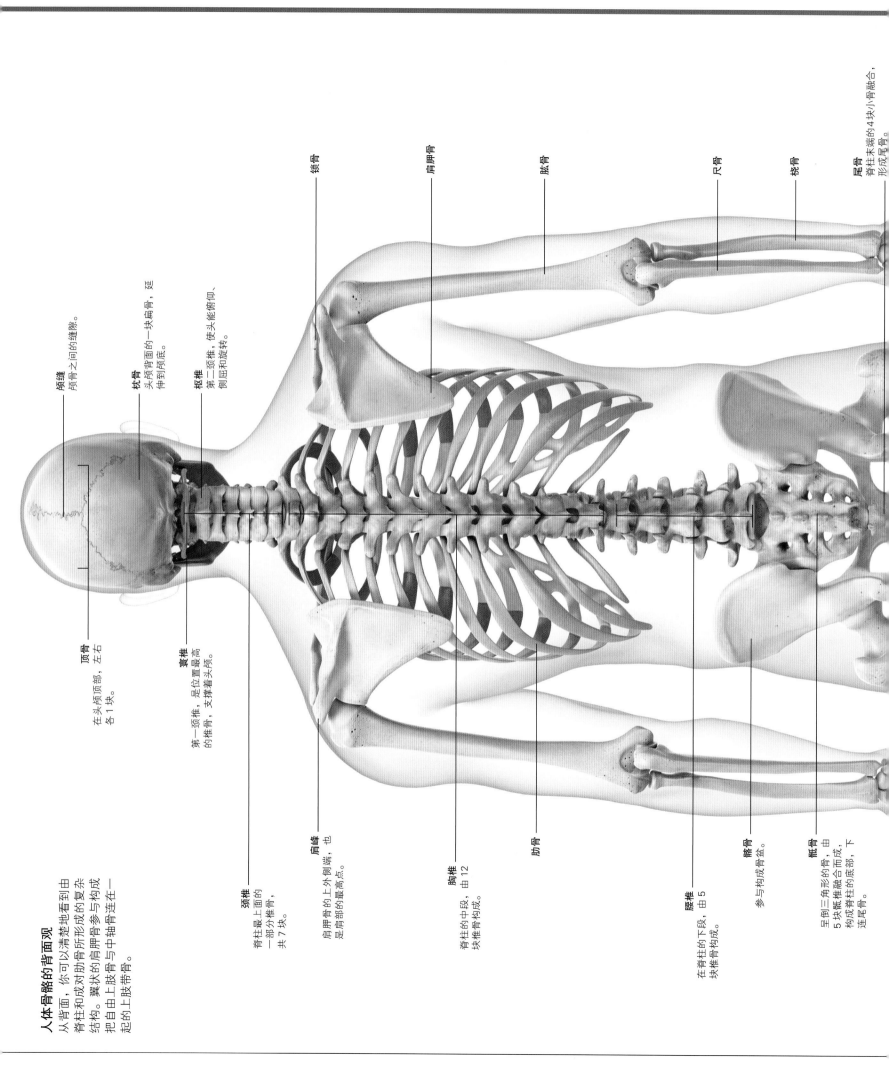

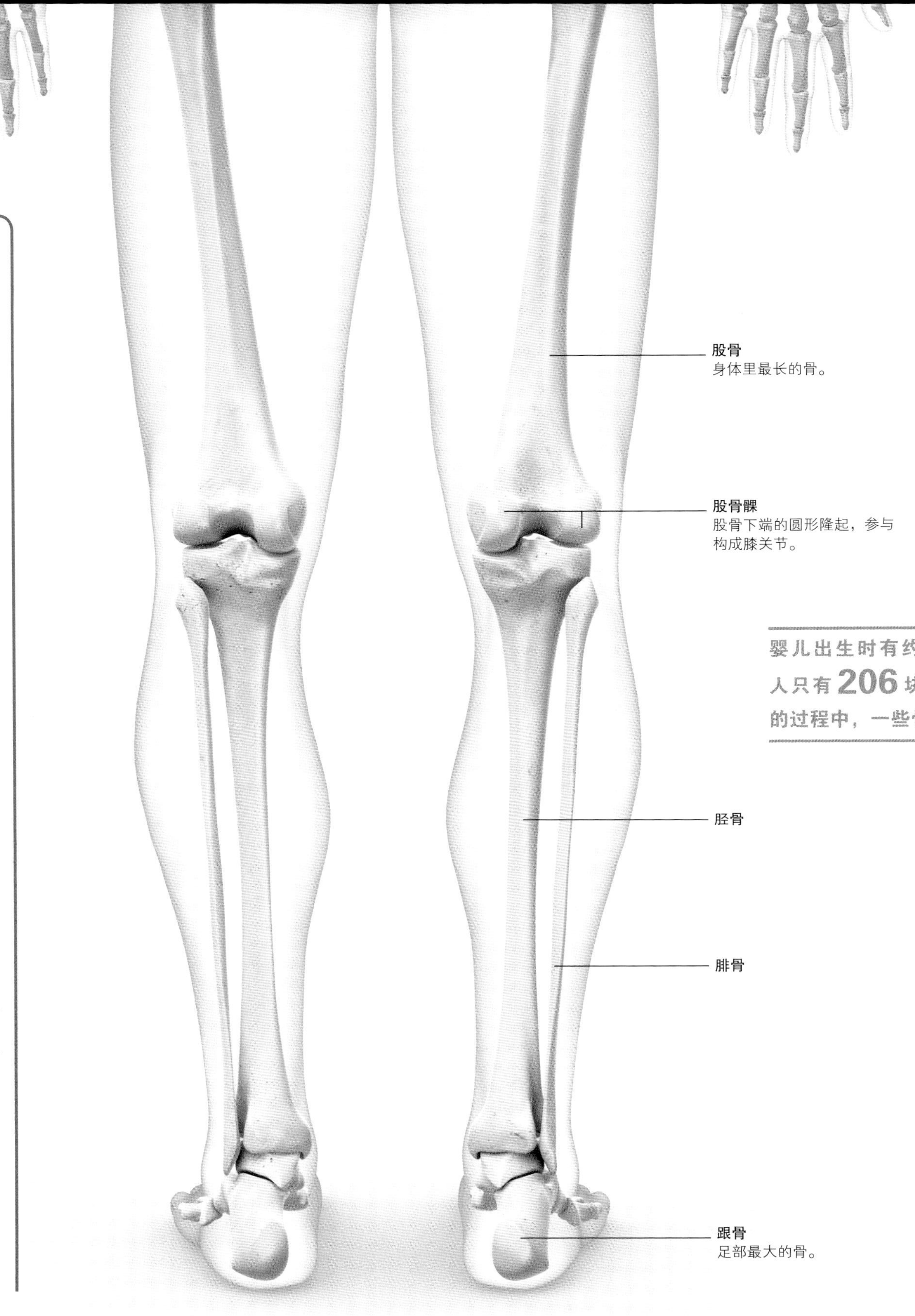
股骨
身体里最长的骨。
股骨髁
股骨下端的圆形隆起，参与构成膝关节。
胫骨
腓骨
跟骨
足部最大的骨。

婴儿出生时有约 300 块骨，但是成人只有 **206** 块。在我们生长发育的过程中，一些骨彼此融合。

骨的类型

全身各处的骨，形状、大小各不相同，这决定了它们的功能。人体的骨按形状分 5 种。

长骨

见于上臂、前臂、手、大腿、小腿和足，其长度大于宽度。它们支撑着身体的重量，长骨位置变化便产生肢体的运动。

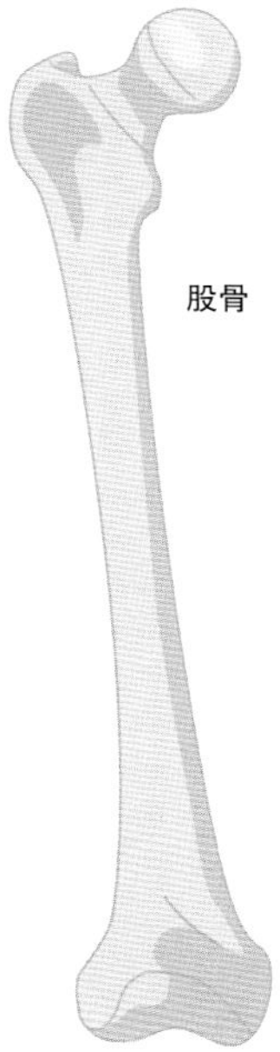
股骨

短骨

大致呈立方形，成群分布于手腕和踝部。腕骨、踝骨能做一些动作，也为关节提供了稳定性。

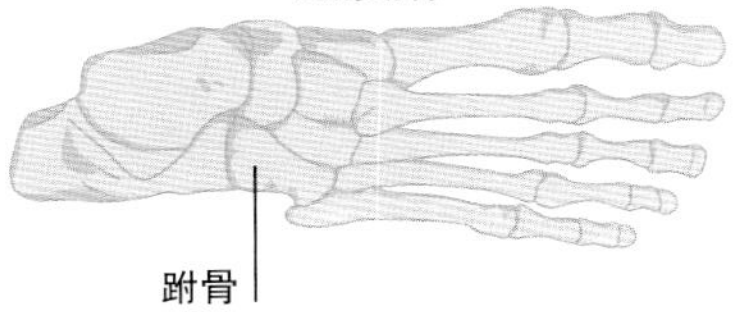
足的跗骨
跗骨

扁骨

呈板状，像盾一样保护内部的脏器，如心脏和脑。

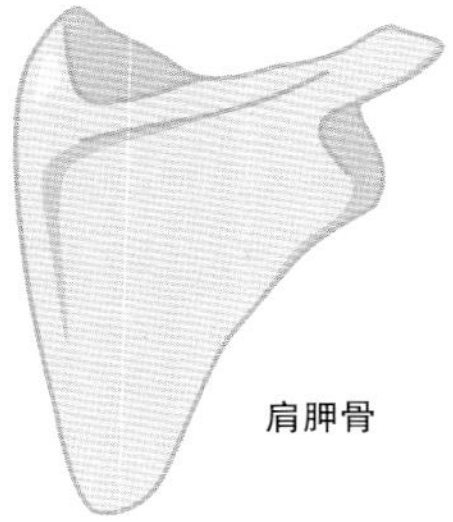
肩胛骨

不规则骨

不规则骨形状复杂，用以完成一些特定的动作。例如，椎骨使脊柱能进行屈、伸、回旋等运动，又能保护脊髓。

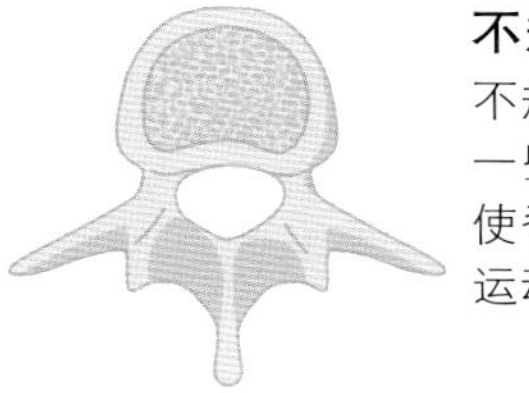
椎骨

籽骨

这些小而圆的骨，能保护肌腱和关节免受磨损和撕裂。大腿肌肉通过肌腱连接到胫骨，位于肌腱内部的髌骨保护着膝关节。

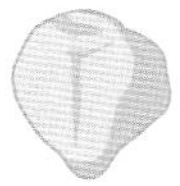
髌骨
（膝盖骨）

运动系统——肌

我们身体的每一个动作，都是由肌完成的。肌是一层层频繁运动的器官。它们塑造了形体，使身体直立并能四处活动。

肌组织由许多细长的肌细胞组成，这些细胞又叫作肌纤维，它们能消耗能量进行收缩，使自身的长度变短，从而把身体不同的部位牵拉到合适的位置上。肌的运动受到中枢神经系统发出的信号的控制。有时，我们是有意识地做某些动作，如坐下和转过身去看某个东西。但另一些肌的运动，如心脏搏动和眨眼，则是无意识地发生的。

深层肌的前面观

本图展示的是人体最深层的骨骼肌的前面观。位于背部和颈部的骨骼肌，用来维持身体的直立；位于上肢和下肢的骨骼肌，用来完成走、跑，以及所有其他类型的躯体活动。

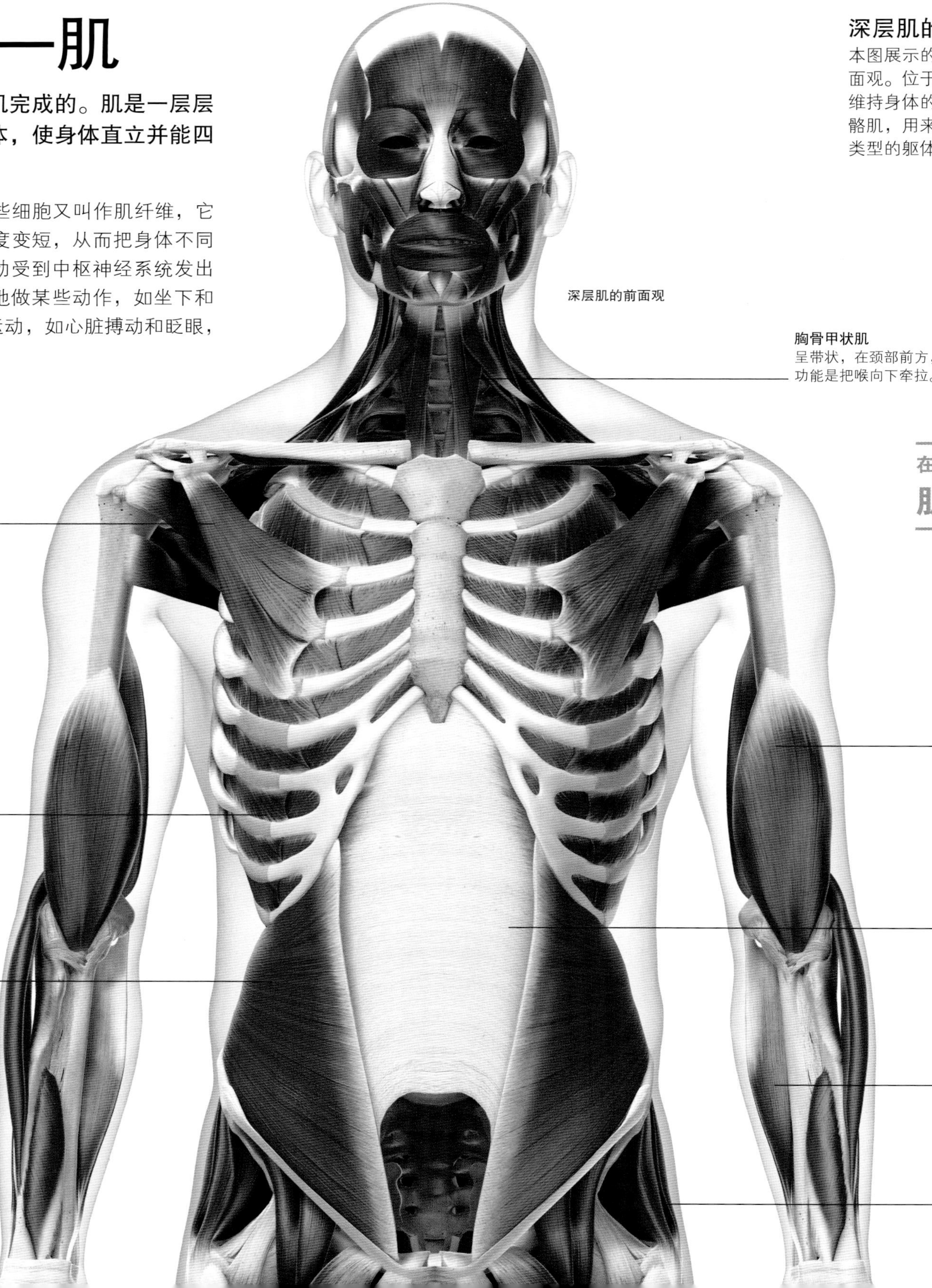
深层肌的前面观
胸骨甲状肌
呈带状，在颈部前方，其功能是把喉向下牵拉。
胸小肌
上肢运动时，胸小肌帮助稳定肩胛骨。
肋间肌
位于肋骨之间。吸气时，肋间肌收缩，将肋骨向上外方牵拉。
腹横肌
收缩时帮助稳定骨盆和下腰部。
肱肌
其功能是使肘关节屈曲。
腹直肌鞘后层
由腹肌的肌腱形成的组织。
指深屈肌
用以屈指。
臀中肌
收缩时使大腿外展。

在一个成人的体重中，**肌**约占**40%**。

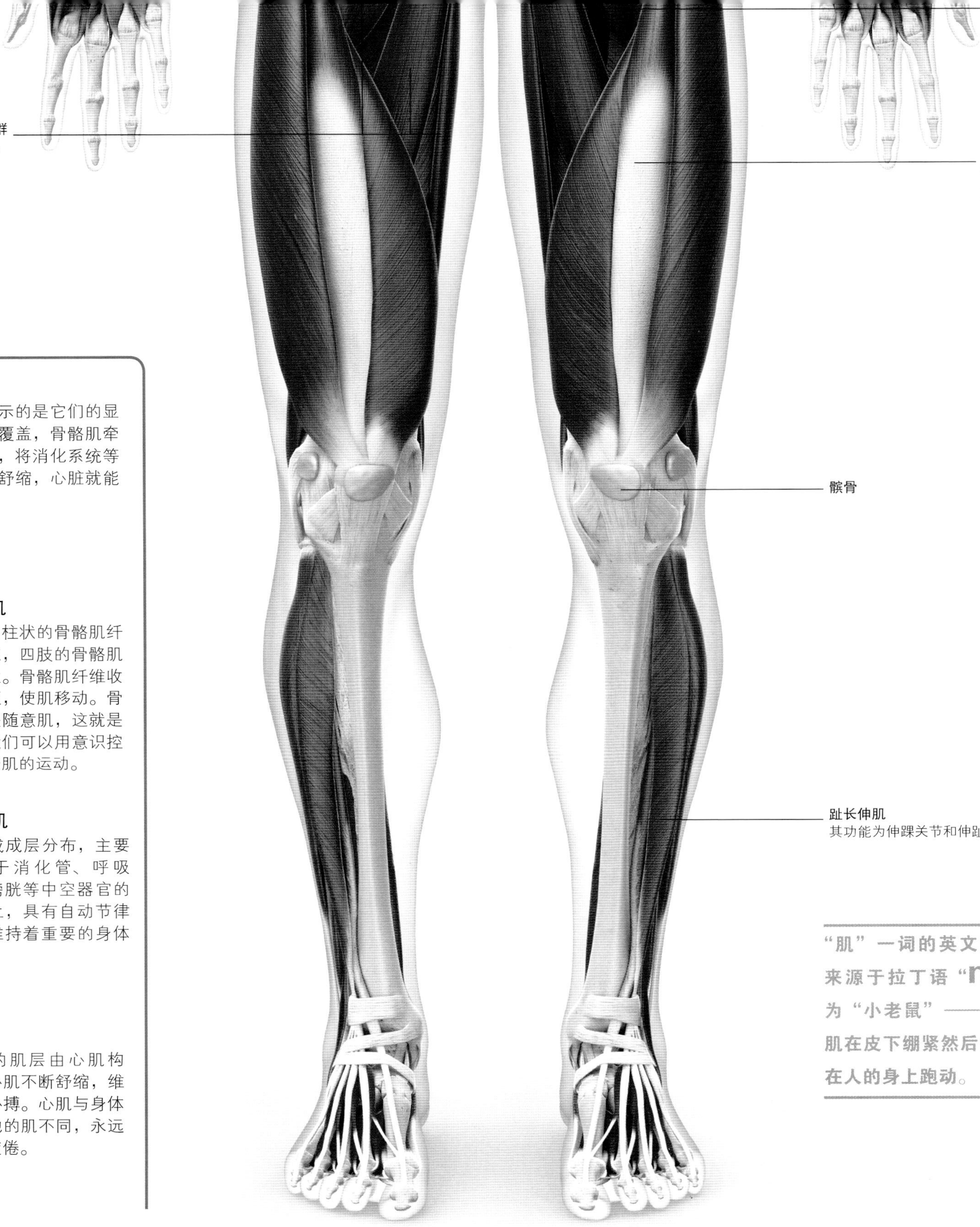

大腿内收肌群
收缩时两侧大腿并拢。
耻骨肌
收缩时有助于抬起大腿。
股中间肌
与股直肌、股外侧肌、股内侧肌组成位于大腿前面的股四头肌。
髌骨
趾长伸肌
其功能为伸踝关节和伸趾。

肌的类型

人体里的肌有 3 种类型，下面展示的是它们的显微图像。骨骼的大部分被骨骼肌覆盖，骨骼肌牵拉骨骼，产生运动。平滑肌收缩，将消化系统等系统中的内容物向前推动。心肌舒缩，心脏就能终生不停地搏动。

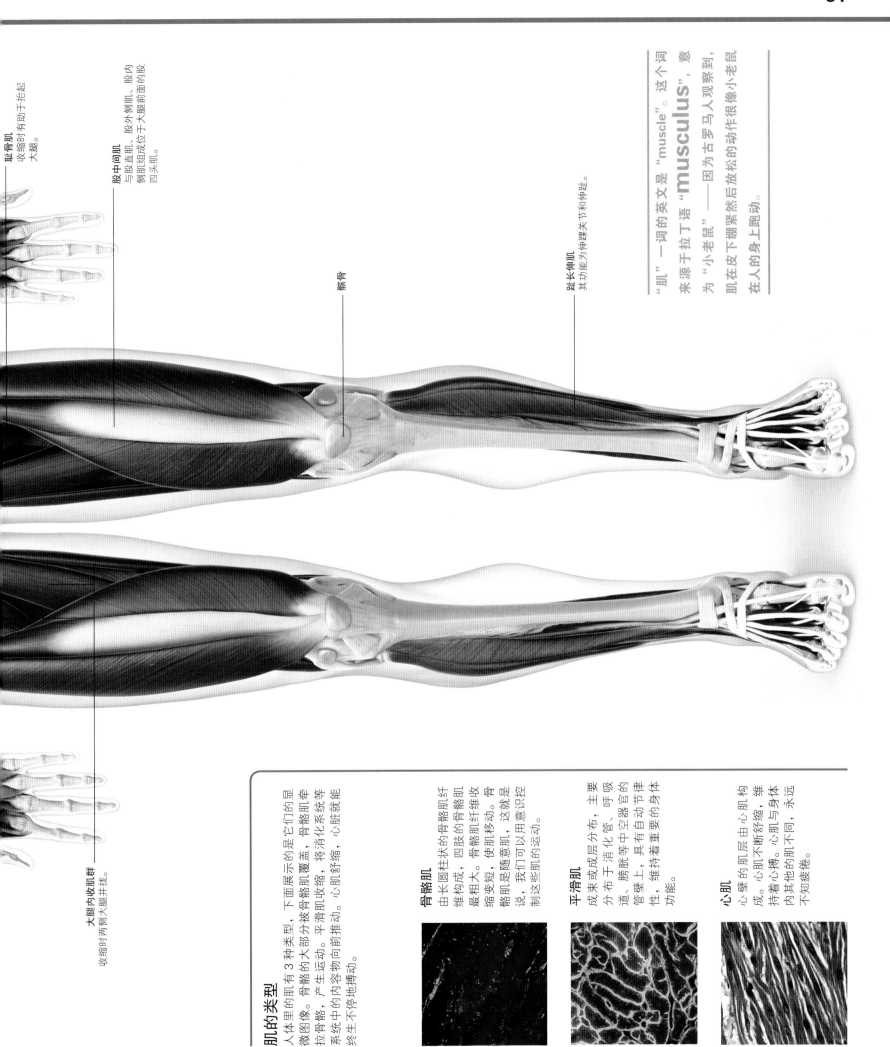

骨骼肌

由长圆柱状的骨骼肌纤维构成，四肢的骨骼肌最粗大。骨骼肌纤维收缩变短，使肌移动。骨骼肌是随意肌，这就是说，我们可以用意识控制这些肌的运动。

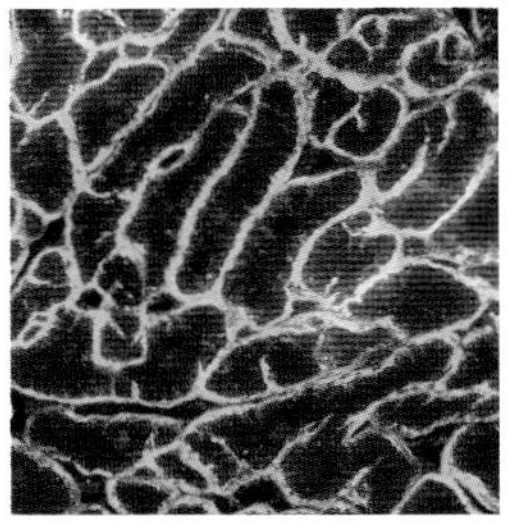

平滑肌

成束或成层分布，主要分布于消化管、呼吸道、膀胱等中空器官的管壁上，具有自动节律性，维持着重要的身体功能。

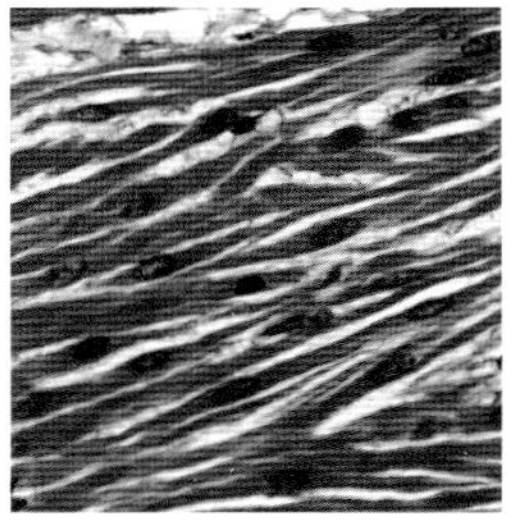

心肌

心壁的肌层由心肌构成。心肌不断舒缩，维持着心搏。心肌与身体内其他的肌不同，永远不知疲倦。

“肌”一词的英文是“muscle”。这个词来源于拉丁语“musculus”，意为“小老鼠”——因为古罗马人观察到，肌在皮下绷紧然后放松的动作很像小老鼠在人的身上跑动。

深层肌的背面观

本图展示的是从头到足的深层骨骼肌。这些肌能使头和背直立，保持肩膀稳定，将上肢向后牵拉，伸直大腿，弯曲膝盖，绷直足尖使足趾下垂。

如果全身的肌同时向同一个方向牵拉，它们产生的力量就会极大，足以举起一辆小型卡车。

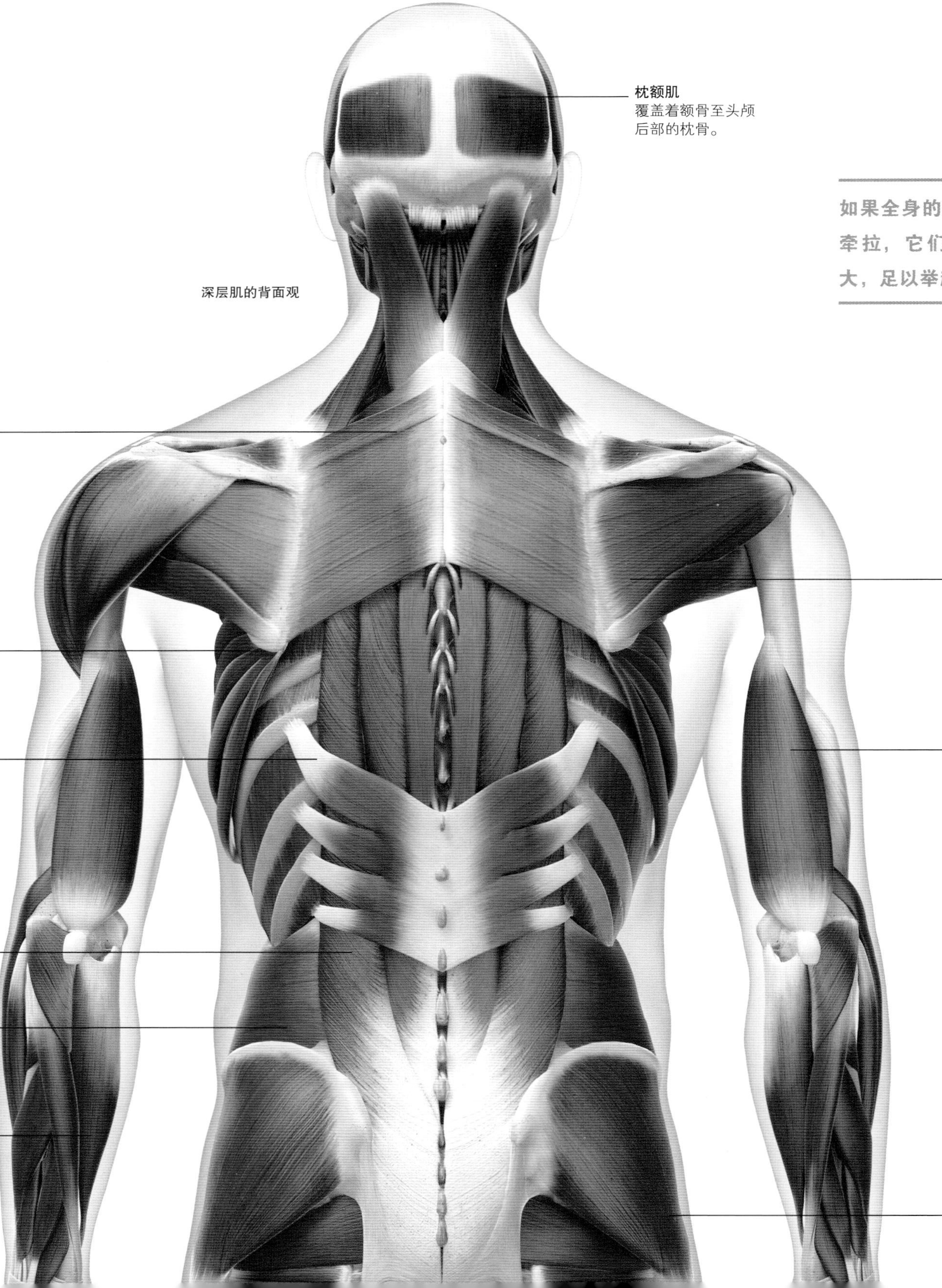

枕额肌
覆盖着额骨至头颅后部的枕骨。
菱形肌
呈菱形，其功能是把肩膀向内上方牵拉，移向脊柱。
冈下肌
有助于稳定肩关节，又可使上臂旋外。
前锯肌
有助于稳定肩胛骨。
下后锯肌
与肋骨相连，边缘呈锯齿状。
肱三头肌内侧头
有伸肘功能。
竖脊肌
维持人体直立姿势的重要肌群。
腹横肌
躯干活动时，腹横肌帮助稳定骨盆和下腰部。
尺侧腕伸肌
其功能是使手腕伸直。
臀中肌
左右各一块，走路时使骨盆稳定，保持良好的姿势。

深层肌的背面观

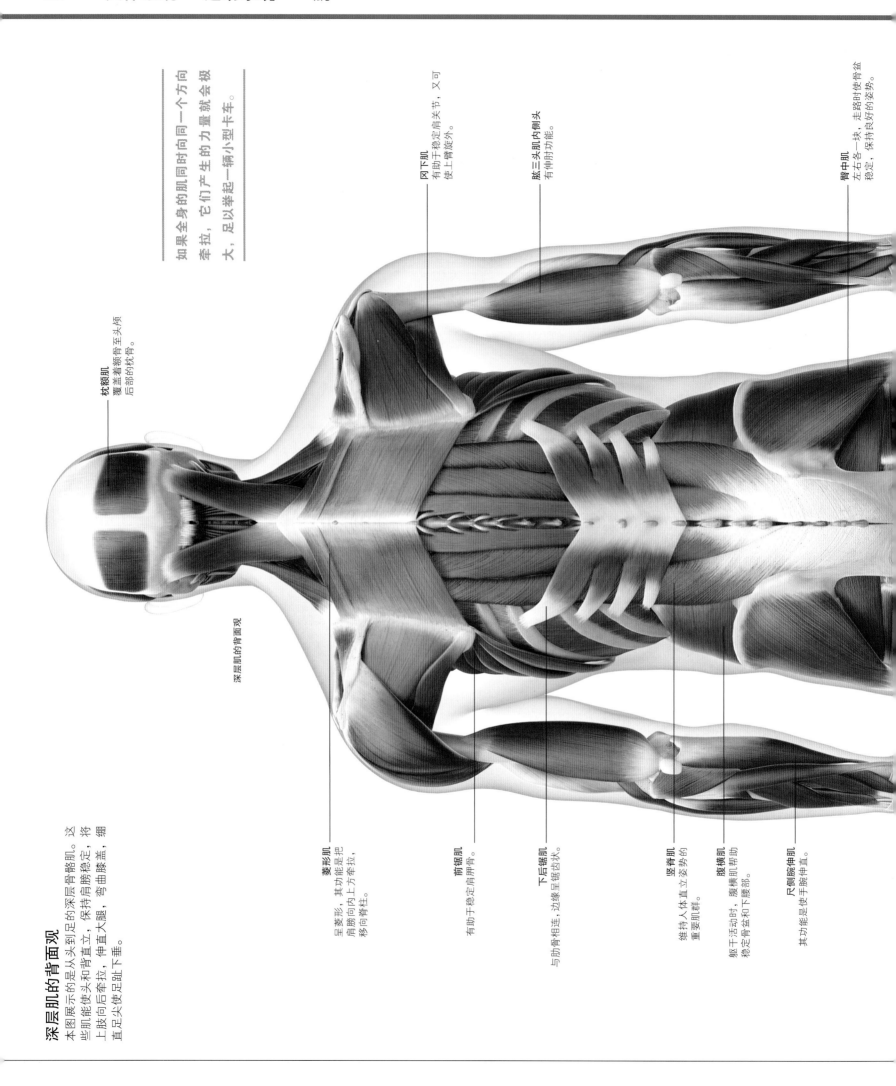

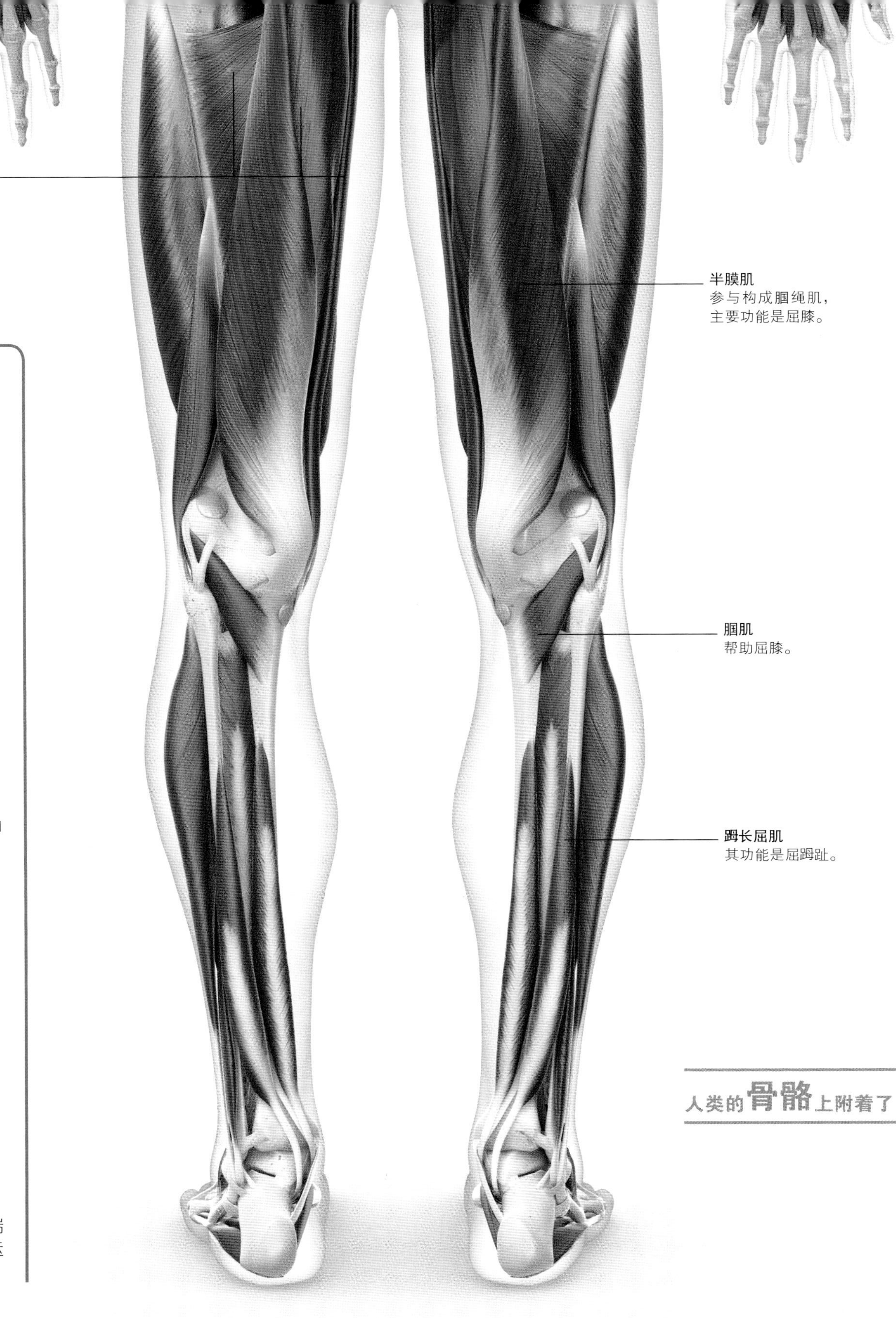
大腿内收肌群
收缩时两侧大腿并拢。
半膜肌
参与构成腘绳肌，
主要功能是屈膝。
腘肌
帮助屈膝。
踇长屈肌
其功能是屈踇趾。

人类的**骨骼**上附着了**600**多块肌。

肌的形状

骨骼肌的形状和大小多种多样，与其在身体里的位置和功能相适应。

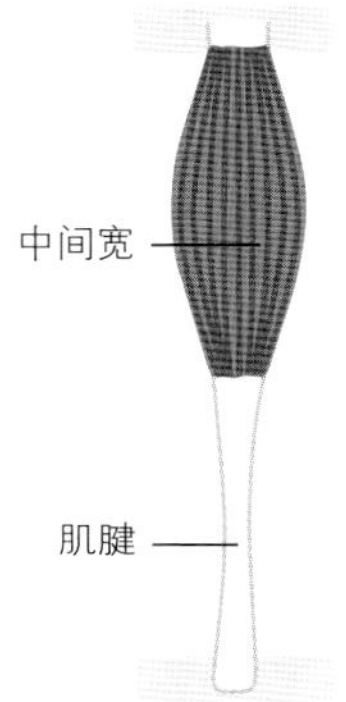
中间宽
肌腱

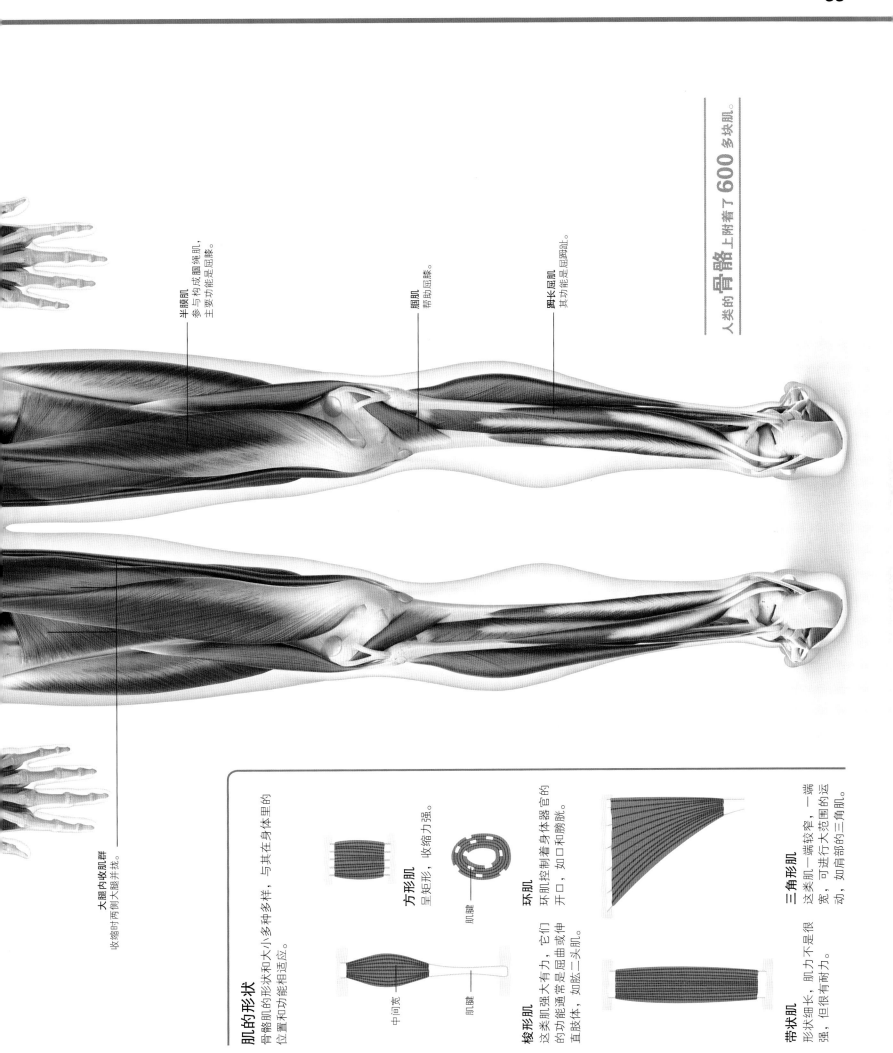

方形肌

呈矩形，收缩力强。

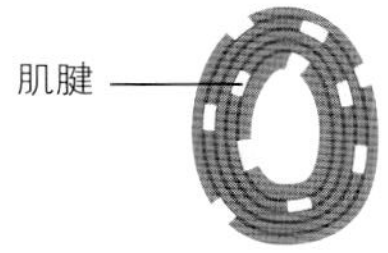
肌腱

梭形肌

这类肌强大有力，它们的功能通常是屈曲或伸直肢体，如肱二头肌。

环肌

环肌控制着身体器官的开口，如口和膀胱。

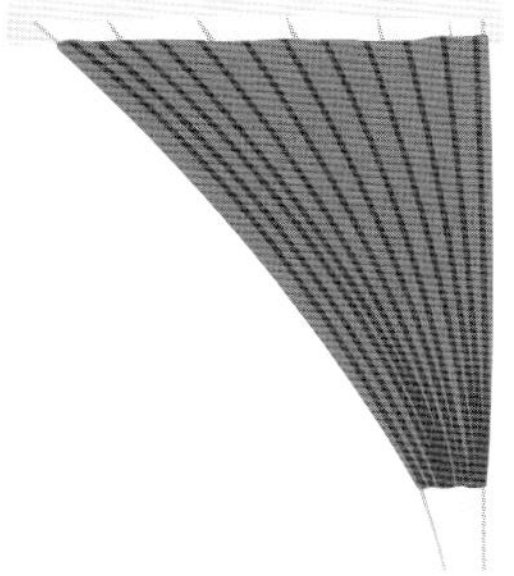

带状肌

形状细长，肌力不是很强，但很有耐力。

三角形肌

这类肌一端较窄，一端宽，可进行大范围的运动，如肩部的三角肌。

浅层肌的前面观

浅层肌就在皮肤下面。这些肌收缩能产生面部表情，低头或把头向侧面倾斜，让上肢弯曲或向前伸，使躯体向前或向侧面弯曲，屈腿，伸直膝关节，抬高足。

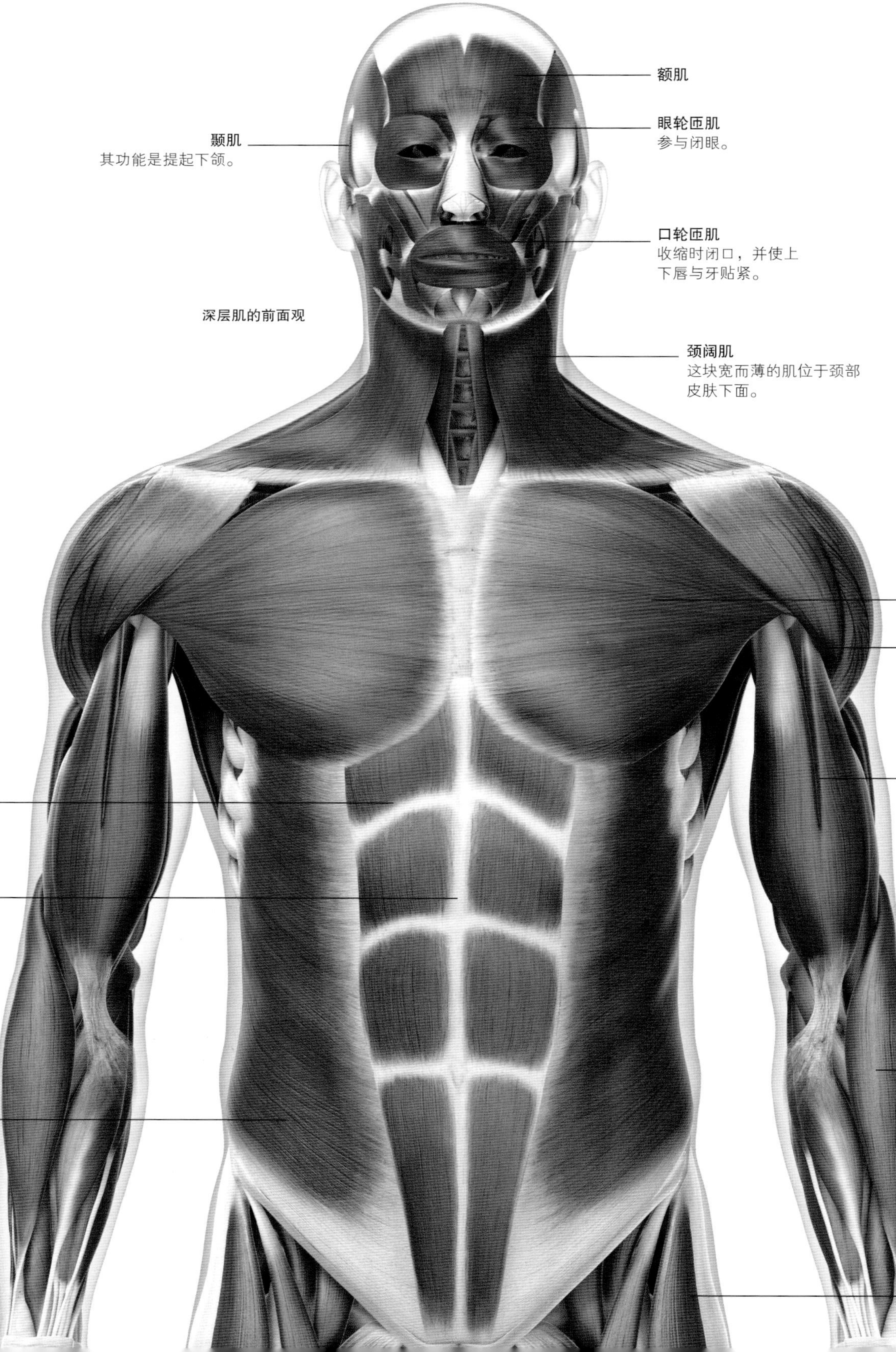
额肌
眼轮匝肌
参与闭眼。
颞肌
其功能是提起下颌。
口轮匝肌
收缩时闭口，并使上下唇与牙贴紧。
深层肌的前面观
颈阔肌
这块宽而薄的肌位于颈部皮肤下面。
胸大肌
三角肌
肱二头肌
主要功能是屈肘。
腹直肌
位于腹部两侧，通常被划分成多块我们所说的“腹肌”。
腹白线
由结缔组织构成，连接着左、右两侧的腹肌。
肱桡肌
帮助屈肘。
腹外斜肌
帮助屈曲并回旋躯干。
阔筋膜张肌
帮助屈大腿。

你的眼肌每天要活动10万多次。

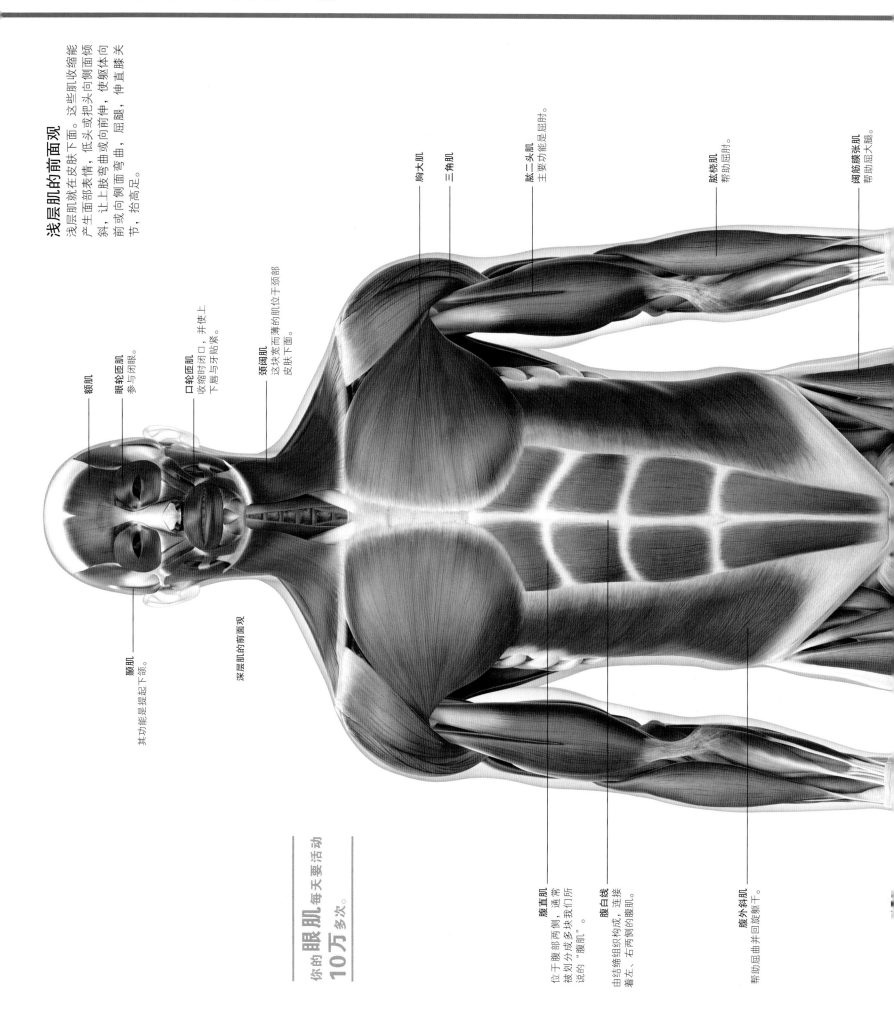

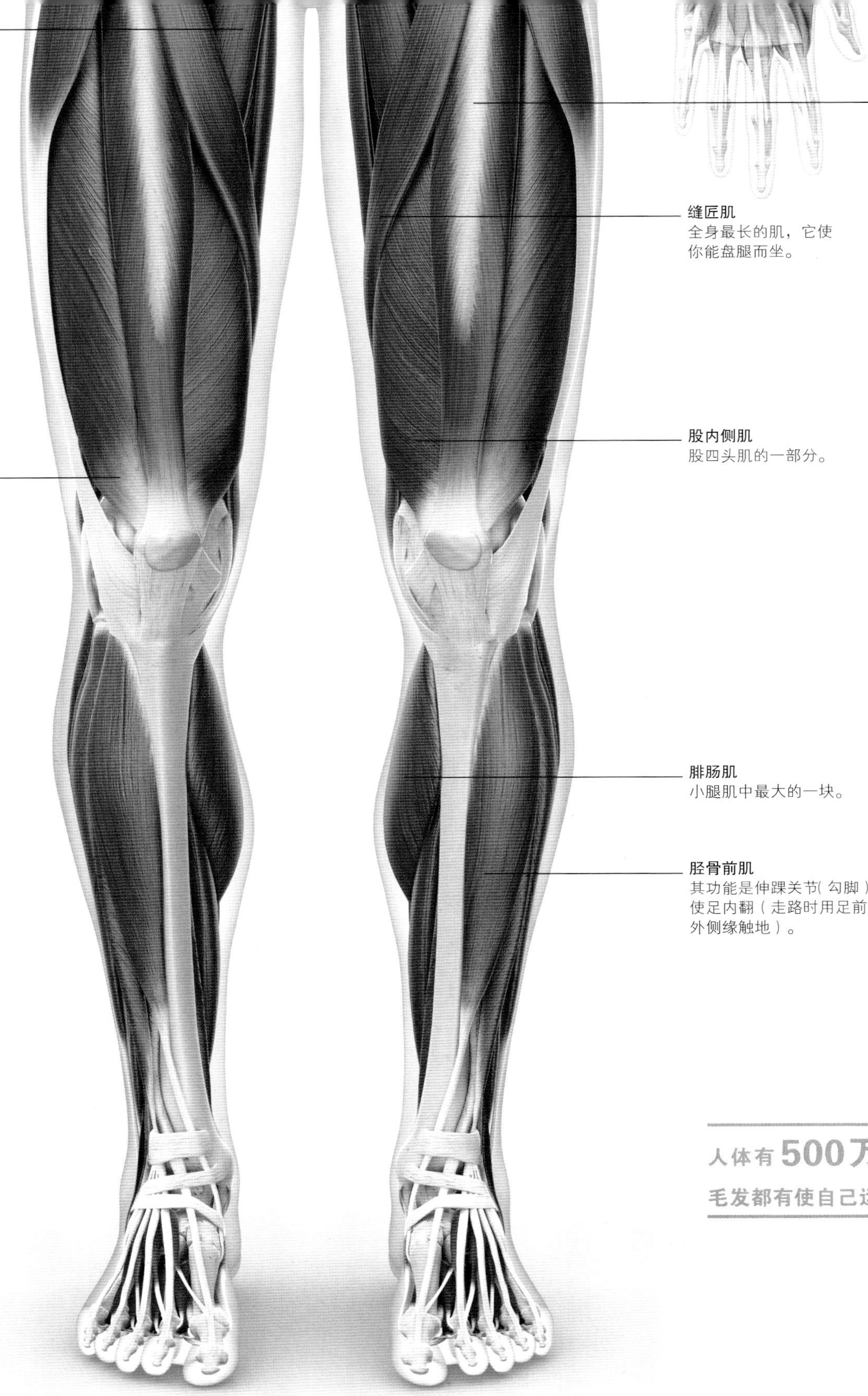

长收肌

股直肌
股四头肌的一部分。

缝匠肌
全身最长的肌，它使你能盘腿而坐。

股外侧肌
股四头肌的一部分，主要功能是伸膝关节。

股内侧肌
股四头肌的一部分。

腓肠肌
小腿肌中最大的一块。

胫骨前肌
其功能是伸踝关节（勾脚），使足内翻（走路时用足前外侧缘触地）。

羽状肌

羽状肌呈羽毛状，或者说呈扇形。其中的肌纤维排列紧密，因此肌力也很强大。羽状肌有几种类型，各自适应其特定的功能。

肌纤维从这里插进肌腱

半羽肌

肌纤维从肌较狭窄的一侧呈扇形延伸，并在这较窄侧插进肌腱。这样的结构使肌力更加强大。有些手肌就是半羽肌。

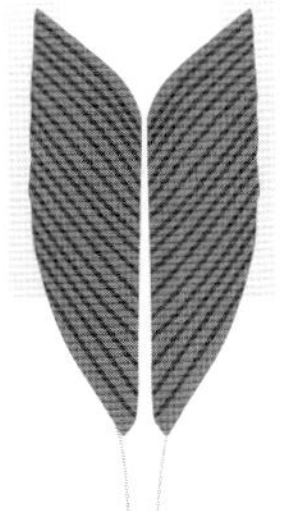

羽肌

肌纤维由中间肌腱向双侧延伸，就如羽毛一般。这样的结构使肌力更强大，但肌的灵活性差一些。位于大腿前侧的股直肌就是一块羽肌。

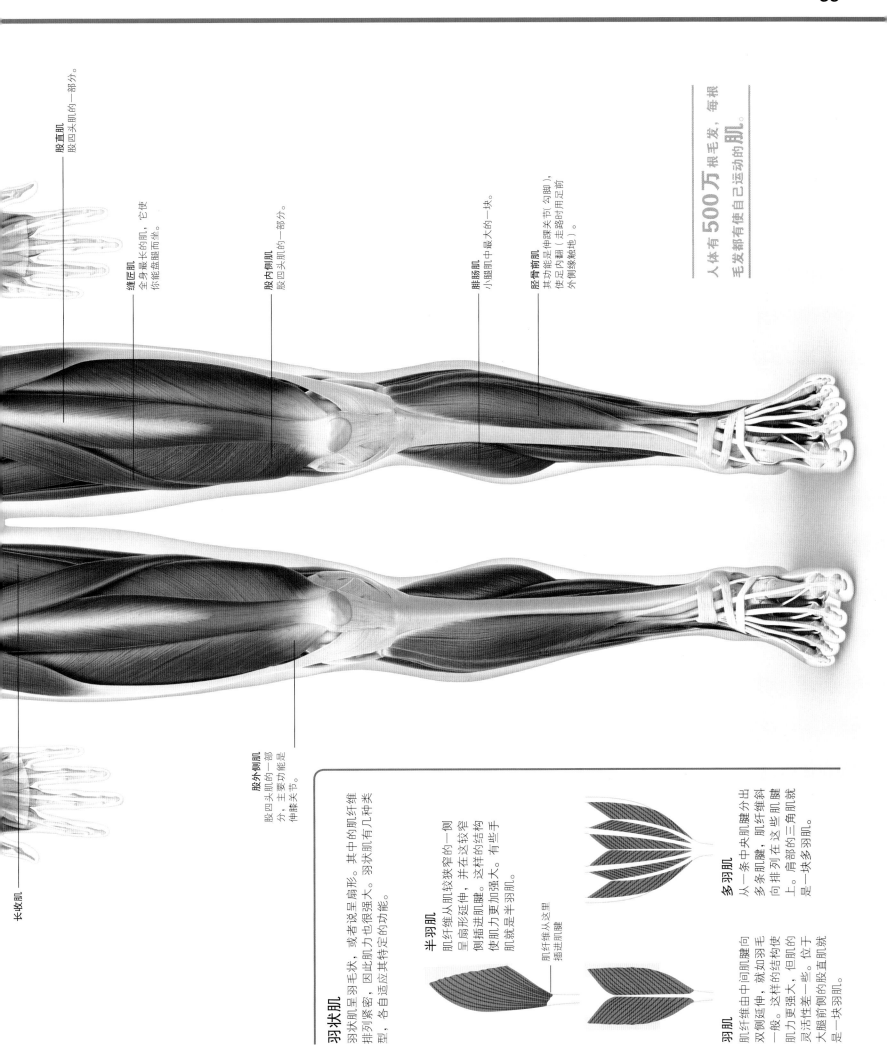

多羽肌

从一条中央肌腱分出多条肌腱，肌纤维斜向排列在这些肌腱上。肩部的三角肌就是一块多羽肌。

人体有500万根毛发，每根毛发都有使自己运动的肌。

浅层肌的背面观

乍一看，肌的名称还挺不好懂的。其实，人们给每块肌都取了独一无二的名字，选用的词都与该肌的具体特征有关，如大小、形状、部位和功能。

人体内骨骼肌的数量是骨数量的3倍。

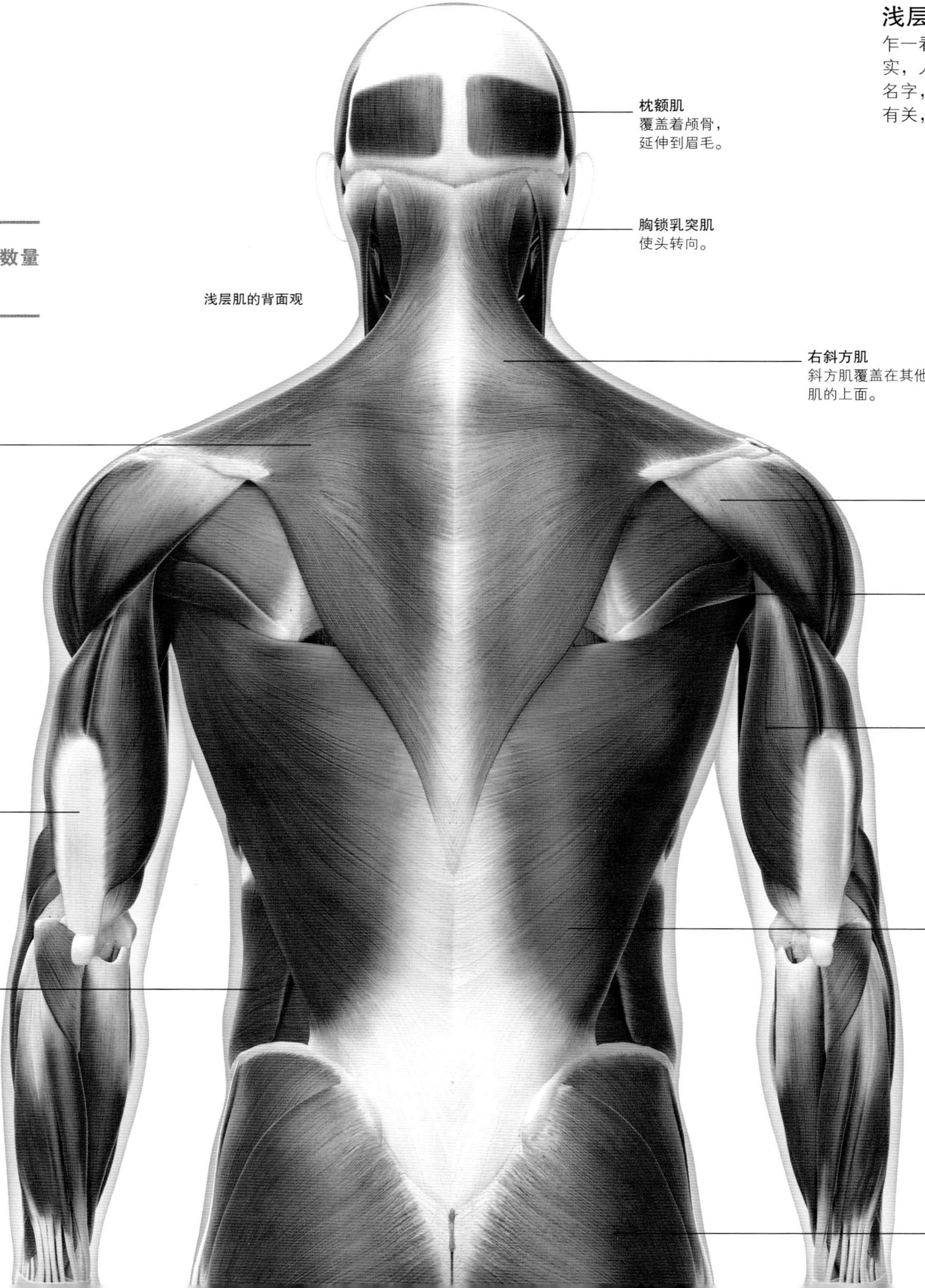

枕额肌
覆盖着颅骨，延伸到眉毛。
胸锁乳突肌
使头转向。
右斜方肌
斜方肌覆盖在其他背肌的上面。
左斜方肌
每侧的斜方肌都是三角形的，左、右两块斜方肌合起来就构成一个不规则四边形。
三角肌
帮助抬起肩和上臂。
大圆肌
将手臂拉向身体并向内转动。
肱三头肌
肱三头肌肌腱
肱三头肌的3个头汇合于肌腱。
背阔肌
又宽又扁，功能是帮助上臂内收、旋内。
腹外斜肌
位于腹前外侧部浅层的宽阔扁肌。
臀大肌
其功能是移动臀和大腿。

浅层肌的背面观

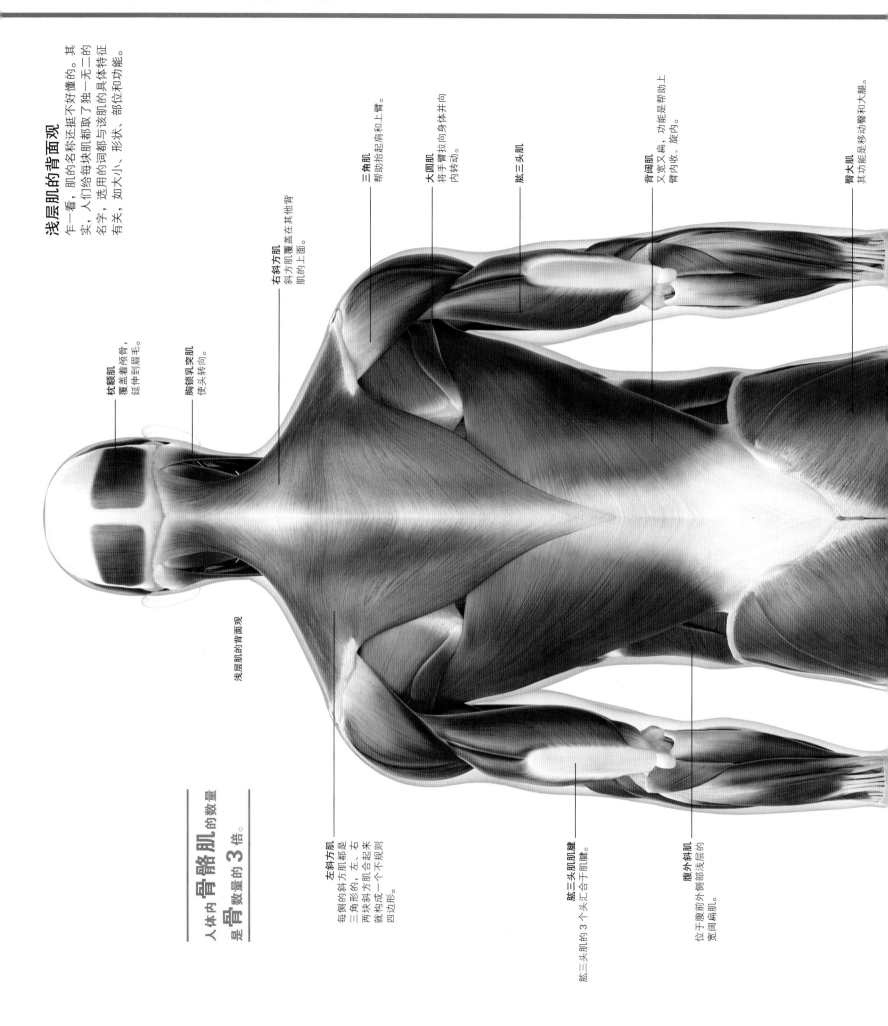

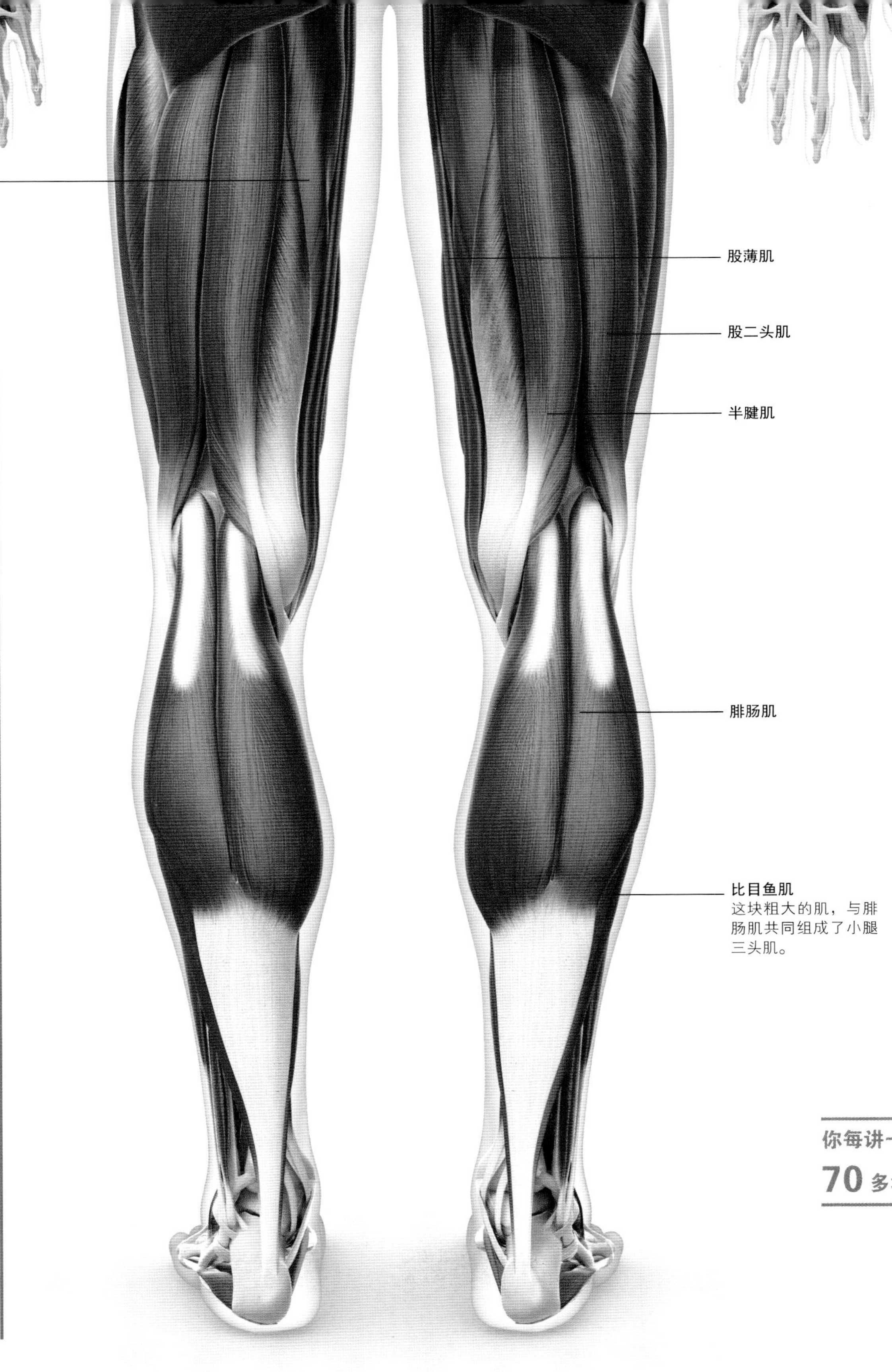

大收肌
股薄肌
股二头肌
半腱肌
腓肠肌
比目鱼肌
这块粗大的肌，与腓肠肌共同组成了小腿三头肌。

肌之最

虽然你可能没注意到，但有些肌确实与众不同。现在让我们来看看，你身体里有哪些“肌之最”。

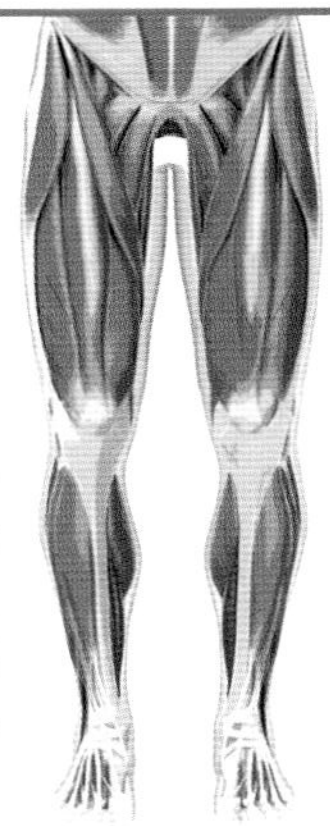

最强大的肌

能竞争这个头衔的肌很多，取决于你如何定义“强大”。不过，力气最大的肌恐怕还是比目鱼肌（小腿肌）。

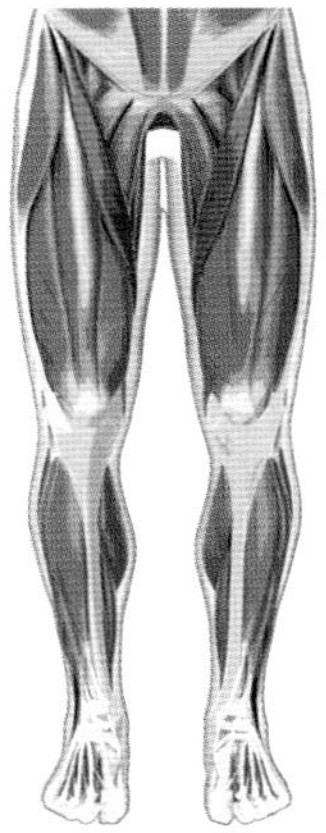

最长的肌

缝匠肌是人体最长的肌。它贯穿了整个大腿。

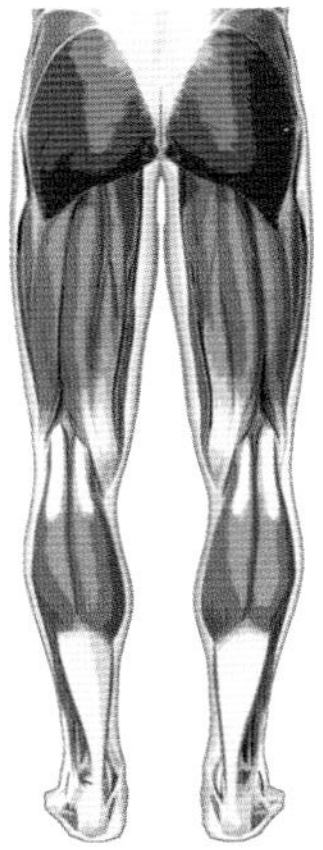

最大的肌

臀大肌是人体最大的肌。它覆盖着大部分臀部，并能帮助身体直立。

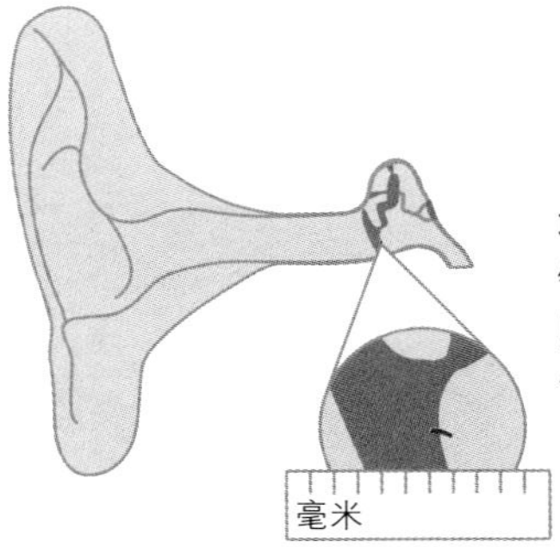

毫米

最小的肌

镫骨肌是人体最小的肌，只有约1毫米长，位于耳内。

你每讲一次话，就要用上70多块肌。

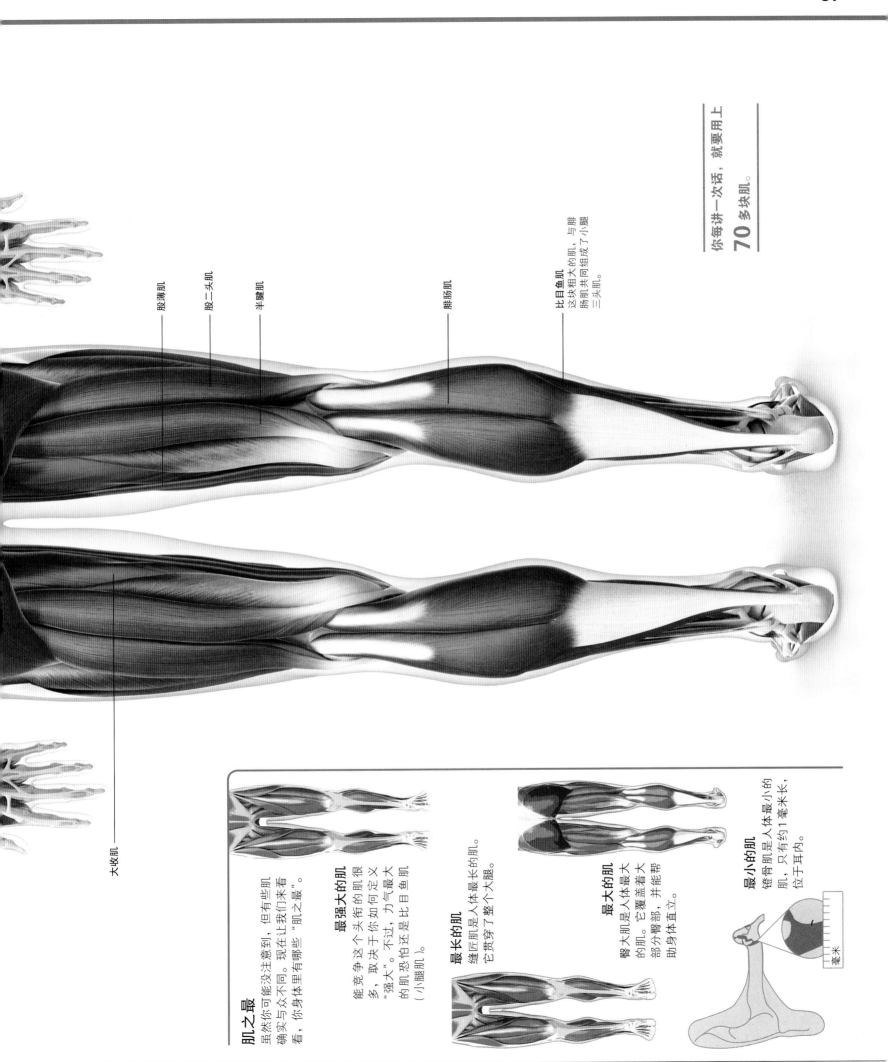

神经系统

神经系统是人体的通信和控制网络。数十亿的神经元相互连接，犹如复杂的电网，分布在身体的每一处。脑发出的信息沿着脊髓和神经网络到达全身，来自全身的信息也沿着这条神经通路到达脑。

神经系统工作起来就像互联网，它把电信号通过神经元高速传递出去。感觉神经则把来自全身各处感受器的信号送回脑。同时，运动神经把来自脑的信号沿着相反的方向送出，指示肌进行收缩。

神经束

脑和脊髓构成中枢神经系统。脊髓位于椎管里，上端与脑相连。中枢神经系统负责协调大部分的身体活动，从眨眼和呼吸到视物和站立。从中枢神经系统发出的神经又会发出分支到达身体各处，这就是周围神经系统。

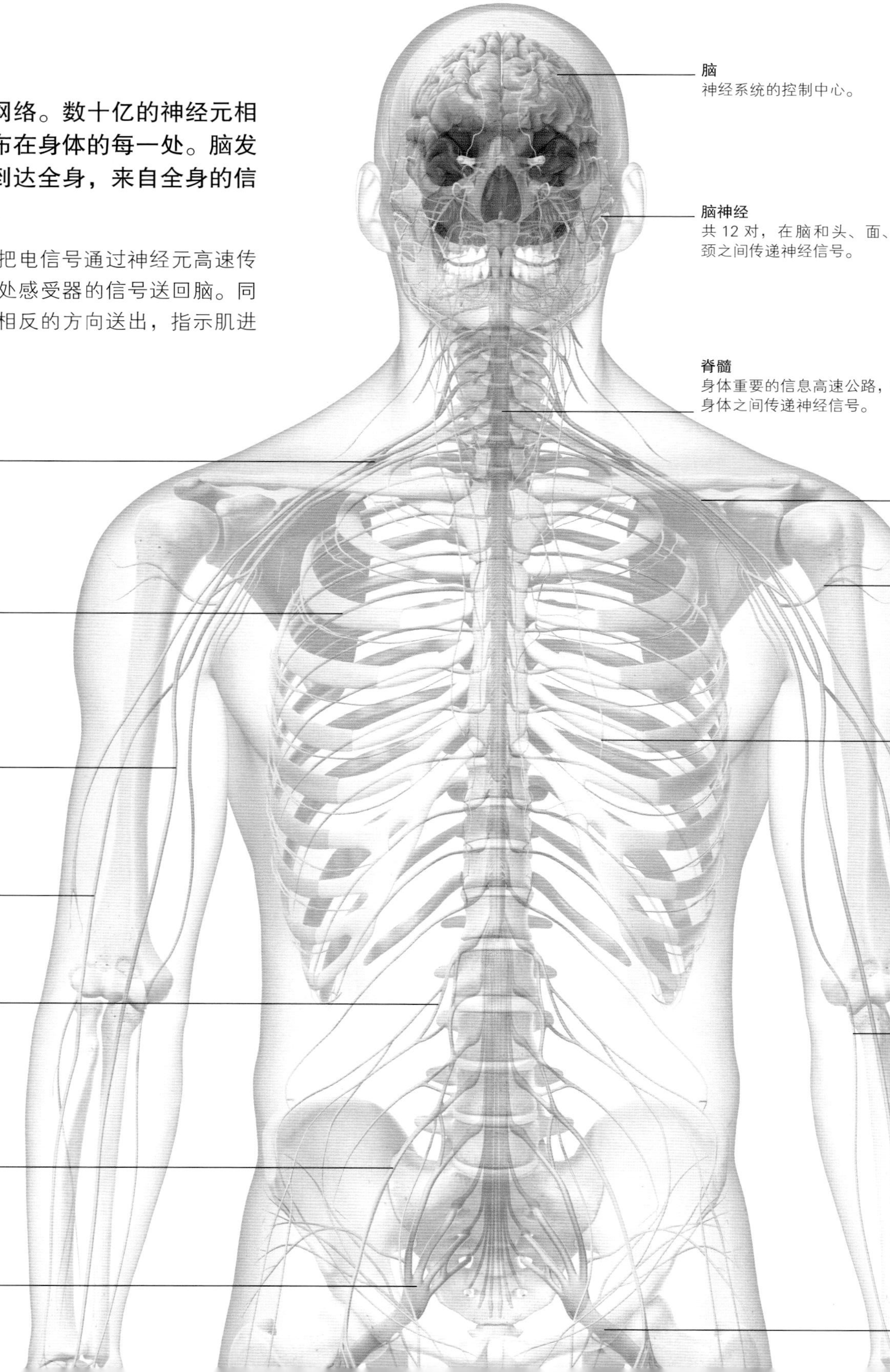
脑
神经系统的控制中心。
脑神经
共 12 对，在脑和头、面、颈之间传递神经信号。
脊髓
身体重要的信息高速公路，在脑和身体之间传递神经信号。
臂丛
支配肩带和上肢的感觉与运动功能。
肋间神经
支配胸部的肌，并传递皮肤的感觉。
正中神经
支配前臂和手的大部分肌，并传递手的部分皮肤的感觉。
桡神经
支配上臂和前臂后部的肌，并传递前臂皮肤的感觉。
腰丛
支配下腰部皮肤和肌的神经丛（神经纤维互相交织形成的立体网状结构）。
股神经
支配股四头肌，并传递大腿前面和小腿前内侧面皮肤的感觉。
骶丛
其分支分布于骨盆和腿部等处的皮肤和肌。
肌皮神经
支配上臂的肌，并传递前臂皮肤的感觉。
腋神经
支配肩部的肌，并传递肩部皮肤的感觉。
膈神经
在中枢神经系统和膈肌之间传递信息。
尺神经
支配前臂和手部的肌。肘部的尺神经沟受到撞击时会产生一种酥麻刺痛感，俗话说“碰了麻筋了”。
坐骨神经
人体最粗、最长的神经，连接着脊髓、腿部和足的肌。

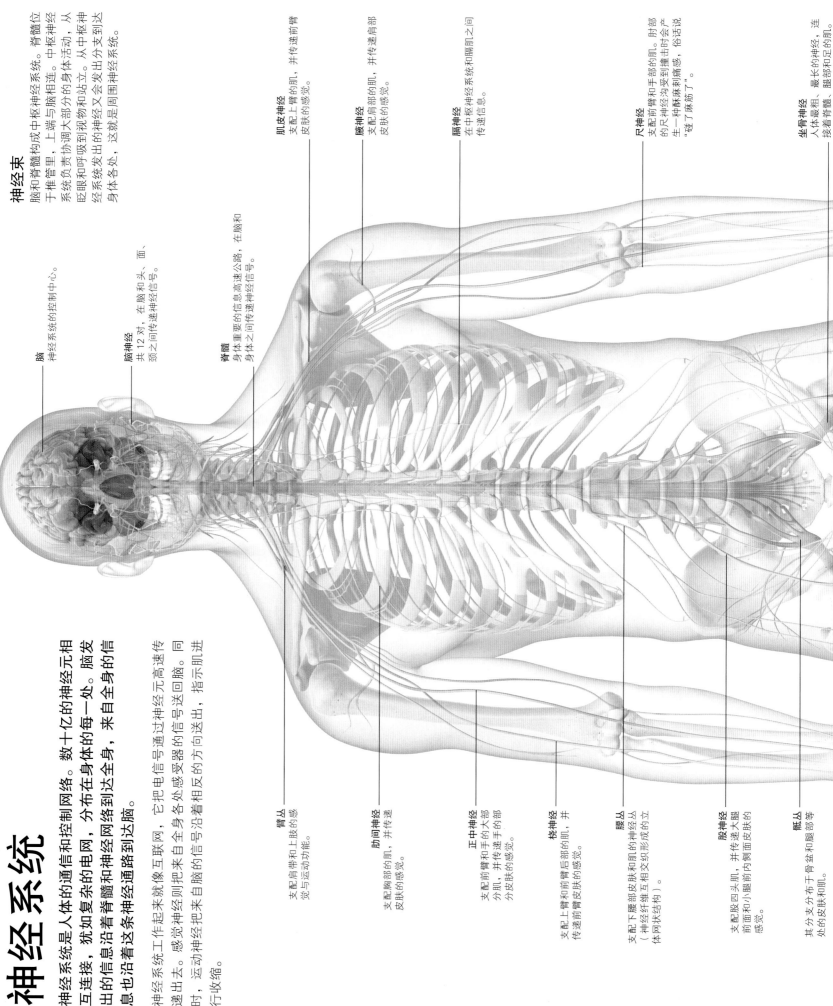

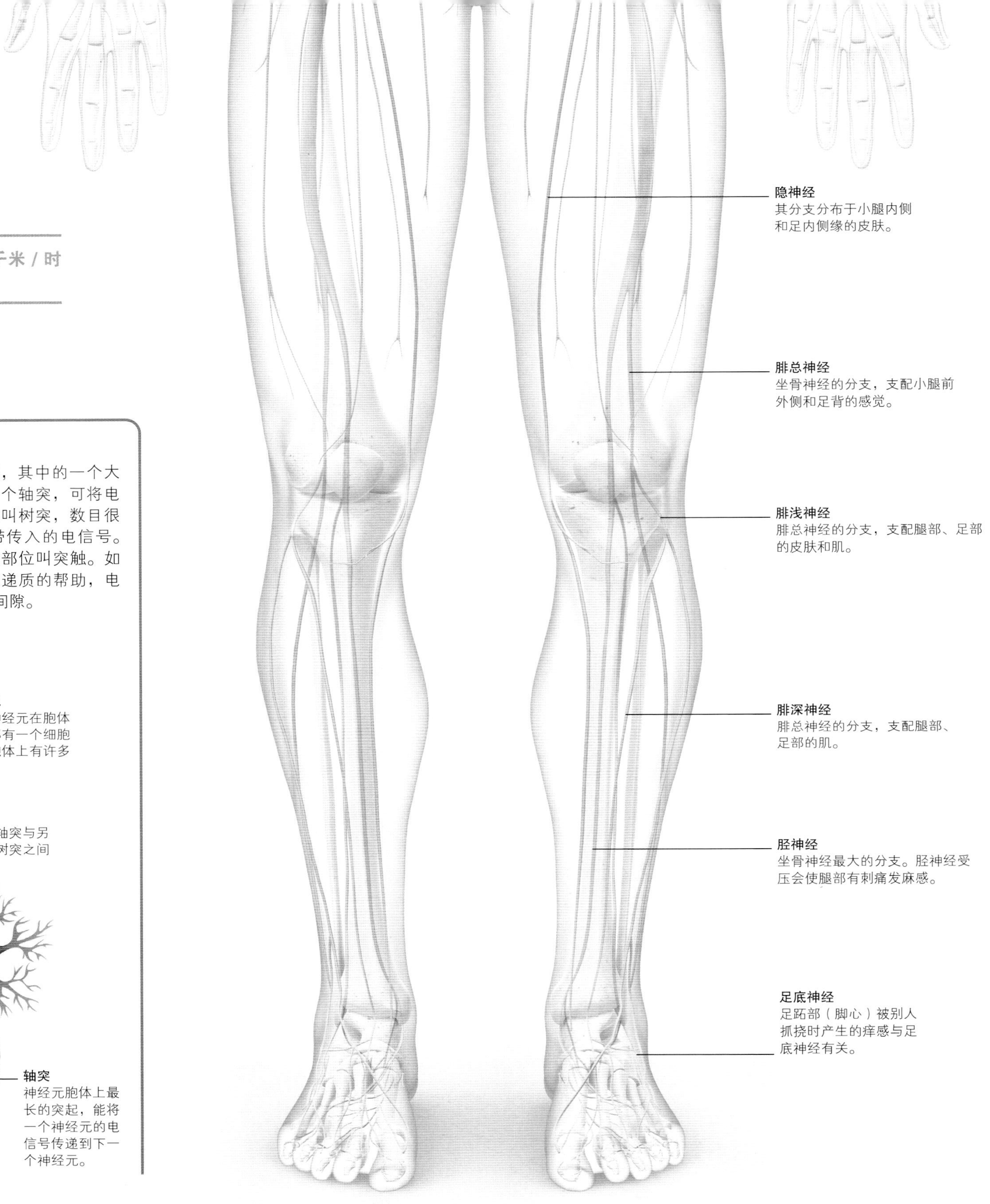
隐神经
其分支分布于小腿内侧和足内侧缘的皮肤。
腓总神经
坐骨神经的分支，支配小腿前外侧和足背的感觉。
腓浅神经
腓总神经的分支，支配腿部、足部的皮肤和肌。
腓深神经
腓总神经的分支，支配腿部、足部的肌。
胫神经
坐骨神经最大的分支。胫神经受压会使腿部有刺痛发麻感。
足底神经
足跖部（脚心）被别人抓挠时产生的痒感与足底神经有关。

人体的神经系统能以 350 千米 / 时的速度传递信号。

神经元胞体上的突起

神经元胞体上有数以千计的突起，其中的一个大突起是轴突。每个神经元只有一个轴突，可将电信号从胞体传递出去。短的突起叫树突，数目很多，反复分支形如树枝状，携带传入的电信号。神经元之间在功能上发生联系的部位叫突触。如果没有特殊的化学物质——神经递质的帮助，电信号也无法跨越突触这种微小的间隙。

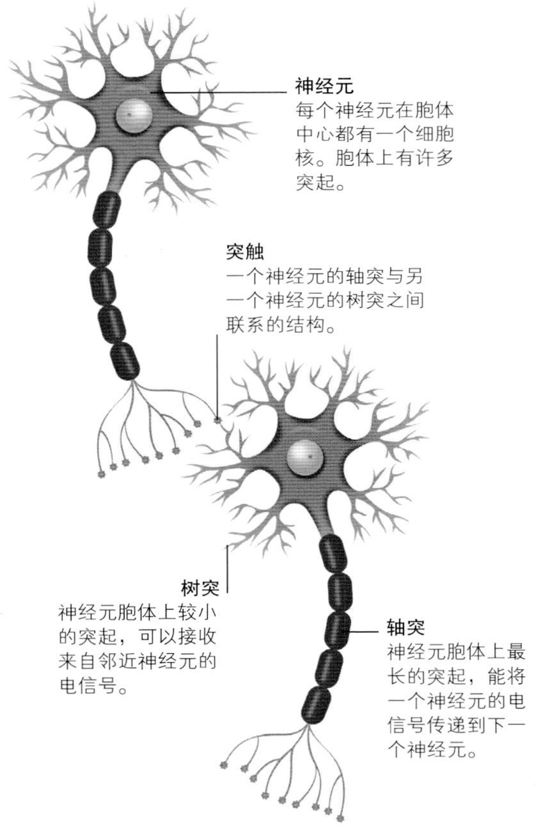
神经元
每个神经元在胞体中心都有一个细胞核。胞体上有许多突起。
突触
一个神经元的轴突与另一个神经元的树突之间联系的结构。
树突
神经元胞体上较小的突起，可以接收来自邻近神经元的电信号。
轴突
神经元胞体上最长的突起，能将一个神经元的电信号传递到下一个神经元。

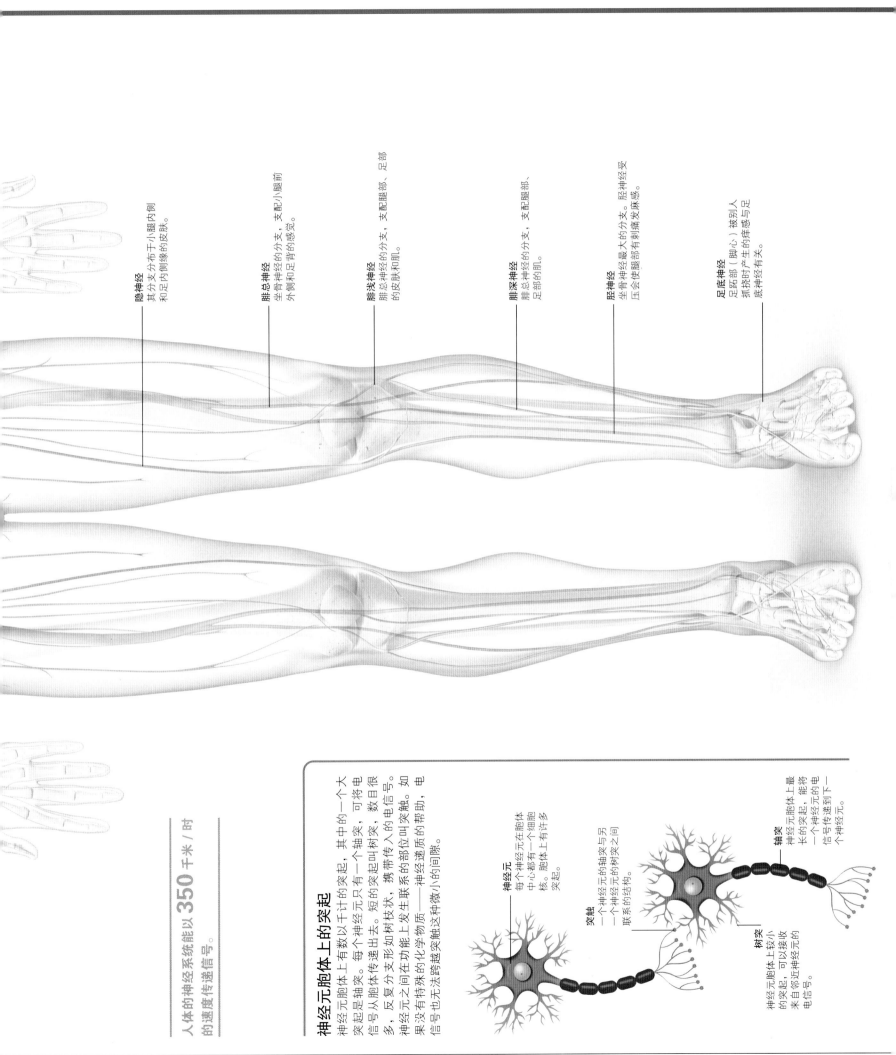

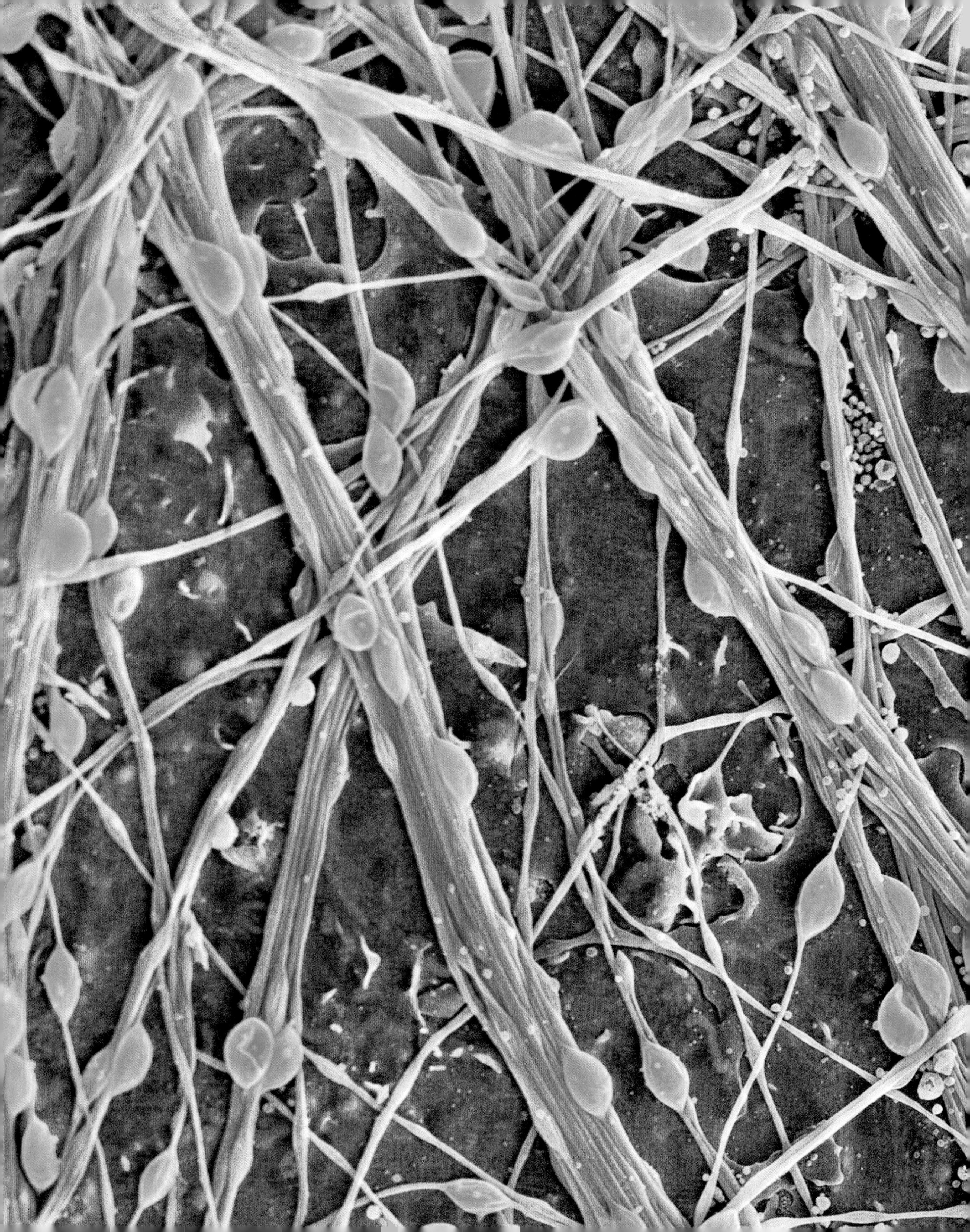

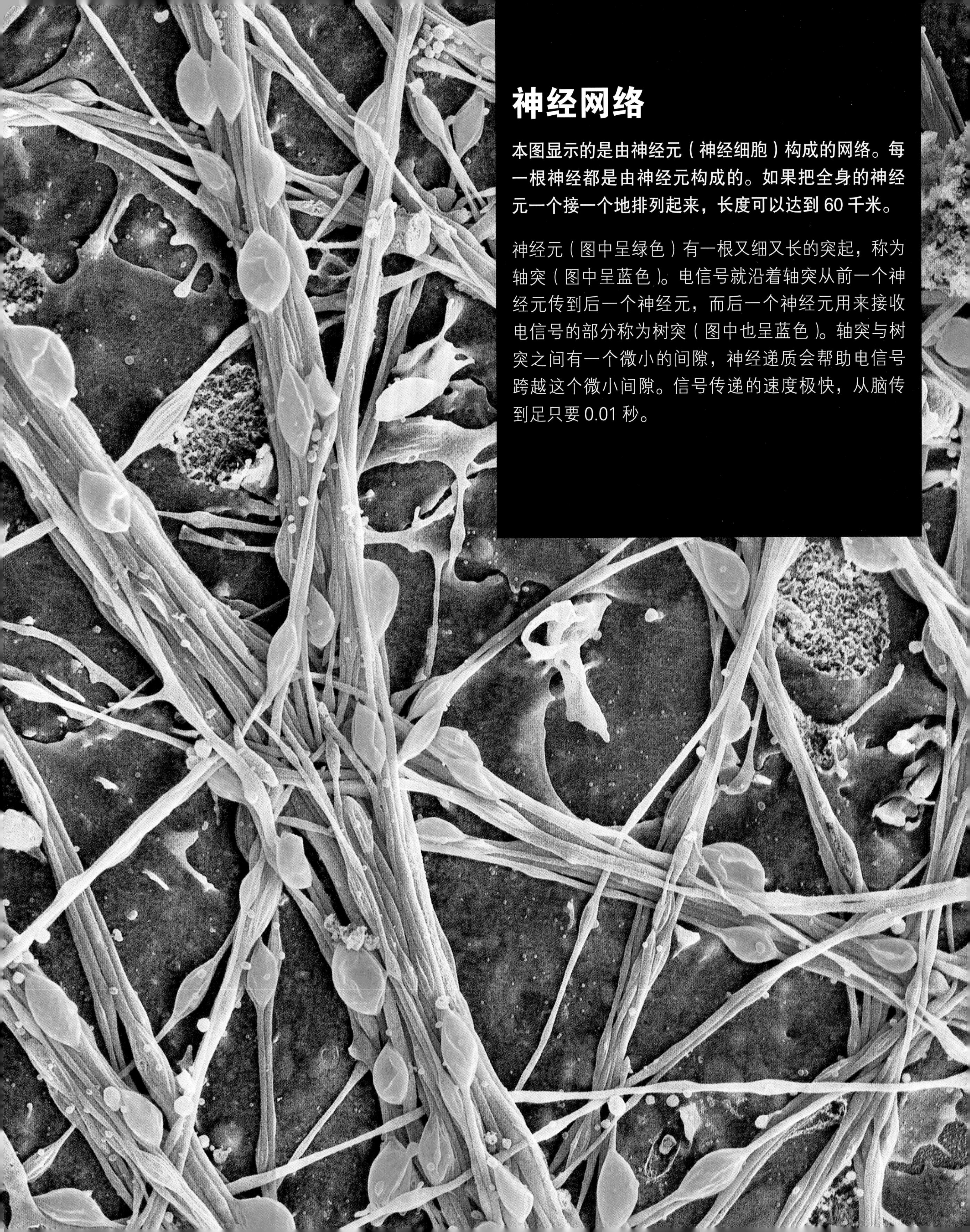

神经网络

本图显示的是由神经元（神经细胞）构成的网络。每一根神经都是由神经元构成的。如果把全身的神经元一个接一个地排列起来，长度可以达到 60 千米。

神经元（图中呈绿色）有一根又细又长的突起，称为轴突（图中呈蓝色）。电信号就沿着轴突从前一个神经元传到后一个神经元，而后一个神经元用来接收电信号的部分称为树突（图中也呈蓝色）。轴突与树突之间有一个微小的间隙，神经递质会帮助电信号跨越这个微小间隙。信号传递的速度极快，从脑传到足只要 0.01 秒。

内分泌系统

身体除了将信号沿着神经系统高速传递，也利用化学物质——激素，把信息传送到一些具体部位。这些激素是由内分泌系统的组织、腺体产生并释放到血液中的。

激素由八大腺体和某些器官产生。当激素随血液循环到达身体各处时，激素会以某一个细胞或组织作为它的作用目标（靶点），从而改变细胞或组织的工作方式。激素控制着生长、饥饿感、睡眠、生殖等许多身体功能。

抚摸宠物狗或宠物猫会促进催产素的分泌，这种激素有助于降低血压和减少焦虑感。

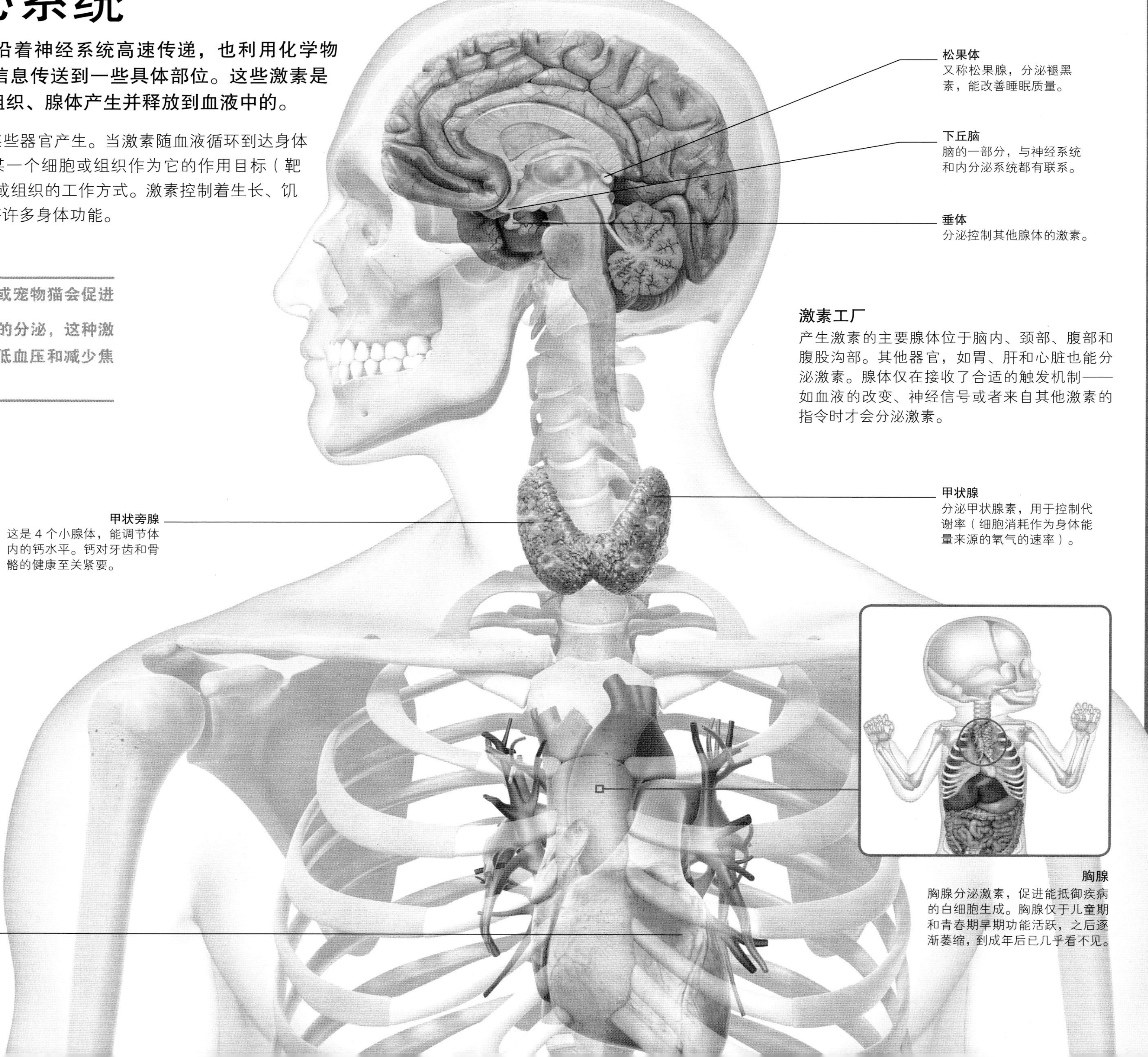

松果体
又称松果腺，分泌褪黑素，能改善睡眠质量。
下丘脑
脑的一部分，与神经系统和内分泌系统都有联系。
垂体
分泌控制其他腺体的激素。
甲状腺
分泌甲状腺素，用于控制代谢率（细胞消耗作为身体能量来源的氧气的速率）。
甲状旁腺
这是 4 个小腺体，能调节体内的钙水平。钙对牙齿和骨骼的健康至关紧要。
胸腺
胸腺分泌激素，促进能抵御疾病的白细胞生成。胸腺仅于儿童期和青春期早期功能活跃，之后逐渐萎缩，到成年后已几乎看不见。
心脏
分泌的激素能控制血压。

激素工厂

产生激素的主要腺体位于脑内、颈部、腹部和腹股沟部。其他器官，如胃、肝和心脏也能分泌激素。腺体仅在接收了合适的触发机制——如血液的改变、神经信号或者来自其他激素的指令时才会分泌激素。

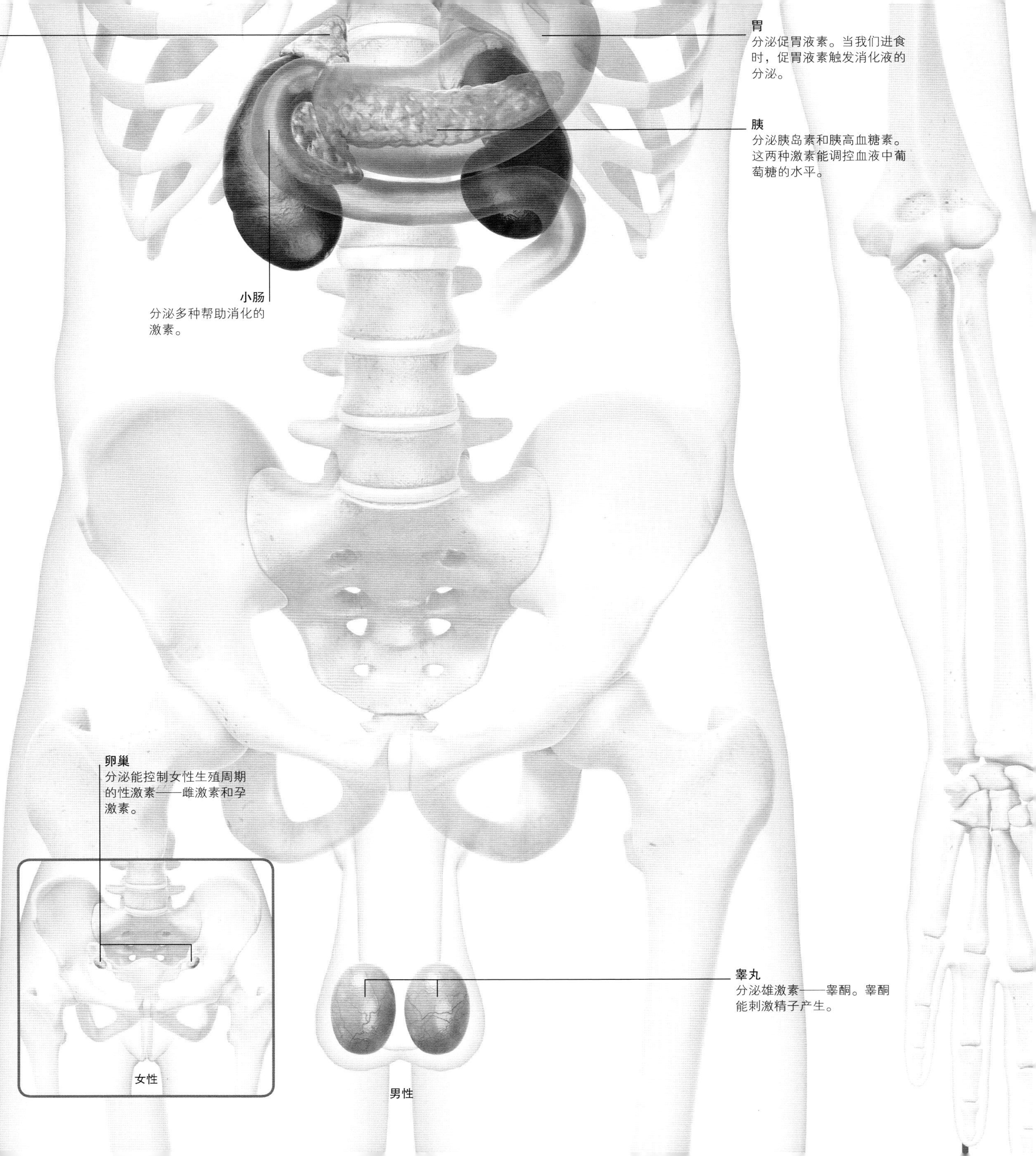
肾上腺
分泌两类激素。肾上腺皮质激素主要调节水、盐代谢，以及糖、脂肪、蛋白质代谢。肾上腺素帮助身体做好应对危险的准备。
胃
分泌促胃液素。当我们进食时，促胃液素触发消化液的分泌。
胰
分泌胰岛素和胰高血糖素。这两种激素能调控血液中葡萄糖的水平。
小肠
分泌多种帮助消化的激素。
卵巢
分泌能控制女性生殖周期的性激素——雌激素和孕激素。
睾丸
分泌雄激素——睾酮。睾酮能刺激精子产生。
女性
男性

对危险做出应答

当危险迫在眉睫时，我们的肾上腺会分泌应激激素，包括肾上腺素和皮质醇。这些激素能帮助我们保持镇静，从而能做出适当的决定，也让我们的身体做好准备以采取行动或应对疼痛。

脑
流入脑部的血液量增加，使脑部处理速度达到最快。

眼
瞳孔变大，以便更好地发现危险。

肺
气道扩张，呼吸频率增加，以吸入更多的氧气。

心脏
搏动得更快、更强，以增加血液供应。

肌
肝将更多的葡萄糖释放入血液，为肌供能。

汗
当身体用的力增加时，皮肤出汗也增加，使升高的体温下降。

疼痛
有关疼痛的神经信号受到阻断，不传入脑。

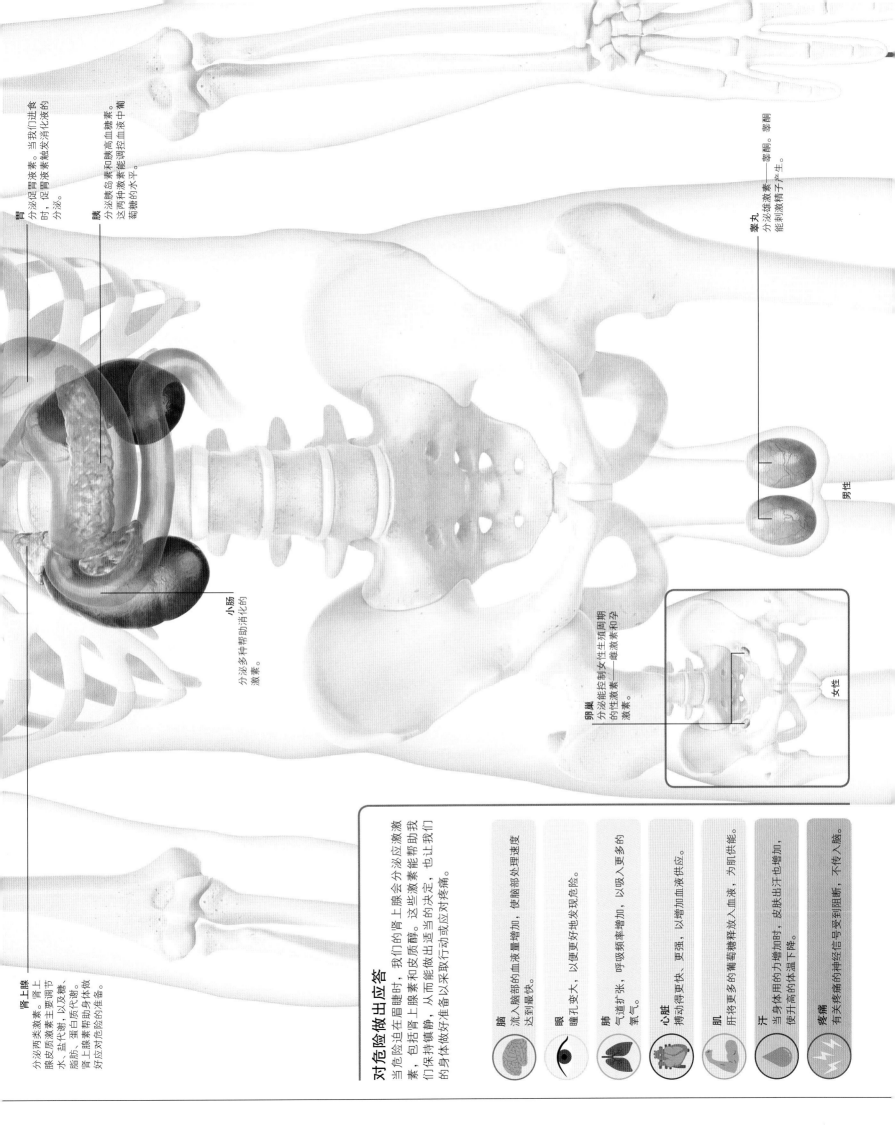

促进生长的激素

从出生到年迈，人体会经历许多变化。内分泌系统的腺体和器官会产生多种能启动不同发育阶段的激素。从儿童到成人的转变最为重要，这个快速成长的阶段，称为青春期。在此时期，体型发生变化，生殖系统也迅速发育。脑产生的激素中有一种能启动青春期，而其他激素则能调节生长、情绪和睡眠等。

启动青春期的激素

激素是一些化学信使，它们在身体的器官和组织之间游走。激素只能被具有特定受体的细胞识别，青春期的一系列事件涉及了多种激素。

起点

青春期始于脑部。大约在9~12岁，脑内一个名为下丘脑的区域向垂体发送信息，指示其他腺体产生激素，开启青春期。

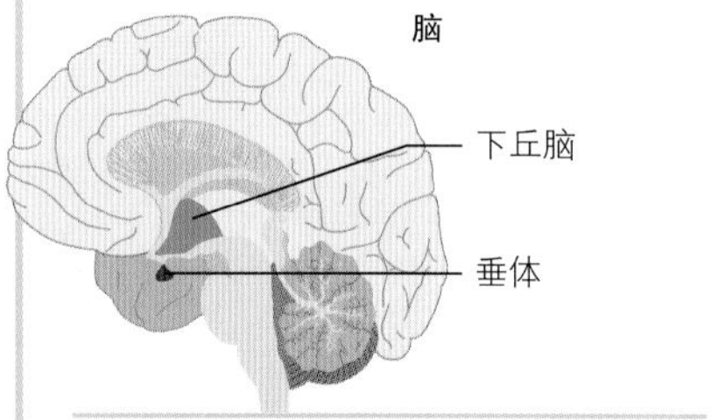

脑
下丘脑
垂体

生长激素

在青春期，身体的生长发育非常迅速，这种迅猛生长的驱动力就是生长激素（hGH）。生长激素是垂体分泌的，它能影响身体的所有部分，使肌肉变得更粗壮，器官体积增大，骨骼生长。

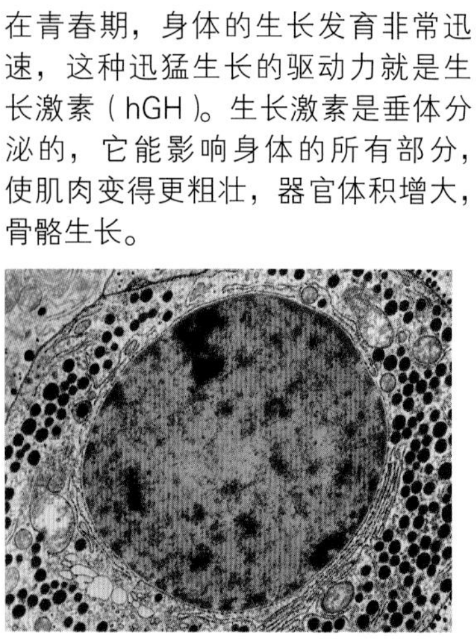

激素细胞

生长激素是垂体内的细胞产生的。图中细胞外层的褐色斑点储存着细胞内新产生的生长激素。

做好生育的准备

下图显示了一条激素链。在这些激素的作用下，儿童成长为具有生育能力的成人。黄体生成素（LH）和卵泡刺激素（FSH）在其中起主要作用。在它们的刺激下，男孩和女孩体内又产生多种激素以控制必不可少的生理变化。

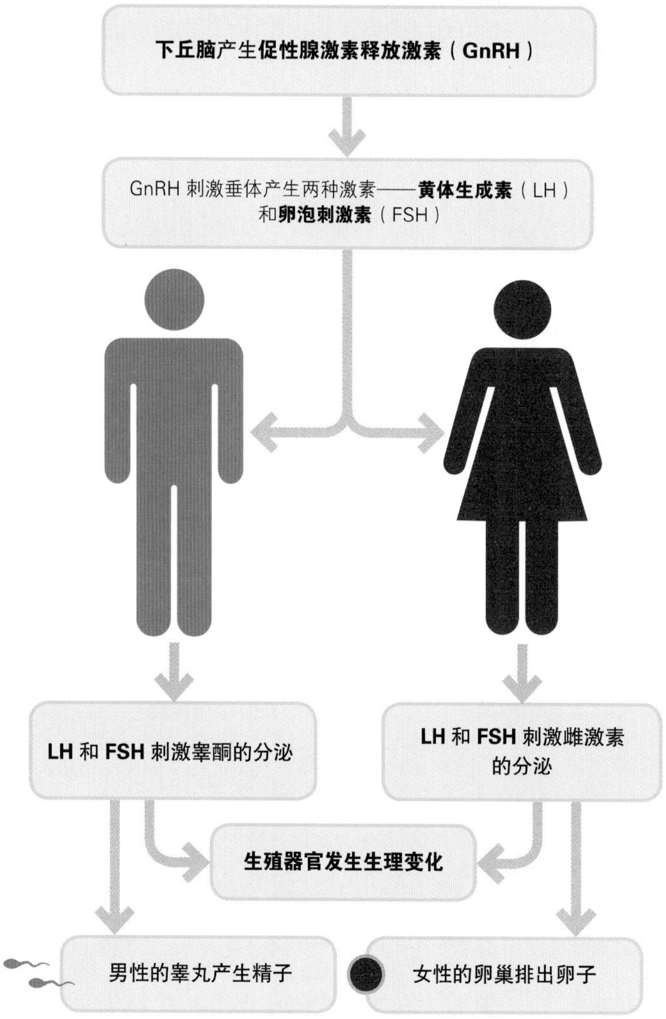

下丘脑产生促性腺激素释放激素（GnRH）
GnRH 刺激垂体产生两种激素——黄体生成素（LH）和卵泡刺激素（FSH）
LH 和 FSH 刺激睾酮的分泌
LH 和 FSH 刺激雌激素的分泌
生殖器官发生生理变化
男性的睾丸产生精子
女性的卵巢排出卵子

体型改变

青春期标志着身体为今后生儿育女做准备的过程开始了。女孩的生殖器官开始排卵，而男孩的生殖器官开始产生精子。个体进入青春期的年龄各不相同，完成青春期所需的时间也或长或短。因此，同龄人的身高和体态可以有很大差异。

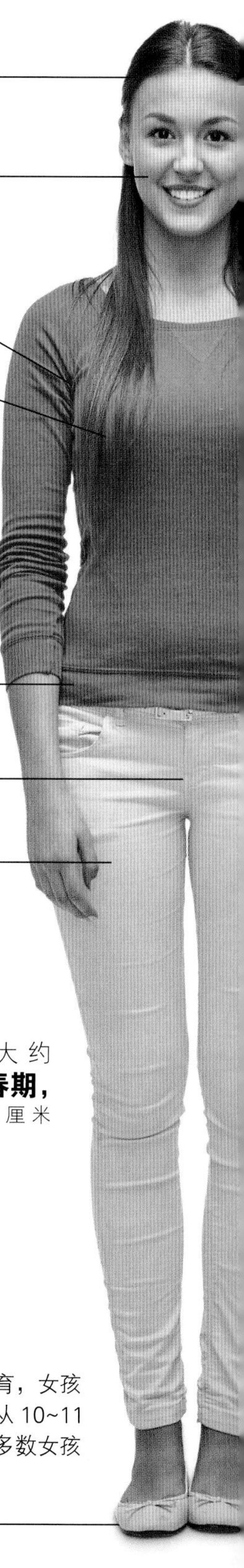

身高快速增长
皮脂腺被激活
腋下长出毛发
乳房开始发育
骨盆和臀部变宽
腹股沟区域长出阴毛
脂肪在大腿堆积

童年时，我们一年大约**长高5厘米；而在青春期，**我们一年大约能长高10厘米

女孩的变化

随着身体成熟和生殖系统发育，女孩的成长迅速。这个过程大约从10~11岁开始。到了十五六岁，大多数女孩都会和成人一样发育完全。

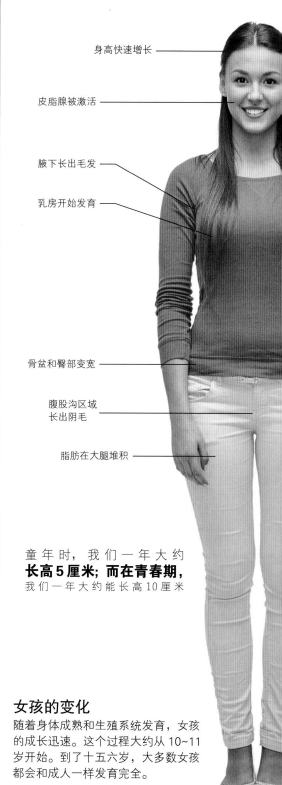

青春痘

在青春期，雄激素刺激了皮肤的皮脂腺。在它们能稳定地正常分泌之前，刚激活不久的腺体可能会产生过多的油脂，引起皮肤毛孔堵塞，产生黑头。如果因多余的油脂造成感染，该区域就会发炎并出现痤疮，俗称青春痘。

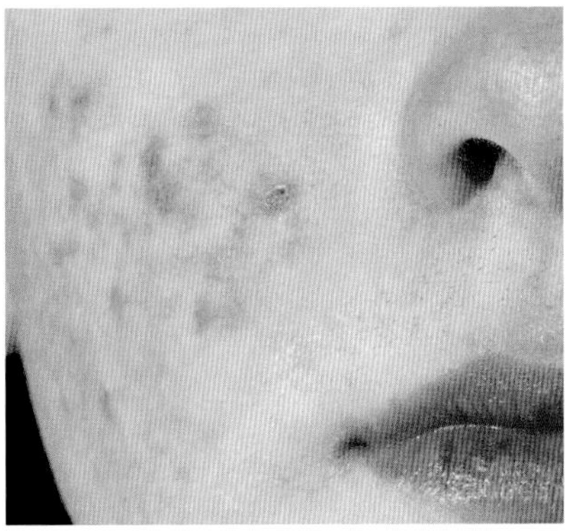

痤疮
脸、背、胸上的痤疮，青春期常见。

男孩的变化

男孩在 9~12 岁进入青春期，大多数人在十七八岁时完成这个阶段。

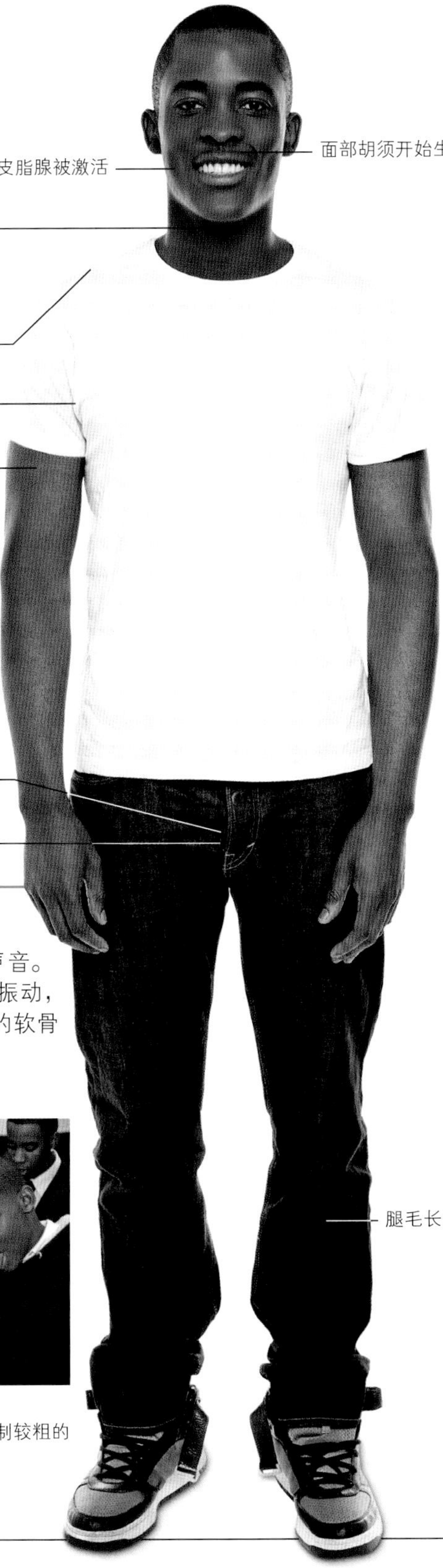

面部胡须开始生长
皮脂腺被激活
喉部扩大，在颈部产生一个突起——喉结
肩膀变宽
腋下长出毛发
胸部和四肢的肌变得发达
阴毛开始生长
男性生殖器变大
腿毛长出

深沉的嗓音

睾酮在青春期会影响男孩的声音。声带变得更粗，以较低的频率振动，所以声音听起来更深沉。喉部的软骨倾斜突出，形成喉结。

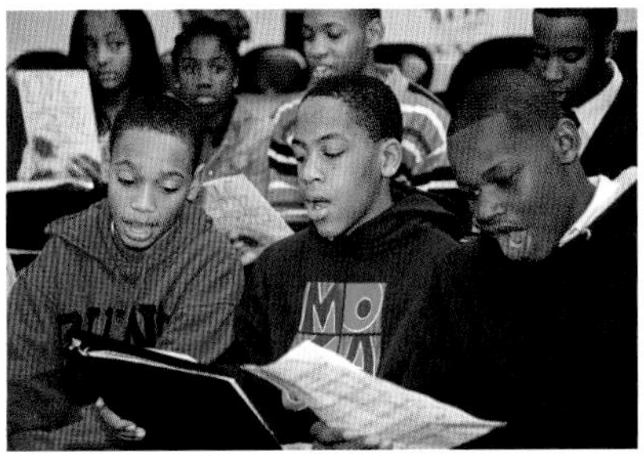

起伏的声音
进入青春期的男孩，当他们学会了控制较粗的声带时，声音会在高低之间波动。

成熟的大脑

随着激素水平的上升和下降，青少年会经历情绪的高潮和低谷。青春期也是大脑剧变的时期，大脑正在清除数百万个不再需要的神经回路，形成更多有效的神经通路网络，并学会控制快速生长的四肢和肌。这些因素会影响思维和行为，因此许多青少年常会感到笨拙、喜怒无常。

由灰变白

如扫描图所示，在青春期，大脑发生了巨大的变化。红色区域表示灰质含量高，而蓝色和紫色区域表示灰质含量较低。随着未使用的大脑回路被清除，灰质减少。由于灰质减少，白质增多，大脑学习新技能的速度不会那么快，但它更善于运用已经掌握的技能。

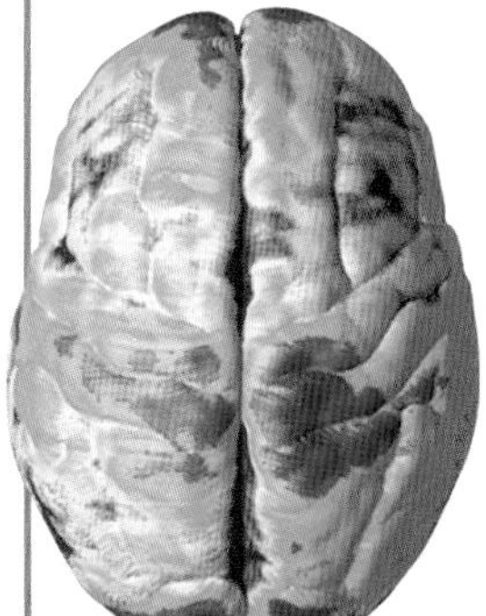

13岁时的大脑

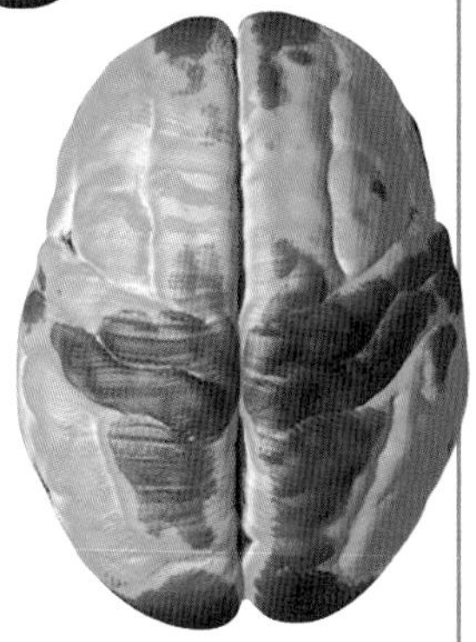

15岁时的大脑

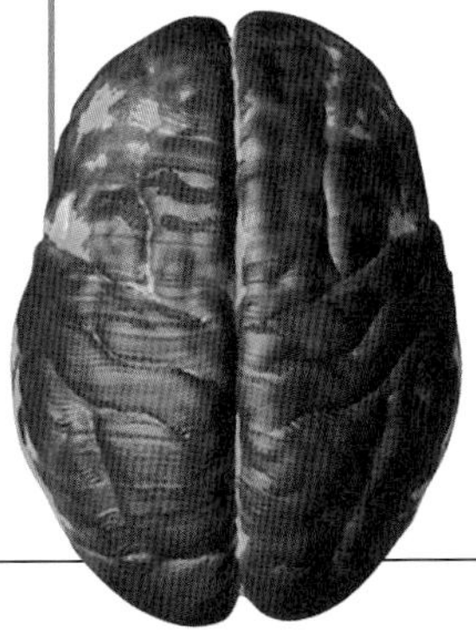

18岁时的大脑

狂暴的激素

激素会影响大脑的构成，改变青少年的行为。

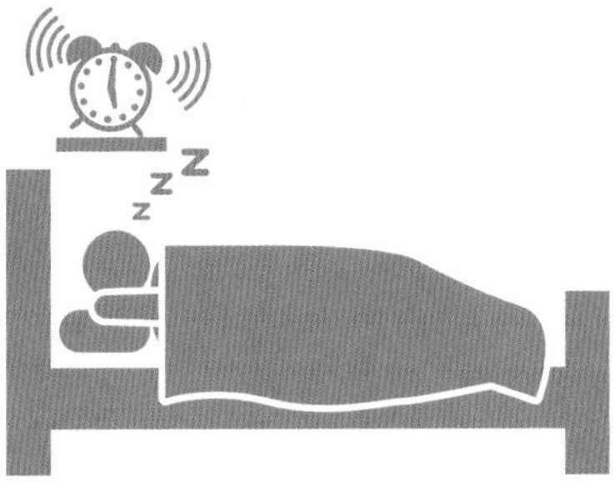

睡眠模式
青少年比儿童和成人需要更多的睡眠。一种叫作褪黑素的激素帮助人们入睡。在青春期，这种激素在夜间释放得较晚，所以青少年早上一般都挣扎着起床。

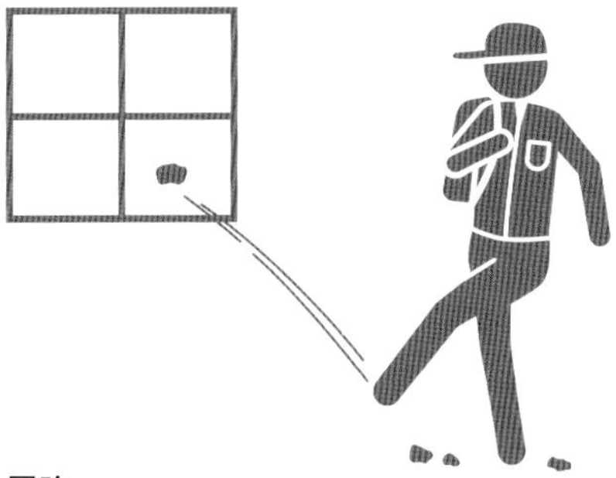

冒险
青少年有时会做冒险的事而不考虑后果。他们缺乏判断力，因为大脑中寻求刺激的部分已经完全形成，而决策区域尚在不断成熟、完善。

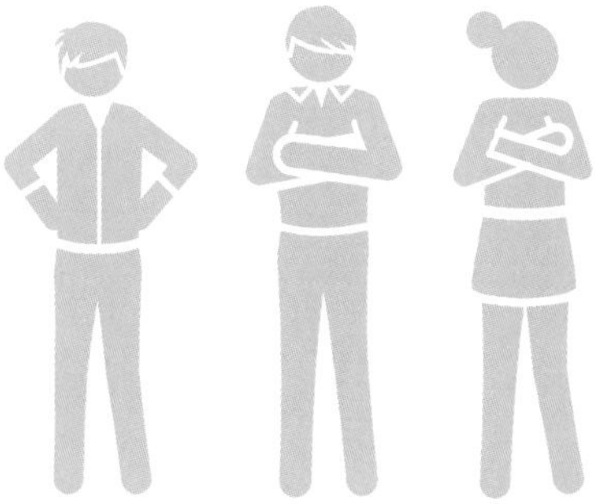

喜怒无常
激素水平的改变，加上大脑中处理情绪的部分在变化，会导致青少年易情绪波动、冲动或有攻击性行为。

笨拙
青少年有时会感到笨拙和不协调。这是因为他们的体型在改变，而且大脑在努力建立新的神经回路，以便足够快地跟上节奏。

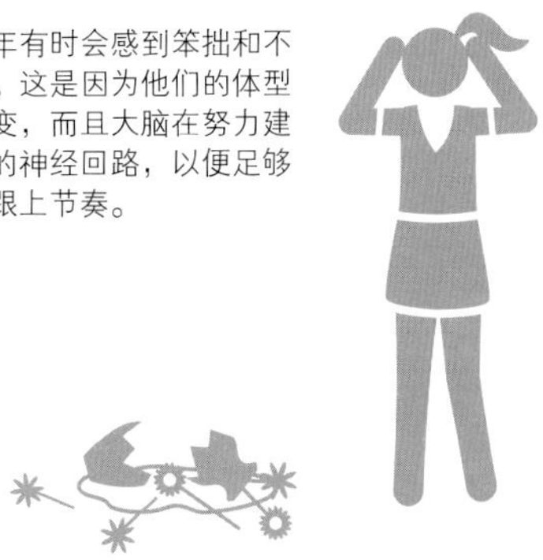

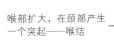

心血管系统

心血管系统是我们体内运输血液的网络。血液把氧和营养素运给细胞，细胞把它们转换为能量。然后，血液又把能量制造过程中产生的废物带走。

心脏、血液和错综复杂的血管网一道构成心血管系统。心脏不断搏动，通过血管把血液泵到全身各处。

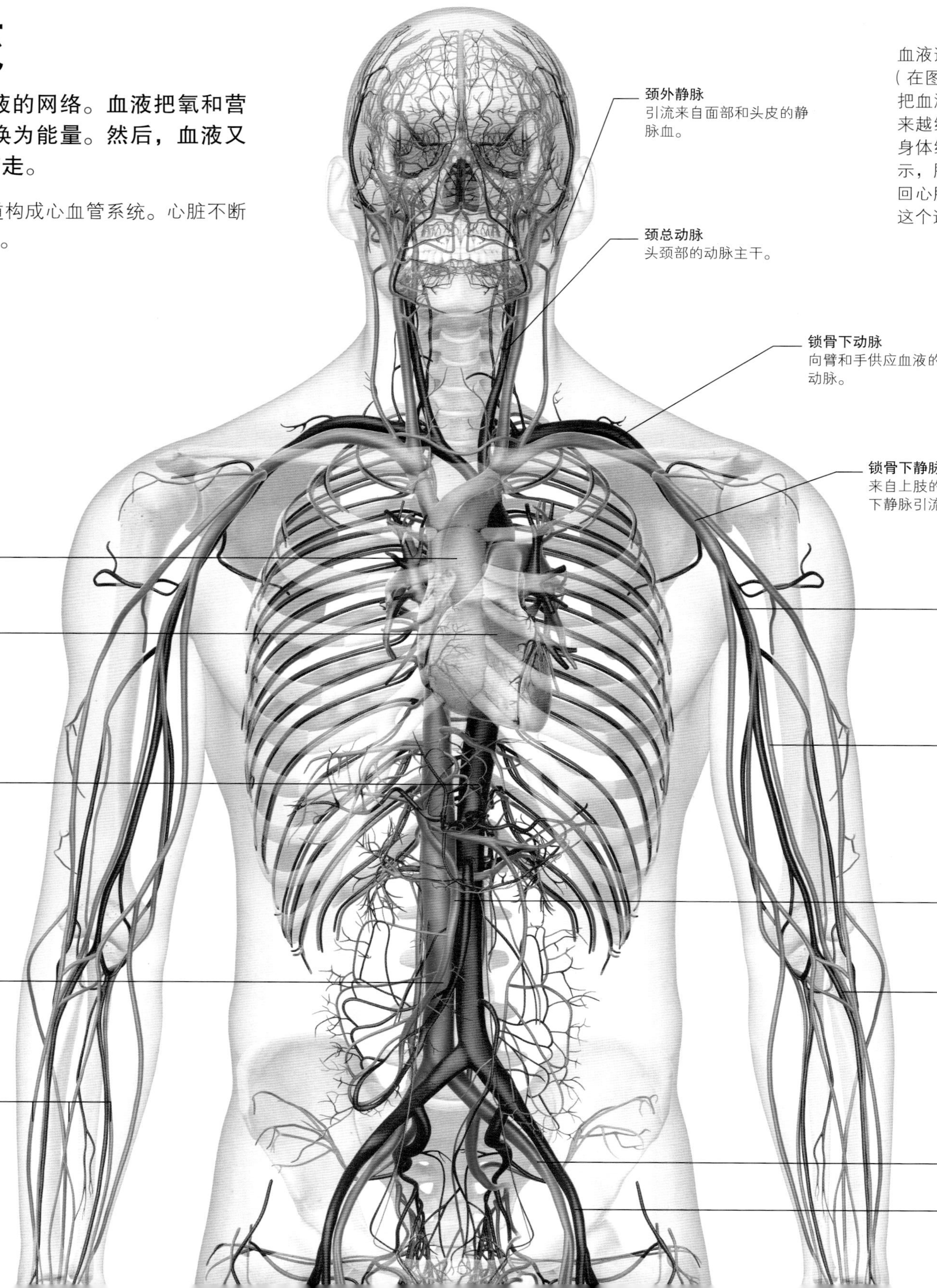
主动脉
这是全身最大的动脉，有成人的大拇指那么粗。
心脏
这个肌肉泵将血液推送到全身。
降主动脉
这条粗大的动脉从胸部向下延伸到腹部。
下腔静脉
来自下身的静脉血由下腔静脉引流至心脏。
贵要静脉
帮助引流手和前臂的静脉血。
颈外静脉
引流来自面部和头皮的静脉血。
颈总动脉
头颈部的动脉主干。
锁骨下动脉
向臂和手供应血液的主要动脉。
锁骨下静脉
来自上肢的静脉血由锁骨下静脉引流。
腋动脉
富氧血通过腋动脉到达上臂。
肱静脉
来自上肢的乏氧血由肱静脉引流。
肠系膜上静脉
引流来自小肠的静脉血。
桡动脉
桡动脉下段在腕部掌侧，位置表浅，在此可触摸脉搏。
髂外静脉
引流来自大腿、小腿和足部的静脉血。
髂外动脉
向大腿、小腿和足部供应血液的主要动脉。

永无休止的循环

血液通过血管绕着身体流动。动脉（在图中用红色表示，肺动脉除外）把血液带离心脏，并逐级分支为越来越细的小血管，将富氧血供应到身体细胞。静脉（在图中用蓝色表示，肺静脉除外）则把乏氧血引流回心脏。不停流动的血液，重复着这个过程。

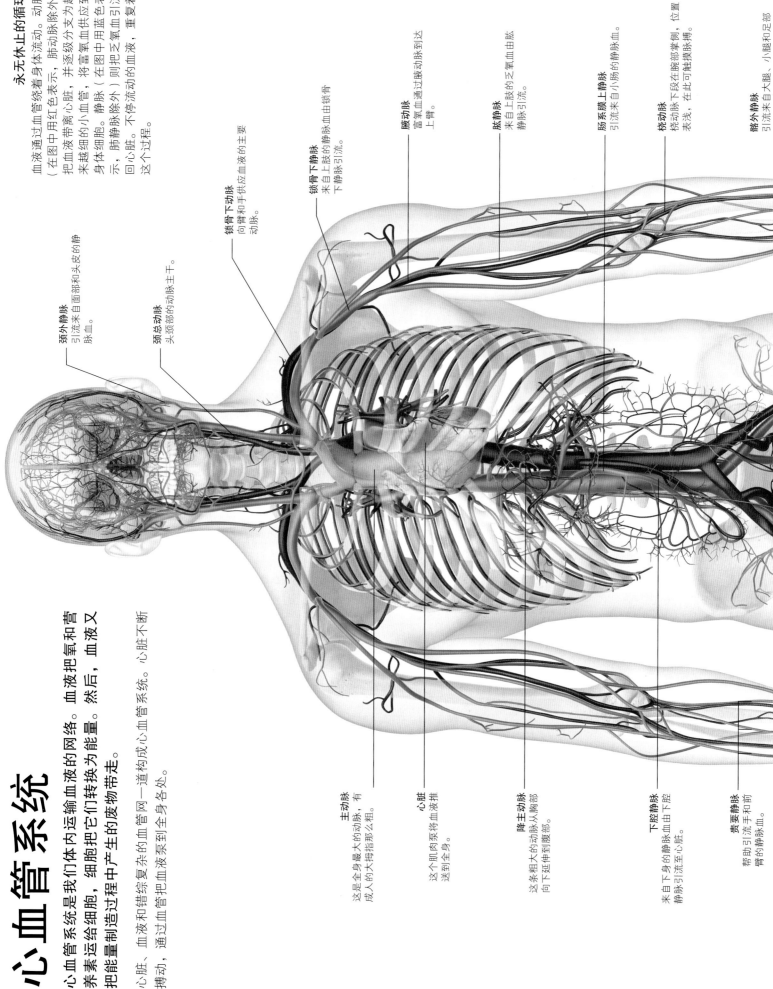

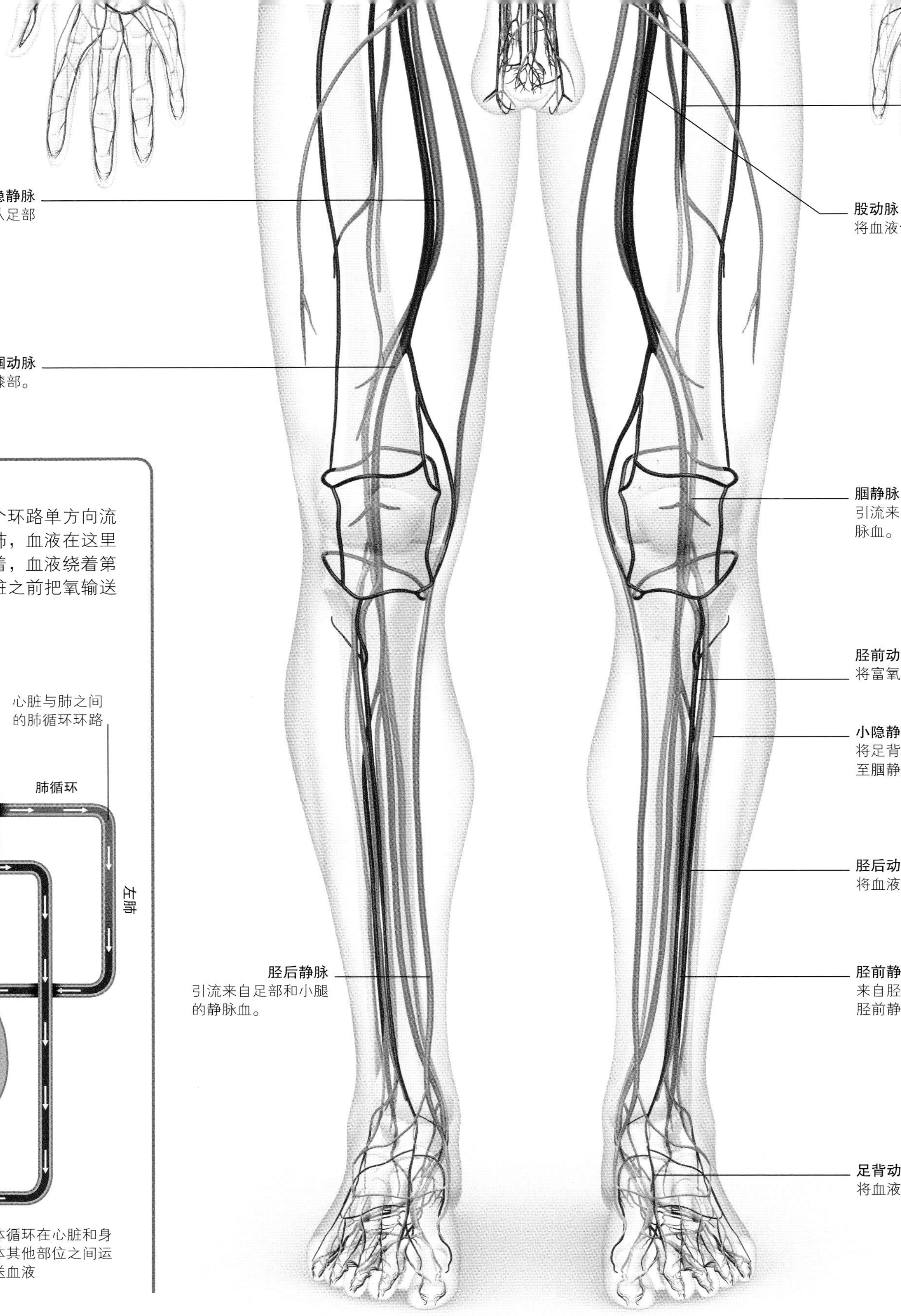
股静脉
引流来自大腿的静脉血。
股深动脉
大腿肌接收股深动脉的血液供应。
大隐静脉
全身最长的静脉，从足部上行到腹股沟内侧。
股动脉
将血液供应到大腿。
腘动脉
将血液供应到膝部。
腘静脉
引流来自小腿、大腿和膝部的静脉血。
胫前动脉
将富氧血供应给小腿骨前的肌。
小隐静脉
将足背和小腿后部的乏氧血引流至腘静脉。
胫后动脉
将血液供应到小腿后部和足部。
胫后静脉
引流来自足部和小腿的静脉血。
胫前静脉
来自胫前组织的乏氧血由胫前静脉引流。
足背动脉
将血液供应到足背。

毛细血管是最小的血管，管径约为头发丝直径的 1/10。

两个环路，一个系统

血液通过由心脏联系在一起的两个环路单方向流动。较小的一个环路把血液送入肺，血液在这里吸收氧气，然后再回到心脏。接着，血液绕着第二个较长的环路流动，在回到心脏之前把氧输送到全身。

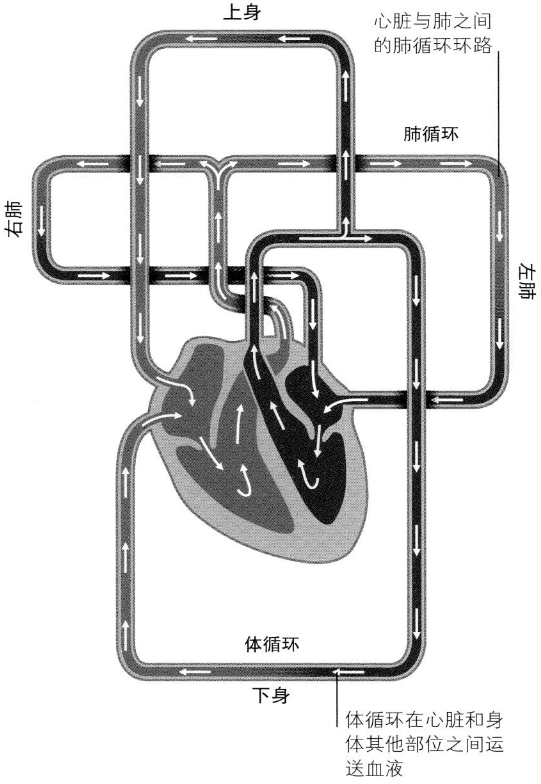
上身
心脏与肺之间的肺循环环路
肺循环
右肺
左肺
体循环
下身
体循环在心脏和身体其他部位之间运送血液

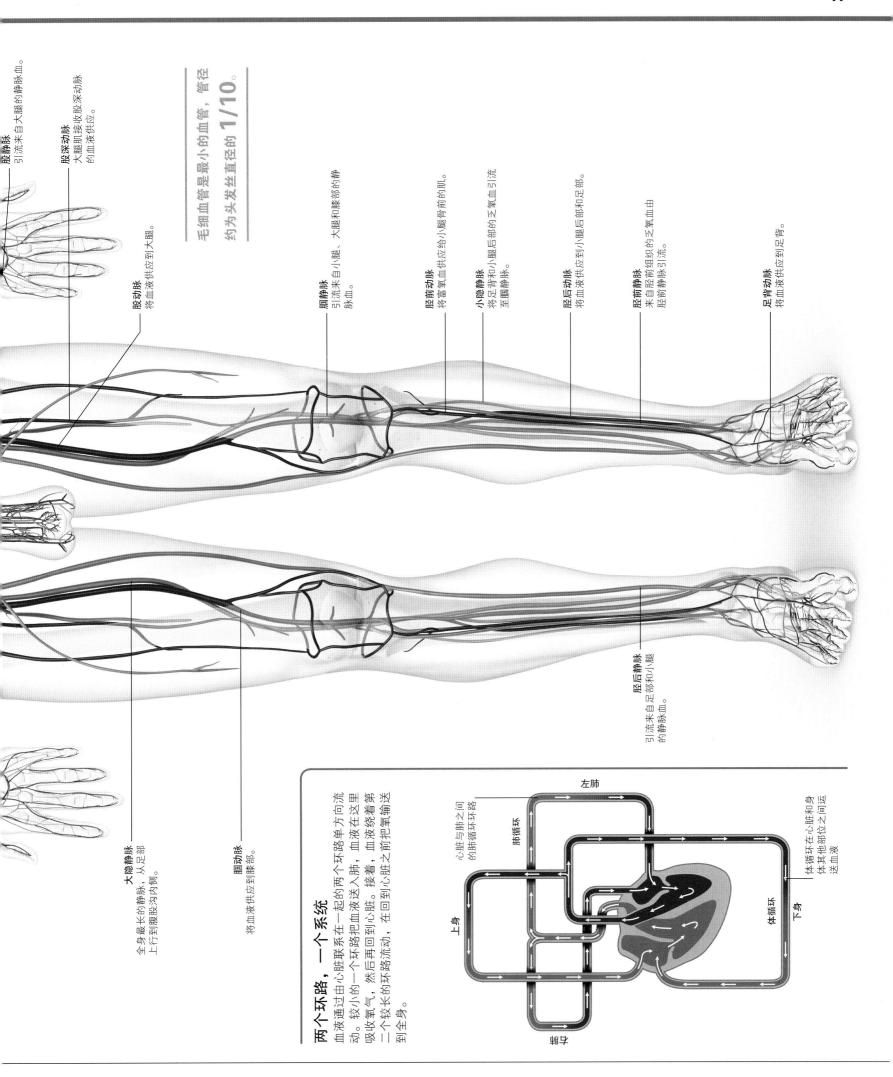

淋巴系统

淋巴系统收集从血液渗入组织的过多的液体，并将其运走。淋巴系统也携带着免疫细胞。这些细胞能阻止病原微生物（病原体）在体内散播，从而抵抗感染。

全身的组织都浸泡在来自周围血管的水样液体里。这些液体大部分引流到静脉，其余的则变成一种清亮的液体——淋巴，又称淋巴液。淋巴沿着一个由淋巴管组成的网络回流到血流中。淋巴流经淋巴结，淋巴结里所含的细胞能将淋巴中的病原体作为攻击靶点并把它们杀灭。

每天人体内平均有3升淋巴回流到血流中。

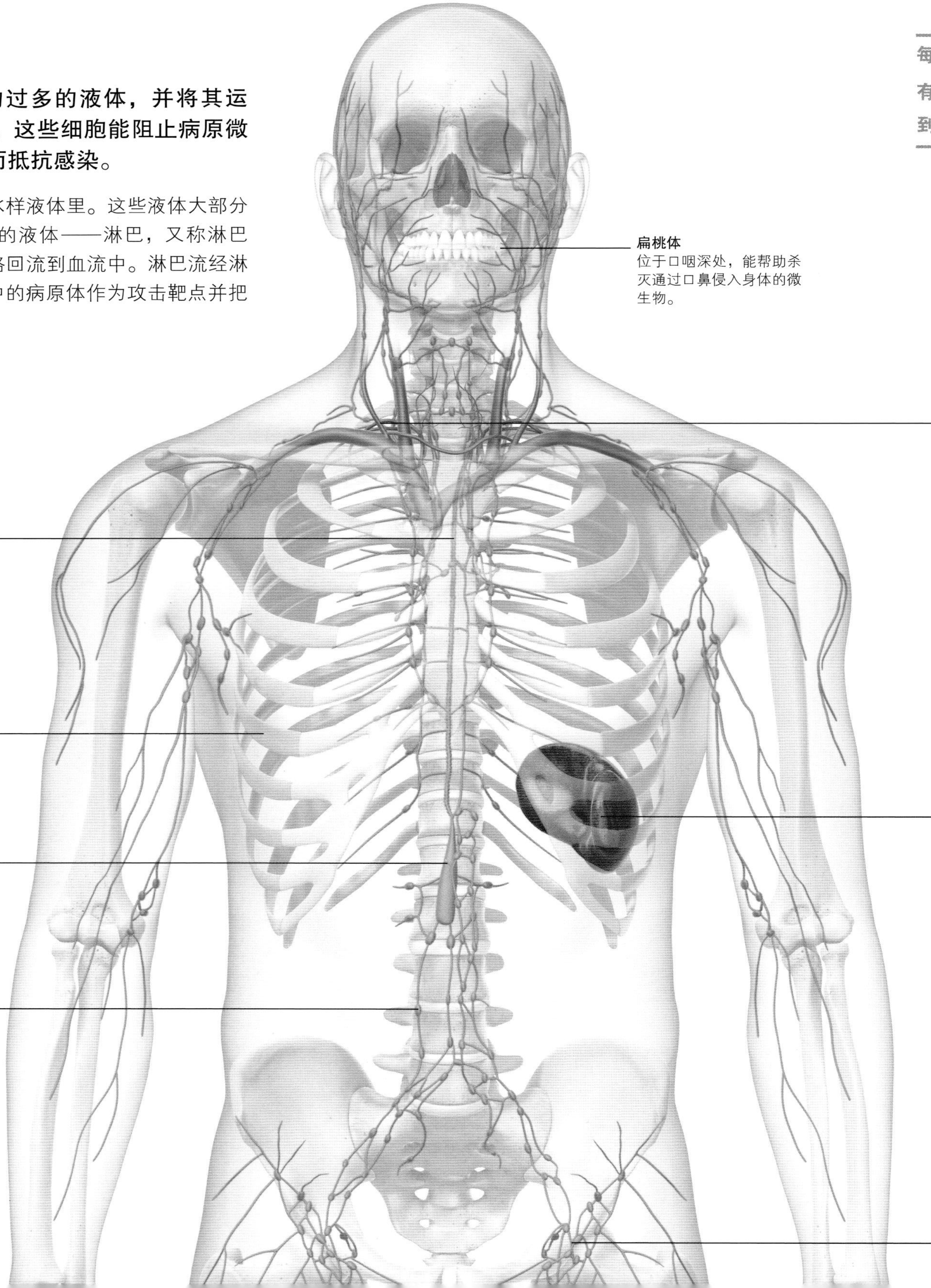

扁桃体
位于口咽深处，能帮助杀灭通过口鼻侵入身体的微生物。
右淋巴导管
引流右上肢、右胸部和右头颈部的淋巴的管道。
胸导管
全身最大的淋巴管，引流下半身和左上半身的淋巴，收纳的淋巴约占全身的3/4。
胸廓
肋骨内的红骨髓产生白细胞。
脾
淋巴系统最大的器官，产生有助于抗击感染的免疫细胞。
乳糜池
收纳来自下半身的淋巴，向上回流到胸导管。
淋巴结
淋巴流经淋巴结时被加工、净化。
腹股沟淋巴结群
来自下肢的淋巴流过腹股沟淋巴结群。

淋巴结是怎么工作的?

组成网络的淋巴管携带着淋巴通过一些小小的、豆状的腺体，这些腺体就是淋巴结。当淋巴通过淋巴结的海绵状组织时，淋巴结里的淋巴细胞和巨噬细胞能辨认出病原体，并将它们消灭。淋巴结也有滤过的功能，经过其净化了的淋巴流出淋巴结，回流入血。

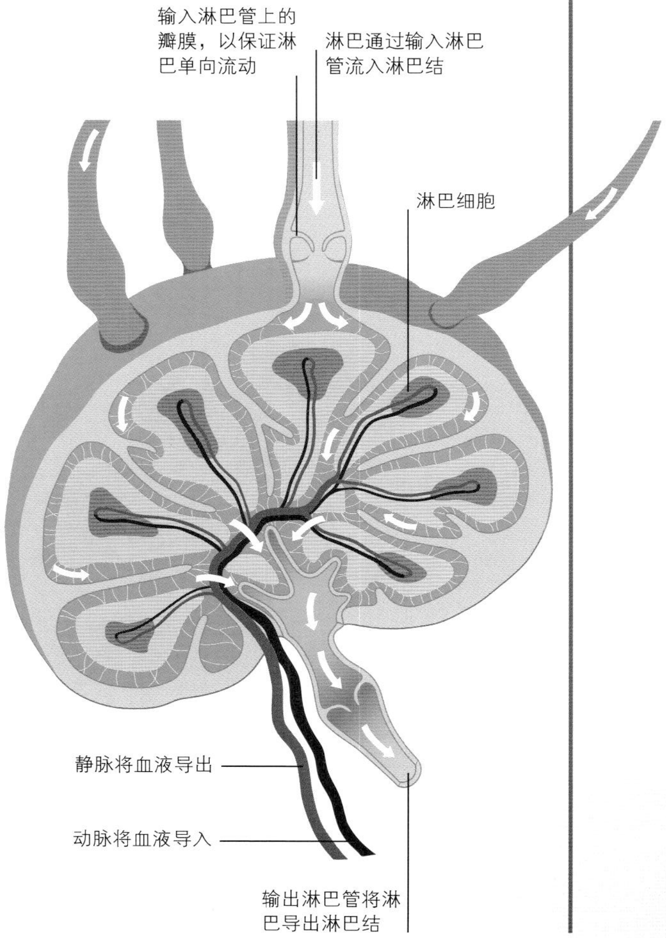

输入淋巴管上的瓣膜，以保证淋巴单向流动
淋巴通过输入淋巴管流入淋巴结
淋巴细胞
静脉将血液导出
动脉将血液导入
输出淋巴管将淋巴导出淋巴结

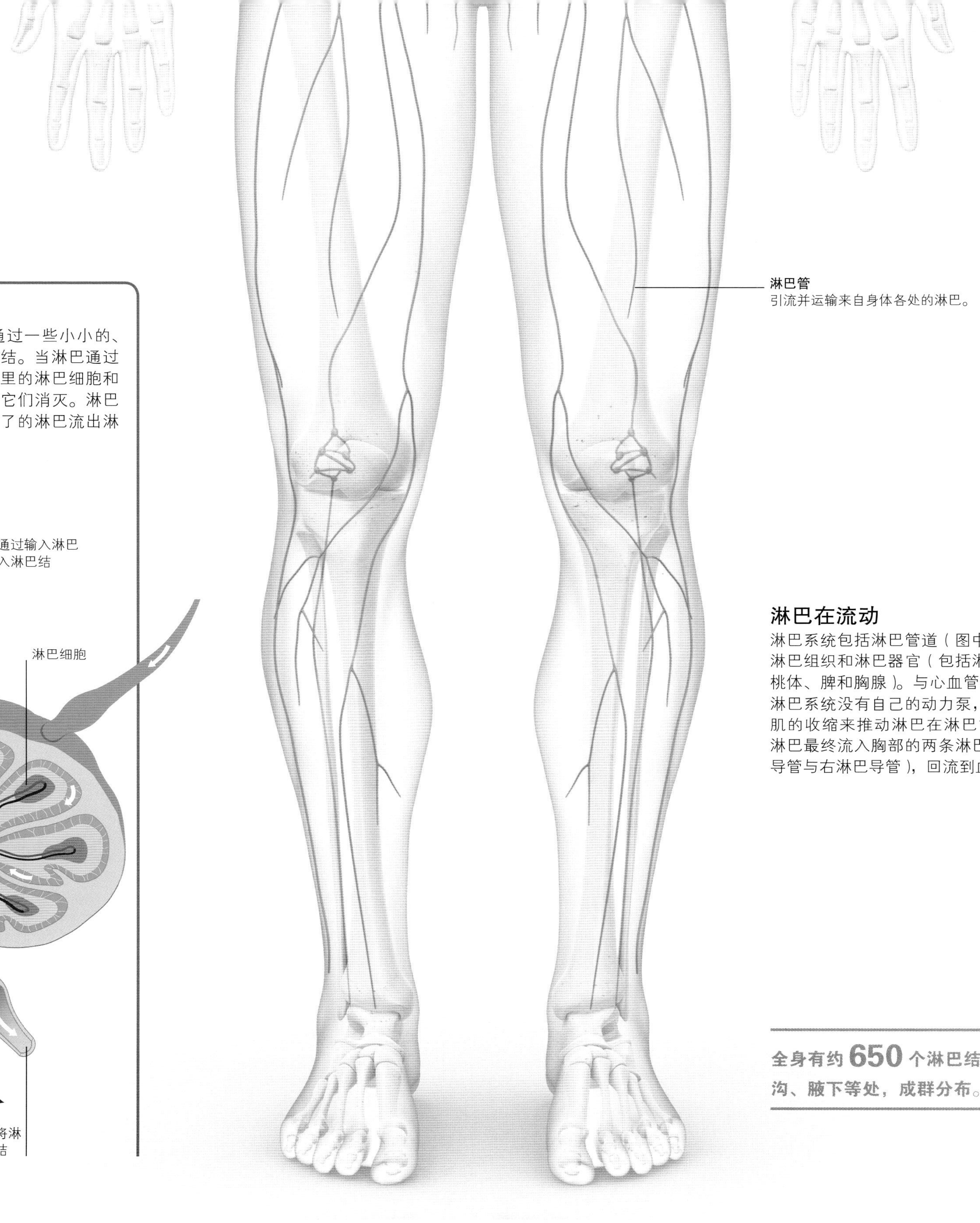

淋巴管
引流并运输来自身体各处的淋巴。

淋巴在流动

淋巴系统包括淋巴管道（图中呈绿色）、淋巴组织和淋巴器官（包括淋巴结、扁桃体、脾和胸腺）。与心血管系统不同，淋巴系统没有自己的动力泵，是靠周围肌的收缩来推动淋巴在淋巴管内流动。淋巴最终流入胸部的两条淋巴导管（胸导管与右淋巴导管），回流到血流中。

全身有约 650 个淋巴结，在腹股沟、腋下等处，成群分布。

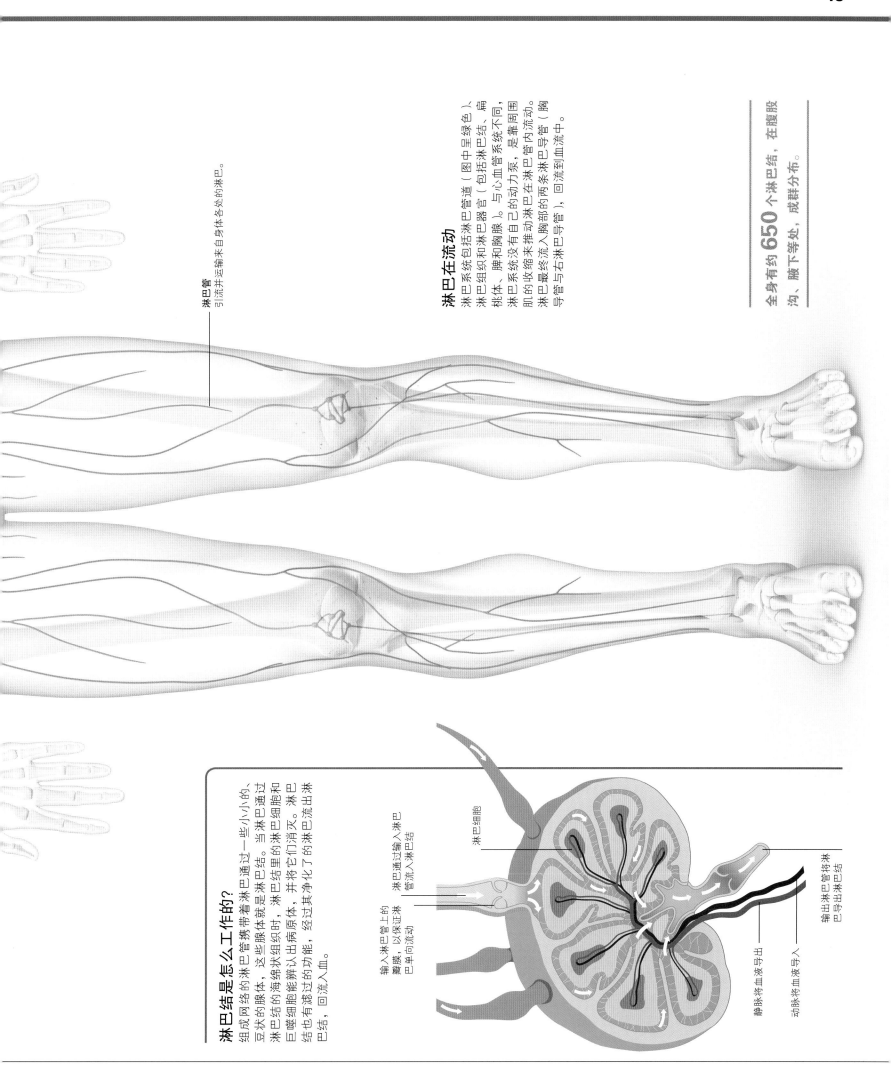

攻击和防御

每天，人体都受到许多病原体的攻击。体内各种各样的防御措施都严阵以待以击退这些入侵者。皮肤和各种黏膜构成人体的物理屏障；唾液、眼泪和黏液提供的则是化学防御。如果这些防线都被攻破，免疫系统就进行反击。由特殊免疫细胞组成的大军瞄准侵入体内的敌人，将它们摧毁，使身体恢复健康。

人体的入侵者

病原体包括致病的细菌和病毒等。大部分细菌构造简单，对人无害，其中一些还对人有益，如一些生活在我们肠道里的细菌能帮助消化。但是，有些细菌侵入人体后，会损害人体组织。病毒比细菌小得多，化学组成也简单得多。病毒能控制细胞并在细胞里面增殖，引起疾病。

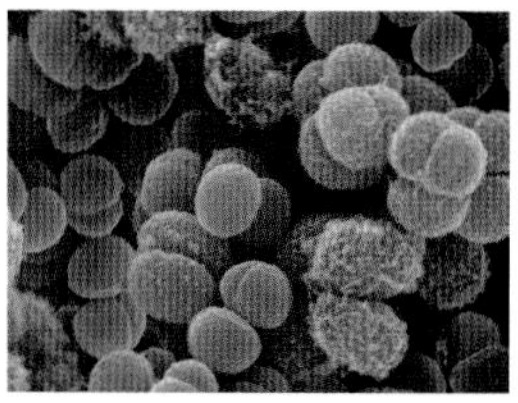

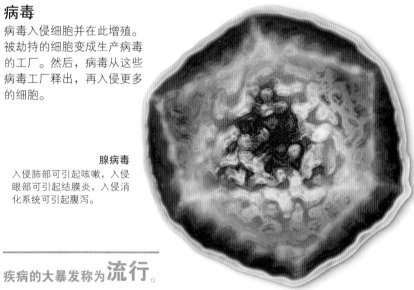

球菌
这类球形的细菌，既可能存活在人体内而不造成麻烦，也可能导致严重的疾病，如猩红热、肺炎。

细菌

细菌是构造简单的单细胞生物，能迅速增殖。一些细菌能侵入人体，造成严重的疾病，还有一些细菌能释出毒素。

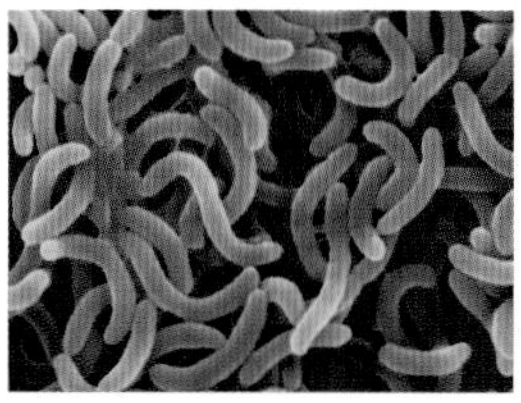

杆菌
杆菌呈杆状。许多无害的杆菌存活在人体的肠道里；而另一些杆菌会导致疾病，如膀胱炎、伤寒。

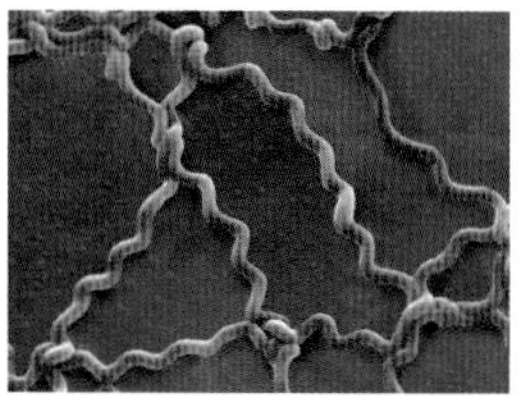

螺旋菌
螺旋菌呈螺旋状，来自未煮熟的贝类和甲壳类，或陈腐的水，会导致胃部不适或腹泻。

病毒

病毒入侵细胞并在此增殖。被劫持的细胞变成生产病毒的工厂。然后，病毒从这些病毒工厂释出，再入侵更多的细胞。

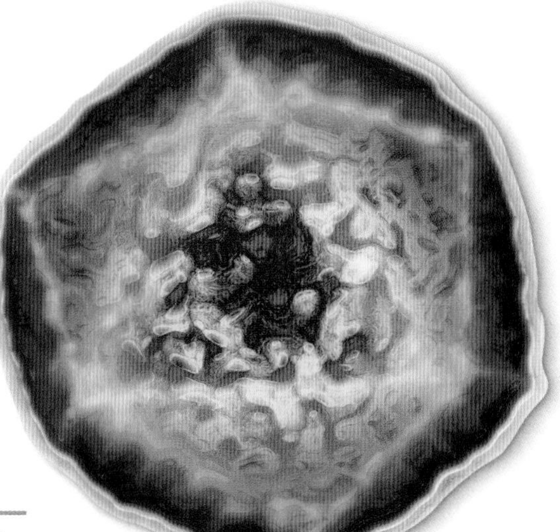

腺病毒
入侵肺部可引起咳嗽，入侵眼部可引起结膜炎，入侵消化系统可引起腹泻。

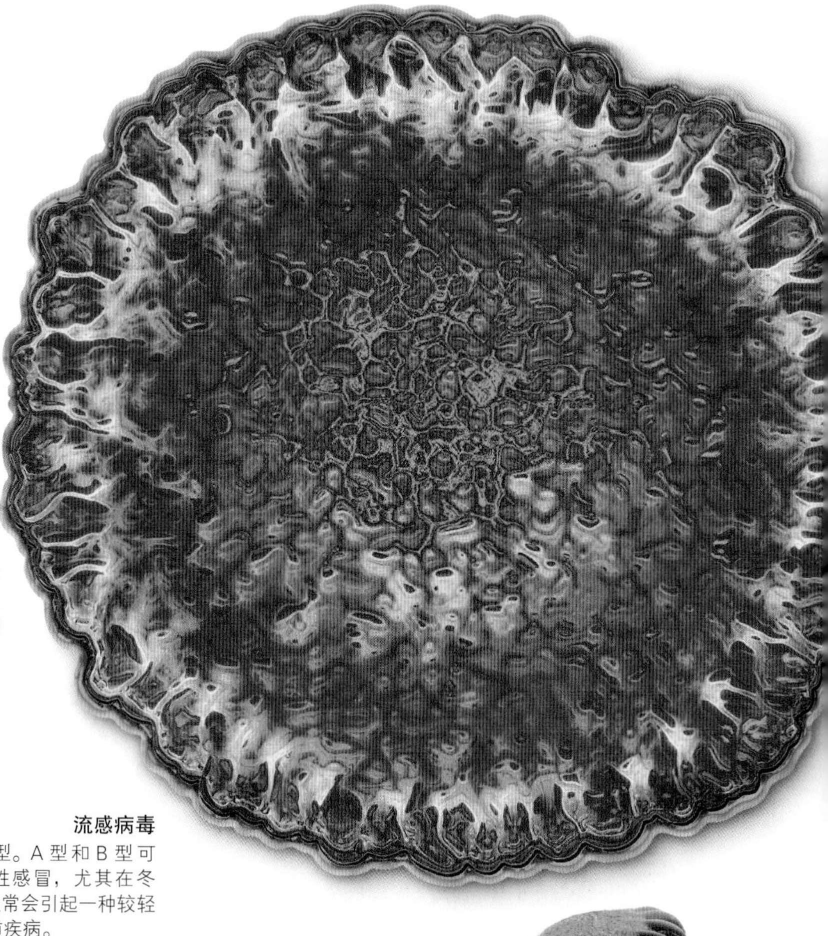

流感病毒
主要有3型。A型和B型可引起流行性感冒，尤其在冬季。C型通常会引起一种较轻微的呼吸道疾病。

疾病的大暴发称为流行。如果某种疾病在全世界范围传播，就称作大流行。

真菌、原生生物、寄生虫

虽然真菌多见于土壤里或腐烂的食物上，但有一些则会存活在人体表面或人体内部。原生生物是非常简单的生物体，其中一些能使人生病。寄生虫也可见于人体表面或人体内部。

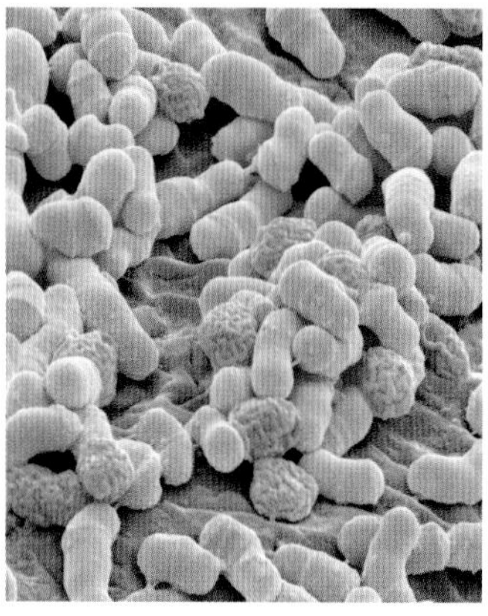

足癣
毛癣菌是一类真菌，呈网络状或线状存活在潮湿的皮肤（尤其是足趾间的皮肤）上。这种真菌感染称为足癣，症状之一就是瘙痒。

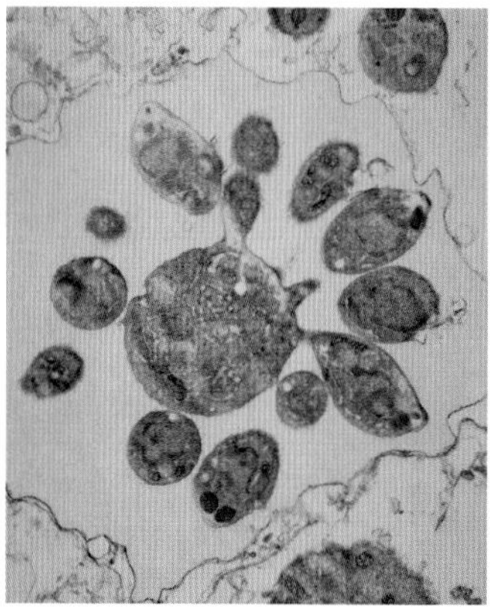

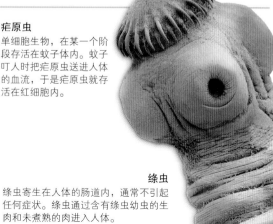

疟原虫
单细胞生物，在某一个阶段存活在蚊子体内。蚊子叮人时把疟原虫送进人体的血流，于是疟原虫就存活在红细胞内。

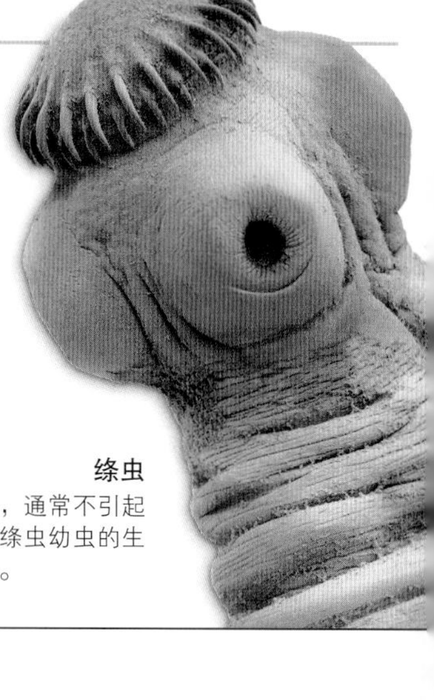

绦虫
绦虫寄生在人体的肠道内，通常不引起任何症状。绦虫通过含有绦虫幼虫的生肉和未煮熟的肉进入人体。

身体的屏障

细菌、病毒和其他病原体会面临人体的顽强抵抗。第一道防线就是皮肤以及覆盖着眼睛、口腔、鼻、咽和胃表面的保护膜。

内部防御机制

病原体能通过摄入的食物或吸入的空气进入我们的身体。为了阻止它们侵入，人体内部的通道表面都覆盖着保护性的液体，如唾液、鼻涕、泪液等。

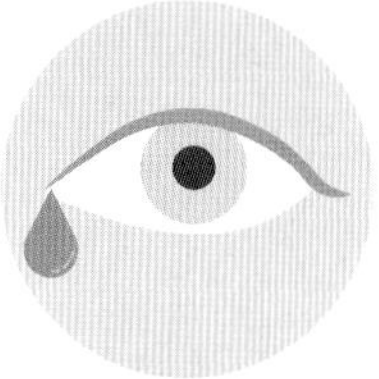

泪液
咸咸的泪液，可以冲走病原体。

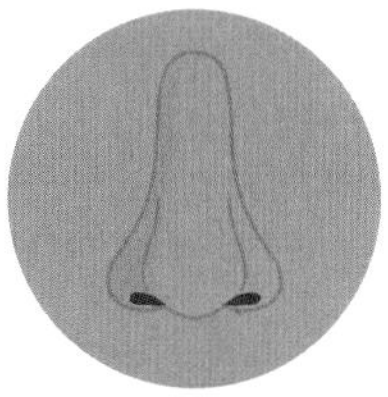

鼻涕
鼻子里有黏液，用来困住病原体。

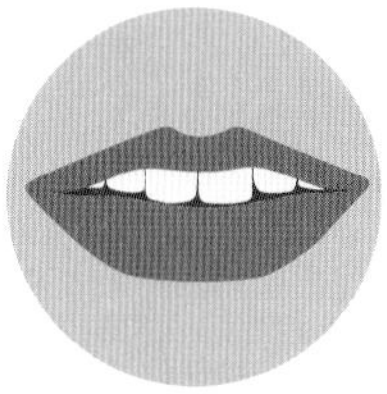

唾液
这种黏糊糊的液体里含有一些化学物质，能杀灭口腔里的细菌。

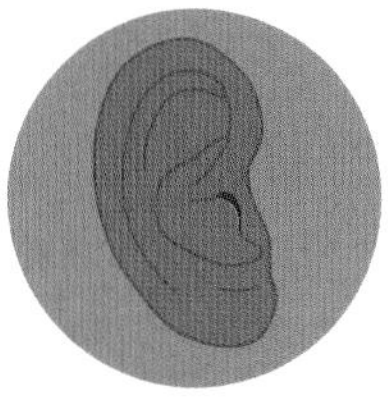

耵聍
耳道皮肤分泌的黏稠的蜡样物质，能阻挡入侵的病原体。

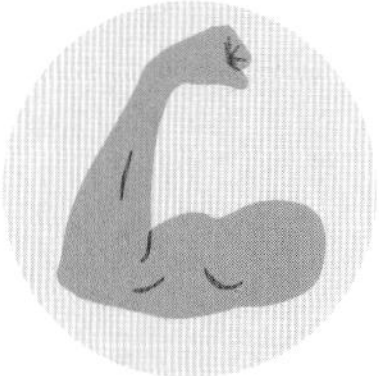

皮肤
人体最大的器官，覆盖在全身外表面，可以抗击感染。

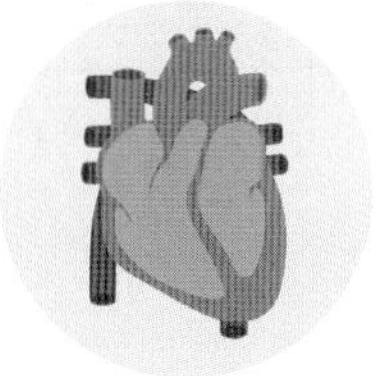

血液
不同类型的血细胞联合起来，抵抗入侵者。

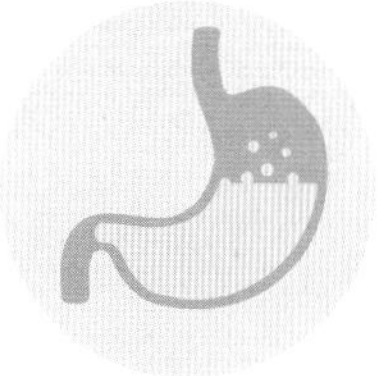

胃
胃液的酸度极高，能杀灭食物中的病原体。

免疫系统

免疫器官和免疫细胞共同执行防御措施，使人体免遭感染。免疫系统能识别病原体，并将它们作为攻击的目标。随着时间的推移，身体会记住某些病原体，并对它们产生免疫。于是，同样的疾病就不会再次发生。

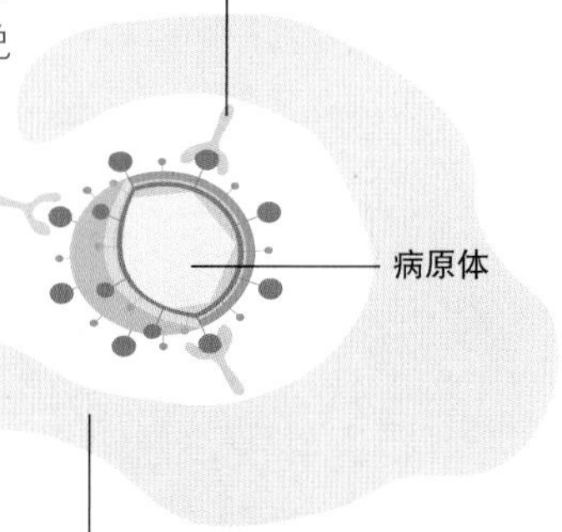

抗体
抗体黏附在被认定为靶点的病原体身上。

抗体大军
当身体辨认出一个病原体之后，抗体释入血流，黏附在已被识别的病原体上。

病原体

白细胞
这个白细胞包围了已被标记的病原体并将它吞噬。

抗体

抗体是身体产生的“抗敌武器”。这些具有防御能力的蛋白质能黏附于出现在体内的病原体上，以识别入侵者供白细胞吞噬。

变态反应

当我们吞入、吸入或接触到一些无害的物质，而我们身体的防御机制又把它们当成攻击的目标时，免疫系统可能会出错。这种反应过度的现象就叫变态反应，又称过敏反应。

变应原

能触发变态反应的物质叫作变应原。常见的变应原包括坚果、花粉和动物的软毛。

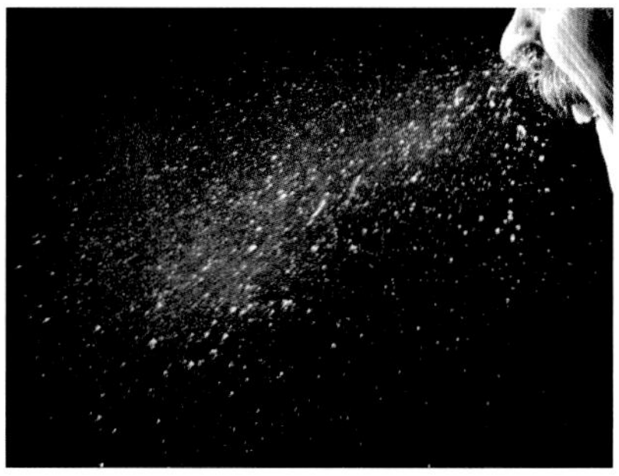

自动应答
常见的变态反应有打喷嚏、咳嗽或皮肤发红发痒。有时反应非常严重，导致呼吸困难甚至威胁生命。

反击

即使某些病原体得以通过身体的第一道防线，它们也不大可能击败白细胞。

白细胞

白细胞是免疫系统中的免疫细胞。白细胞在血液和其他体液中游走，寻找细菌和病毒并杀灭它们。大部分白细胞是在骨髓组织里制造的，体内出现微生物时身体会制造出更多的白细胞。

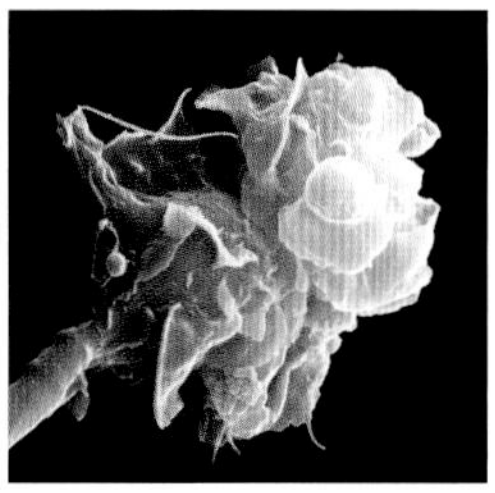

巨噬细胞
此类白细胞会把细菌和其他病原体吞噬掉，从而将它们杀灭。

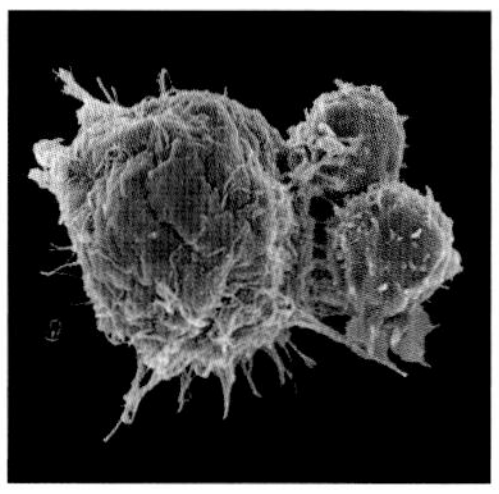

淋巴细胞
此类白细胞会产生毒素或释放抗体来攻击某种类型的细菌。

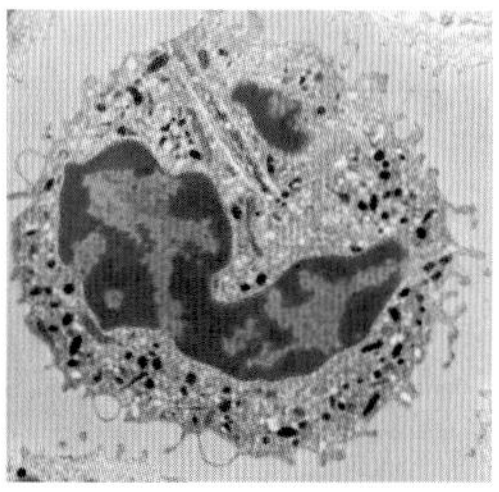

中性粒细胞
这是人体内最常见的白细胞类型，能帮助攻击细菌和真菌。

巨噬细胞摧毁入侵者

入侵人体的细菌会留下化学痕迹，巨噬细胞通过追踪这些痕迹找到细菌。如果这些饥饿的白细胞追捕到入侵者，就把它包围并吞噬。每个巨噬细胞在死亡之前会吃掉约 200 个细菌。

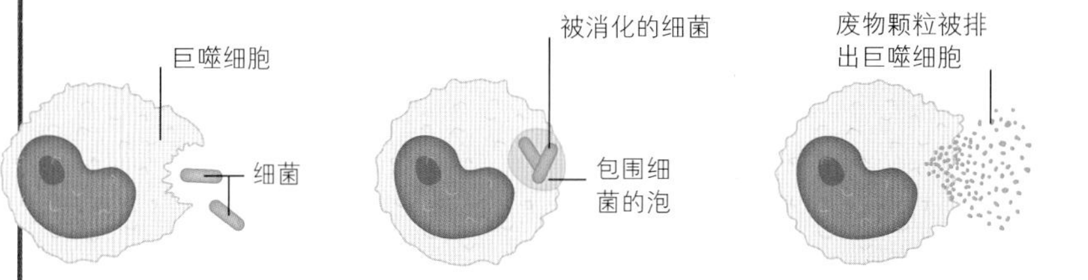

巨噬细胞
细菌
被消化的细菌
包围细菌的泡
废物颗粒被排出巨噬细胞

1 准备攻击 一个巨噬细胞认出这些细菌是入侵者，准备发动攻击。

2 致命的化学物质 细菌被捕捉、包围，并被强力的化学物质消化。

3 饥饿的猎手 巨噬细胞将无害的废物排出，并继续寻找入侵者。

抗击炎症

皮肤被划破时，身体的防御队伍马上做出应答。受损的组织释放出一些化学物质，用以吸引白细胞，以备摧毁病原体。血管允许血液渗出，于是血小板和白细胞就能到达伤口处。

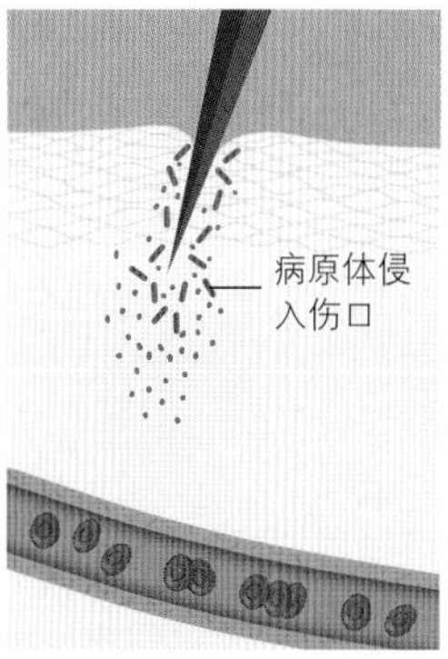

病原体侵入伤口

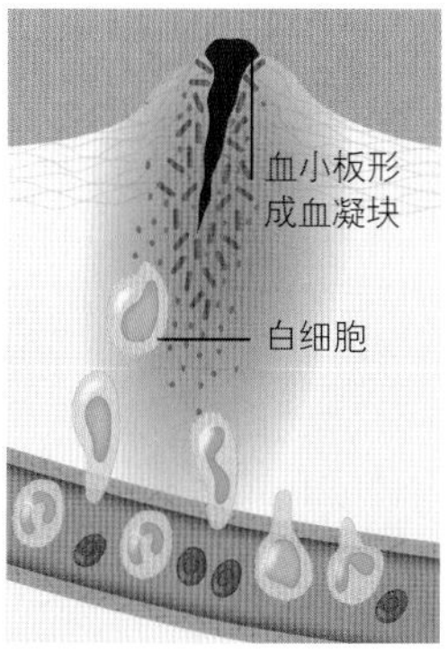

血小板形成血凝块
白细胞

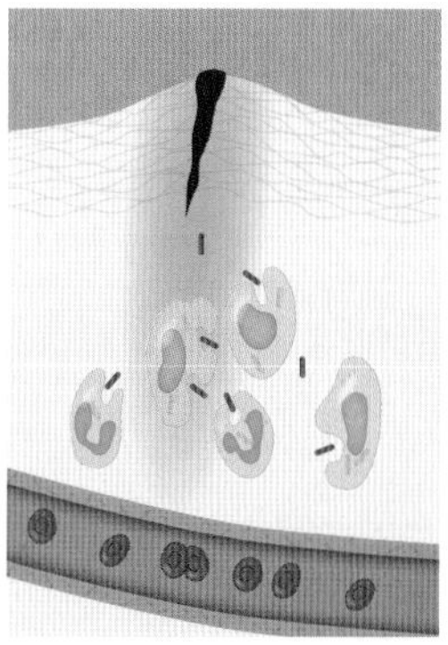

1 外伤 皮肤被划伤。血管做出反应，变得更宽，以增加流向伤处的血流。暴露的组织使细菌和污物能自由侵入。

2 血凝块 血小板使血液变稠，形成血凝块，堵住伤口。白细胞到达，寻找并杀灭病原体。

3 病原体入侵 白细胞吞噬入侵的病原体。组织和皮肤开始自我修复。

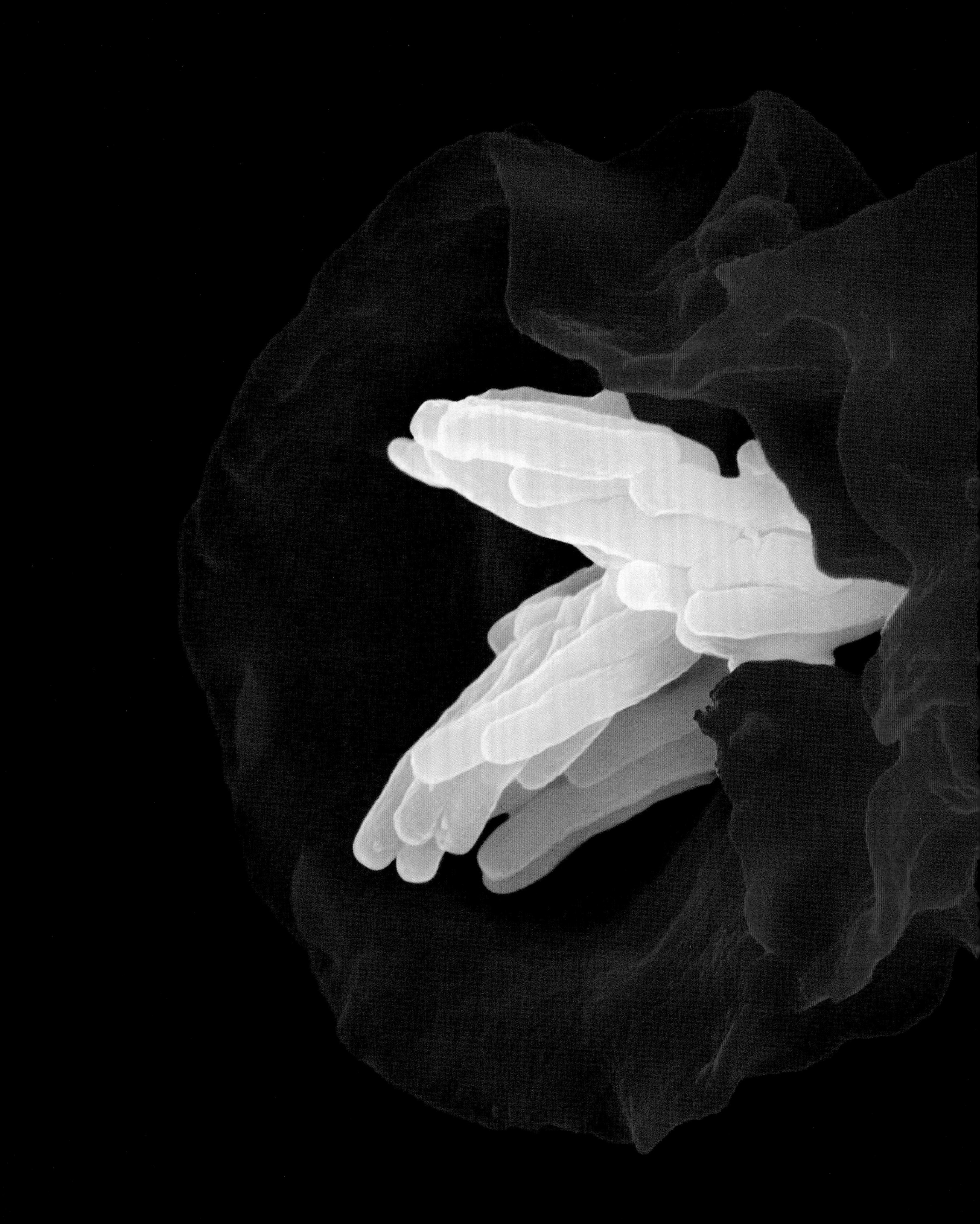

身体卫士

巨噬细胞就像是饥饿的猎手，在人体内警惕地四处巡逻，寻觅着微小的入侵者，好把它们吞噬掉。

巨噬细胞是免疫系统的一部分，是白细胞的一个类型。它们瞄准细菌并将其消灭，以保护身体免遭感染。在这张扫描图中，一个巨噬细胞（图中呈红色）正在包围剿灭结核菌（图中呈浅黄绿色）。结核菌通常感染肺部，如果任由它们恣意繁殖，会导致严重的疾病。

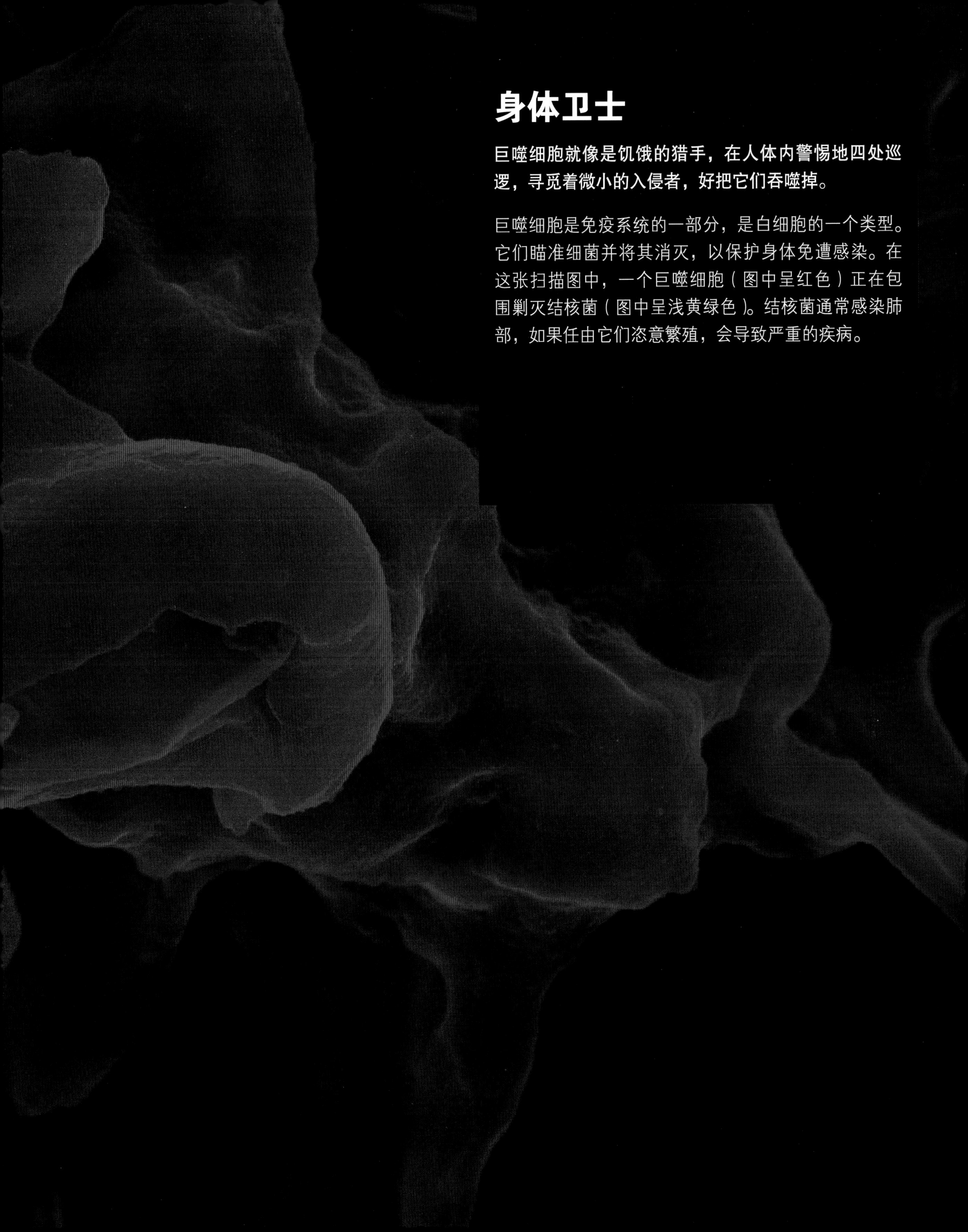

呼吸系统

人体内每个细胞都必须得到不断的氧气供应才能生存。呼吸系统的肺和气道就能输送氧气，排出废物二氧化碳。

我们通过口和鼻将空气吸进肺。空气里的氧气通过肺泡膜进入血流，再由血流运送给所有身体细胞。细胞将有机物氧化分解，产生能量。以上这个过程叫作呼吸。在此过程中，细胞释放出另一种气体——二氧化碳。二氧化碳又由血液携带到肺，从这里被呼出体外。

你的气道每天会产生一杯的黏液，你把它都咽了下去！

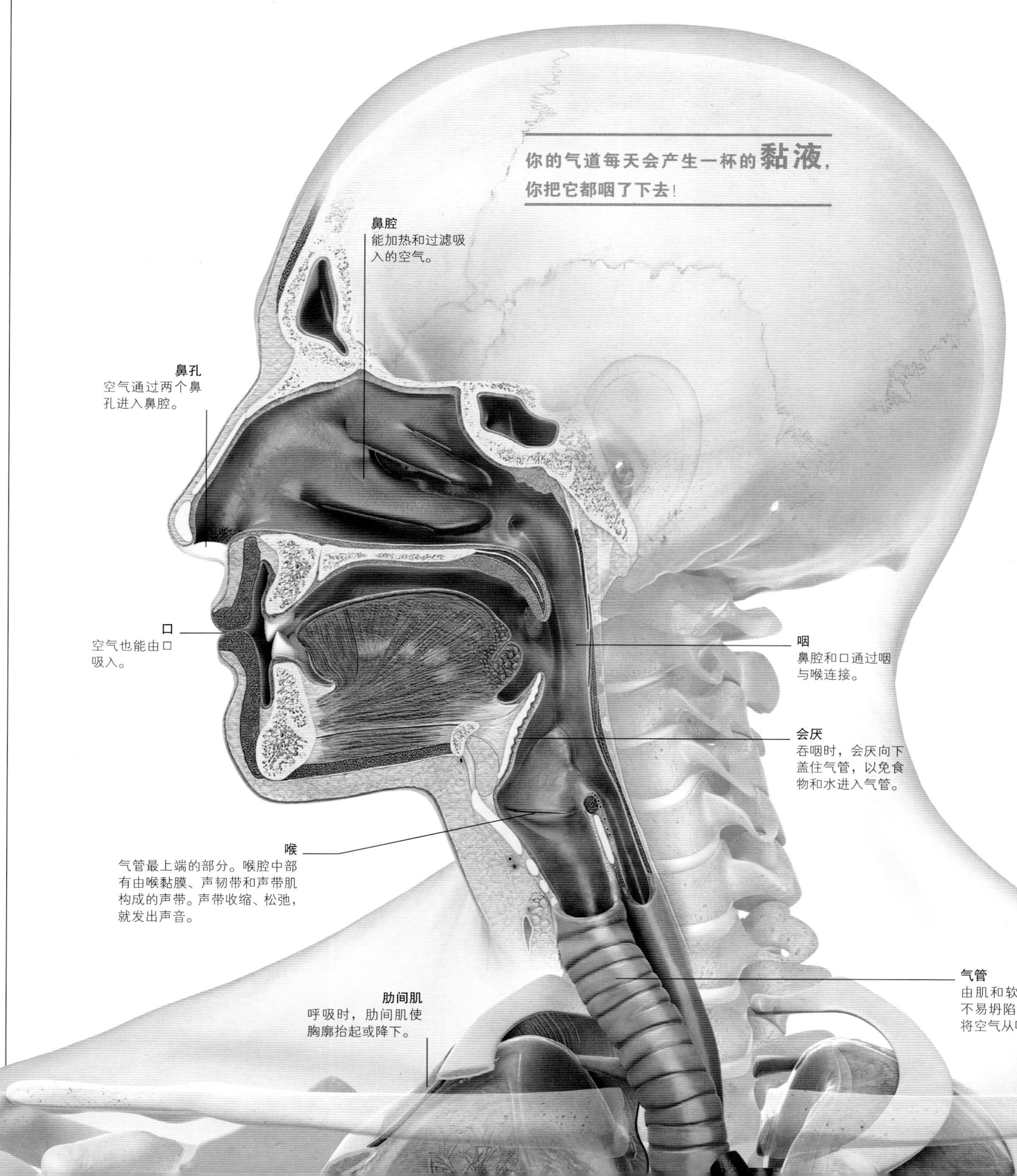
鼻腔
能加热和过滤吸入的空气。
鼻孔
空气通过两个鼻孔进入鼻腔。
口
空气也能由口吸入。
咽
鼻腔和口通过咽与喉连接。
会厌
吞咽时，会厌向下盖住气管，以免食物和水进入气管。
喉
气管最上端的部分。喉腔中部有由喉黏膜、声韧带和声带肌构成的声带。声带收缩、松弛，就发出声音。
肋间肌
呼吸时，肋间肌使胸廓抬起或降下。
气管
由肌和软骨环组成的不易坍陷的通气管道，将空气从喉送到肺。

吸入空气

呼吸系统是一个由数百万条小气道组成的巨大网络，像树枝一样延伸到肺。每次吸气时，空气通过鼻或口吸入，向下进入气管。气管在胸部深处分为左、右主支气管，分别进入左、右肺。吸气时，膈肌下降，胸部扩张，肺泡跟着扩张，于是肺的容积增大，氧气吸入；呼气时，膈肌上升，胸腔容积减小，肺弹力回缩，气体被呼出体外。

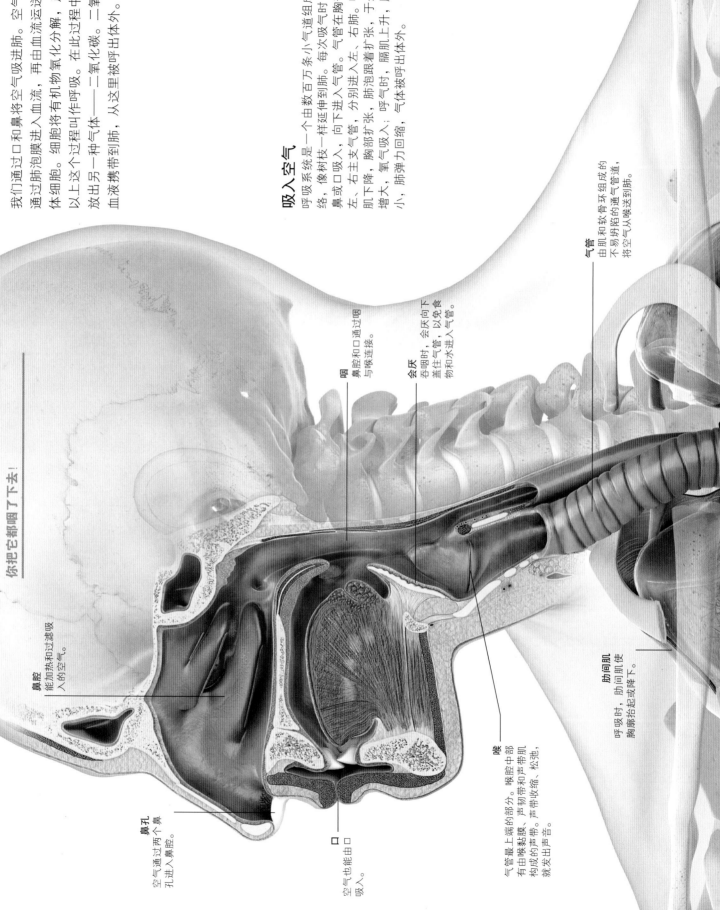

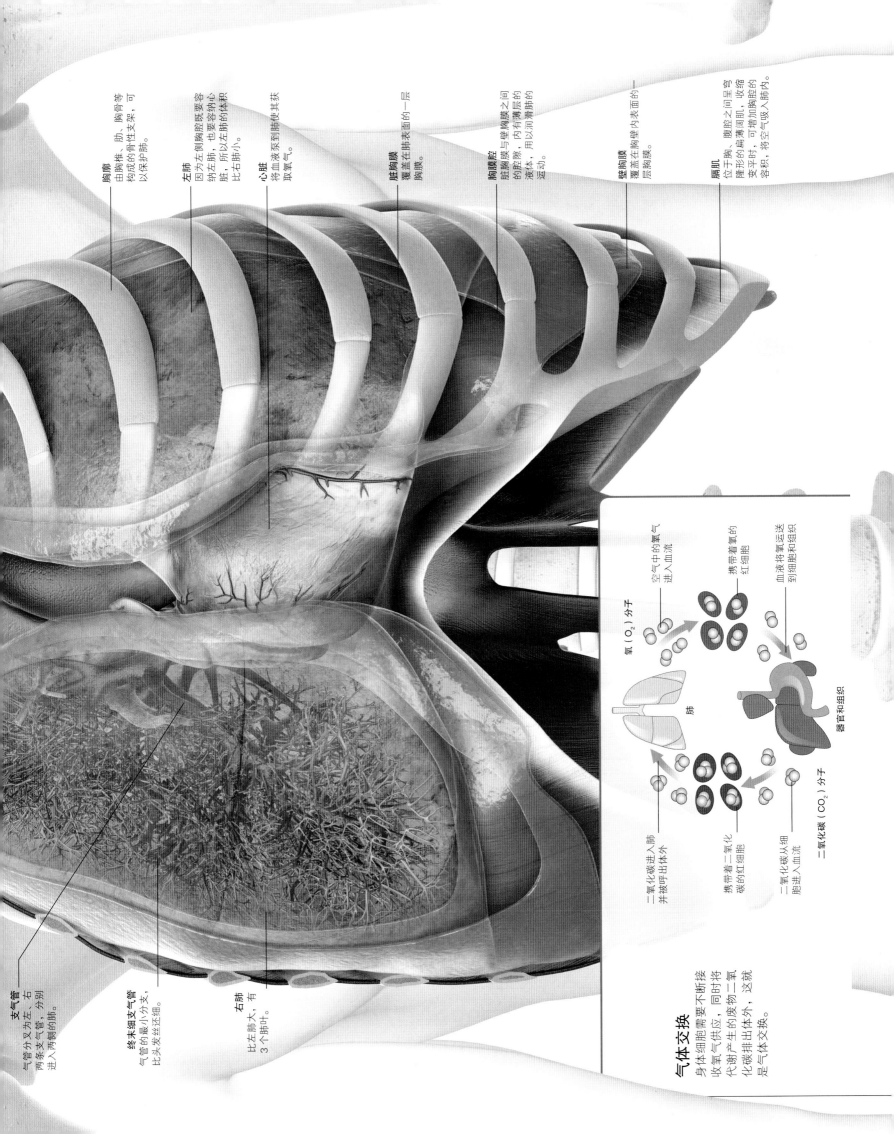

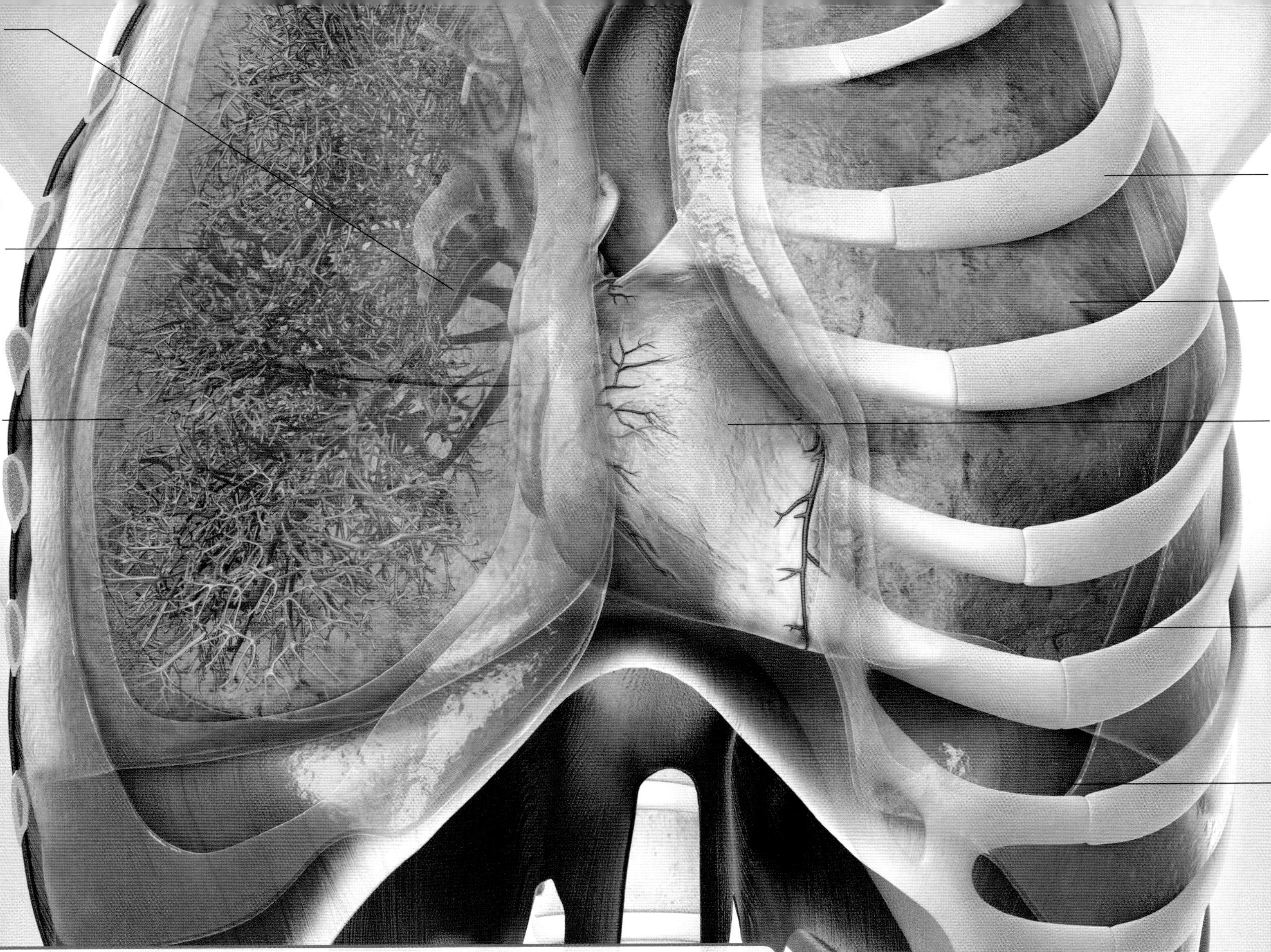

气体交换

身体细胞需要不断接收氧气供应，同时将代谢产生的废物二氧化碳排出体外，这就是气体交换。

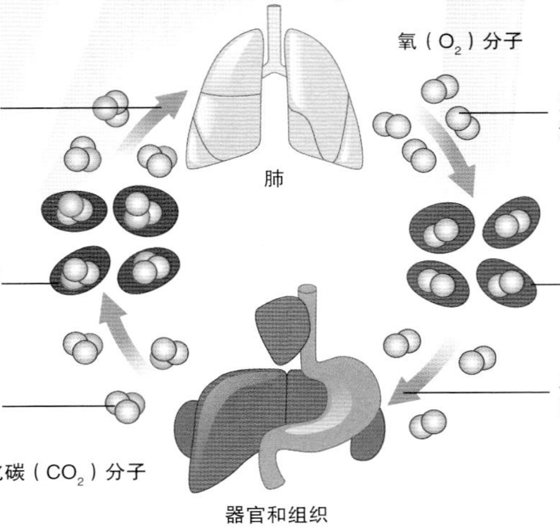

消化系统

食物为身体提供营养素和能量。消化系统的工作就是将食物分解为身体能利用的简单物质，然后这些简单物质被吸收进入血流，而消化不了的废物则被排出体外。

消化系统的主要部分是一根长长的管道，称为消化管。消化管始于口部，向下通过食管达到胃，然后经过小肠、大肠，最终到达肛门。还有其他一些器官在消化过程中发挥作用，如牙齿、舌、唾液腺、肝、胰和胆囊。

消化的阶段

消化过程沿着消化管进行，可分为4个主要阶段：第一阶段在口腔，食物被切碎、咀嚼成小块；第二阶段在胃，食物经搅拌变成液体状的食糜；第三阶段在小肠，食糜被分解为能被吸收并带到身体细胞去的营养素；第四阶段，身体不能利用的那部分食物残渣进入大肠，在这里变得更为干燥，成为粪便。

消化管的一端是口，另一端是肛门。**成人的消化管总长约为9米。**

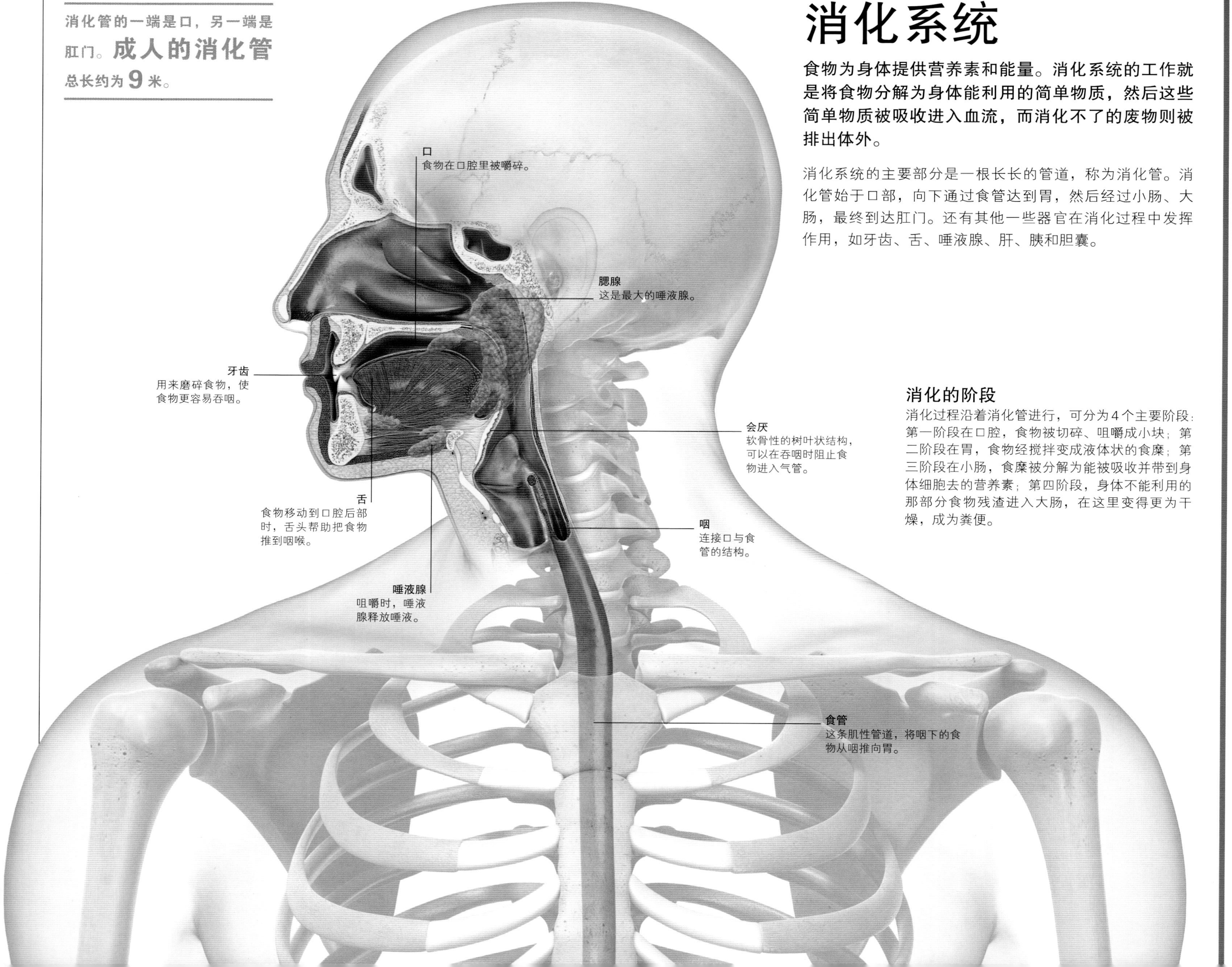
口
食物在口腔里被嚼碎。
腮腺
这是最大的唾液腺。
牙齿
用来磨碎食物，使食物更容易吞咽。
会厌
软骨性的树叶状结构，可以在吞咽时阻止食物进入气管。
舌
食物移动到口腔后部时，舌头帮助把食物推到咽喉。
咽
连接口与食管的结构。
唾液腺
咀嚼时，唾液腺释放唾液。
食管
这条肌性管道，将咽下的食物从咽推向胃。

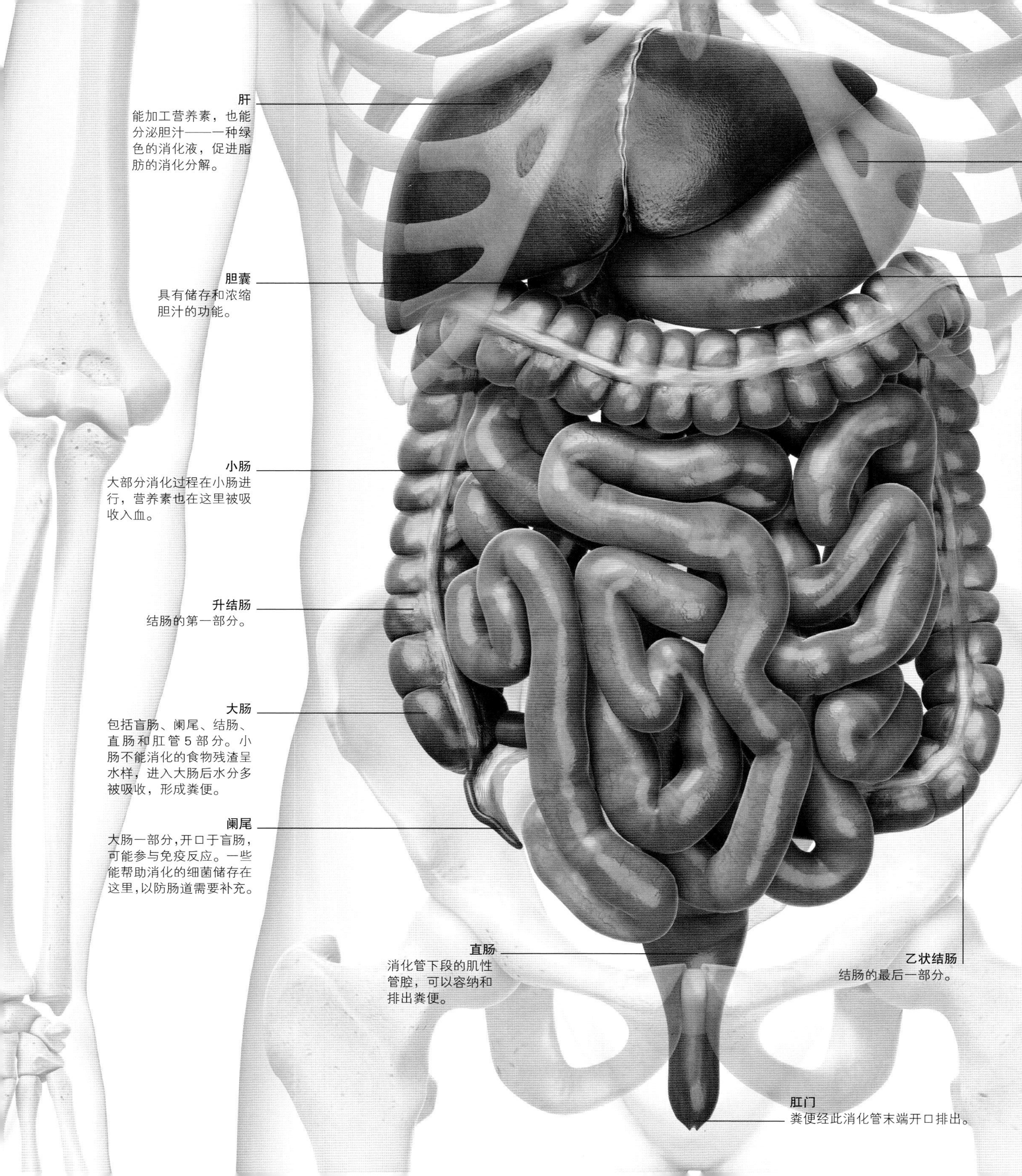
肝
能加工营养素，也能分泌胆汁——一种绿色的消化液，促进脂肪的消化分解。
胆囊
具有储存和浓缩胆汁的功能。
小肠
大部分消化过程在小肠进行，营养素也在这里被吸收入血。
升结肠
结肠的第一部分。
大肠
包括盲肠、阑尾、结肠、直肠和肛管 5 部分。小肠不能消化的食物残渣呈水样，进入大肠后水分多被吸收，形成粪便。
阑尾
大肠一部分，开口于盲肠，可能参与免疫反应。一些能帮助消化的细菌储存在这里，以防肠道需要补充。
直肠
消化管下段的肌性管腔，可以容纳和排出粪便。
肛门
粪便经此消化管末端开口排出。
乙状结肠
结肠的最后一部分。
胃
胃壁肌层舒缩，将食物磨碎。酸性的胃液中含消化酶，将食物分解。食团经胃被消化成乳状的食糜。
胰
分泌消化酶，帮助消化食物。

消化时间表

你可能 5 分钟就能吃完饭，但食物需要花费 24 小时甚至更多的时间才能走完长约 7 米的消化管。

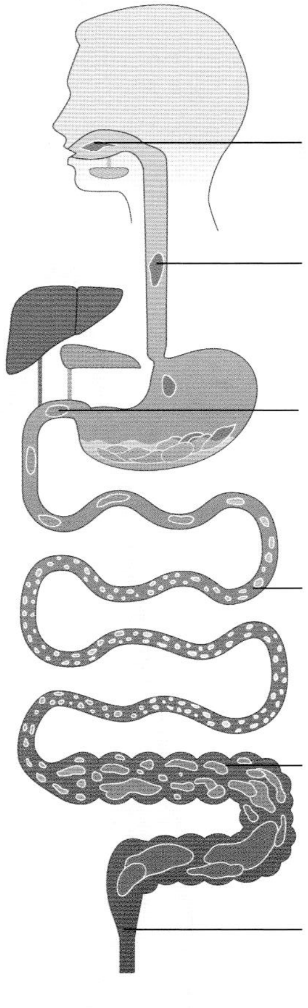
用餐时间
牙齿把食物碾碎，唾液将食物软化。
8 秒
吞下的食物到达胃，在胃里被搅拌成食糜。
4 小时
部分消化的食糜从胃进到小肠，被进一步分解。
7 小时
已消化的食物从小肠挤过，营养素被吸收入血。
9 小时
消化不了的废物进入大肠，多余的水分被吸收。
24~72 小时
未被吸收的废物最终以粪便的形式排出体外。

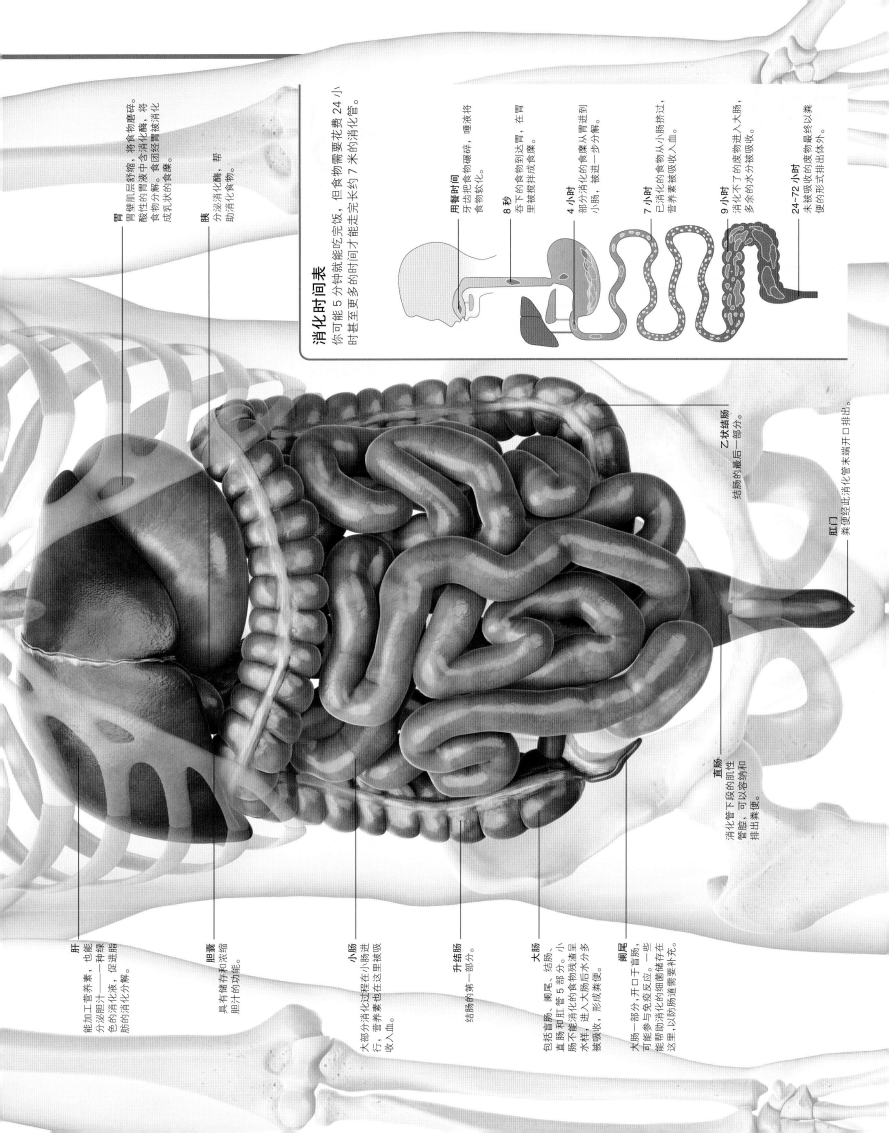

泌尿系统

血液既要将营养素送到全身，又要收集来自细胞的代谢废物，把它们送到两个辛勤劳作的器官——肾。在这里，废物和多余的水被滤出，形成尿液，然后排出体外。

血容量不足时，泌尿系统能重吸收更多的水；血容量过多时，泌尿系统能生成更多的尿液。这样，泌尿系统就能维持血容量和血压的稳定。此外，泌尿系统也能维持体内矿物质和盐的平衡。

你每天排出的尿量多至2升，大约可以装满4个矿泉水瓶。

尿液的生成和排出

泌尿系统由两个肾、两条输尿管、一个膀胱和一条尿道组成。肾把血液中的废物加工成尿液，尿液通过输尿管流入膀胱。膀胱充盈后，压力感受器向脑发出信号。人并不是天生就能控制尿意的，幼儿在两岁左右才开始学会控制排尿。

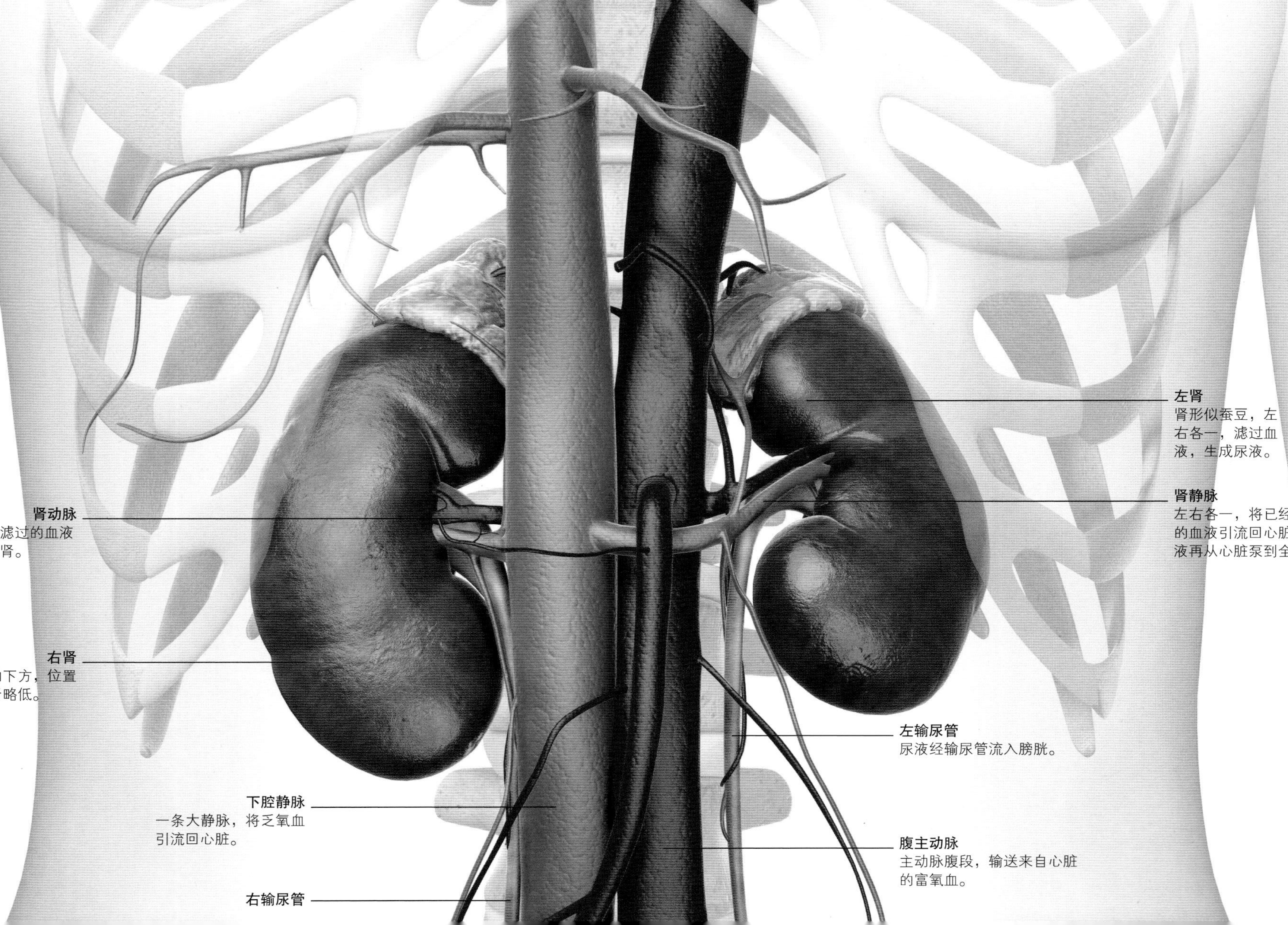

左肾
肾形似蚕豆，左右各一，滤过血液，生成尿液。
肾静脉
左右各一，将已经滤过的血液引流回心脏，血液再从心脏泵到全身。
肾动脉
将未经滤过的血液输送到肾。
右肾
在肝的下方，位置比左肾略低。
左输尿管
尿液经输尿管流入膀胱。
下腔静脉
一条大静脉，将乏氧血引流回心脏。
腹主动脉
主动脉腹段，输送来自心脏的富氧血。
右输尿管

膀胱的基本知识

肾不断生成和释出的尿液，由肌的收缩波推向膀胱。膀胱充盈后，其感受器受到刺激，向脑发出信号。于是，人就有了尿意。排尿过程中，尿道括约肌舒张，膀胱壁肌肉收缩，将尿液通过尿道排出体外。

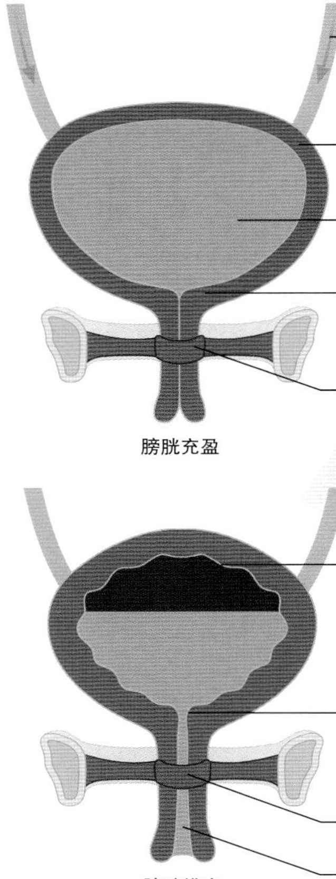

肾中尿液经由输尿管不断地排出
膀胱壁
储存的尿液
内肌环收缩，使尿液保留在膀胱内
外肌环收缩，使尿液保留在膀胱内
膀胱充盈
膀胱壁肌肉收缩
内肌环松弛
外肌环松弛
尿液通过尿道排出体外
膀胱排空

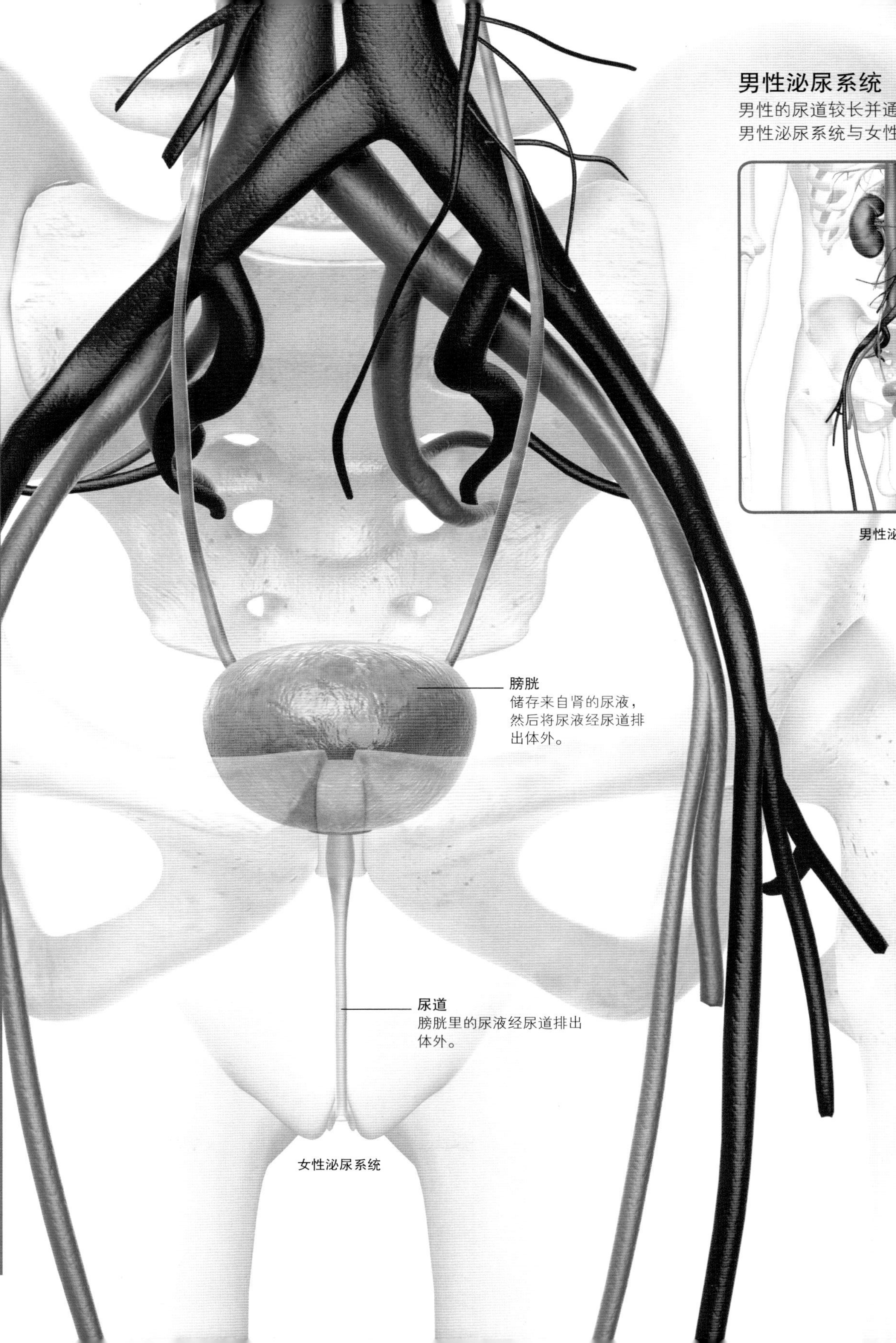

膀胱
储存来自肾的尿液，然后将尿液经尿道排出体外。
尿道
膀胱里的尿液经尿道排出体外。

女性泌尿系统

男性泌尿系统

男性的尿道较长并通过阴茎。除此之外，男性泌尿系统与女性泌尿系统并无差异。

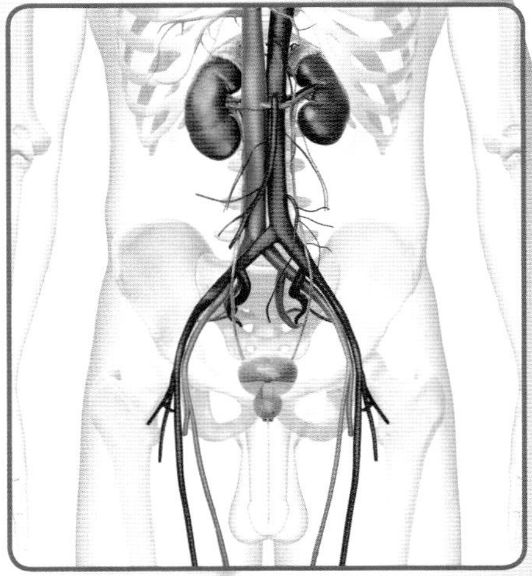

男性泌尿系统

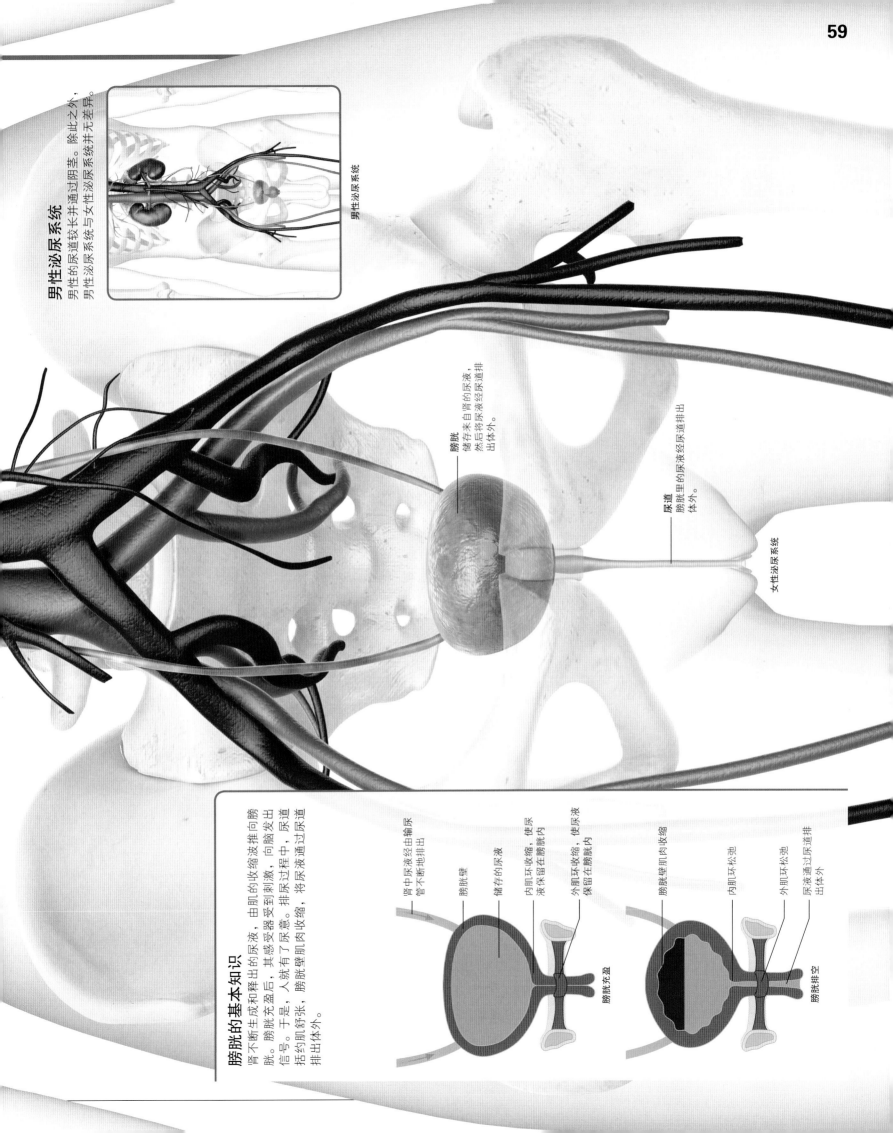

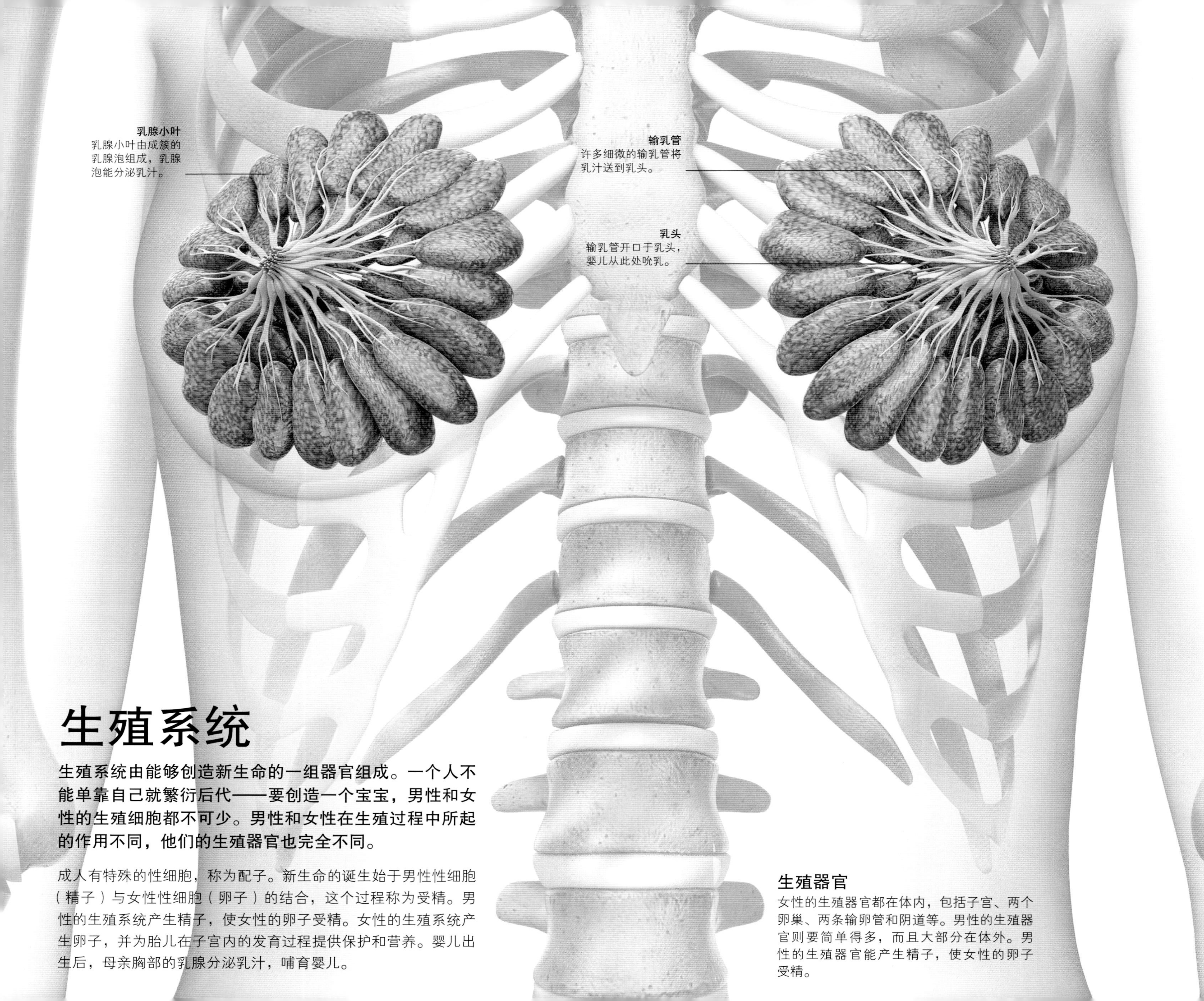
乳腺小叶
乳腺小叶由成簇的乳腺泡组成，乳腺泡能分泌乳汁。
输乳管
许多细微的输乳管将乳汁送到乳头。
乳头
输乳管开口于乳头，婴儿从此处吮乳。

生殖系统

生殖系统由能够创造新生命的一组器官组成。一个人不能单靠自己就繁衍后代——要创造一个宝宝，男性和女性的生殖细胞都不可少。男性和女性在生殖过程中所起的作用不同，他们的生殖器官也完全不同。

成人有特殊的性细胞，称为配子。新生命的诞生始于男性性细胞（精子）与女性性细胞（卵子）的结合，这个过程称为受精。男性的生殖系统产生精子，使女性的卵子受精。女性的生殖系统产生卵子，并为胎儿在子宫内的发育过程提供保护和营养。婴儿出生后，母亲胸部的乳腺分泌乳汁，哺育婴儿。

生殖器官

女性的生殖器官都在体内，包括子宫、两个卵巢、两条输卵管和阴道等。男性的生殖器官则要简单得多，而且大部分在体外。男性的生殖器官能产生精子，使女性的卵子受精。

全世界每天要诞生大约

35.3万个宝宝。

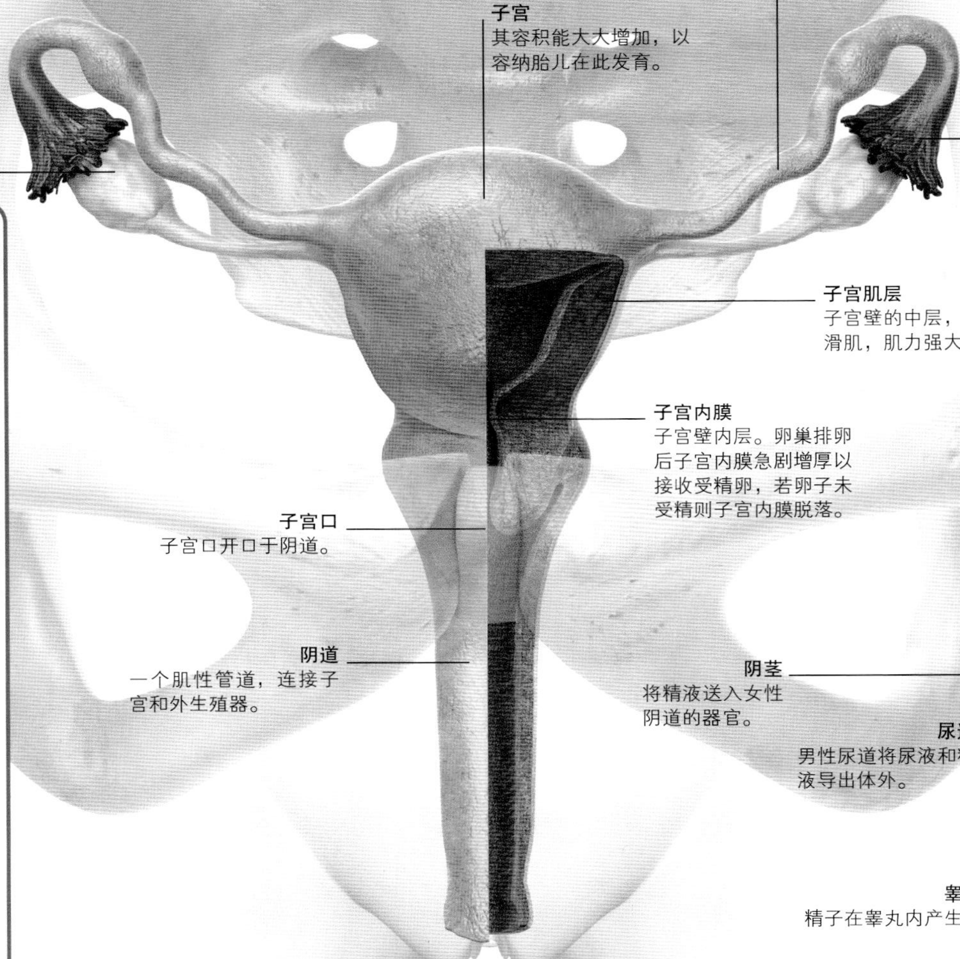
输卵管
将卵巢连接到子宫体，卵子就在输卵管内受精。
子宫
其容积能大大增加，以容纳胎儿在此发育。
卵巢
左右各一，卵子在这里产生和排出。
输卵管伞
输卵管最外侧羽毛状的许多细长突起。它在卵巢表面扫拂，将卵子扫到输卵管里去。
子宫肌层
子宫壁的中层，是平滑肌，肌力强大。
子宫内膜
子宫壁内层。卵巢排卵后子宫内膜急剧增厚以接收受精卵，若卵子未受精则子宫内膜脱落。
子宫口
子宫口开口于阴道。
阴道
一个肌性管道，连接子宫和外生殖器。

女性生殖系统

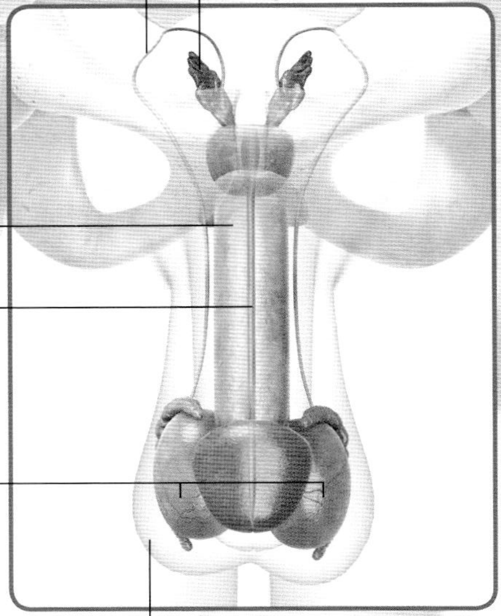
输精管
一对肌性的细管道，将精子从附睾输送到尿道。
精囊
分泌黏稠液体，该液体与精子混合成精液。
阴茎
将精液送入女性阴道的器官。
尿道
男性尿道将尿液和精液导出体外。
睾丸
精子在睾丸内产生。
阴囊
皮肤囊袋，可以保护睾丸、附睾、输精管等。

男性生殖系统

生命周期

如果没有生育，人类就会灭绝。在生命周期的每一个阶段，人体的结构和生理都要发生许多变化。生命周期始于女性子宫里的一枚卵子与男性精子的结合，于是一个胚胎产生了。大约9个月后，胎儿发育成熟，从母体娩出。婴儿先成长为儿童，又经历了青春期的变化，成为一个成人。在这个阶段，身体发育得足够成熟，有了生儿育女的能力。成人的身体会日渐衰老，最终走向死亡，而他们的后代会经历着下一个生命周期。

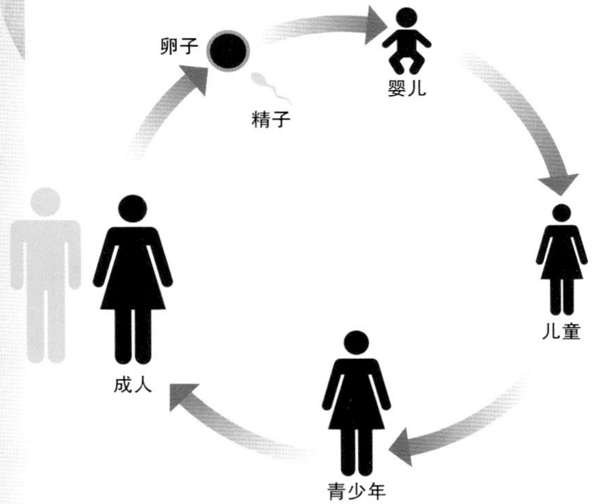
卵子
精子
婴儿
儿童
青少年
成人

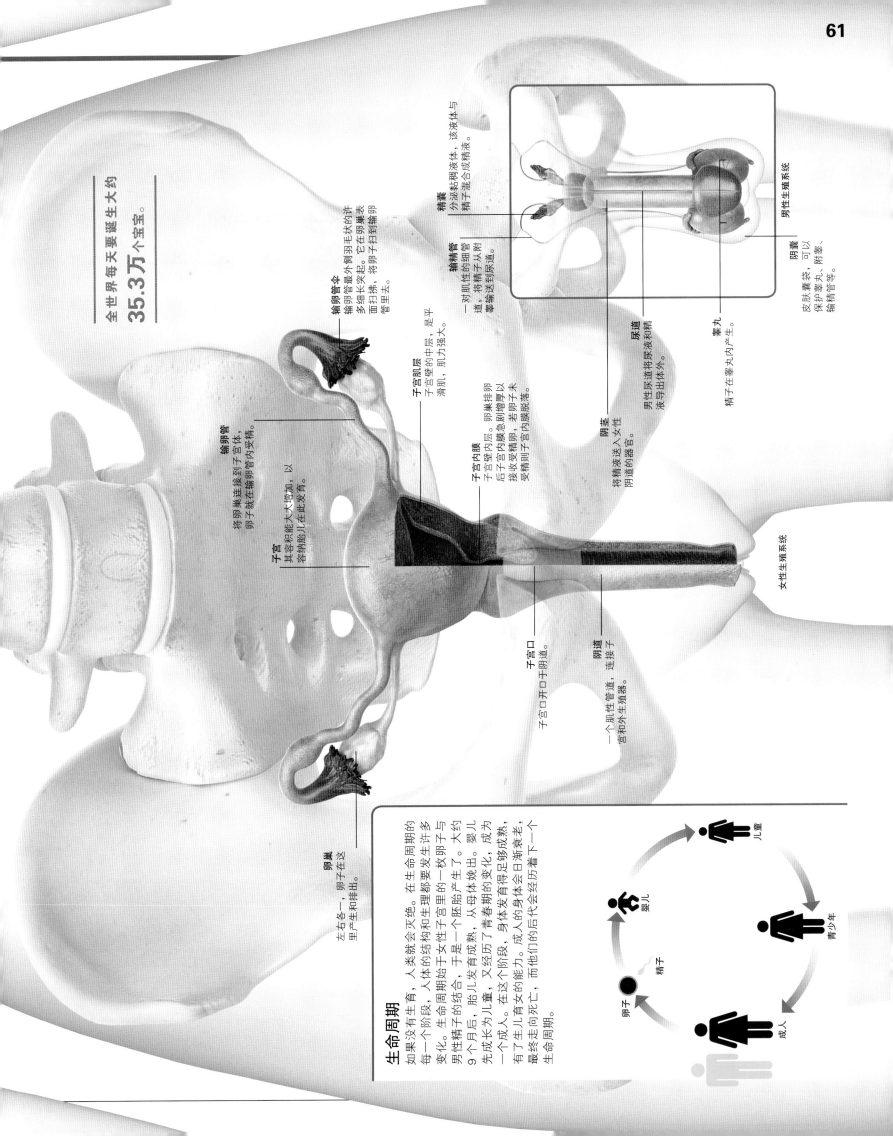

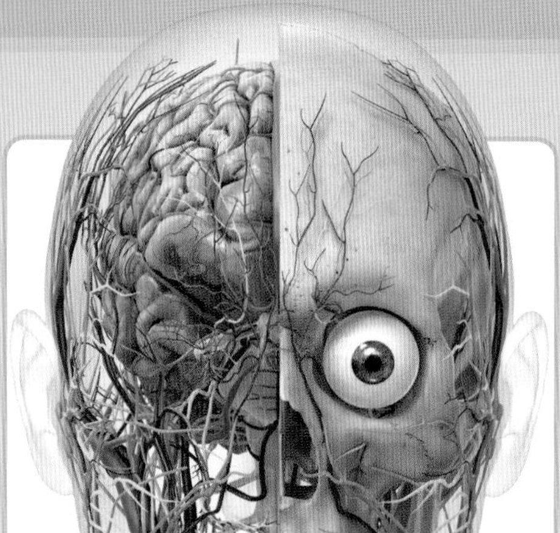
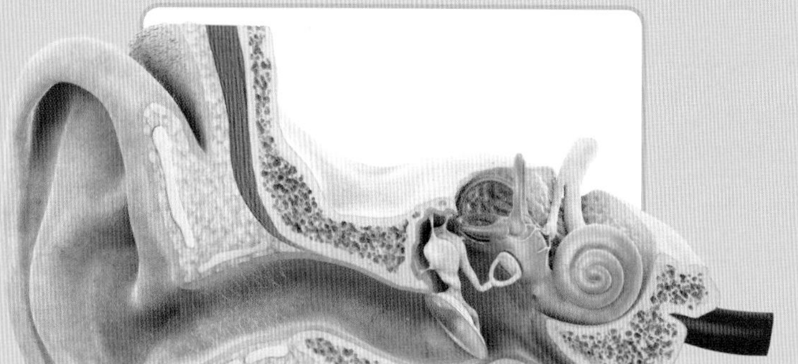
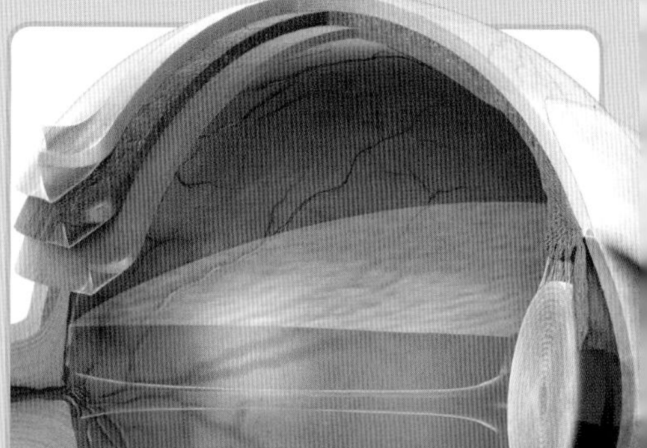

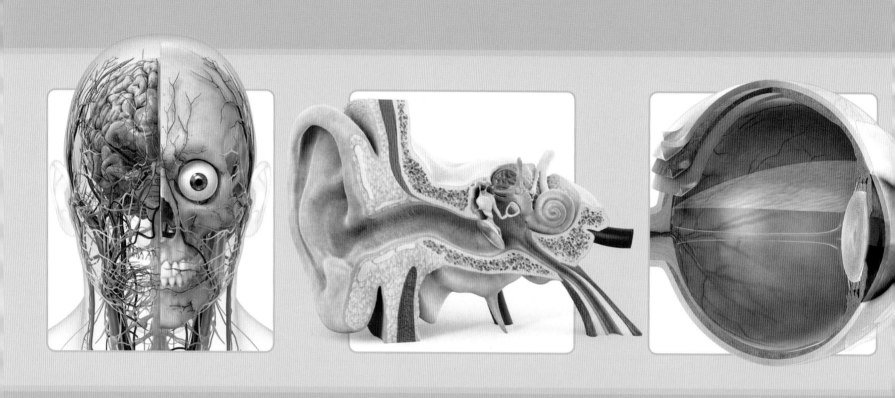

头和颈

身体的控制中心在脑。脑进行思维加工，并解读来自我们周围环境的信息。颅骨保护着脑和重要的感觉器官。颈支撑着头部，是脑和身体之间的一条信息高速公路。

24 大约24个月大的时候，婴儿颅骨缝隙闭合，骨骼融合。

头颅

头颅是一个防护罩，保护着娇贵的脑和主要的感觉器官（如眼睛）。头颅由多块形状、大小不同的扁骨和不规则骨组成，这些骨之间连接得极为牢固，就如拼图一样。

头颅的顶部就好比是一个防撞头盔，将脑罩在其中。它下部的颅骨起支持作用，塑造人的脸型，或作为表情肌的附着点。各块颅骨都很坚固，但也很轻。因此，人的颈部完全可以支撑头的重量。

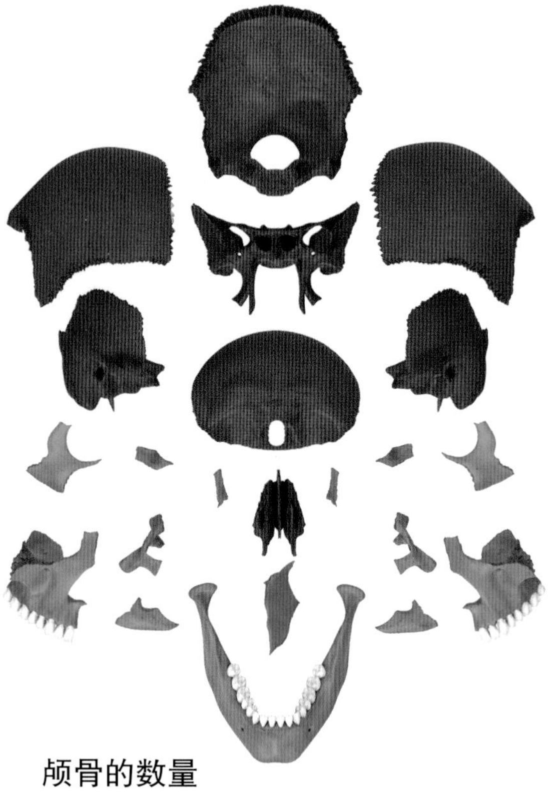

颅骨的数量

成人的头颅有 23 块颅骨。脑颅骨 8 块（图中呈粉红色），包绕着脑。另有 15 块面颅骨（图中呈蓝色，其中舌骨没有显示）构成面部。

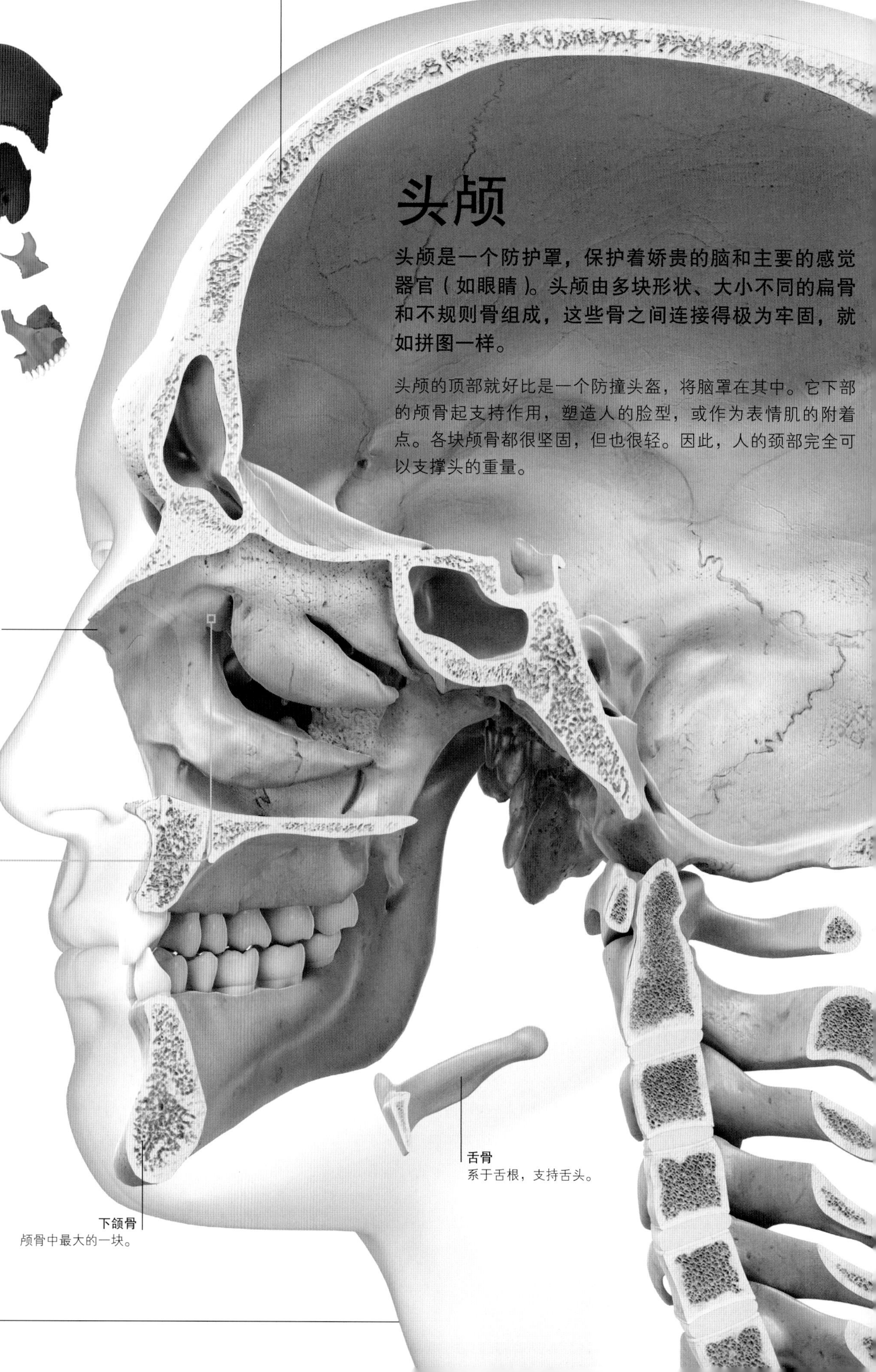
脑颅骨
这是颅骨的圆顶部分。
鼻骨
构成鼻梁。
额窦
位于眉弓深部，人出生后形成，青少年时发育完全。
舌骨
系于舌根，支持舌头。
下颌骨
颅骨中最大的一块。

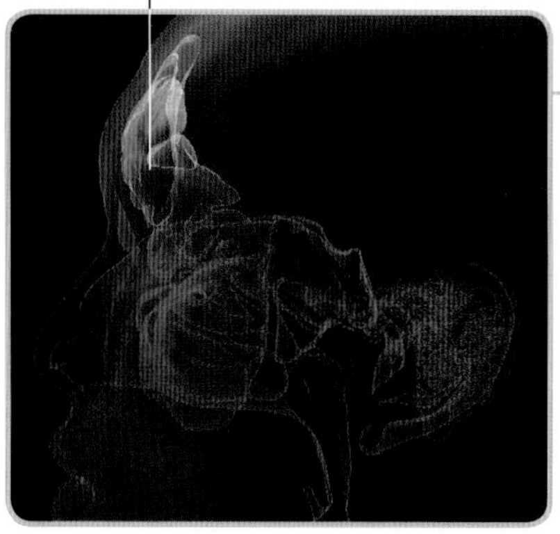

鼻旁窦

鼻腔周围多个含气的骨腔，以小开口通向鼻腔。鼻旁窦的存在使头颅的重量减轻。鼻旁窦又有共鸣箱的作用，当你说话时它能改变你的声调。

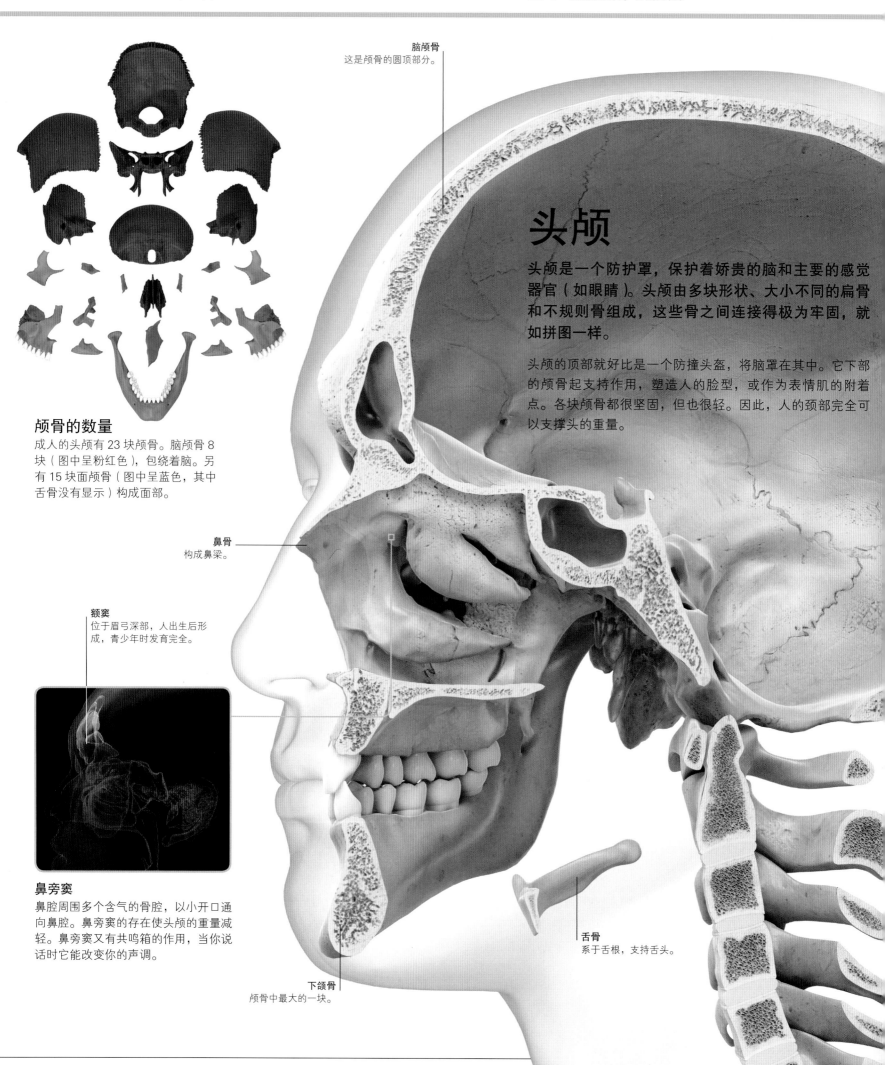

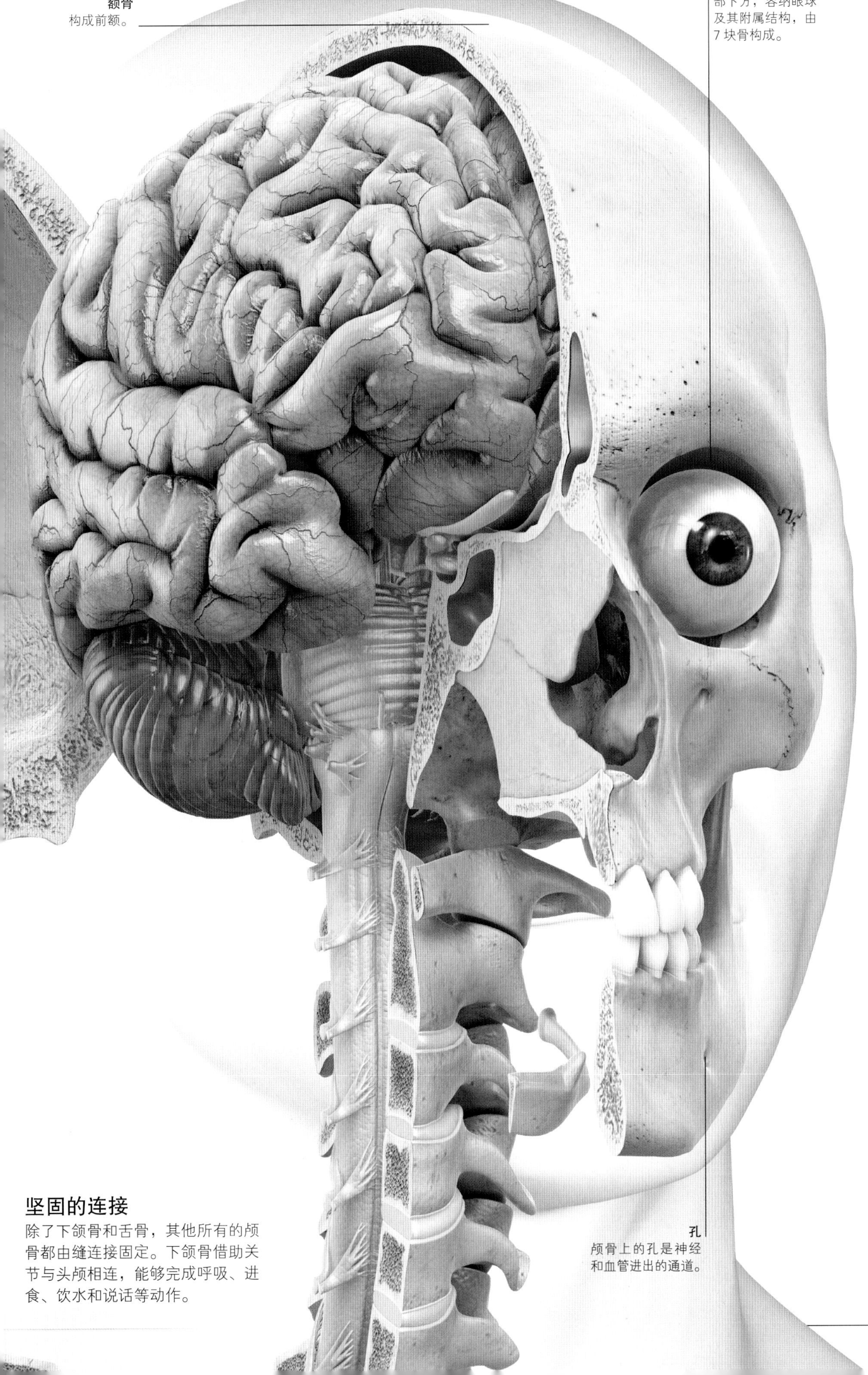
额骨
构成前额。
眶
又称眶腔，位于额部下方，容纳眼球及其附属结构，由7块骨构成。
孔
颅骨上的孔是神经和血管进出的通道。

柔软的颅骨

与身体相比，婴儿的头部相对较大，但他们的头颅足够柔韧，娩出时能从产道挤过。婴儿的颅骨接合不紧密，颅骨之间形成的骨间隙称为颅囟，填充着柔软的结缔组织。颅囟的存在，使脑能快速发育——婴儿出生后一年脑的大小是出生时的两倍。

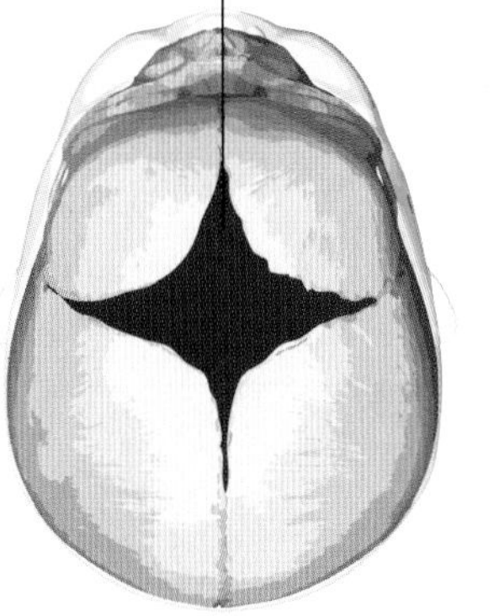
颅囟
颅囟的存在使婴儿在娩出时头颅的形状能够改变。

两个月大婴儿的头颅

枕骨大孔

位于颅底，连通颅腔与椎管。

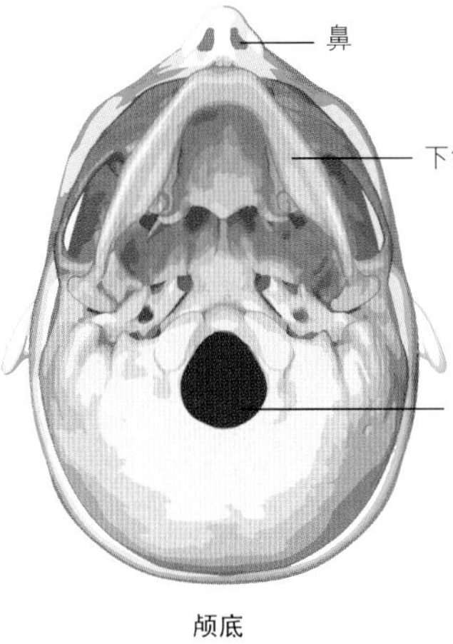
鼻
下颌骨
枕骨大孔

颅底

鼻 和 耳

并非靠骨来支撑其轮廓，而是由**坚固而柔韧的软骨撑起**

坚固的连接

除了下颌骨和舌骨，其他所有的颅骨都由缝连接固定。下颌骨借助关节与头颅相连，能够完成呼吸、进食、饮水和说话等动作。

面肌

面部的骨骼被层层面肌覆盖。面肌收缩，我们就能眨眼、说话、吃东西，以及做出一系列面部表情。

通常，面肌的一端附着在皮肤上而不是骨上，这个特点在全身的肌中是独一无二的。面肌轻轻地收缩一下，就能牵动脸上的皮肤，做出各种表情。做出并且理解诸多不同表情，能帮助人们更好地交流。

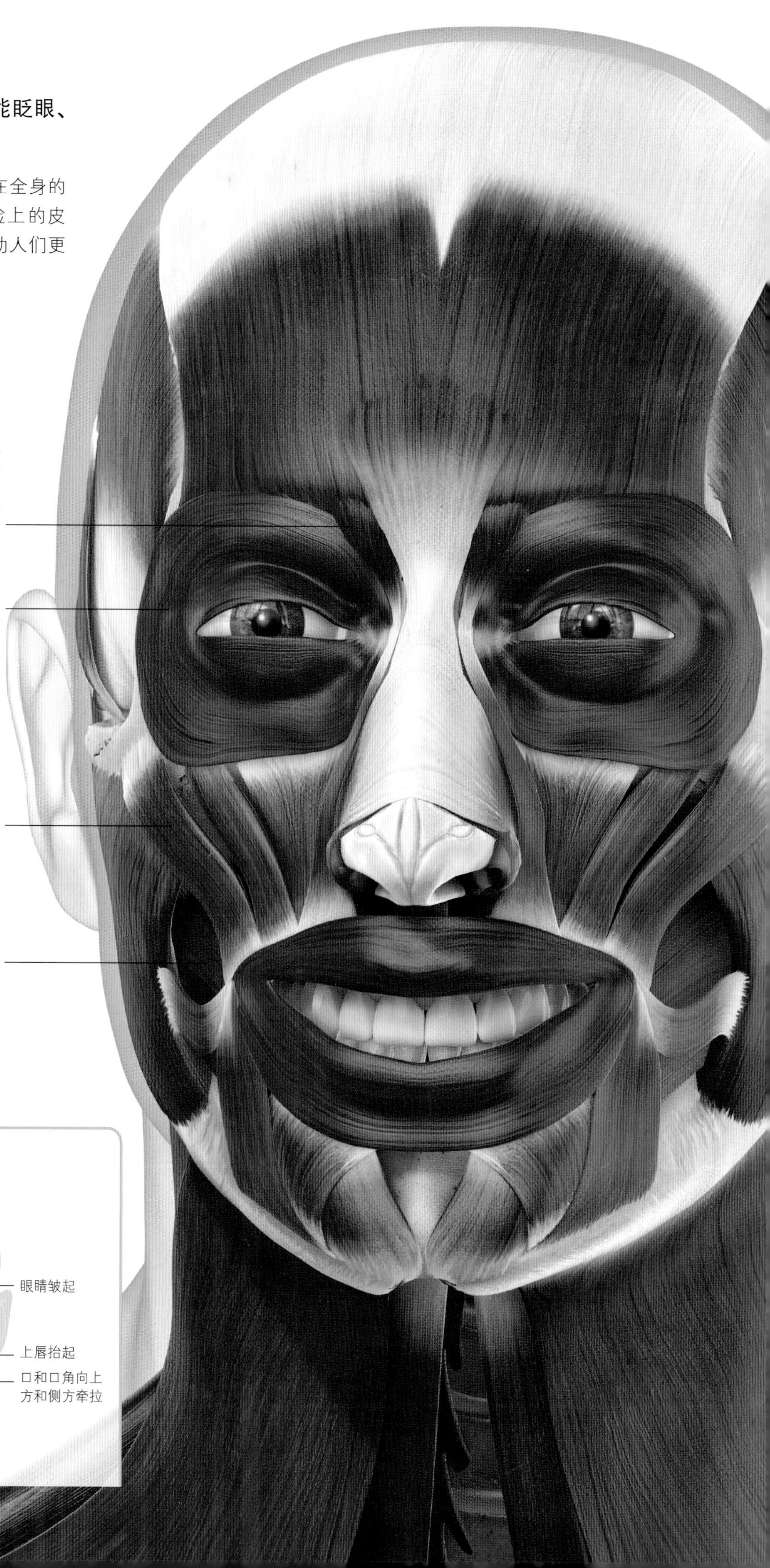
皱眉肌
一块小而窄的肌，收缩时将眉毛拉向对侧和下方，在额头处形成垂直的皱纹。
眼轮匝肌
环绕眼眶的环肌，收缩时使眼睑闭合。
颧肌
能将口角向上提起，从而呈现微笑的表情。
颊肌
牵引口角向后，咀嚼时使食物保留在口内，并使颊部更贴近牙齿。

塑造面容

人面部轮廓的形成，主要依靠面部的骨骼和肌。法医根据一个头颅，就能通过黏土建模或利用计算机软件程序重建死者的面部，重现其生前的容貌。

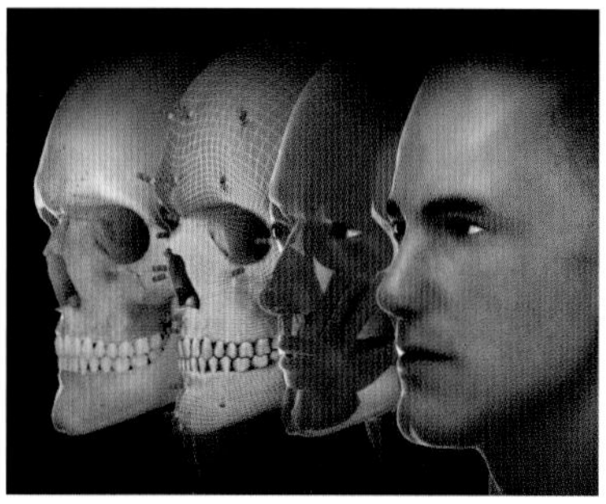

新的面孔

建模师知道人面部的肌是如何附着在颅骨上的，利用这种知识就能重塑死者生前的容貌。上图右侧的人脸模型，就是以左侧的颅骨为基础一层层地添加组织建成的。

牵拉皮肤做出表情

面肌收缩时牵拉了面部的皮肤，改变了眼睛、眉毛、口唇的位置，从而给人一个笑脸或苦相。这些表情很难作假，因为我们是不自主地做出这些表情的。

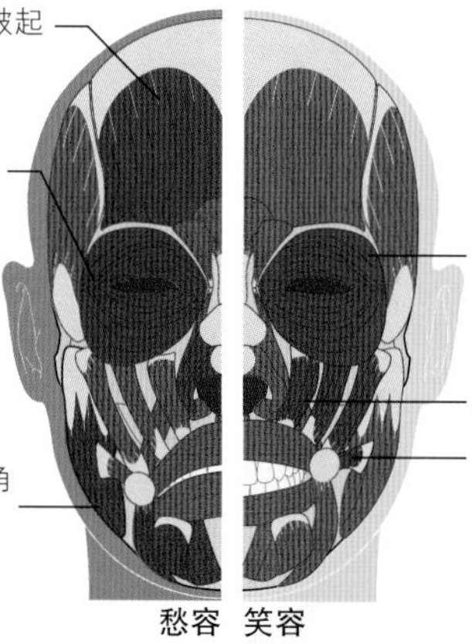
眉头皱起
眼睛眯起
眼睛皱起
上唇抬起
口和口角向上方和侧方牵拉
口和口角向下拉
愁容
笑容

■ 肌收缩

■ 肌松弛

分层的面肌

面肌都很薄，分两层。浅层的面肌就在皮下，其下面是一层深肌。在面部的某些部位，这两层肌由致密的纤维连接。

只有约20%的人能用他们的耳肌扭动耳朵。

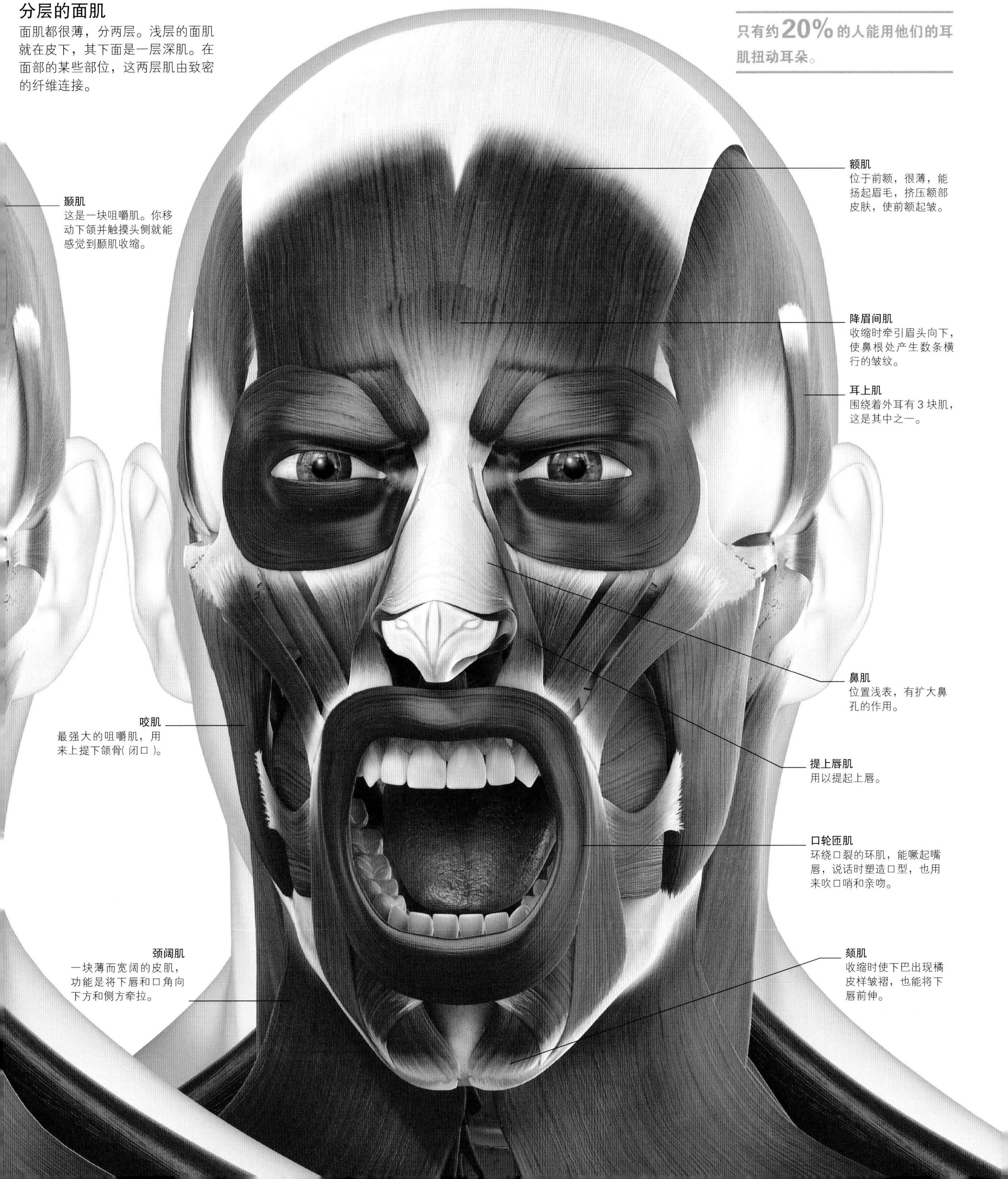
颞肌
这是一块咀嚼肌。你移动下颌并触摸头侧就能感觉到颞肌收缩。
额肌
位于前额，很薄，能扬起眉毛，挤压额部皮肤，使前额起皱。
降眉间肌
收缩时牵引眉头向下，使鼻根处产生数条横行的皱纹。
耳上肌
围绕着外耳有3块肌，这是其中之一。
鼻肌
位置浅表，有扩大鼻孔的作用。
咬肌
最强大的咀嚼肌，用来上提下颌骨（闭口）。
提上唇肌
用以提起上唇。
口轮匝肌
环绕口裂的环肌，能噘起嘴唇，说话时塑造口型，也用来吹口哨和亲吻。
颈阔肌
一块薄而宽阔的皮肌，功能是将下唇和口角向下方和侧方牵拉。
颏肌
收缩时使下巴出现橘皮样皱褶，也能将下唇前伸。

20% 全身氧气供应的20% 被脑所用。

头颅的内部结构

我们身体的一些最重要的，也是最娇贵的器官在头颈区域。脑是身体运作中心，处于头颅这个骨性保护罩之中。头部还包容着眼睛、耳朵、口和鼻——这些都是我们主要的感觉器官。

一个复杂的血管网络和神经网络为这个区域服务。血液给位于这个区域的肌、神经和器官提供所需的能量。神经在脑与位于头部的感觉器官之间传递信息，这样我们便有了视觉、听觉、嗅觉和味觉。

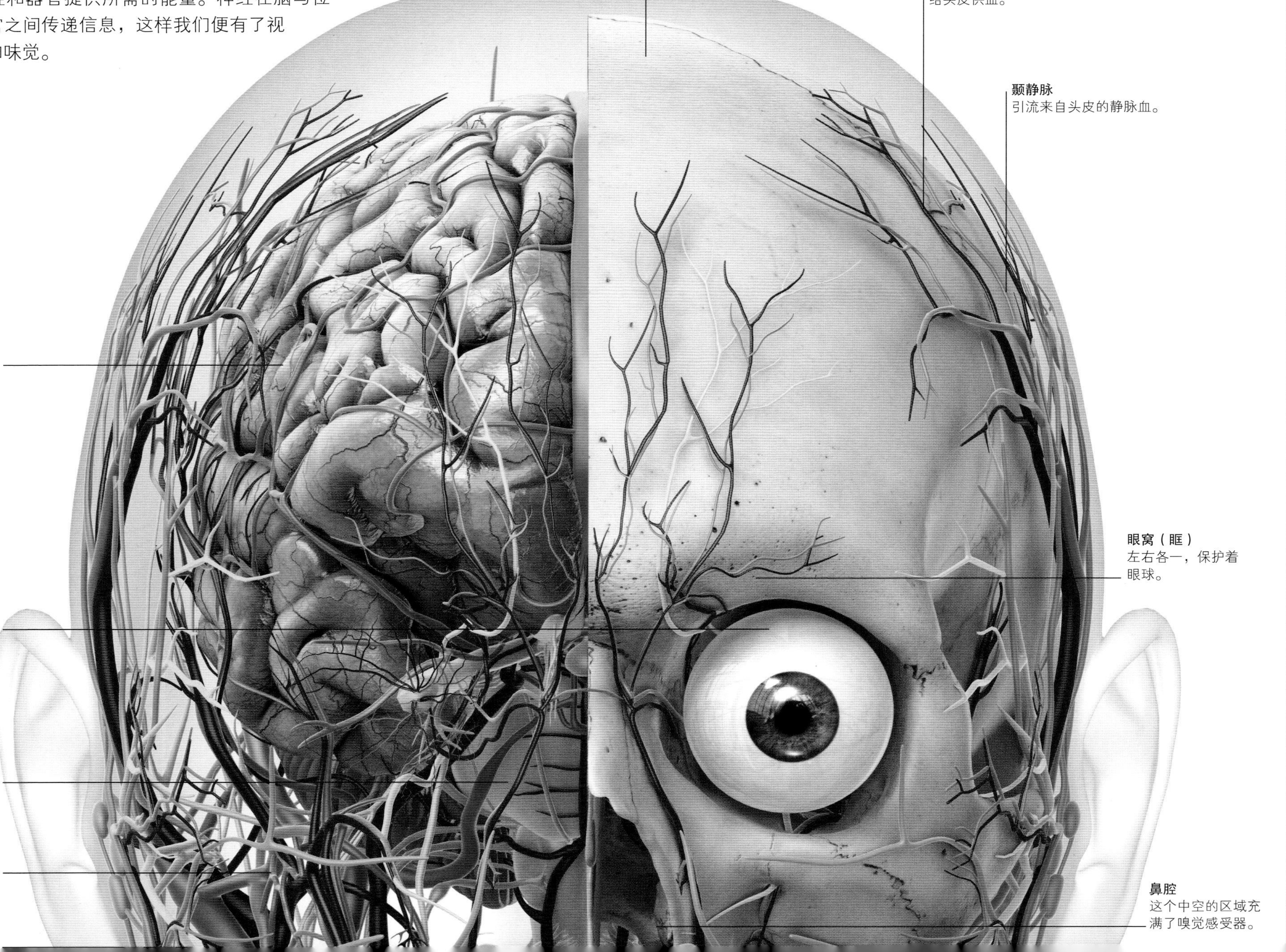
头和颈
本图显示了头和颈，皮肤和肌已经除去。一侧的颅骨仍在原位，而另一侧的颅骨已移除以暴露脑部。脊髓穿过颈部，为脑和身体其他部位之间提供了一个交流通道。
额骨
颅前上部的一块扁骨，也参与构成眶上壁。
颞动脉
给头皮供血。
颞静脉
引流来自头皮的静脉血。
大脑
控制着动作、思维、情绪和记忆。
眼球
能感受光线，并将信号送入脑部，从而使我们能看到世界。
眼窝（眶）
左右各一，保护着眼球。
脑干
控制着呼吸等自主功能。
面静脉
引流来自面部的静脉血。
颊神经
将来自颊部的感觉传送到脑。
鼻腔
这个中空的区域充满了嗅觉感受器。

脑内的血管长约 **645** 千米。

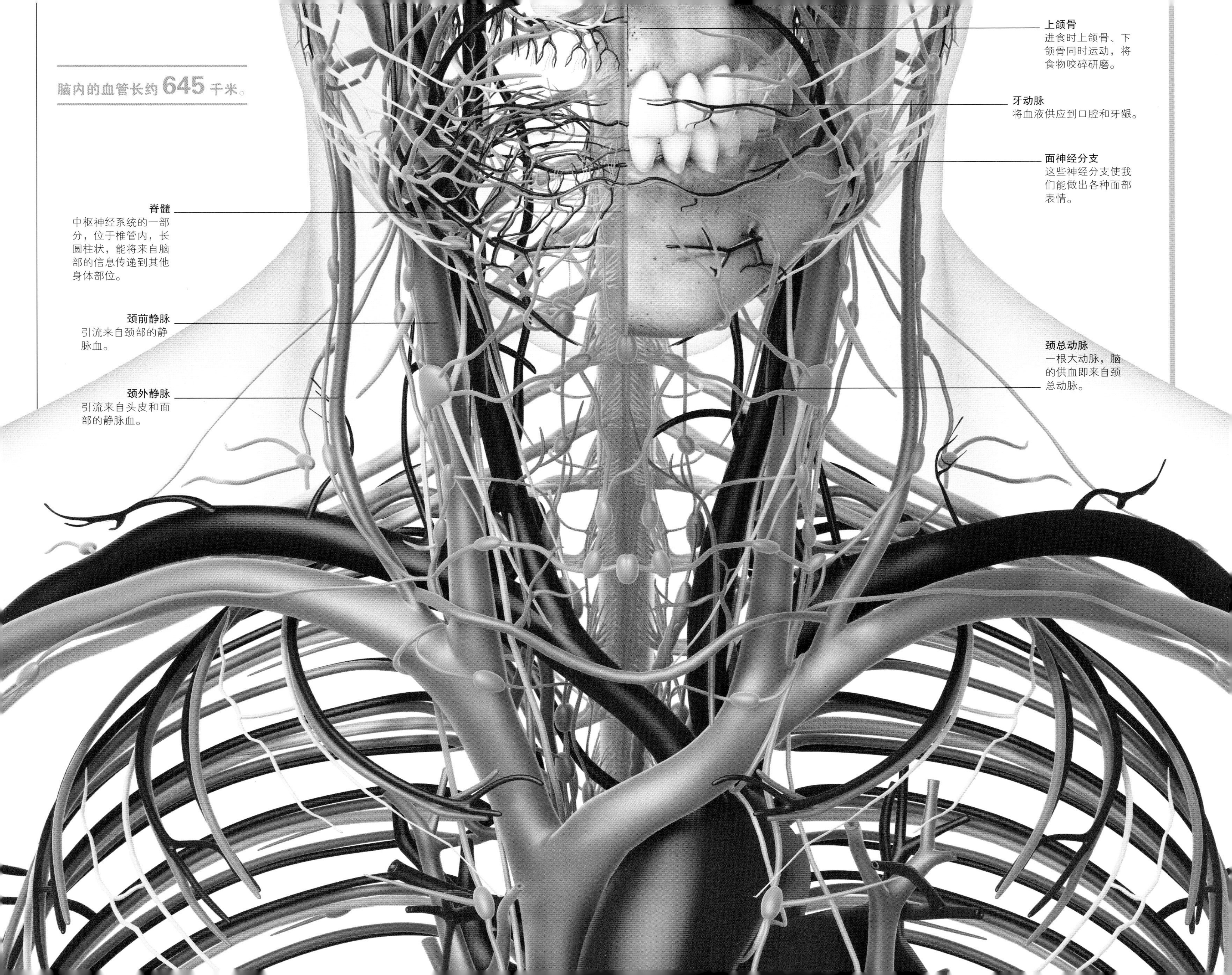

脊髓
中枢神经系统的一部分，位于椎管内，长圆柱状，能将来自脑部的信息传递到其他身体部位。
颈前静脉
引流来自颈部的静脉血。
颈外静脉
引流来自头皮和面部的静脉血。
上颌骨
进食时上颌骨、下颌骨同时运动，将食物咬碎研磨。
牙动脉
将血液供应到口腔和牙龈。
面神经分支
这些神经分支使我们能做出各种面部表情。
颈总动脉
一根大动脉，脑的供血即来自颈总动脉。

1.35 成人脑的**平均重量**为 1.35 千克。

人脑中约有 860 亿个**神经元**。

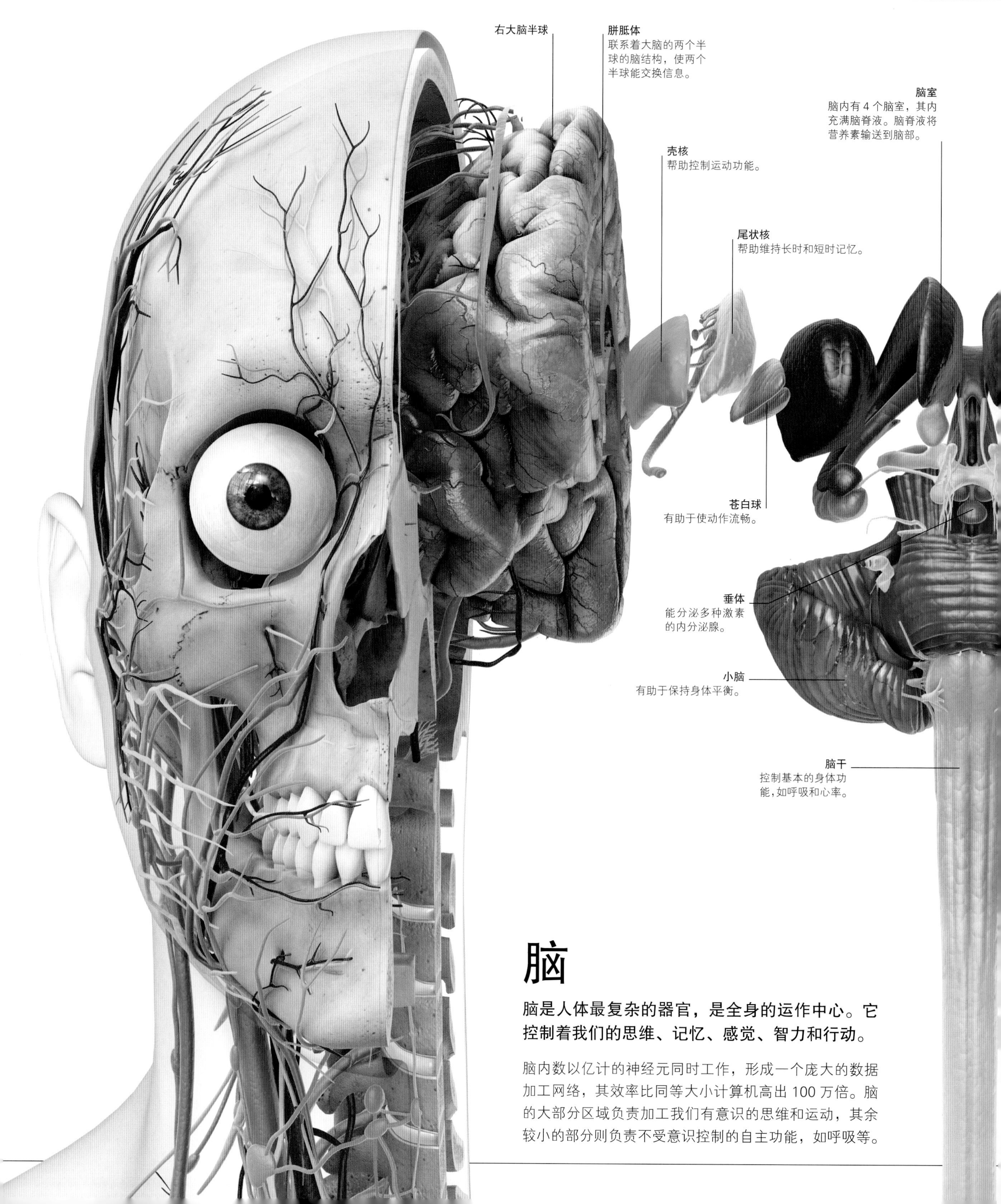
右大脑半球
胼胝体
联系着大脑的两个半球的脑结构，使两个半球能交换信息。
脑室
脑内有 4 个脑室，其内充满脑脊液。脑脊液将营养素输送到脑部。
壳核
帮助控制运动功能。
尾状核
帮助维持长时和短时记忆。
苍白球
有助于使动作流畅。
垂体
能分泌多种激素的内分泌腺。
小脑
有助于保持身体平衡。
脑干
控制基本的身体功能，如呼吸和心率。

脑

脑是人体最复杂的器官，是全身的运作中心。它控制着我们的思维、记忆、感觉、智力和行动。

脑内数以亿计的神经元同时工作，形成一个庞大的数据加工网络，其效率比同等大小计算机高出 100 万倍。脑的大部分区域负责加工我们有意识的思维和运动，其余较小的部分则负责不受意识控制的自主功能，如呼吸等。

1% 婴儿的脑在出生后头3个月中每天生长1%。

95% 9岁时，儿童脑的大小已经是成人的95%。

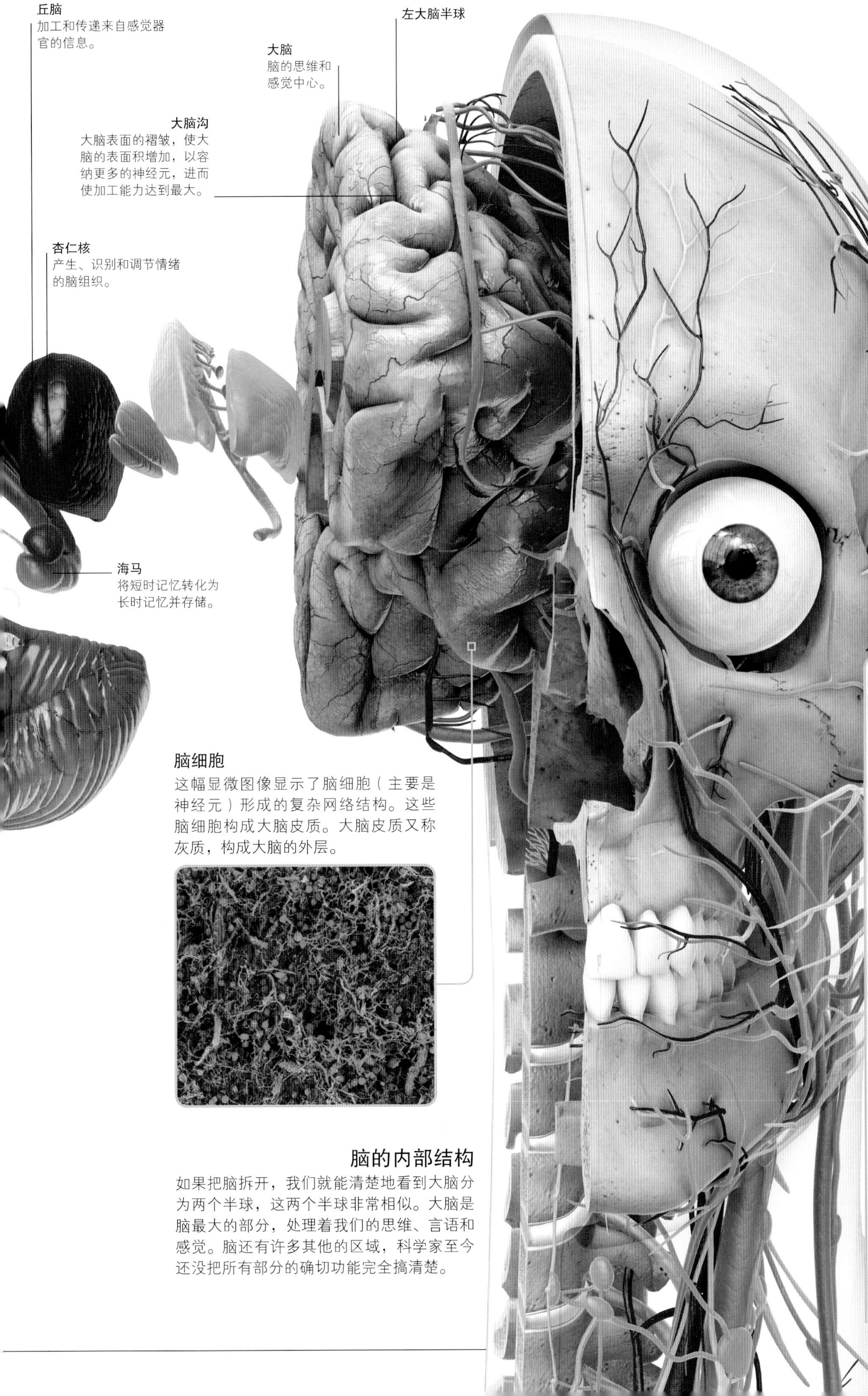
丘脑
加工和传递来自感觉器官的信息。
左大脑半球
大脑
脑的思维和感觉中心。
大脑沟
大脑表面的褶皱，使大脑的表面积增加，以容纳更多的神经元，进而使加工能力达到最大。
杏仁核
产生、识别和调节情绪的脑组织。
海马
将短时记忆转化为长时记忆并存储。

全身能量供应的20%被脑用掉。这个比例比其他任何器官都要高。

脑细胞

这幅显微图像显示了脑细胞（主要是神经元）形成的复杂网络结构。这些脑细胞构成大脑皮质。大脑皮质又称灰质，构成大脑的外层。

脑的内部结构

如果把脑拆开，我们就能清楚地看到大脑分为两个半球，这两个半球非常相似。大脑是脑最大的部分，处理着我们的思维、言语和感觉。脑还有许多其他的区域，科学家至今还没把所有部分的确切功能完全搞清楚。

任务多多的脑

脑不同的区域已经特化，以完成特定的任务，如学习新技巧、说话和储存记忆等。

- **前区**：负责制订计划、塑造人格和解决问题
- **运动区**：控制肌的运动
- **感觉区**：处理来自身体触觉器官的信息
- **视觉区**：接收来自眼睛的信息
- **下侧叶**：负责情绪和记忆
- **言语和听觉区**：控制听、说和词汇理解

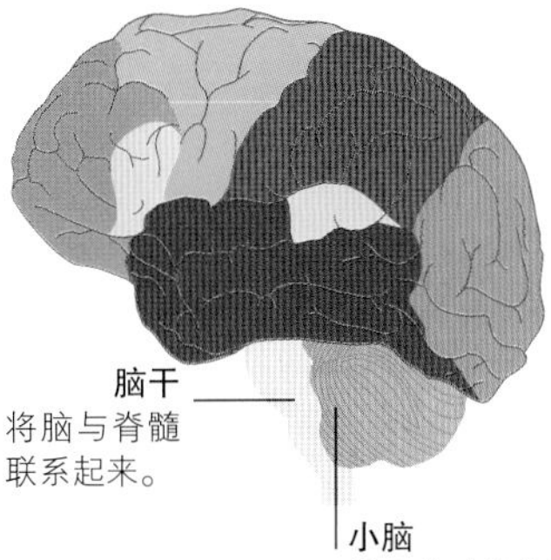
脑干
将脑与脊髓联系起来。
小脑
使身体动作协调。

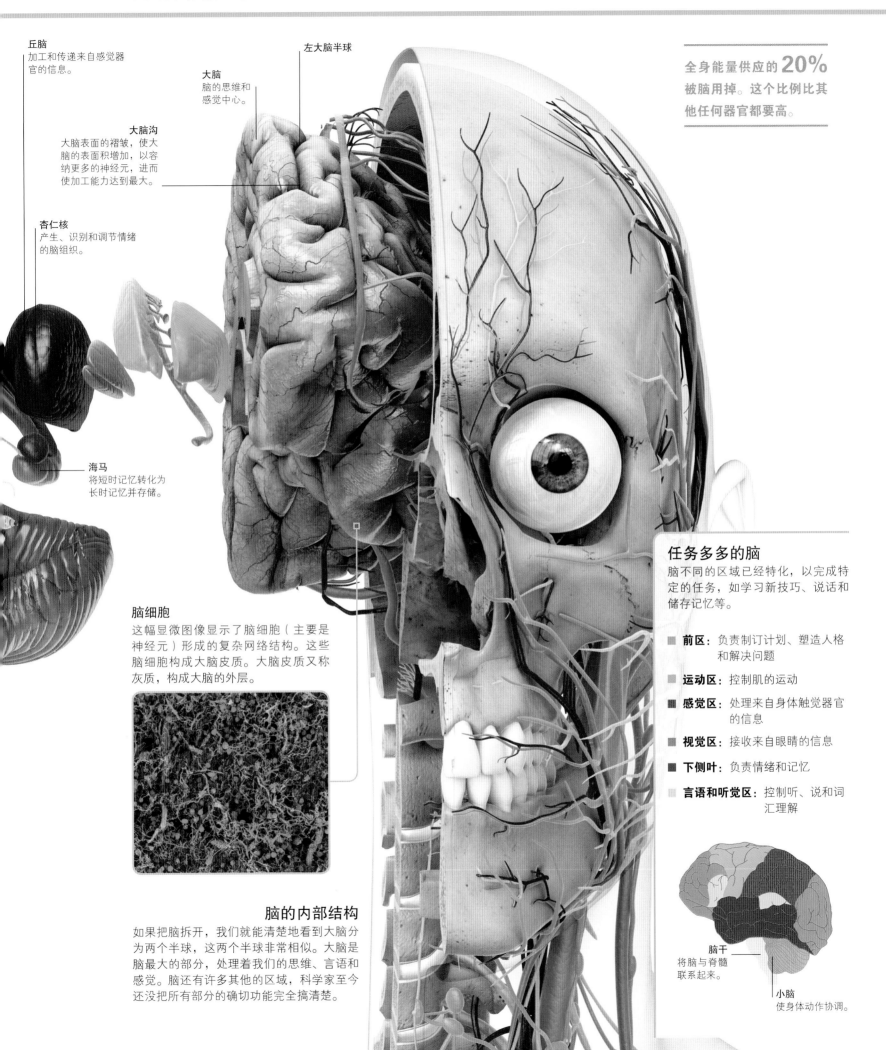

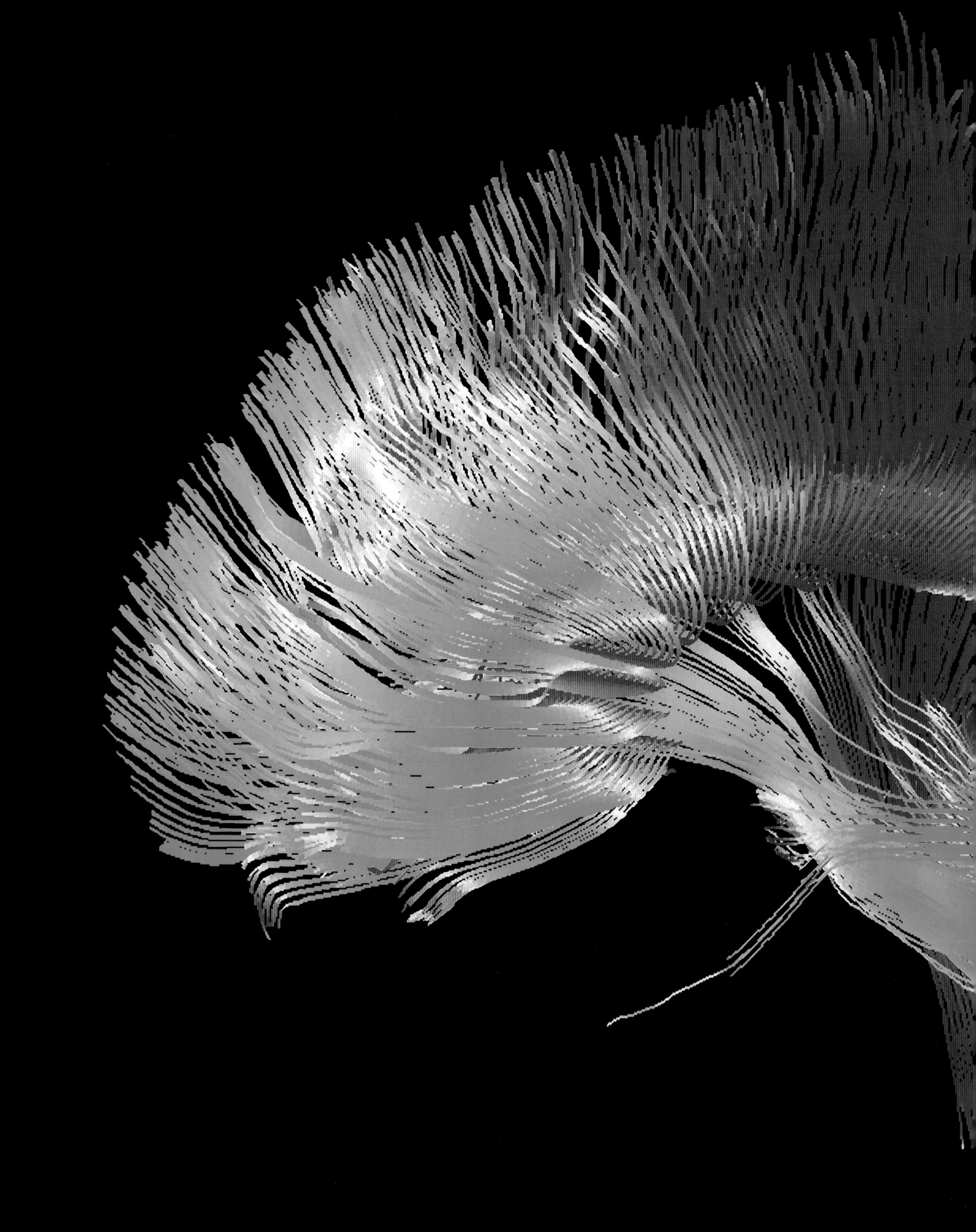

脑通路

这是一幅脑白质的扫描图，显示脑的不同区域间存在着许多神经通路。白质由叫作轴突的神经纤维构成，轴突利用电信号传递信息。

蓝色的神经通路把位于顶部的大脑与位于底部的脑干连接起来。绿色的神经通路连接脑的前部（图中位于左侧）与脑的后部。红色的神经通路则是脑的左侧与脑的右侧之间的神经连接。

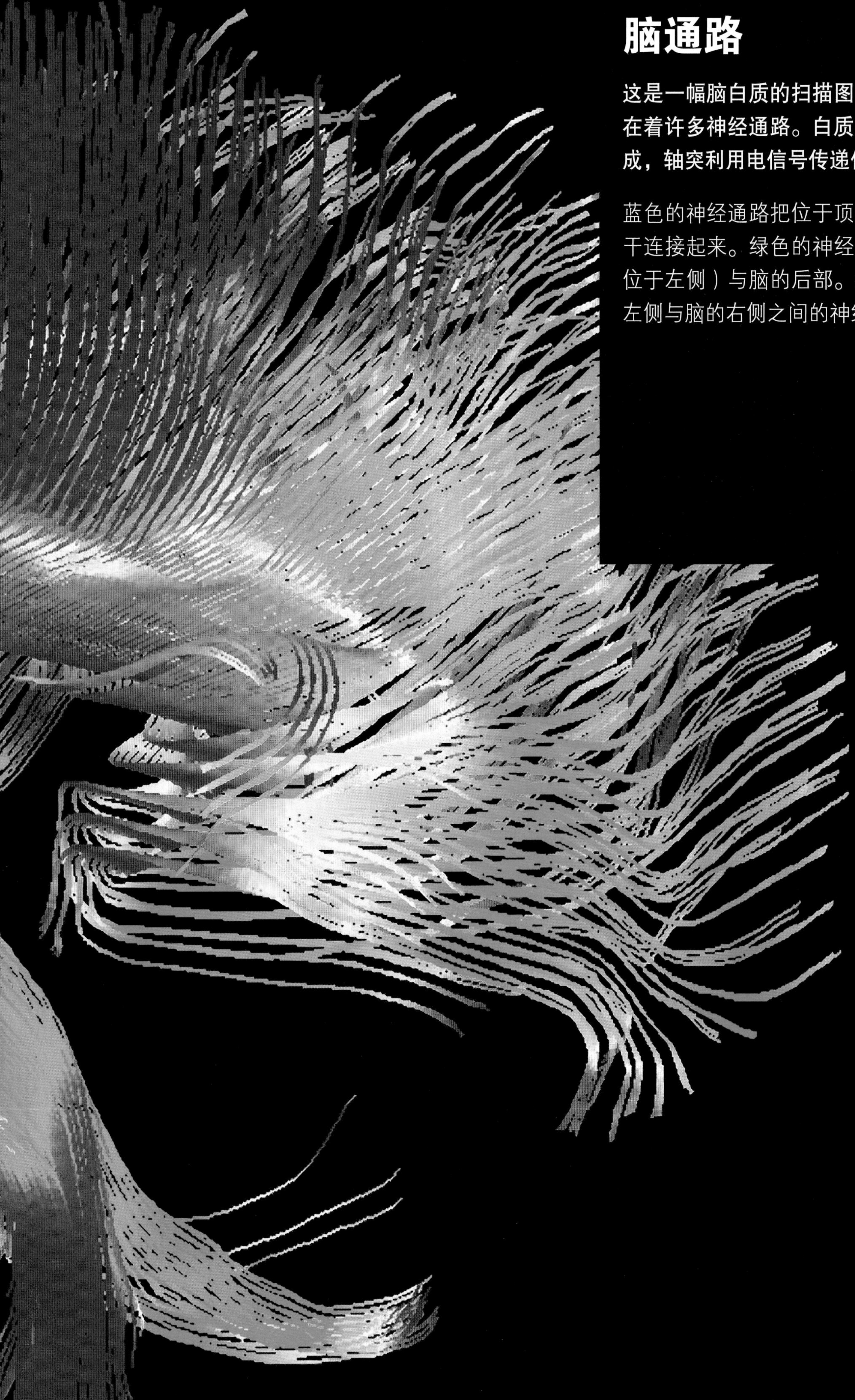

控制中心

人脑的效率比同样大小的计算机高 100 万倍。这个忙碌的控制中心要负责我们的思维、运动和记忆。脑惊人的处理能力需要大量的能量供应。每秒钟有数以亿计的电脉冲沿着神经网络通过。这些网络必须得到维护，也必须有可替代的路线，以确保哪怕出现了什么问题，信号仍能接通。

做出动作

电脉冲沿着名为运动神经元的神经细胞传导，身体运动是在它的刺激下产生的。刺激运动产生的电脉冲始于大脑皮质，沿着运动神经元，向下传导到脊髓，最后到达肌。肌收缩时，身体便做出动作。

无意识的运动

有时，身体必须对感觉信息做出极其迅速的应答，以至于都等不及脑参与进来。这是一种自动的反射，其目的是在遇到危险时保护身体，比如在接触到灼热的东西时立刻将手缩回。

有意识的运动

有时，身体只有在接收到特定的感觉信息后才会移动。例如，网球运动员在球落到球拍前是不会挥拍的。神经把电脉冲从脑传到肌，以确保身体在适当的时刻做出动作。

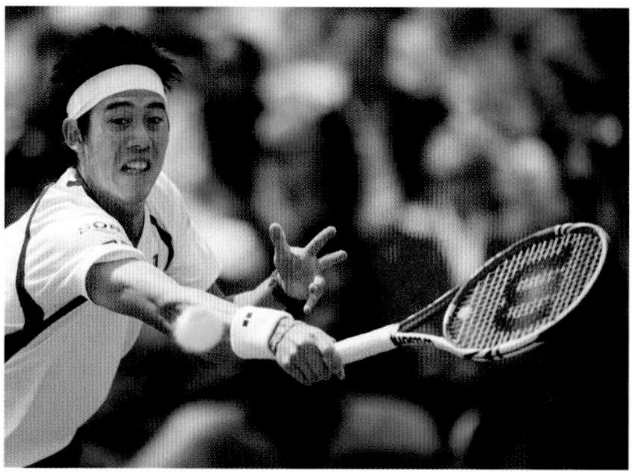

回击球
对方把球打过来时，一个信号会发送到大脑，以预测球将落在哪里，并使身体移动到位。

左侧还是右侧？

大脑分为左、右两个半球。它们通过一束宽厚的神经纤维（称为胼胝体）相互连接、交流。右半球控制左侧的身体，而左半球控制右侧的身体。

脑的分工

左半球倾向于控制言语、书写技能和逻辑思维。创意和情感冲动则往往源自右半球。但是，两侧脑的合作方式很复杂，尚未完全探明。

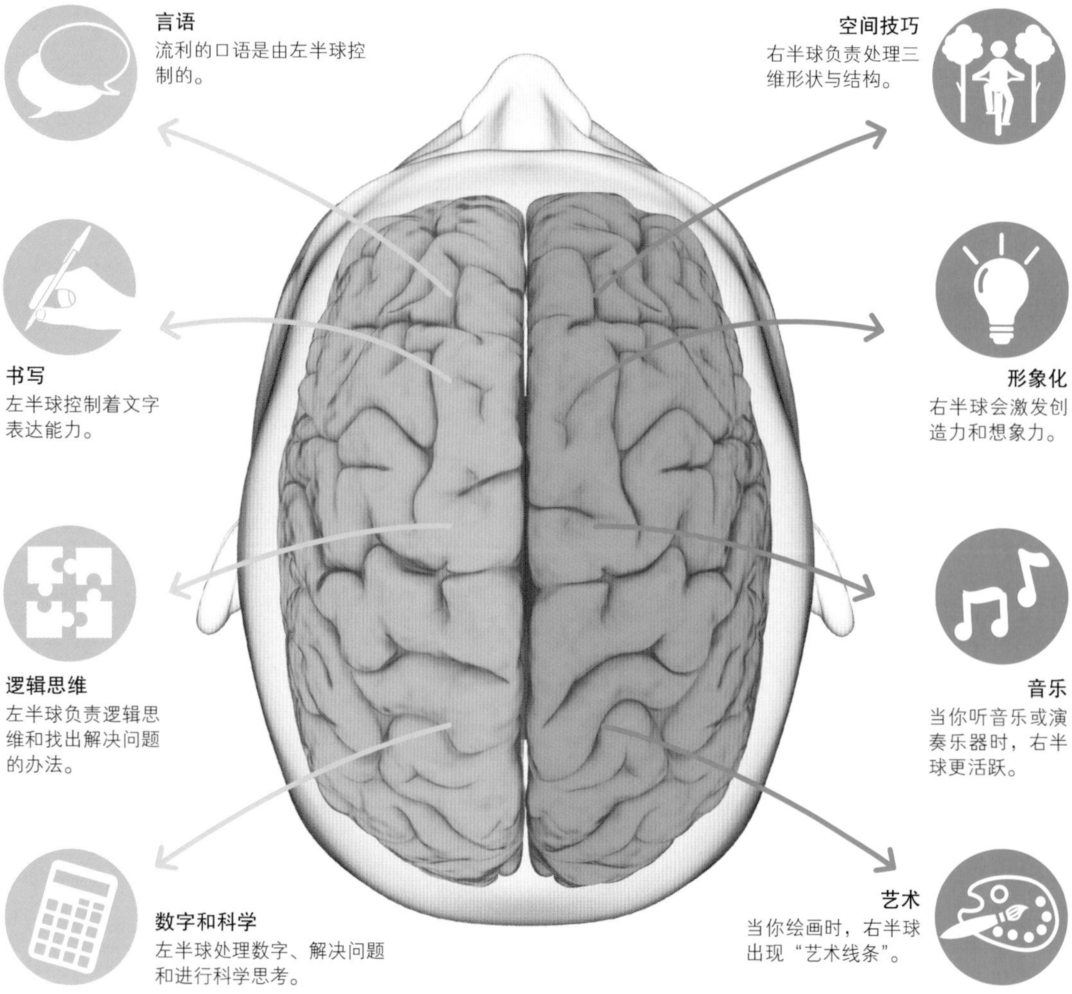
言语
流利的口语是由左半球控制的。
空间技巧
右半球负责处理三维形状与结构。
书写
左半球控制着文字表达能力。
形象化
右半球会激发创造力和想象力。
逻辑思维
左半球负责逻辑思维和找出解决问题的办法。
音乐
当你听音乐或演奏乐器时，右半球更活跃。
数字和科学
左半球处理数字、解决问题和进行科学思考。
艺术
当你绘画时，右半球出现“艺术线条”。

生活经历

脑能把人的经历组织起来，并储存为记忆。在具体的背景下，这些记忆能提供有用的信息，比如以前你是否去过某地，是否见过某人。记忆也能重复提供有用的信息，如上学的线路。脑并不是把什么都记住，如果一个记忆不重要，或者不再被回忆，你很快就会把它忘得一干二净。

记忆库

记忆并非仅储存在脑的某个单一部分，唤起一段记忆可能涉及脑的好多个部位。

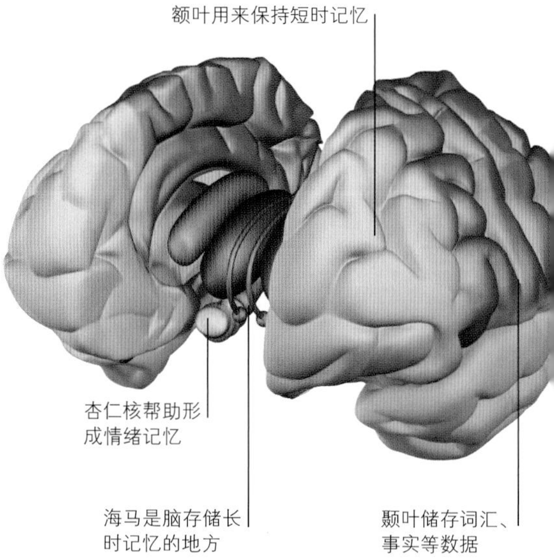
额叶用来保持短时记忆
杏仁核帮助形成情绪记忆
海马是脑存储长时记忆的地方
颞叶储存词汇、事实等数据

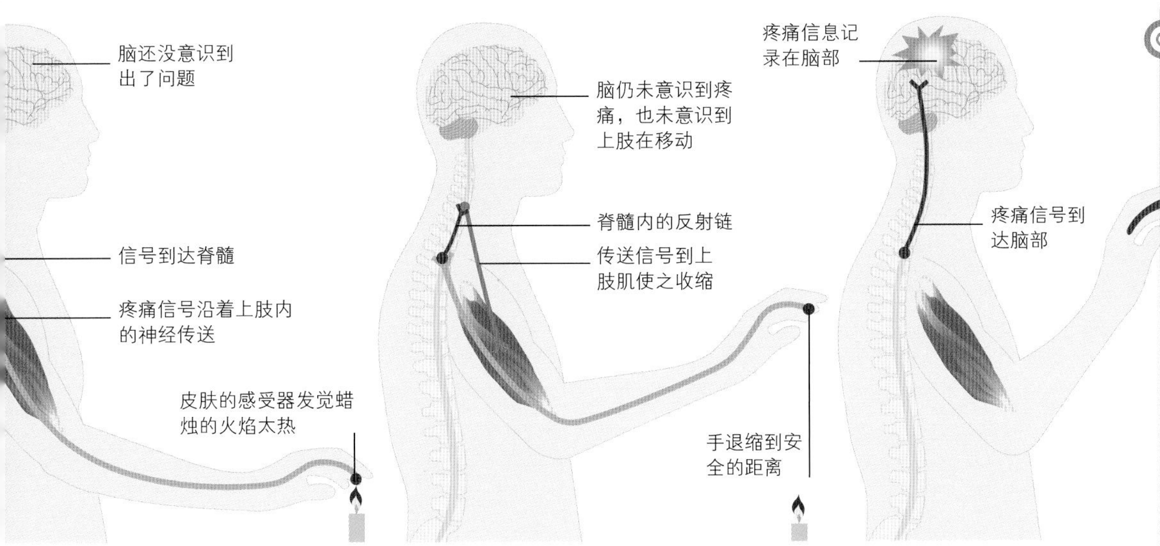
脑还没意识到
出了问题
信号到达脊髓
疼痛信号沿着上肢内
的神经传送
皮肤的感受器发觉蜡
烛的火焰太热
脑仍未意识到疼
痛，也未意识到
上肢在移动
脊髓内的反射链
传送信号到上
肢肌使之收缩
手退缩到安
全的距离
疼痛信息记
录在脑部
疼痛信号到
达脑部

1 灼热的感觉
当你接触到极为灼热的物体时，疼痛信号就会通过感觉神经传到脊髓。

2 自动应答
一个神经信号从你的脊髓发出，传到你上肢的肌，于是肌收缩，使你的手离开蜡烛的火焰。

3 疼痛信号
手从蜡烛的火焰移开之后，疼痛信号才到达脑部，现在你开始感到疼痛了。

设定一个模式

一桩经历会使一组特定的脑细胞一起放电，这在脑内形成了一种独特的神经活动模式。信息被打包并编码成记忆。

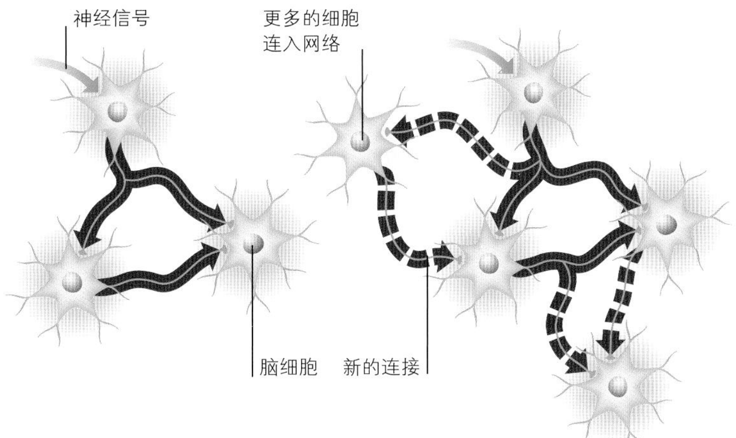
神经信号
更多的细胞
连入网络
脑细胞
新的连接

人脑能存储的信息量相当于

300 万小时的电视节目

1 神经模式
一桩新的经历启动一个神经元向其他脑细胞发送信号，从而形成一个相互连接的神经网络。

2 紧密的连接
当回忆这桩经历时，你就会用上这个网络。这样，该网络会变得更大，连接变得更为紧密。

形成记忆

经历了一段值得回忆的时光后，一个独一无二的活动模式就会产生并得到强化，于是这段经历就保留在记忆之中。

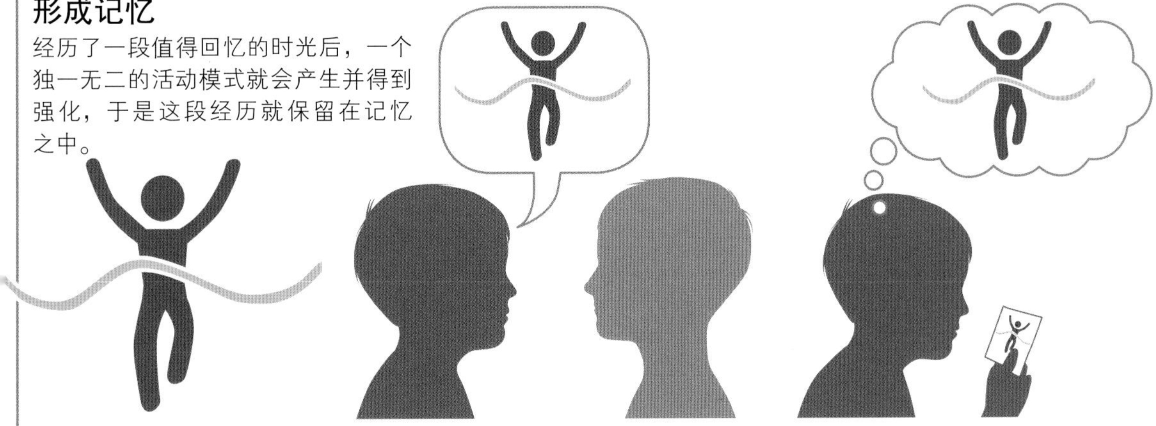

1 形成
如果你在一次竞赛中得胜，你体验到的任何事物——你身体的感觉、你周围的人、当天的天气——一起在脑中产生了一个独一无二的神经活动模式。

2 巩固
当你后来与朋友谈及你赢得竞赛一事时，你会重访这段经历并把你的情绪加上去，这会让你把这段经历记得更牢。

3 重温
你每看一遍那天拍摄的照片，就重温了一遍记忆。越频繁地重温记忆，神经连接就越紧密，好让你别忘了它。

能量的急流

虽然脑的重量不到全身重量的 3%，但它每天消耗的能量却占全身能量消耗的 20%。脑内的神经元数量约有 860 亿，神经元的活动需要能量供应。脑消耗的能量中有 2/3 是用来给这些神经元活动供能的，其余 1/3 用来修复和维护神经元。

满功率运载

科学家已发现，要维护健康的脑，最好的办法就是不断使用它。人的活动可以是"智力"的，如学习一门新的语言，也可以是"体力"的，如参加赛跑。当脑受到挑战时，身体会释放出一些小分子物质，促进神经元生长和再生。

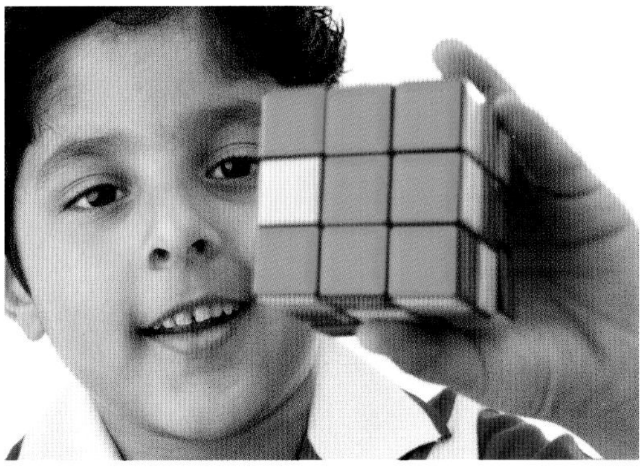

魔方挑战
魔方能刺激神经元活动。对脑提出挑战，可以振奋情绪，减少压力，加速思考。

晚上睡个好觉

没有人确切知道我们为什么要睡觉、怎么睡觉，但大部分专家都认同睡眠对脑的健康很重要。睡眠和做梦可能会给脑一个机会，好储存更多的记忆，加工白天采集到的信息，并删除无用的数据。

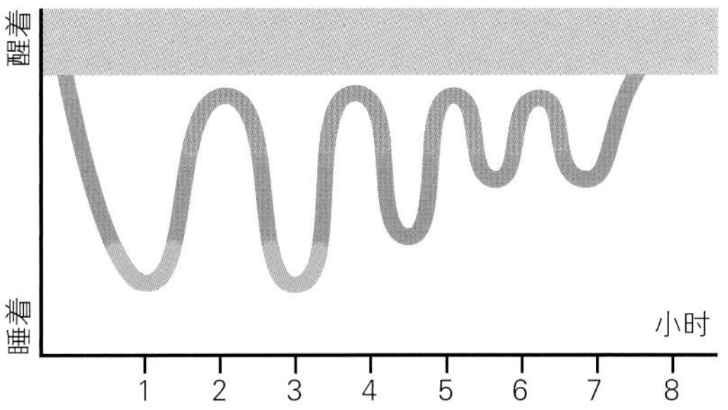
醒着
睡着
小时
1
2
3
4
5
6
7
8

睡眠周期
在夜间，我们要经历不同的睡眠阶段，从浅睡期到深睡期，又从深睡期到浅睡期，如此反复好几次。

浅睡期
身体活动减慢，易醒。

快速眼动期
眼睛闭着，眼球却在不停地左右来回移动。做梦就发生于这个阶段。

深睡期
身体各系统的活动更加缓慢，人更不易被唤醒。

1 唾液腺每天产生约1升的唾液。

吞咽食物

我们进食时，有一点非常重要，就是别让食物进入气道，以免窒息。因此，当我们吞咽时，身体就自动关闭了通向鼻腔和喉腔的通路。由软骨和黏膜组成的树叶状结构——会厌会下降，盖住气管的入口。同时，软腭上提并与咽后壁相贴，把鼻腔与口咽隔开。

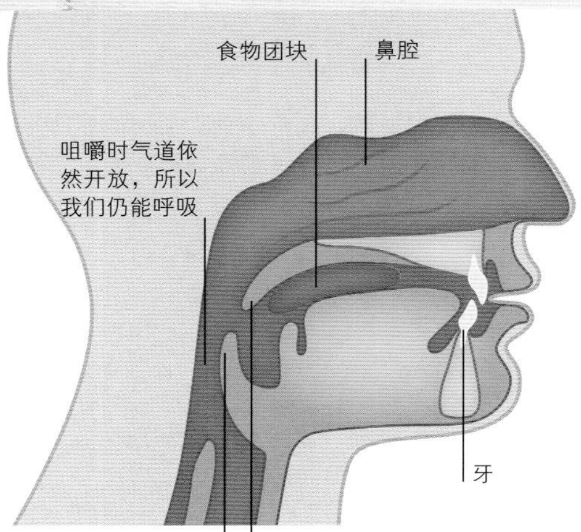
食物团块
鼻腔
咀嚼时气道依然开放，所以我们仍能呼吸
牙
会厌抬起
软腭向后下方延伸

1 咀嚼食物
咀嚼食物时我们仍能呼吸，因为这时会厌和软腭的位置允许空气通过鼻腔。当我们准备吞咽时，舌就把食物推向咽。

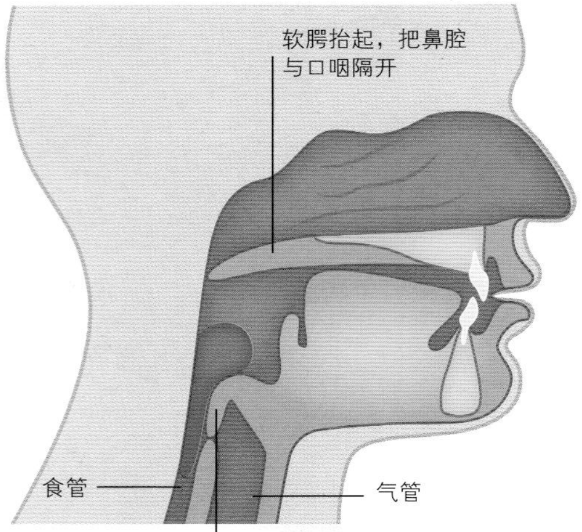
软腭抬起，把鼻腔与口咽隔开
食管
气管
会厌下降，阻止食物进入气管

2 吞咽
食物碰到咽的后壁时，会触发身体的一个反射。软腭抬起，紧贴咽后壁，把鼻腔与口咽隔开；会厌下降，覆盖着气管的入口。于是，食物被安全地导入食管，经此入胃。

口和咽

口是饮食进入身体的门户。口也能帮助吸入空气，呼出废气。我们说话时，还能通过不断改变口腔的形态，从而发出不同的声音。

口腔前面以口唇为界，上面是腭，下面是口腔底，两侧有颊肌。口腔向后通向咽。咽是一条肌性管道，向下通到颈部。咽的顶端部分与鼻腔相连。空气和食物都能通过咽的中部，但空气与食物只能在不同的时间通过。咽的底部分成两岔，分别通向食管（把食物导入胃）和气管（把空气引入肺）。

在人的口腔里发现的细菌达 700 多种。即使是最健康的人，其口腔内也有大约 70 种细菌。

口腔内部

本图是头部的断面，显示了口、口腔（由口至咽之间的部分）和咽。咽的后部可见扁桃体，它能杀灭随食物或空气进入口腔的有害细菌。图中没画出舌，是为了更清楚地显示其他器官。

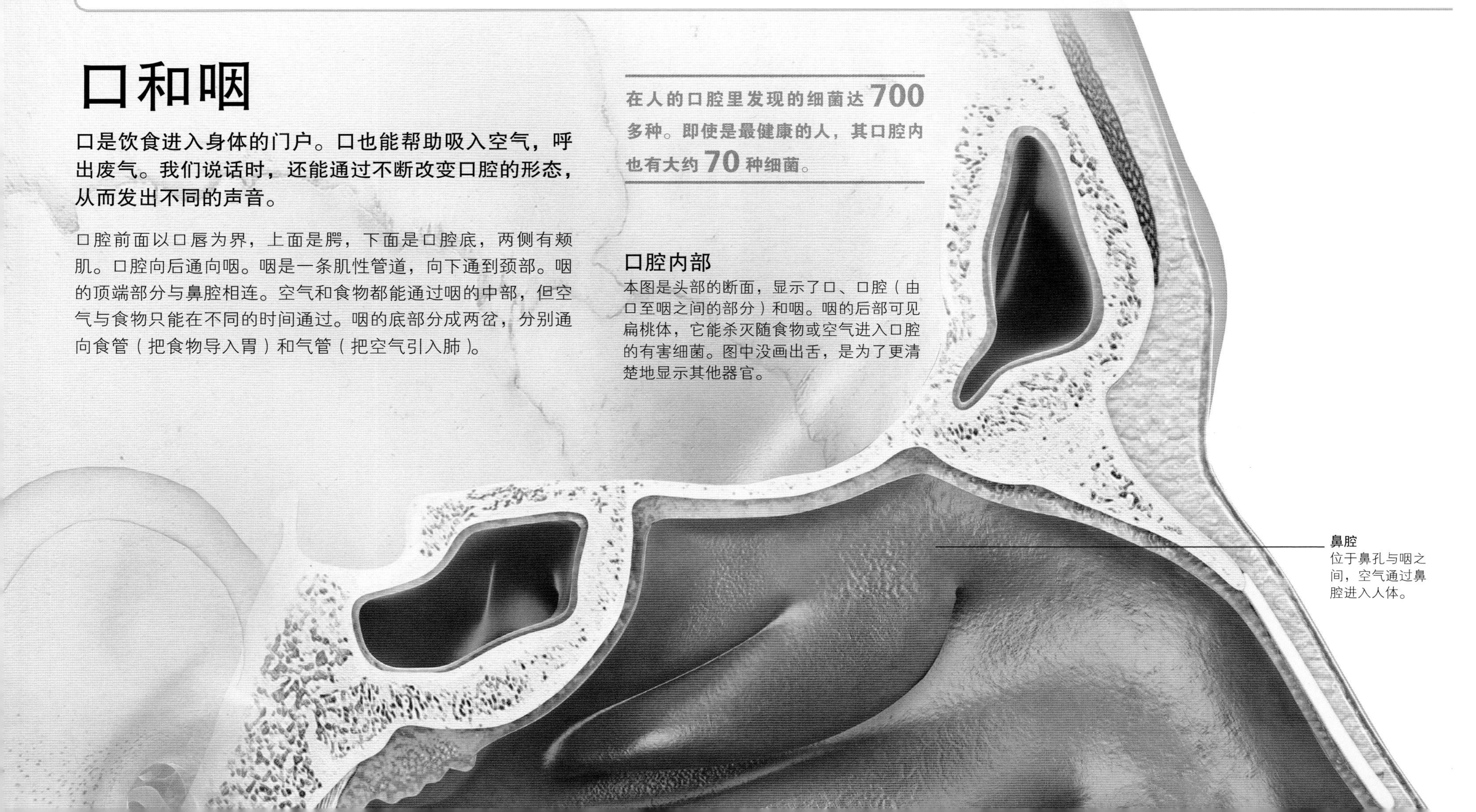
鼻腔
位于鼻孔与咽之间，空气通过鼻腔进入人体。

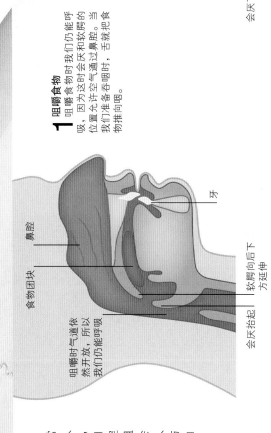

唾液腺
唾液腺分为大唾液腺和小唾液腺。大唾液腺有3对，其中之一的舌下腺就位于舌下面。唾液是一种黏滑的物质，覆盖在口腔的表面，能使口腔湿润、清洁，并使咀嚼变得更为容易。唾液中还含有一些抗菌的化学物质和分解食物的酶。

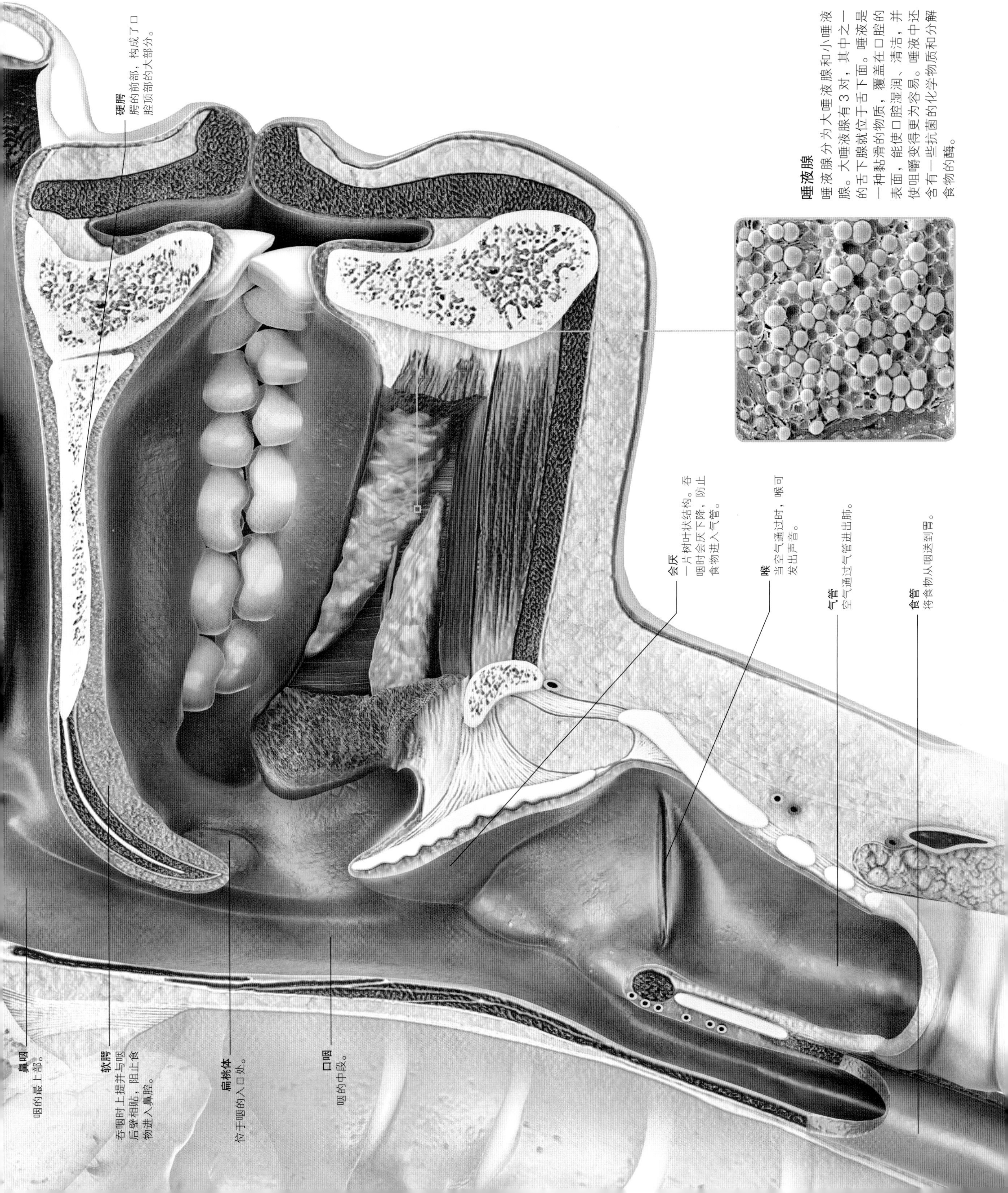
硬腭 腭的前部，构成了口腔顶部的大部分。
会厌 一片树叶状结构。吞咽时会厌下降，防止食物进入气管。
喉 当空气通过时，喉可发出声音。
气管 空气通过气管进出肺。
食管 将食物从咽送到胃。
鼻咽 咽的最上部。
软腭 吞咽时上提并与咽后壁相贴，阻止食物进入鼻腔。
扁桃体 位于咽的入口处。
口咽 咽的中段。

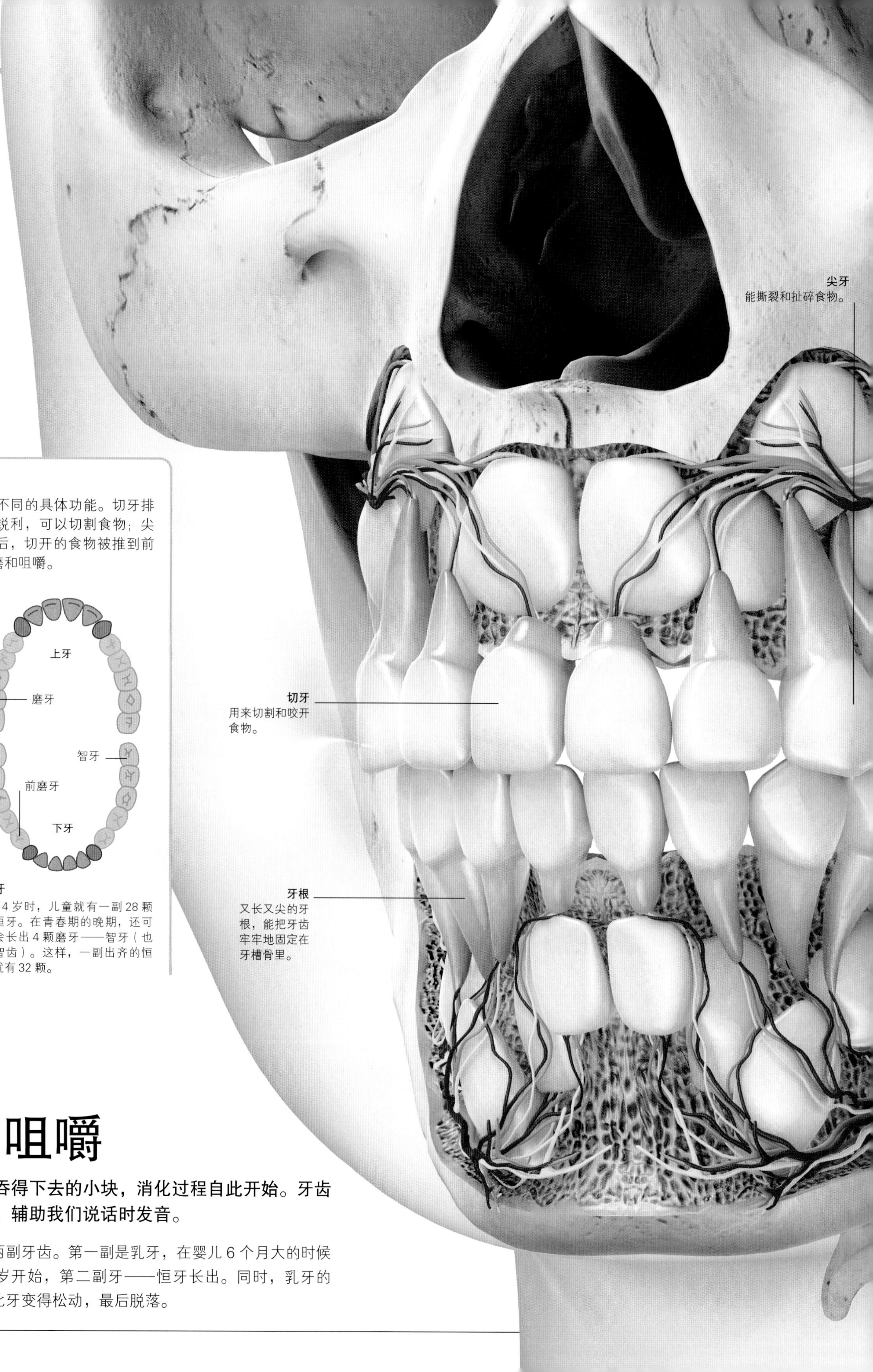
尖牙
能撕裂和扯碎食物。
切牙
用来切割和咬开食物。
牙根
又长又尖的牙根，能把牙齿牢牢地固定在牙槽骨里。

牙齿的排列

不同形状的牙齿执行着不同的具体功能。切牙排列在最前头，它的边缘锐利，可以切割食物；尖牙则适于撕裂食物。随后，切开的食物被推到前磨牙和磨牙处，接受研磨和咀嚼。

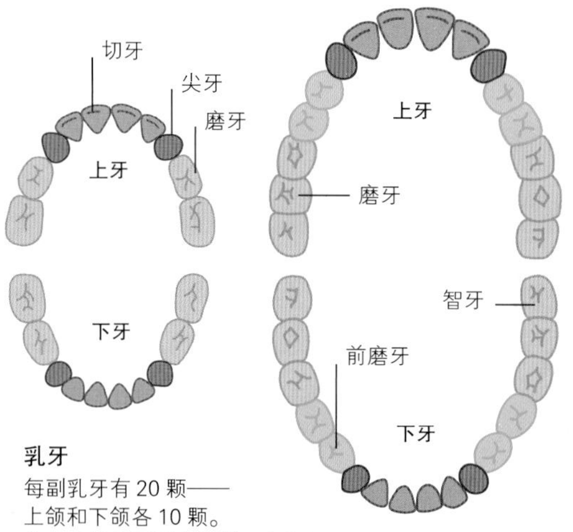
切牙
尖牙
磨牙
上牙
下牙
上牙
磨牙
智牙
前磨牙
下牙

乳牙
每副乳牙有 20 颗——上颌和下颌各 10 颗。共有 4 颗磨牙用来咀嚼食物，但没有前磨牙。

恒牙
约 14 岁时，儿童就有一副 28 颗的恒牙。在青春期的晚期，还可能会长出 4 颗磨牙——智牙（也叫智齿）。这样，一副出齐的恒牙就有 32 颗。

牙齿和咀嚼

牙齿把食物粉碎成吞得下去的小块，消化过程自此开始。牙齿也支撑着人的脸型，辅助我们说话时发音。

我们在一生中要长出两副牙齿。第一副是乳牙，在婴儿 6 个月大的时候开始萌出。然后从 6 岁开始，第二副牙——恒牙长出。同时，乳牙的牙根被身体吸收，因此牙变得松动，最后脱落。

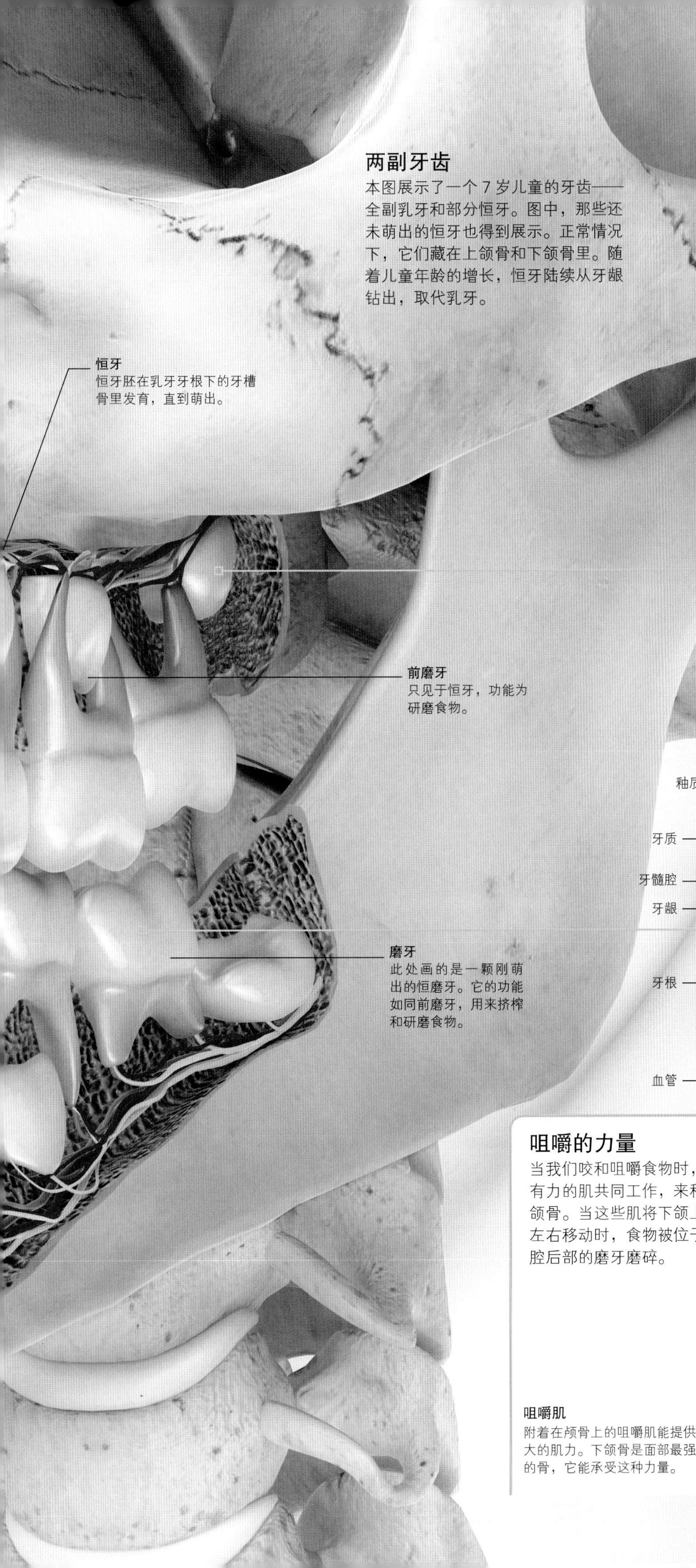

两副牙齿

本图展示了一个 7 岁儿童的牙齿——全副乳牙和部分恒牙。图中，那些还未萌出的恒牙也得到展示。正常情况下，它们藏在上颌骨和下颌骨里。随着儿童年龄的增长，恒牙陆续从牙龈钻出，取代乳牙。

人在一生中平均刷牙时长总计约 38 天。

恒牙
恒牙胚在乳牙牙根下的牙槽骨里发育，直到萌出。

前磨牙
只见于恒牙，功能为研磨食物。

磨牙
此处画的是一颗刚萌出的恒磨牙。它的功能如同前磨牙，用来挤榨和研磨食物。

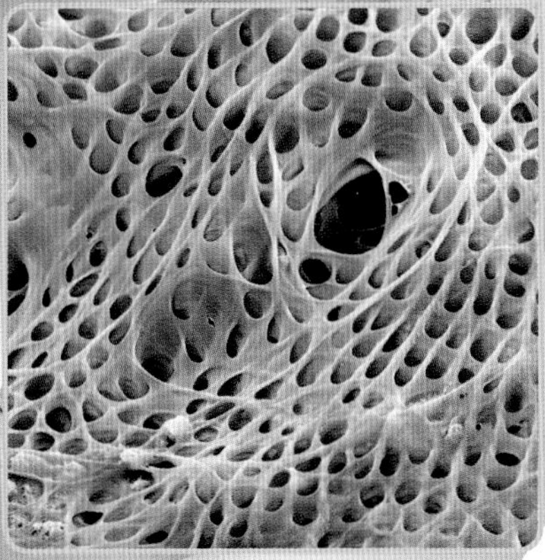

牙质

牙齿的形状是靠牙质（也叫牙本质）支撑的，牙质也支撑着釉质的牙冠。牙质的结构呈蜂窝状，硬度极大，故能帮助牙齿承受咬食物时上下颌产生的巨大压挤力。

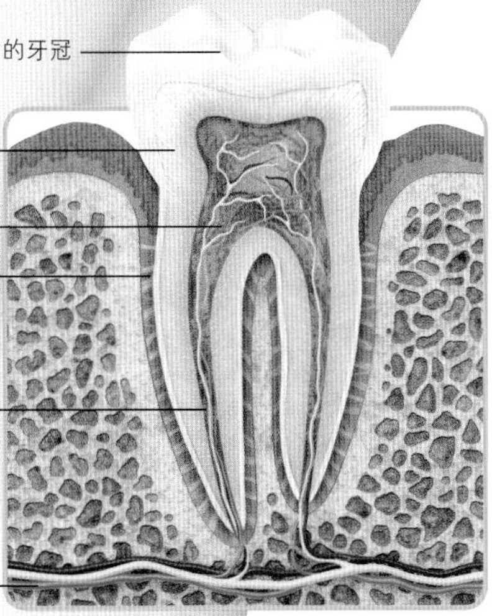

牙齿的各部分

你从口中能看到的部分是牙冠。牙冠覆盖以釉质——人体最坚硬的物质。牙冠下面是一层骨样的组织，称为牙质。牙髓腔位于中央，其中包含着牙的血管和神经。

咀嚼的力量

当我们咬和咀嚼食物时，3 组强有力的肌共同工作，来移动下颌骨。当这些肌将下颌上下、左右移动时，食物被位于口腔后部的磨牙磨碎。

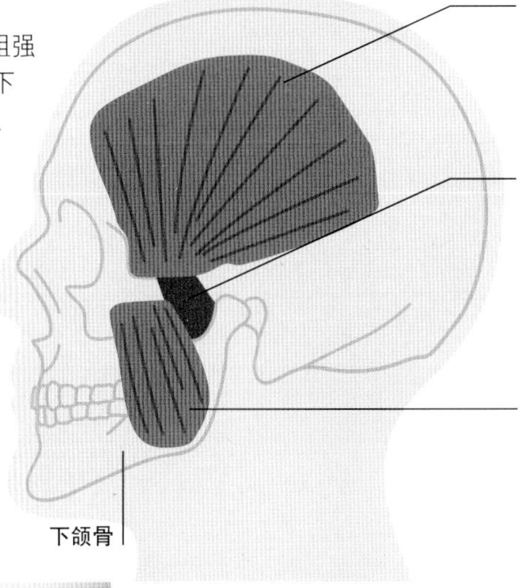

颞肌
将下颌向上拉。

翼状肌
包括翼内肌和翼外肌，能牵拉下颌关节，做张口运动。

咬肌
以强力闭合下颌。

咀嚼肌
附着在颅骨上的咀嚼肌能提供强大的肌力。下颌骨是面部最强大的骨，它能承受这种力量。

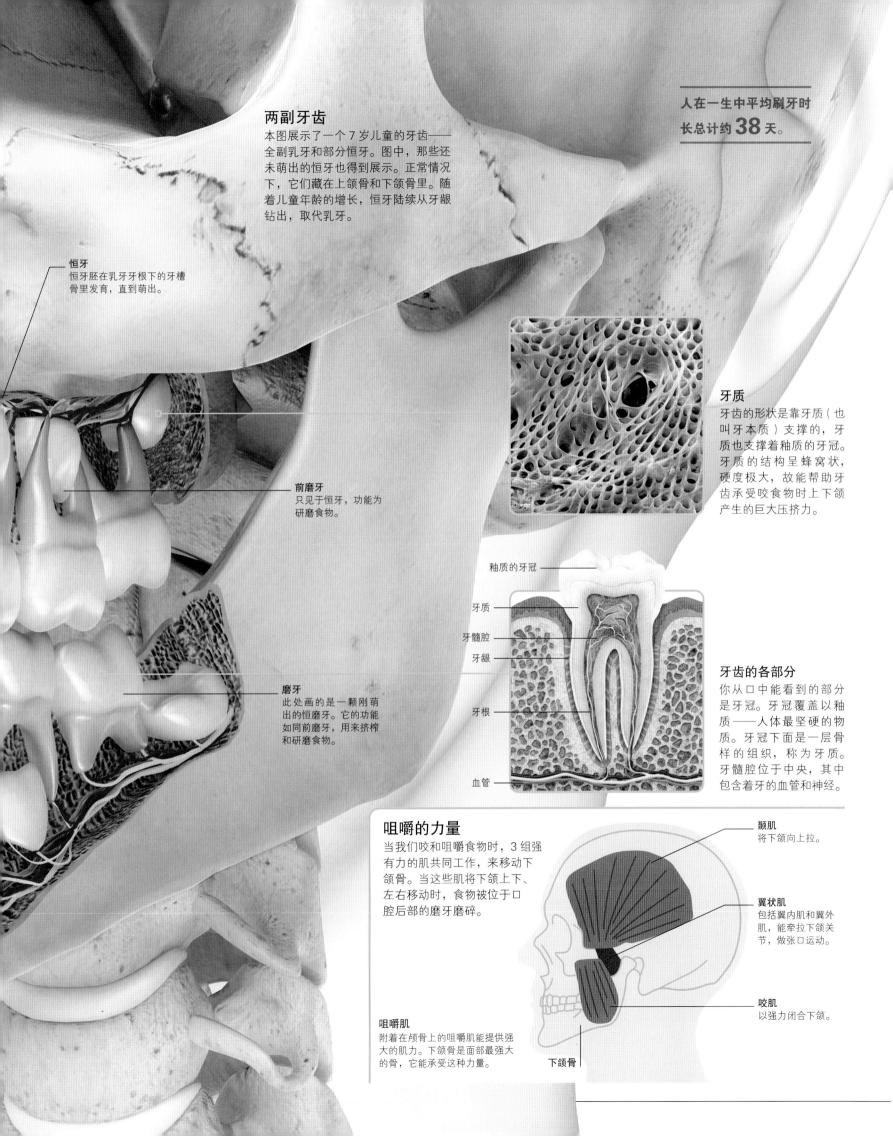

舌和鼻

舌和鼻是身体的守门人，它们能发出信号，帮助大脑判断物质是否安全，能不能允许它们进入我们的身体。舌表面和鼻黏膜上有数千万个感受器，能辨出超过一万亿种味道。

我们呼吸的空气里的分子会黏附到鼻黏膜的嗅觉感受器上，而我们吃进去的食物中的分子也会附着到舌表面的味觉感受器上。这些感受器发现“好”分子时，大脑就向消化系统发送信息让它为摄取食物做好准备。口腔中会产生更多的唾液，胃也会做好蠕动的准备。

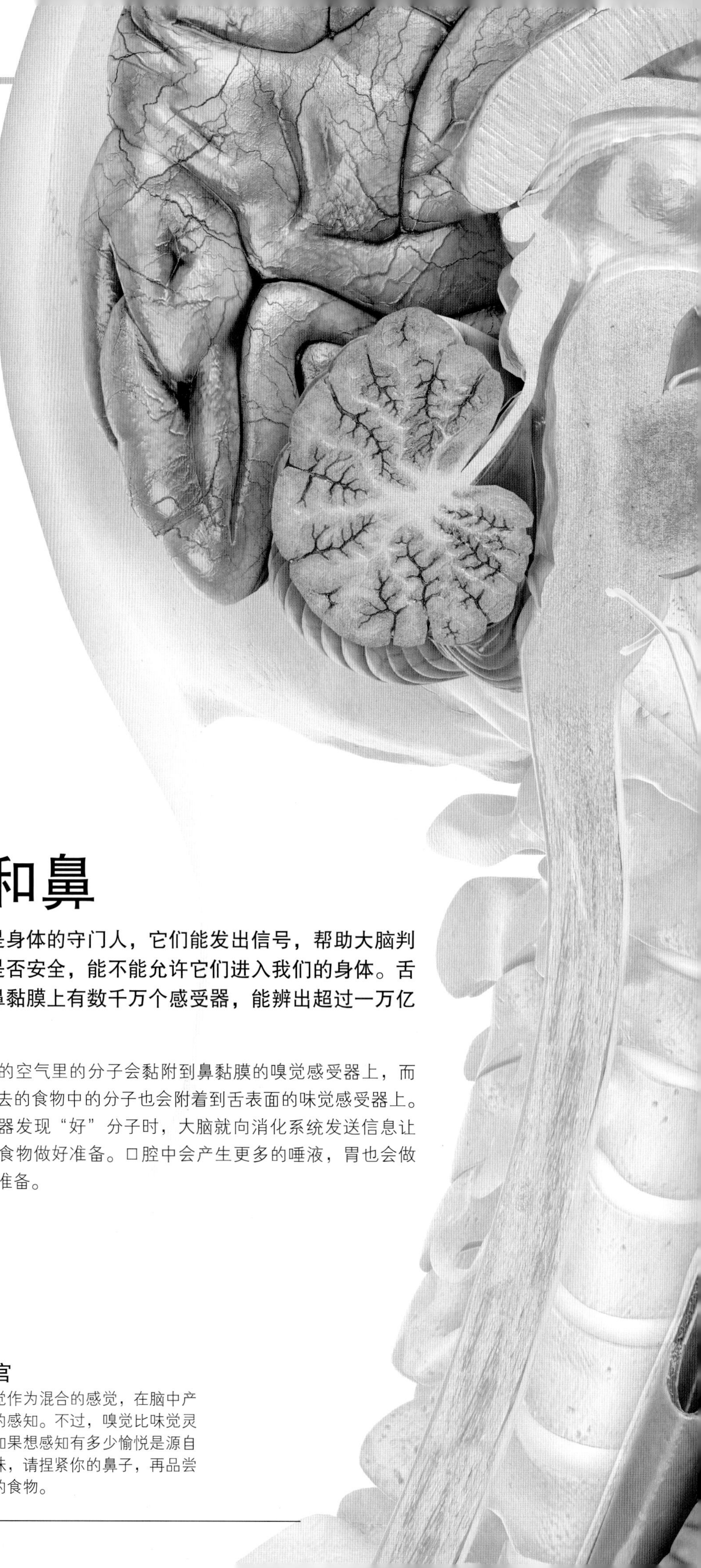

味觉测试

舌有数以千计的味蕾，这些感受器能辨认出 4 种基本的味道。

苦味

尝出某种东西是苦的，能避免我们吃下有害的食物。不过，有些人就是喜欢苦味的东西，如咖啡。

咸味

咸味来自钠。钠有助于调节肌的收缩、神经信号以及维持水的平衡。

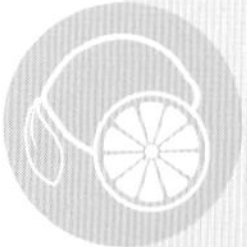

酸味

柠檬和醋等食物是酸的。人类是唯一喜欢酸味食物的动物。

甜味

甜味有天然的吸引力，因为它表明食物中含有糖，而糖能迅速提供能量。

感觉到危险

我们利用嗅觉和味觉来确保自己不会吃下有害的东西。我们的嗅觉也可以探测到其他潜在的危险物质，如烟雾或有毒的化学物质。大脑处理这些嗅觉信号，并警告身体躲开点。

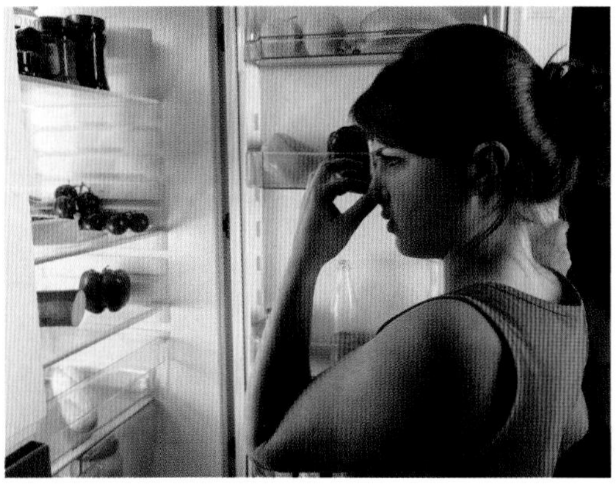

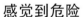

警告信号！

牛奶等新鲜食品变质时会变酸，食物一变酸我们马上就能闻到。我们会因厌恶而皱起鼻子，这在一定程度上能让我们少吸入一些令人不快的，甚至可能有害的气体。

组合感官

嗅觉和味觉作为混合的感觉，在脑中产生对味道的感知。不过，嗅觉比味觉灵敏得多。如果想感知有多少愉悦是源自食物的气味，请捏紧你的鼻子，再品尝你最喜欢的食物。

儿童的舌约有 **10000** 个味蕾，而成人只有约 **6000** 个。

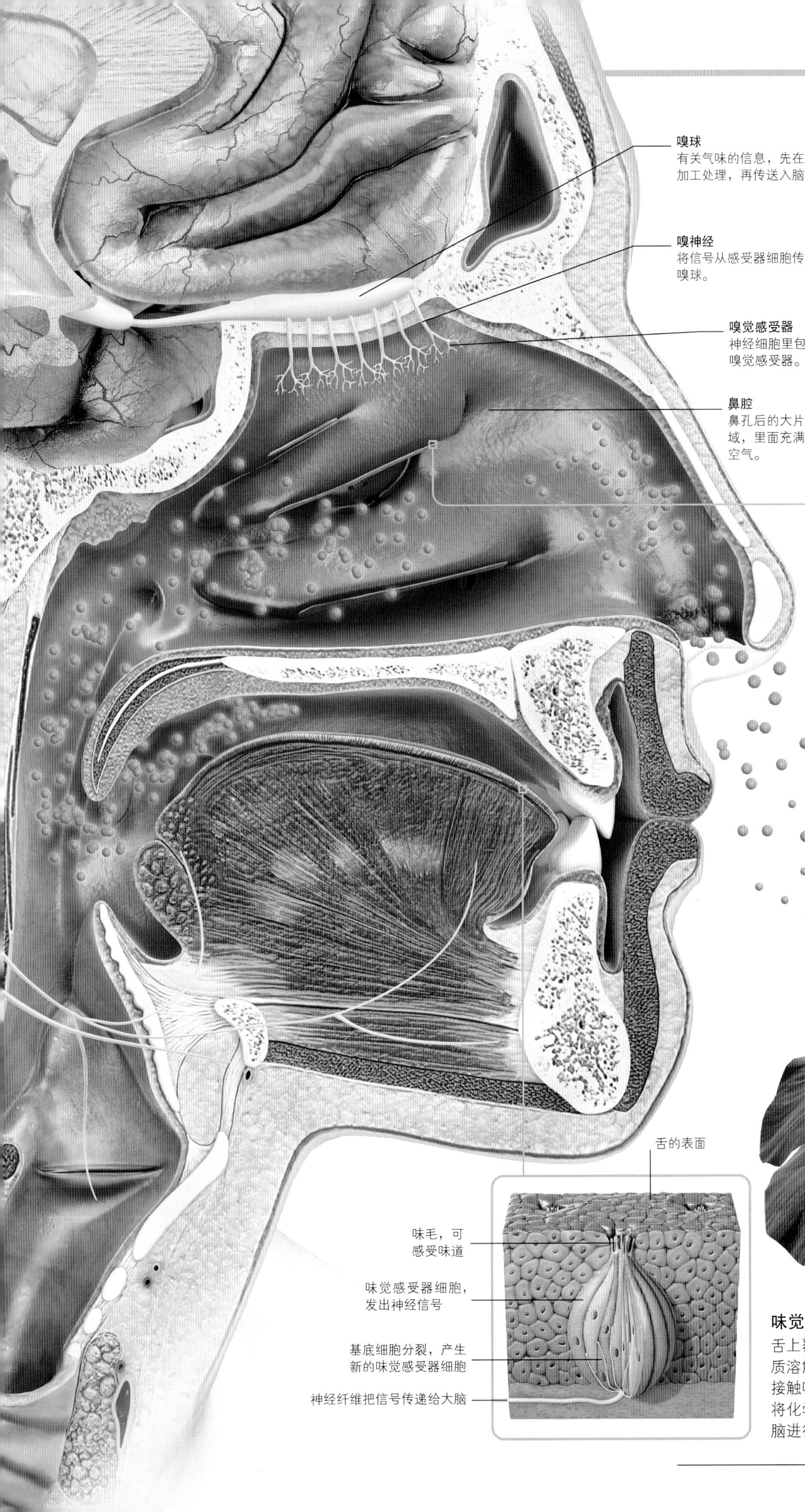
嗅球
有关气味的信息，先在这里加工处理，再传送入脑。
嗅神经
将信号从感受器细胞传送到嗅球。
嗅觉感受器
神经细胞里包含着嗅觉感受器。
鼻腔
鼻孔后的大片区域，里面充满了空气。
舌的表面
味毛，可感受味道
味觉感受器细胞，发出神经信号
基底细胞分裂，产生新的味觉感受器细胞
神经纤维把信号传递给大脑

嗅觉传导通路

分布在鼻黏膜的嗅觉感受器有毛样的突起，称为纤毛。当你吸气时，气味分子黏附在纤毛上，纤毛做出应答，发出神经信号到大脑进行分析。

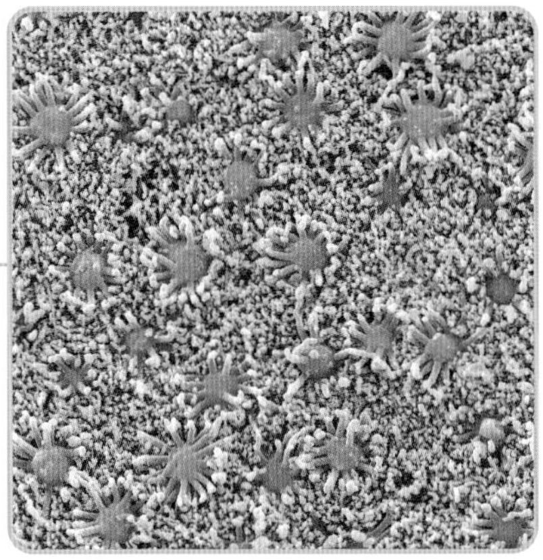

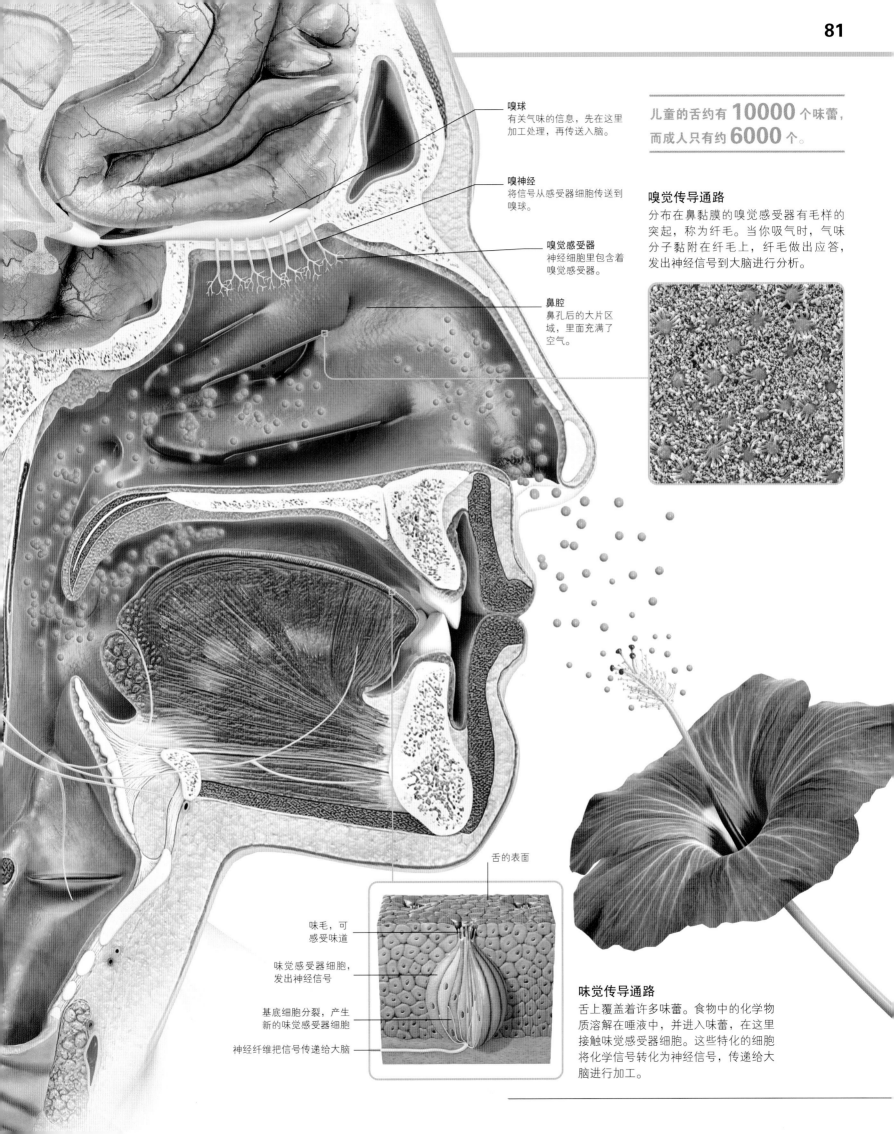

味觉传导通路

舌上覆盖着许多味蕾。食物中的化学物质溶解在唾液中，并进入味蕾，在这里接触味觉感受器细胞。这些特化的细胞将化学信号转化为神经信号，传递给大脑进行加工。

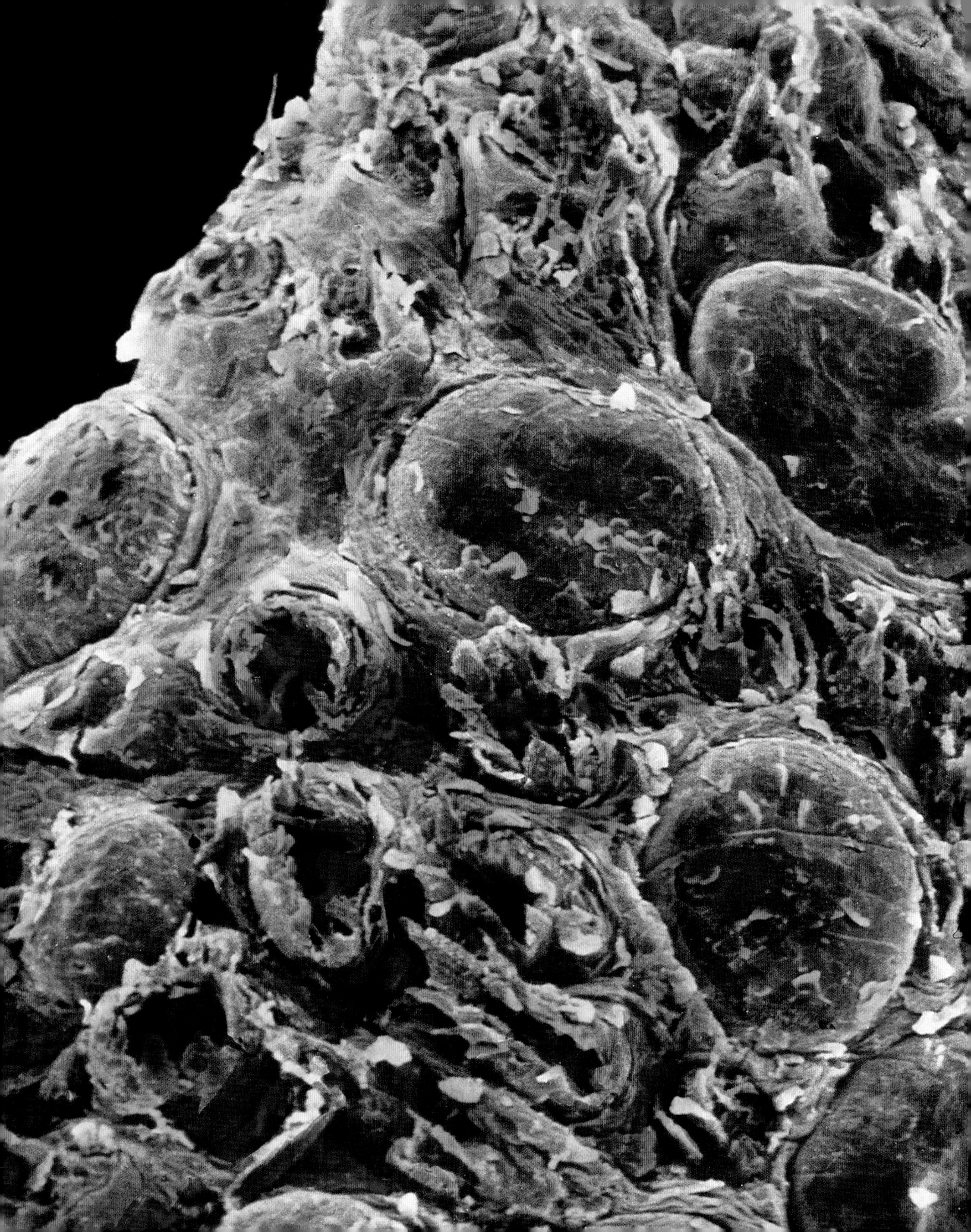

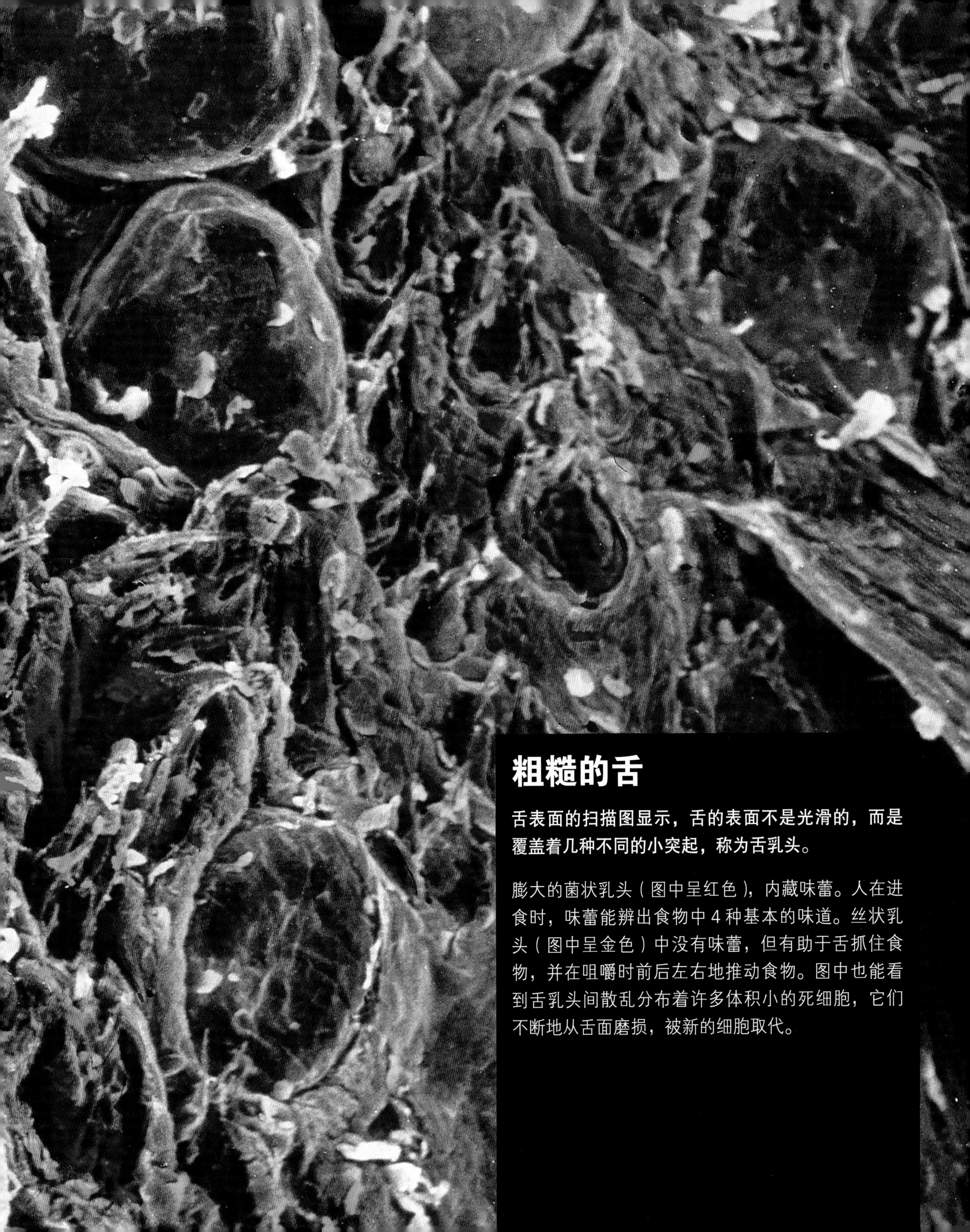

粗糙的舌

舌表面的扫描图显示，舌的表面不是光滑的，而是覆盖着几种不同的小突起，称为舌乳头。

膨大的菌状乳头（图中呈红色），内藏味蕾。人在进食时，味蕾能辨出食物中 4 种基本的味道。丝状乳头（图中呈金色）中没有味蕾，但有助于舌抓住食物，并在咀嚼时前后左右地推动食物。图中也能看到舌乳头间散乱分布着许多体积小的死细胞，它们不断地从舌面磨损，被新的细胞取代。

眼肌

有 3 对肌控制着每只眼睛的运动，它们使眼睛能够转动，可以向上、向下、向左、向右看。这些肌动作迅速，所以眼睛可以很容易地跟踪移动的物体。

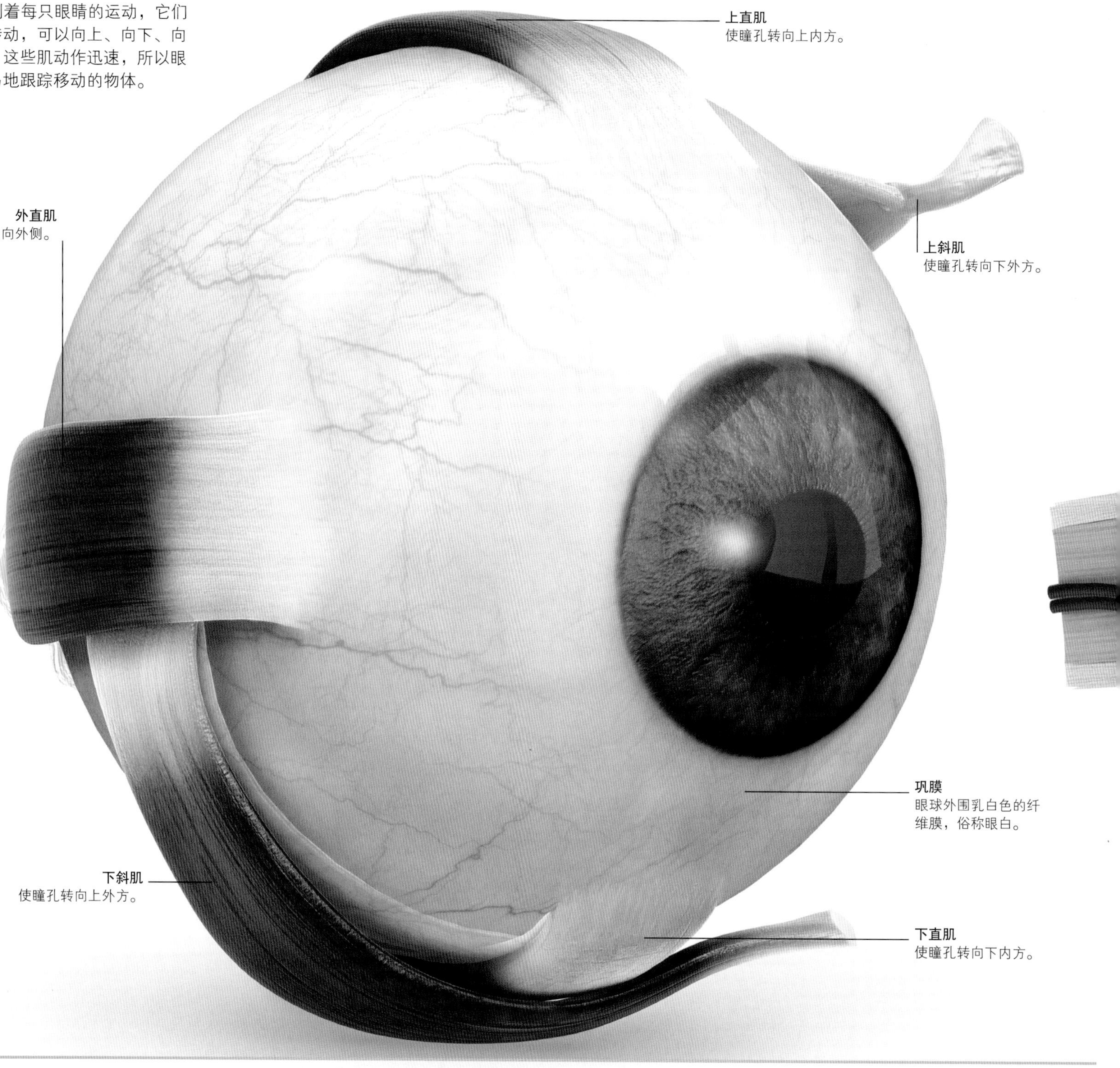
上直肌
使瞳孔转向上内方。
外直肌
使瞳孔转向外侧。
上斜肌
使瞳孔转向下外方。
巩膜
眼球外围乳白色的纤维膜，俗称眼白。
下斜肌
使瞳孔转向上外方。
下直肌
使瞳孔转向下内方。

我们怎么看到东西?

当来自一个物体的光线照射到眼球外层的角膜时，其传播方向会发生变化（折射）。随后，光线通过透明的晶状体时会再次折射。如果光线来自远处的物体，则主要被角膜折射——这时晶状体变得很薄，从而使光线折射的程度降得很低。如果光线来自近处的物体，此时晶状体变得很厚，对光线的折射程度就很高。

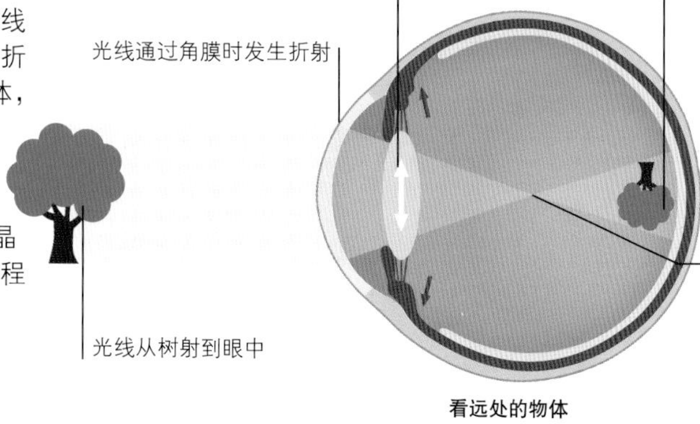
肌松弛，使晶状体变薄，瞳孔放大
在视网膜上形成一个该物体的清晰的倒像，随后大脑将此倒像转变成正像
光线通过角膜时发生折射
光线在眼球内通过
光线从树射到眼中

看远处的物体

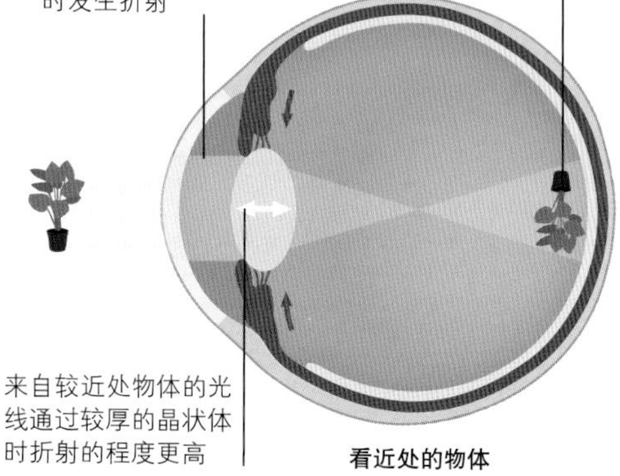
大脑一接收到这个图像就马上把它翻转为直立的正像
光线通过角膜时发生折射
来自较近处物体的光线通过较厚的晶状体时折射的程度更高

看近处的物体

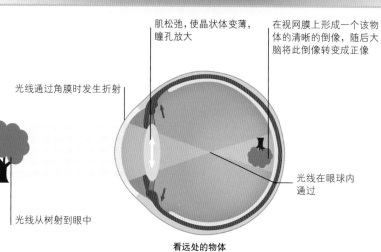

眼

眼睛的作用是收集大量的视觉信息。脑把这些信息转变为我们周围世界的三维图像。

每只眼睛都有一个内置的“镜头”来描绘世界，还有一组传感器来记录世界。人眼能聚焦任何东西，从一粒小小尘埃的特写到横过天空的银河。在微弱的月光中，在炫目的阳光下，看清东西都没有问题。双眼的晶状体共同将光线聚焦到眼球后部。这里的感受器能将亮度、颜色等信息记录下来，然后传递到大脑，形成图像。

眼球的内部结构

眼球的平均直径约为2.4厘米。眼球由两个充满液体的腔组成——小腔在晶状体前方，大腔在晶状体后方。光线通过瞳孔进入眼，瞳孔是一面可调节的“窗户”，位于角膜与晶状体之间。

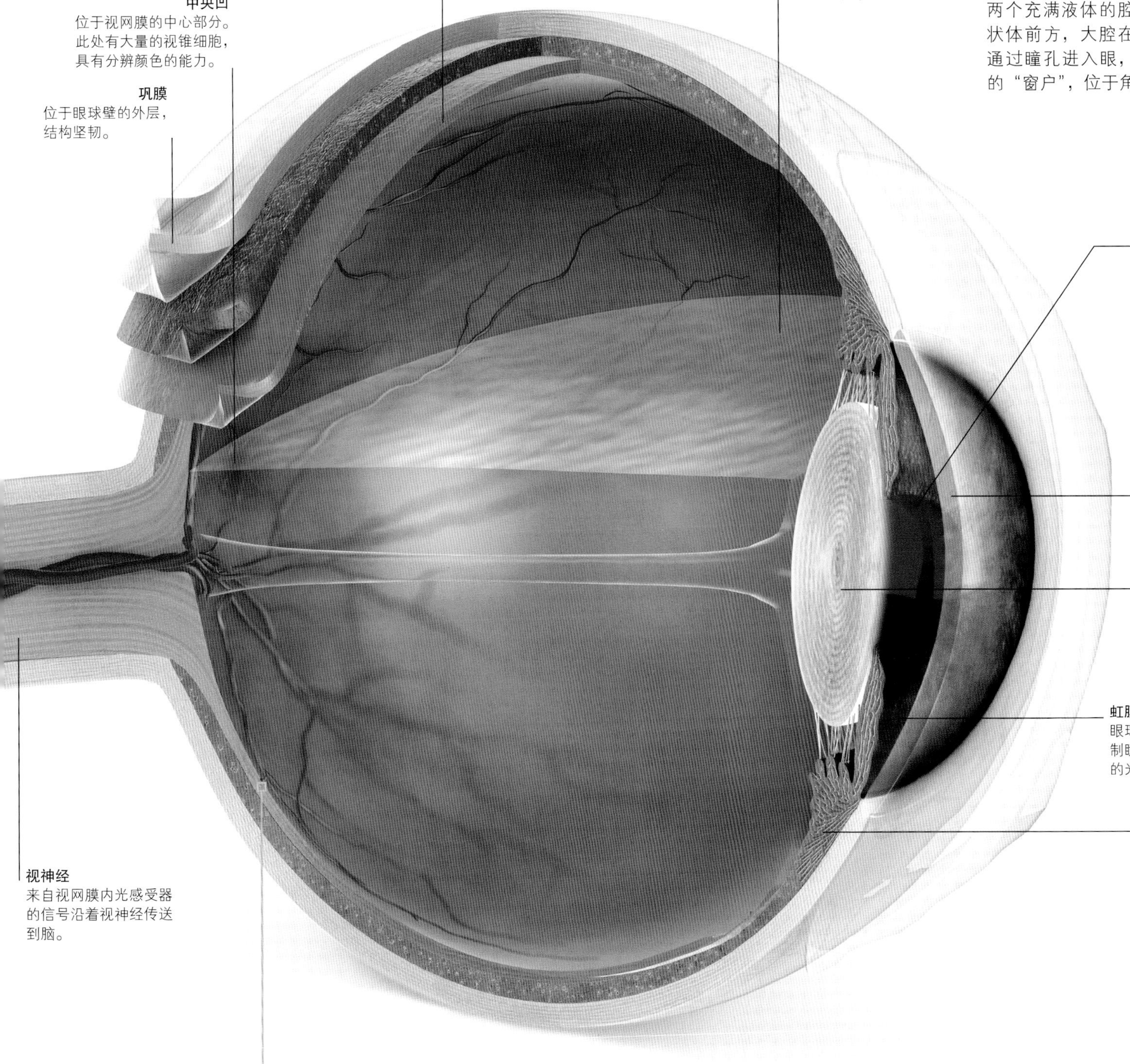
视网膜
在眼球壁的内层，包含着上亿个感光细胞。
中央凹
位于视网膜的中心部分。此处有大量的视锥细胞，具有分辨颜色的能力。
巩膜
位于眼球壁的外层，结构坚韧。
玻璃体
胶状体，充满晶状体后面的空腔。
瞳孔
虹膜中心的小圆孔，是光线进入眼的通道。
角膜
眼前部一层透明薄膜，有助于聚焦光线。
晶状体
可改变其曲度，以将光线聚焦在视网膜上。
虹膜
眼球前部的环形薄膜，能控制瞳孔的大小，调节进入眼的光线量。
睫状肌
能收缩或舒张，从而调节晶状体的曲度。
视神经
来自视网膜内光感受器的信号沿着视神经传送到脑。

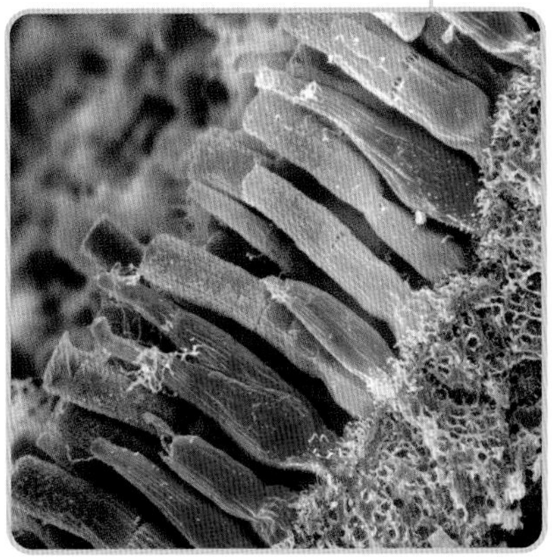

光探测器

这张显微图像显示了视网膜上的两种感光细胞——视杆细胞（图中呈绿色）和视锥细胞（图中呈蓝色）。视杆细胞能感受到弱光刺激，而视锥细胞能分辨物体的细节，以及强光与颜色的刺激。这些细胞会将它们记录到的信息通过视神经传递到脑。

视觉

人眼擅长辨别不同的颜色和细节。双眼的位置也意味着它们在观察事物时能提供范围广泛的视觉信息。脑内强大的视觉加工区域将这些数据流解读成非常详细的脑影像，然后你的记忆会帮助你识别事物。

色觉

由于视网膜内有 1.17 亿 ~1.37 亿个感光细胞——视锥细胞和视杆细胞，所以人眼可以看到彩色的事物。这些感光细胞，能捕捉通过晶状体射入的光线，从而产生彩色的影像。

视杆细胞和视锥细胞

视杆细胞有 1.1 亿 ~1.3 亿个，能感受极微弱的光线，但不能分辨色彩，看到的物体只有黑白两种颜色，而且只能看到物体粗略的轮廓。视锥细胞约有 700 万个，能分辨颜色和细节，但只能在强光下工作。

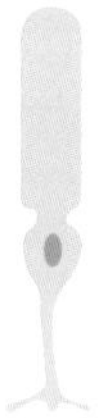

视杆细胞
在弱光条件下有较高的光敏度，但只能提供物体的灰色调的整体轮廓。

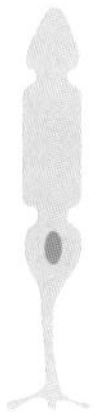

视锥细胞
能分辨颜色和影像中心部位的细节，但只能在强光条件下工作。

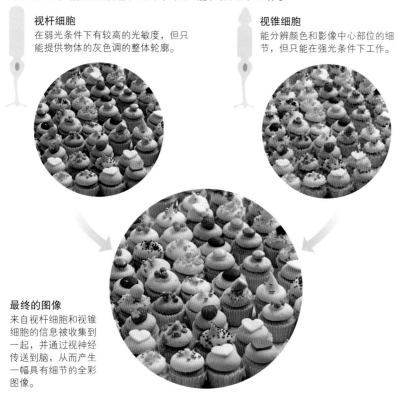

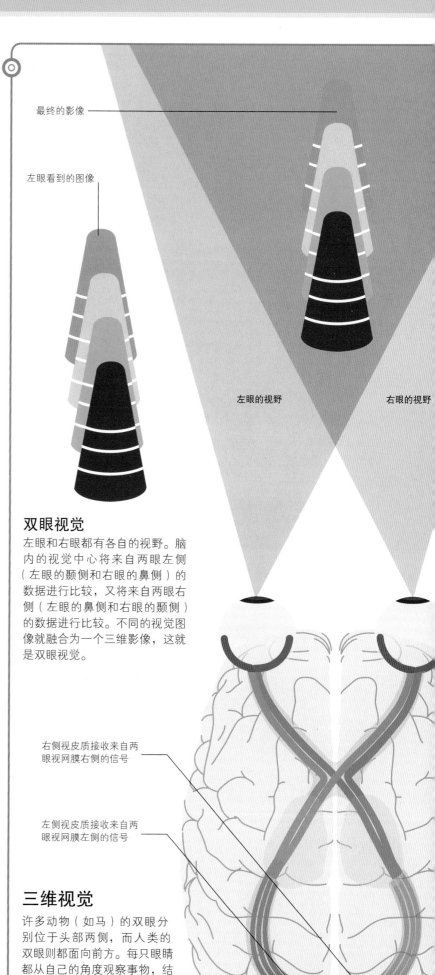

最终的图像
来自视杆细胞和视锥细胞的信息被收集到一起，并通过视神经传送到脑，从而产生一幅具有细节的全彩图像。

光学三原色

眼内能检测颜色的视锥细胞有 3 种类型，分别对红色、蓝色或绿色敏感。但它们组合起来就能分辨出数百万种颜色。所有颜色都是由这 3 种基本色混合而成的。

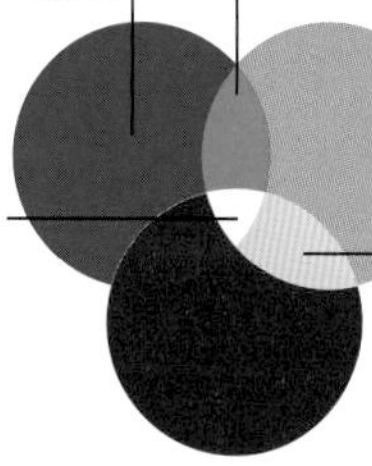
蓝色、绿色、红色被称为光学三原色
两种原色混合产生合成色
3 种原色混合就产生白色
红色与绿色混合产生黄色

色轮，显示三原色和相加混合后产生的合成色

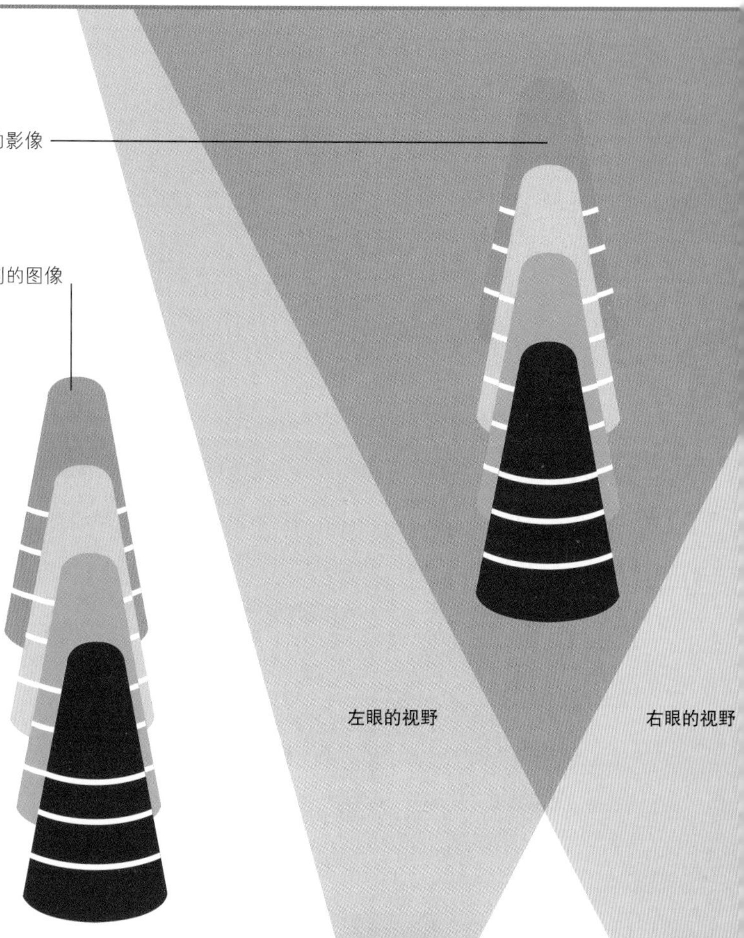
最终的影像
左眼看到的图像
左眼的视野
右眼的视野

双眼视觉

左眼和右眼都有各自的视野。脑内的视觉中心将来自两眼左侧（左眼的颞侧和右眼的鼻侧）的数据进行比较，又将来自两眼右侧（左眼的鼻侧和右眼的颞侧）的数据进行比较。不同的视觉图像就融合为一个三维影像，这就是双眼视觉。

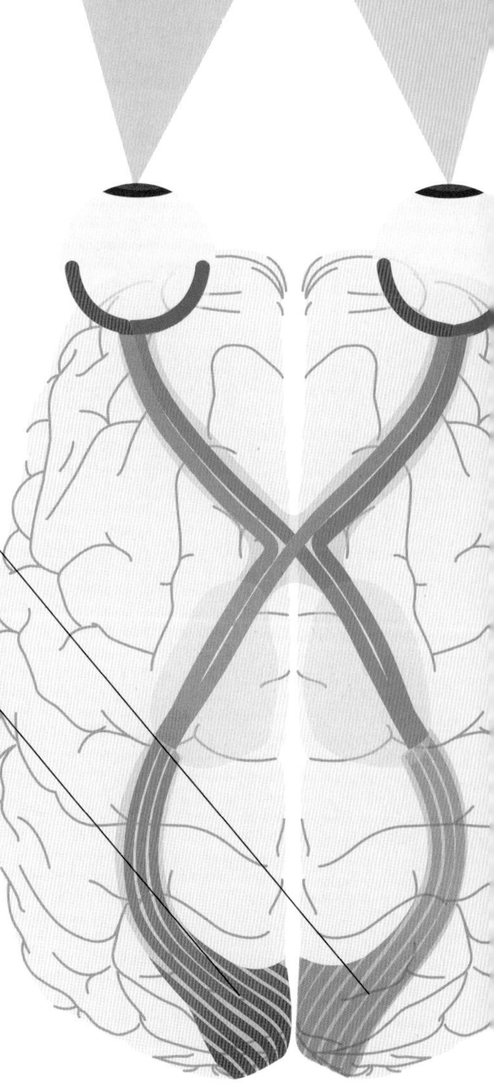
右侧视皮质接收来自两眼视网膜右侧的信号
左侧视皮质接收来自两眼视网膜左侧的信号

三维视觉

许多动物（如马）的双眼分别位于头部两侧，而人类的双眼则都面向前方。每只眼睛都从自己的角度观察事物，结果对一个场景产生了两个相重叠的视觉影像。大脑就能利用这些信息创建一个具有高度、宽度和深度的影像。

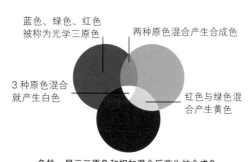

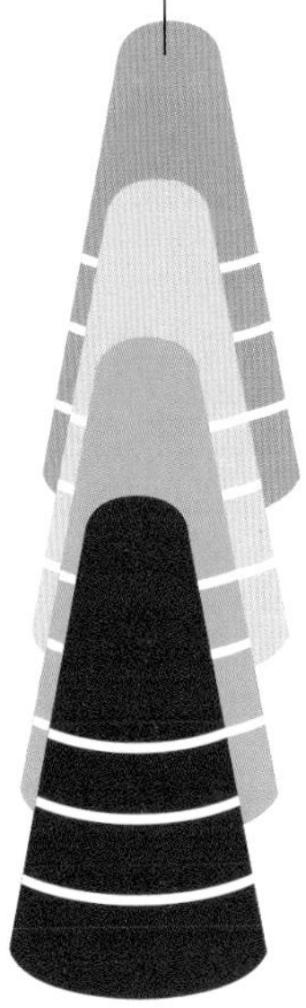
右眼看到的图像

我们的眼睛能看到的最远的地方是约250万光年以外的仙女星系

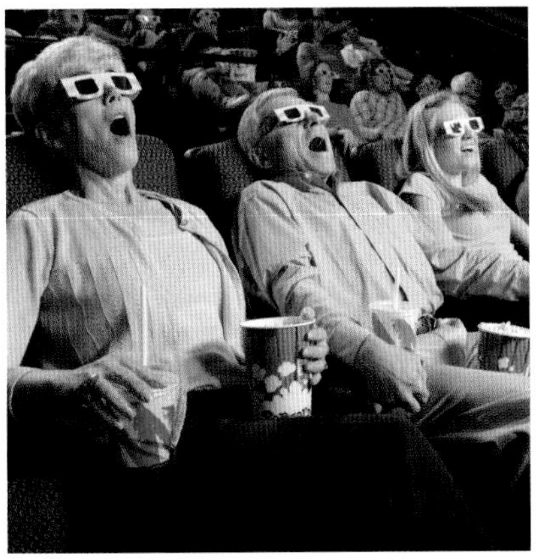

电影魔术

有一种电影叫作三维电影，其原理模仿了双眼视觉现象。两台摄影机从两个不同的方向同时拍摄，放映时两台放映机把两组胶片同步放映。观众戴上特制的眼镜，左眼只看到左图像，右眼只看到右图像，于是略有差别的两幅图像就能重叠起来，观众便觉得自己身临其境。

视错觉

大脑的任务是弄清眼睛所看到的是什么，通常情况下，大脑是能得出正确答案的。然而，当大脑试图填补所接收到的视觉信息中的任何空白时，视错觉会对大脑产生影响。

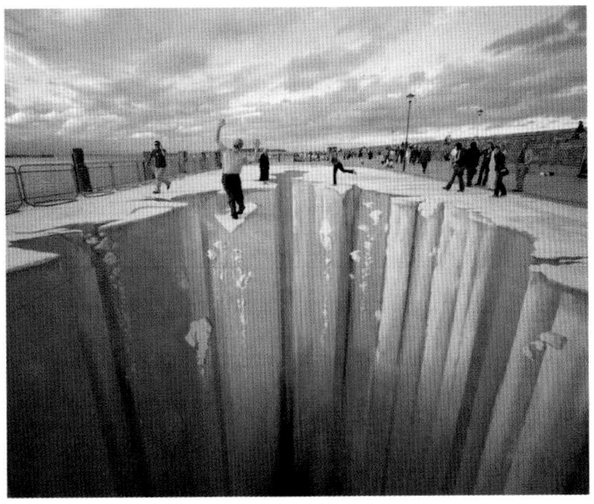

三维街头地画

画家熟练地运用阴影和透视（如将线条相交，使它们看来好像位于远方）等技术，创造出地面深陷的错觉。大脑运用过去的经验来解读本图中的场景，误认为道路上有一个巨大的深坑。

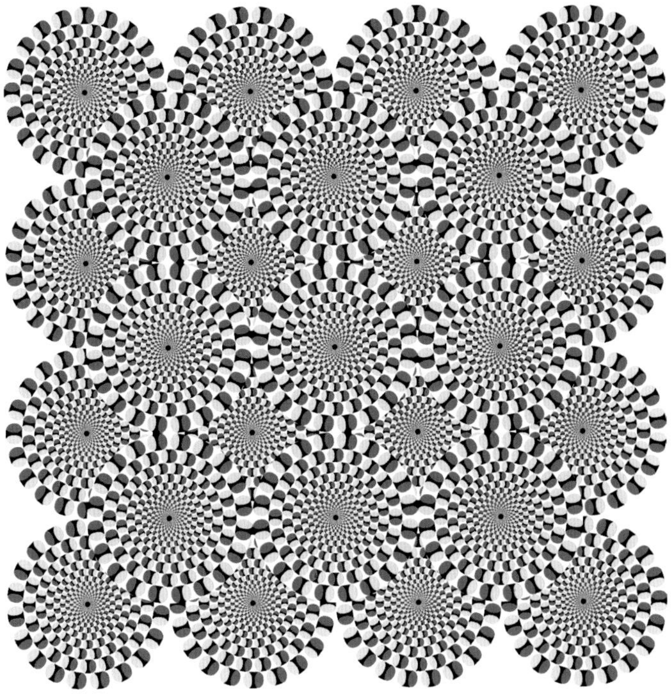

动态图案

当你注视这张图片时，你会觉得图案中的一些部分似乎在动。这是由于眼睛的感光细胞对图案的不同部分做出反应时有的处于功能状态，有的处于非功能状态。这样眼睛就受了欺骗，以为看到的图案在动。

眼睛问题

视觉是一种关键的感觉，维持敏锐的视觉对人非常重要。随着年龄的增长，视杆细胞和视锥细胞的数量减少，视力通常会下降。许多情况能影响聚焦或色觉，下述两种情况是最常见的。

视物模糊

最常见的眼睛问题是近视和远视。近视的人看远处的物体模糊，而远视的人看不清近处的物体。配戴眼镜能把光线聚焦到眼内适当的地方，使影像重新变得清晰。

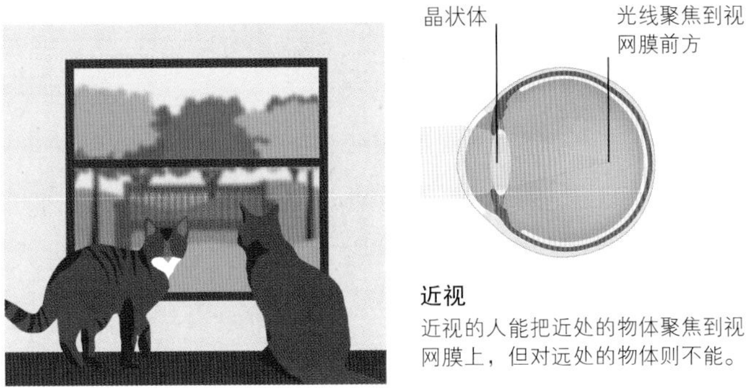
晶状体
光线聚焦到视网膜前方

近视

近视的人能把近处的物体聚焦到视网膜上，但对远处的物体则不能。

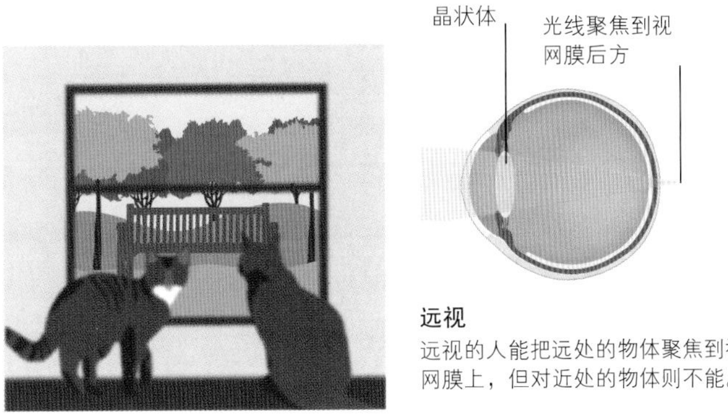
晶状体
光线聚焦到视网膜后方

远视

远视的人能把远处的物体聚焦到视网膜上，但对近处的物体则不能。

色盲

大多数人能看到数百万种颜色，但有些人由于受伤、疾病或先天原因而无法区分某些颜色。患有色盲的人中，男性多于女性。

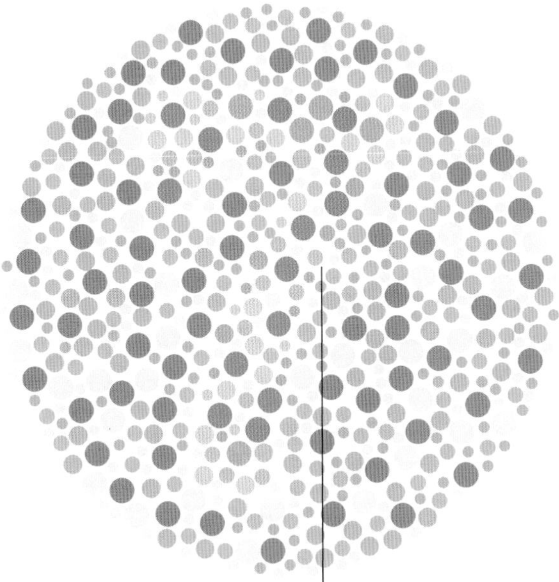

秘密数字

红绿色盲患者看不出由散布在红点中的绿点构成的数字。

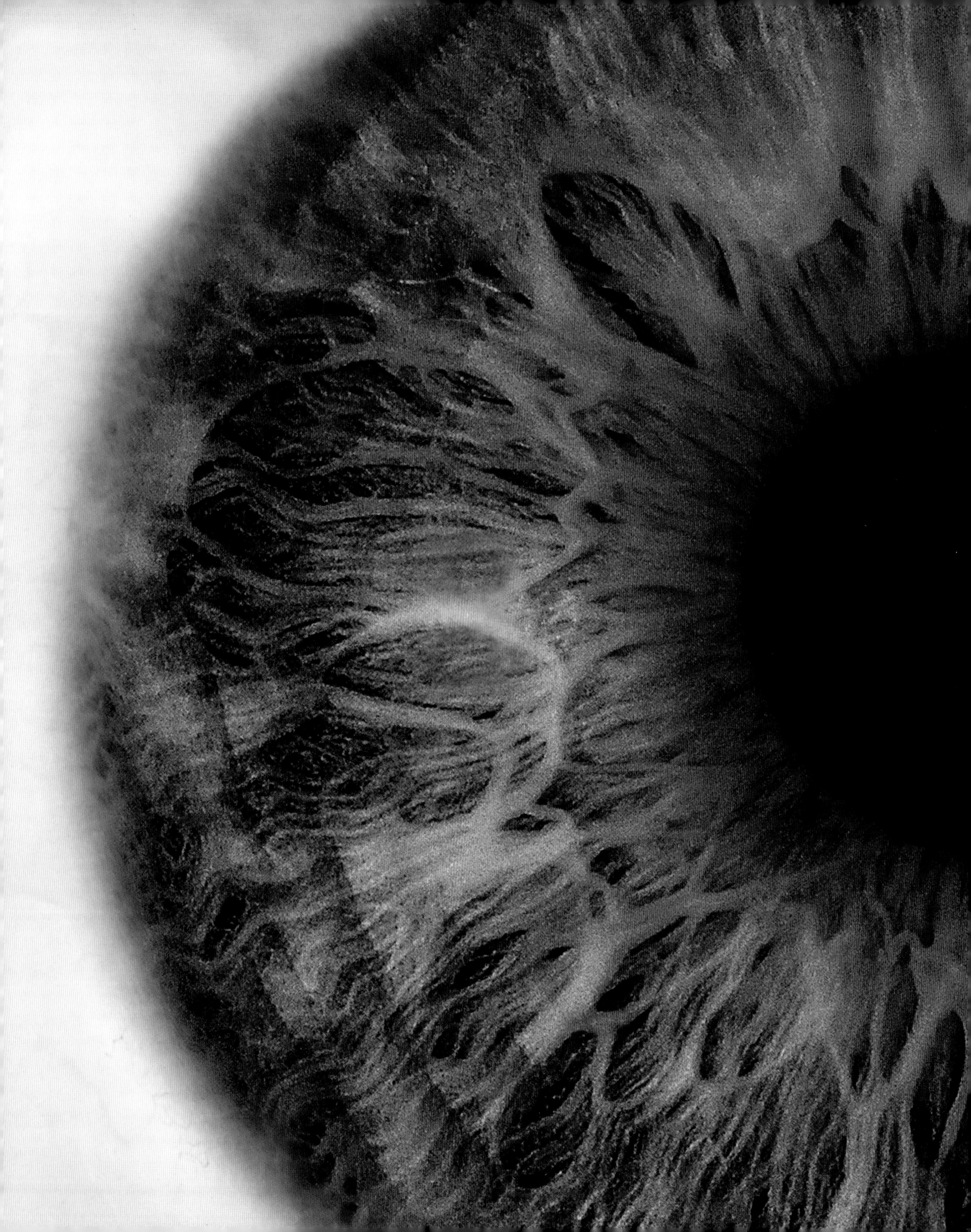

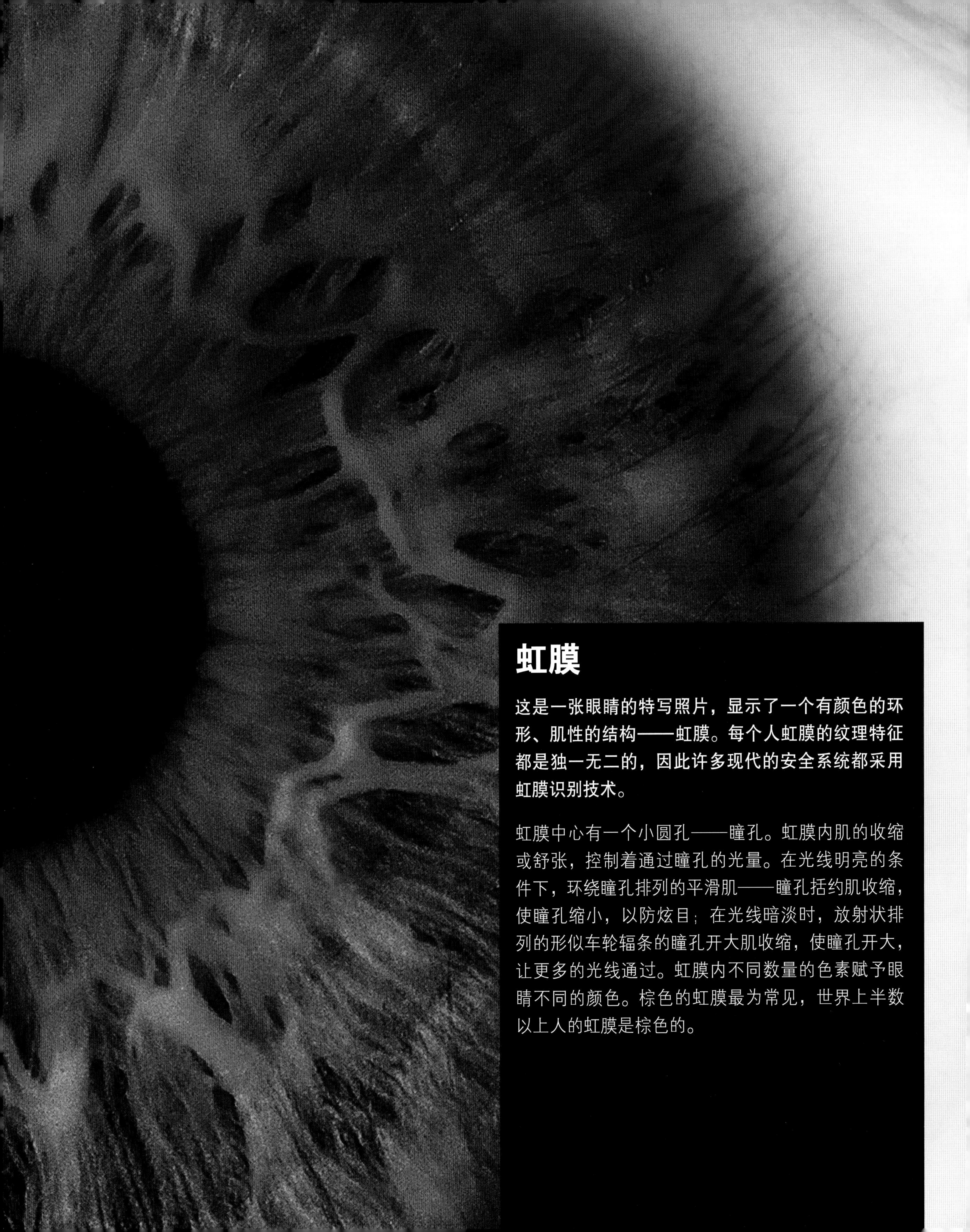

虹膜

这是一张眼睛的特写照片，显示了一个有颜色的环形、肌性的结构——虹膜。每个人虹膜的纹理特征都是独一无二的，因此许多现代的安全系统都采用虹膜识别技术。

虹膜中心有一个小圆孔——瞳孔。虹膜内肌的收缩或舒张，控制着通过瞳孔的光量。在光线明亮的条件下，环绕瞳孔排列的平滑肌——瞳孔括约肌收缩，使瞳孔缩小，以防炫目；在光线暗淡时，放射状排列的形似车轮辐条的瞳孔开大肌收缩，使瞳孔开大，让更多的光线通过。虹膜内不同数量的色素赋予眼睛不同的颜色。棕色的虹膜最为常见，世界上半数以上人的虹膜是棕色的。

7 外耳道的宽度约是7毫米，与一支**铅笔**的横断面直径差不多。

内耳位于**全身最硬的骨**——颞骨里面。

我们怎么听到声音？

所有声音都会在空气中产生肉眼看不见的声波。耳收集声波，先将其转变为机械振动，然后转化为信号，再由脑把这些信号解读为声音。

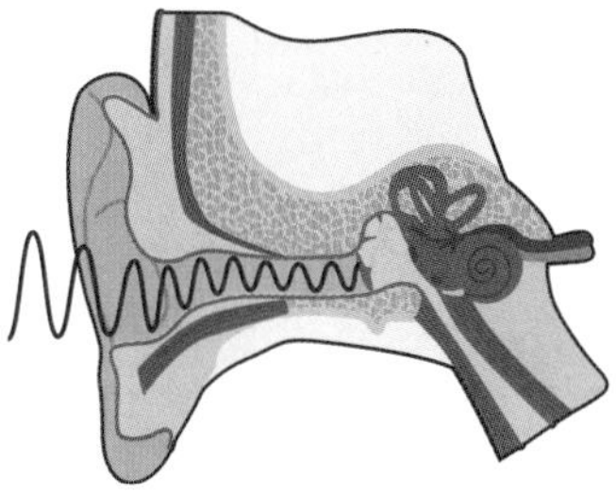

1 外耳
声音沿着外耳道传送到鼓膜，引起鼓膜的振动。

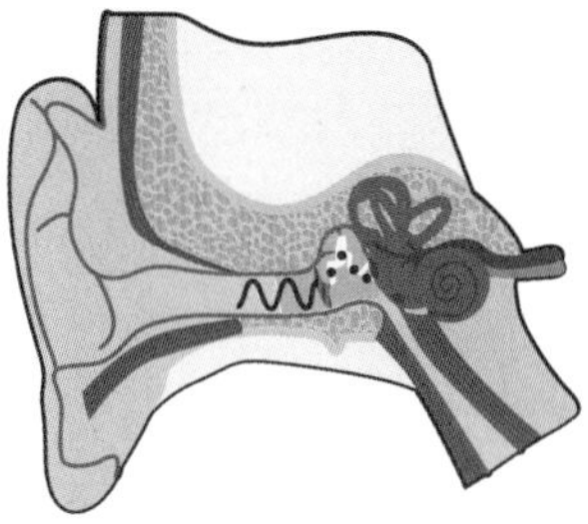

2 中耳
鼓膜的振动通过鼓室内的听骨链传到前庭窗，进入耳蜗。

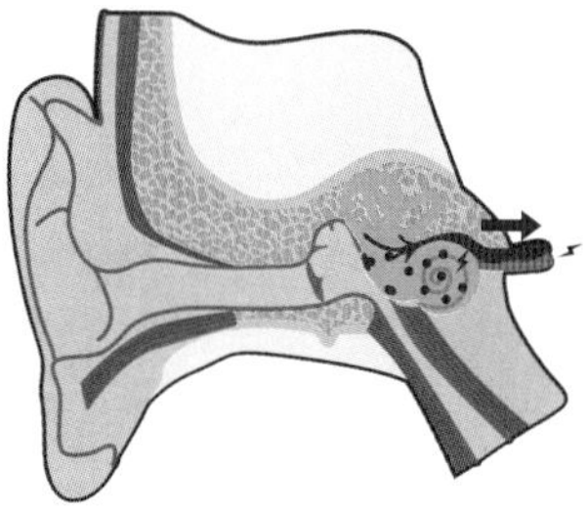

3 内耳
耳蜗内的毛细胞将机械振动转换为神经信号，传向脑。

响亮而清晰

声音越响，引起的振动越大。我们的耳朵是很敏感的，能听到很小的声音，如回形针掉在地上时发出的声响。度量声音响度的单位是分贝（dB）。

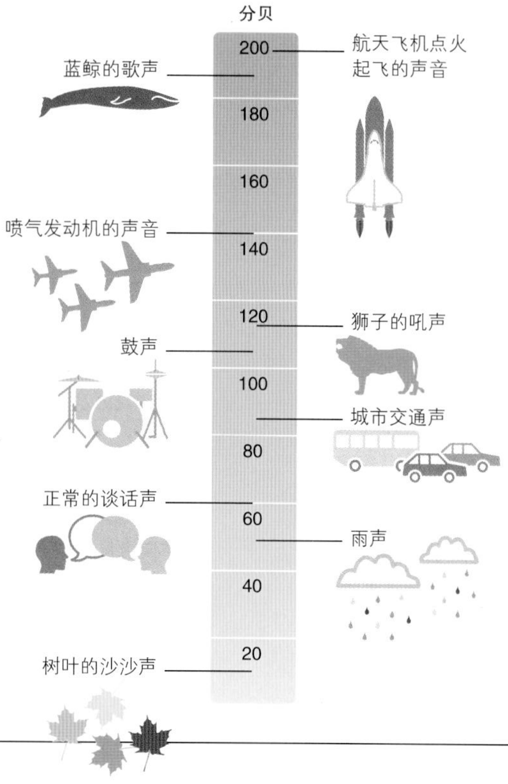
分贝
200
180
160
140
120
100
80
60
40
20
蓝鲸的歌声
喷气发动机的声音
鼓声
正常的谈话声
树叶的沙沙声
航天飞机点火起飞的声音
狮子的吼声
城市交通声
雨声

耳的几个部分

耳可分为3个部分，各有各的功能。外耳收集声波，并将声波汇集到中耳；中耳将声波转化成机械振动；内耳则将声波振动又转化为神经信号，传送入脑。

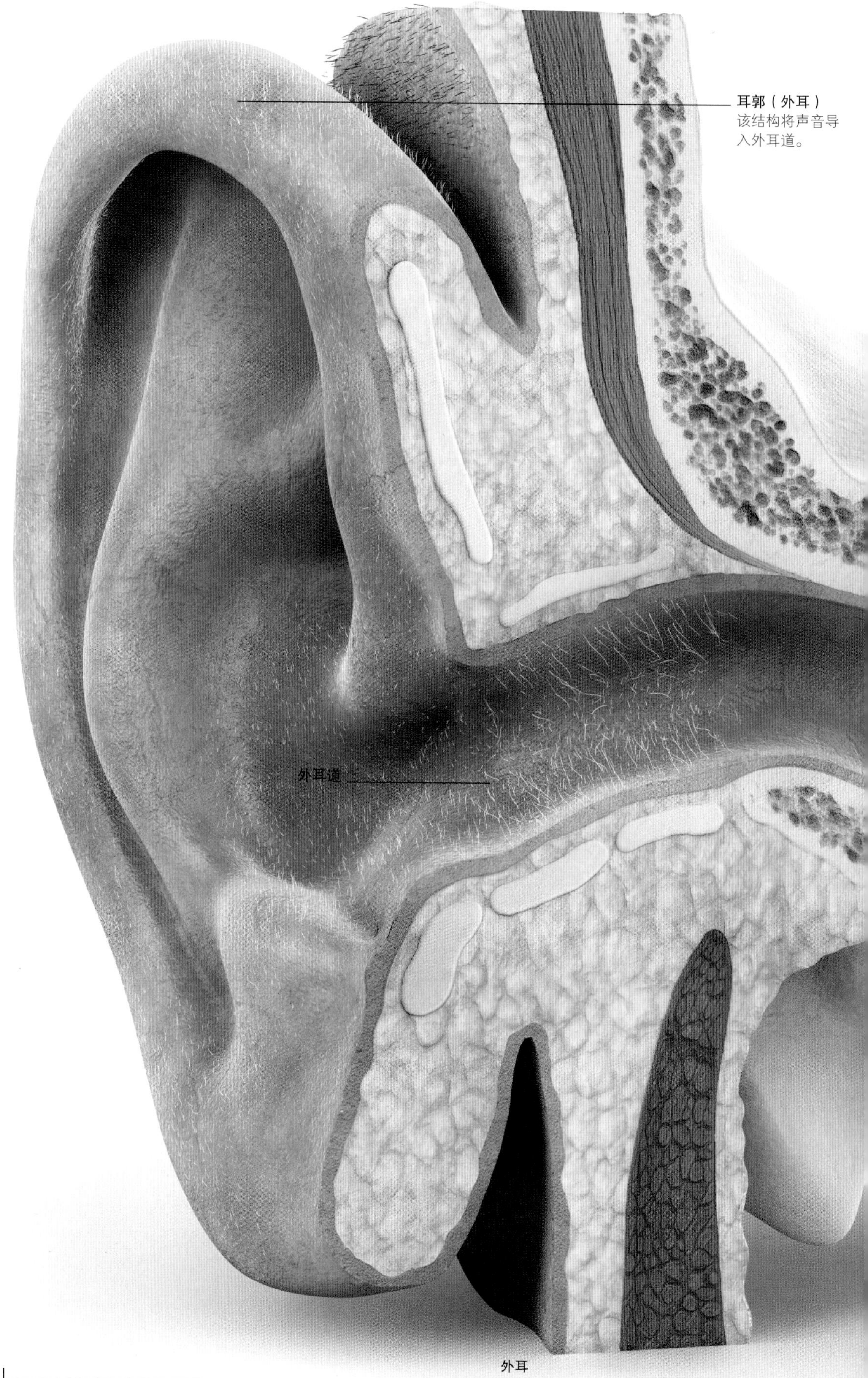
耳郭（外耳）
该结构将声音导入外耳道。
外耳道
外耳

耳

耳是人体的听觉器官。耳其实比你看到的大，人们看得到的只是凸出在头部两侧由皮肤覆盖软骨构成的片状结构——耳郭，其余部分隐藏在颅骨内，是看不到的。

耳收集声波并将其转换成神经信号，传送到脑部解码。人耳能听到各种不同的声音，从高亢的鸟啼到低沉的雷鸣，从最微弱的耳语到响亮的狮吼。

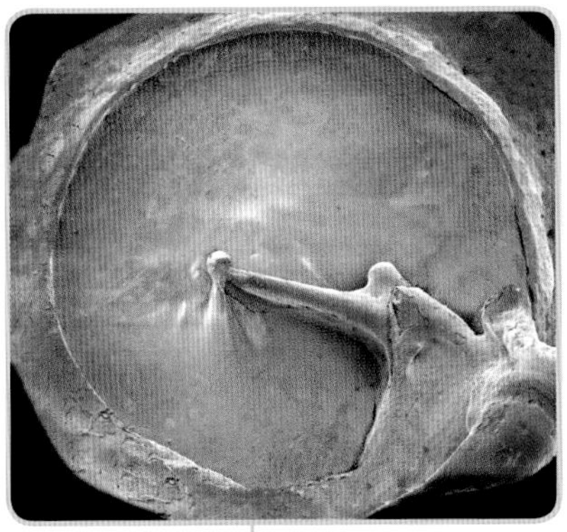

鼓膜

鼓膜是位于中耳入口处的一片薄膜，宽约9毫米，声波传入时鼓膜随之振动。若有来自外面的碎屑进入外耳道，也会被鼓膜挡住，不致进入中耳造成损害。

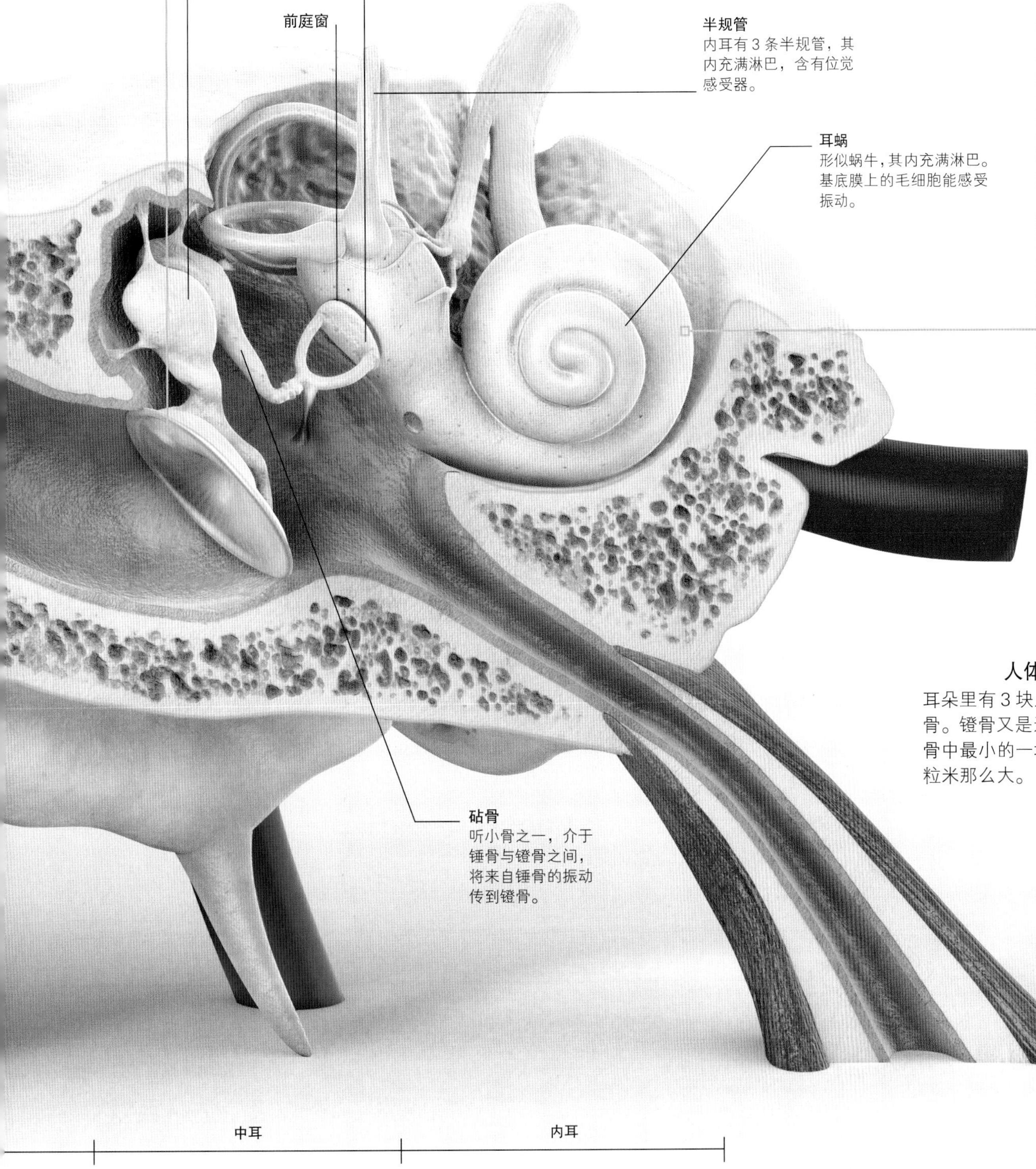
镫骨
听小骨之一，镫骨头与砧骨长脚相连，将听小骨链的机械振动传给内耳耳蜗的前庭窗。
锤骨
听小骨之一，柄与鼓膜相连，能把鼓膜的振动传给砧骨。
前庭窗
半规管
内耳有3条半规管，其内充满淋巴，含有位觉感受器。
耳蜗
形似蜗牛，其内充满淋巴。基底膜上的毛细胞能感受振动。
砧骨
听小骨之一，介于锤骨与镫骨之间，将来自锤骨的振动传到镫骨。
中耳
内耳

毛细胞

耳蜗基底膜上有毛细胞，其上覆盖着显微镜下才能看见的成群细毛，突入耳蜗淋巴中。从外耳传入的声波引起耳蜗淋巴振动，振动的压力使毛细胞的细毛发生不同程度的弯曲。振动模式被转换为神经信号，传送入脑。

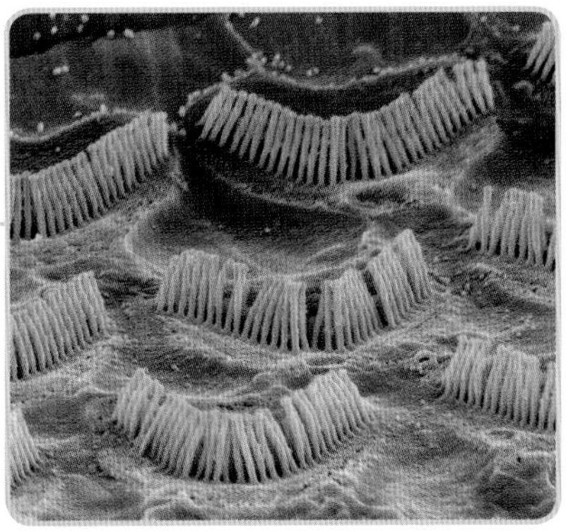

人体最小的骨

耳朵里有3块人体最小的骨。镫骨又是这3块听小骨中最小的一块，约有一粒米那么大。

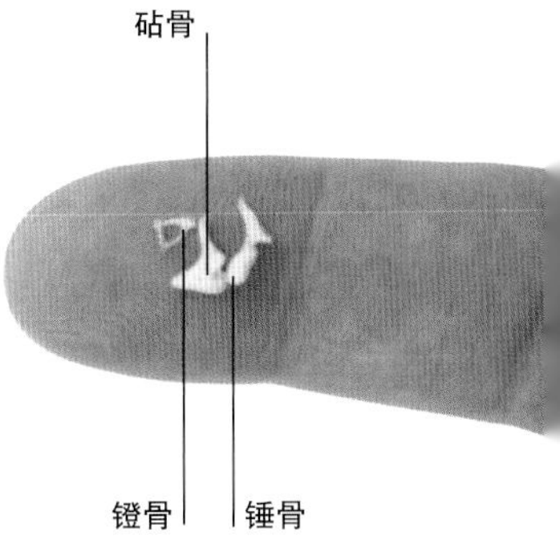
砧骨
镫骨
锤骨

如果你快速旋转，**运动感受器会向脑发出自相矛盾的信息，**这会使你感到头晕目眩。

内耳

这幅内耳图显示了半规管和耳蜗。3个充满淋巴的半规管相互呈直角。当你转头时，内淋巴因惰性而向与旋转相反的方向移位，使毛细胞的纤毛弯曲。毛细胞兴奋，向脑传送神经信号，脑便能判断你移动的方向。蜗牛状的耳蜗能将声音转换为神经脉冲。

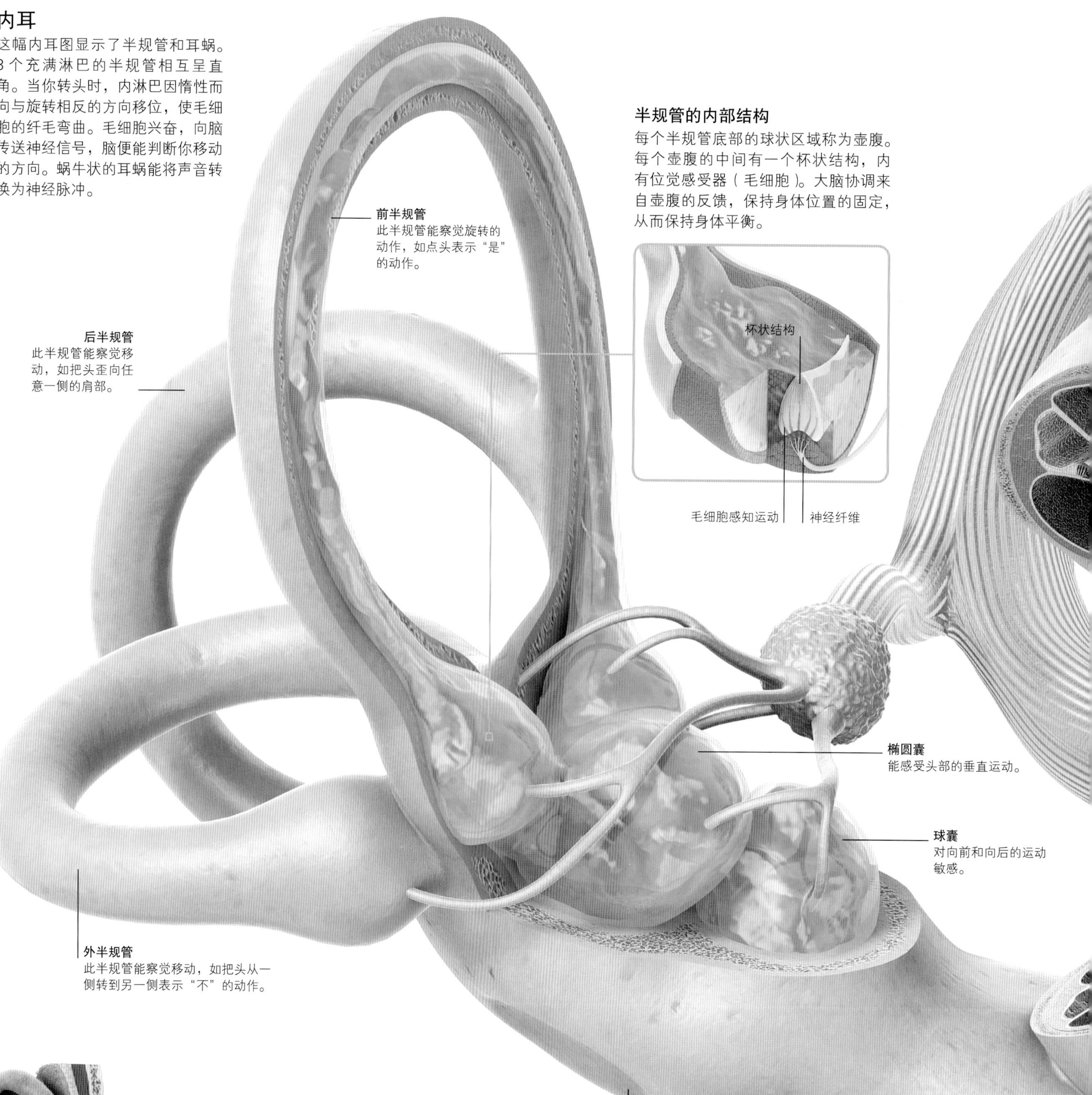
前半规管
此半规管能察觉旋转的动作，如点头表示“是”的动作。
后半规管
此半规管能察觉移动，如把头歪向任意一侧的肩部。
椭圆囊
能感受头部的垂直运动。
球囊
对向前和向后的运动敏感。
外半规管
此半规管能察觉移动，如把头从一侧转到另一侧表示“不”的动作。
前庭窗
镫骨附着于前庭窗，将声波传入耳蜗。

半规管的内部结构

每个半规管底部的球状区域称为壶腹。每个壶腹的中间有一个杯状结构，内有位觉感受器（毛细胞）。大脑协调来自壶腹的反馈，保持身体位置的固定，从而保持身体平衡。

杯状结构
毛细胞感知运动
神经纤维

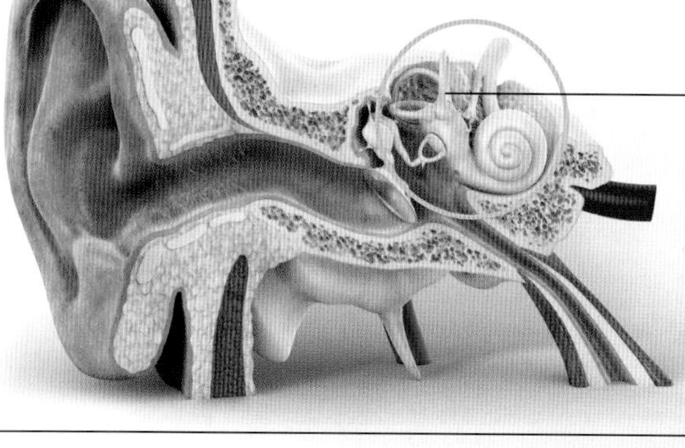
内耳
位于颅内颞骨的中空处，分为半规管和耳蜗等部分。

平衡和听觉

除了提供听觉，耳还帮助我们保持平衡，并在身体移动时向脑发送重要信息。

内耳是耳的构造中位置最靠内的部分，深入颅骨里面。内耳包含3个半规管，里面充满液体。当我们移动时，半规管内的液体也移动，向脑传送信息，从而帮助我们保持平衡。内耳里还有一个耳蜗，它能将声音转换为听觉。

科尔蒂器
又称螺旋器，是位于蜗管螺旋膜上的听觉感受器。外界声波的振动逐级传入，使科尔蒂器内的液体产生波动，触动毛细胞，产生神经信号传递到脑，于是我们就听到了声音。

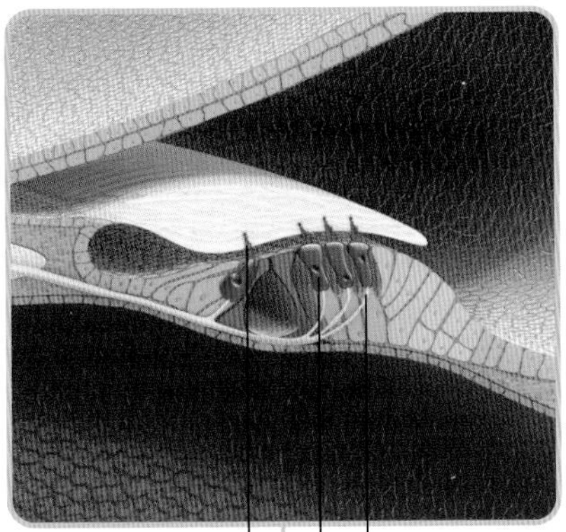

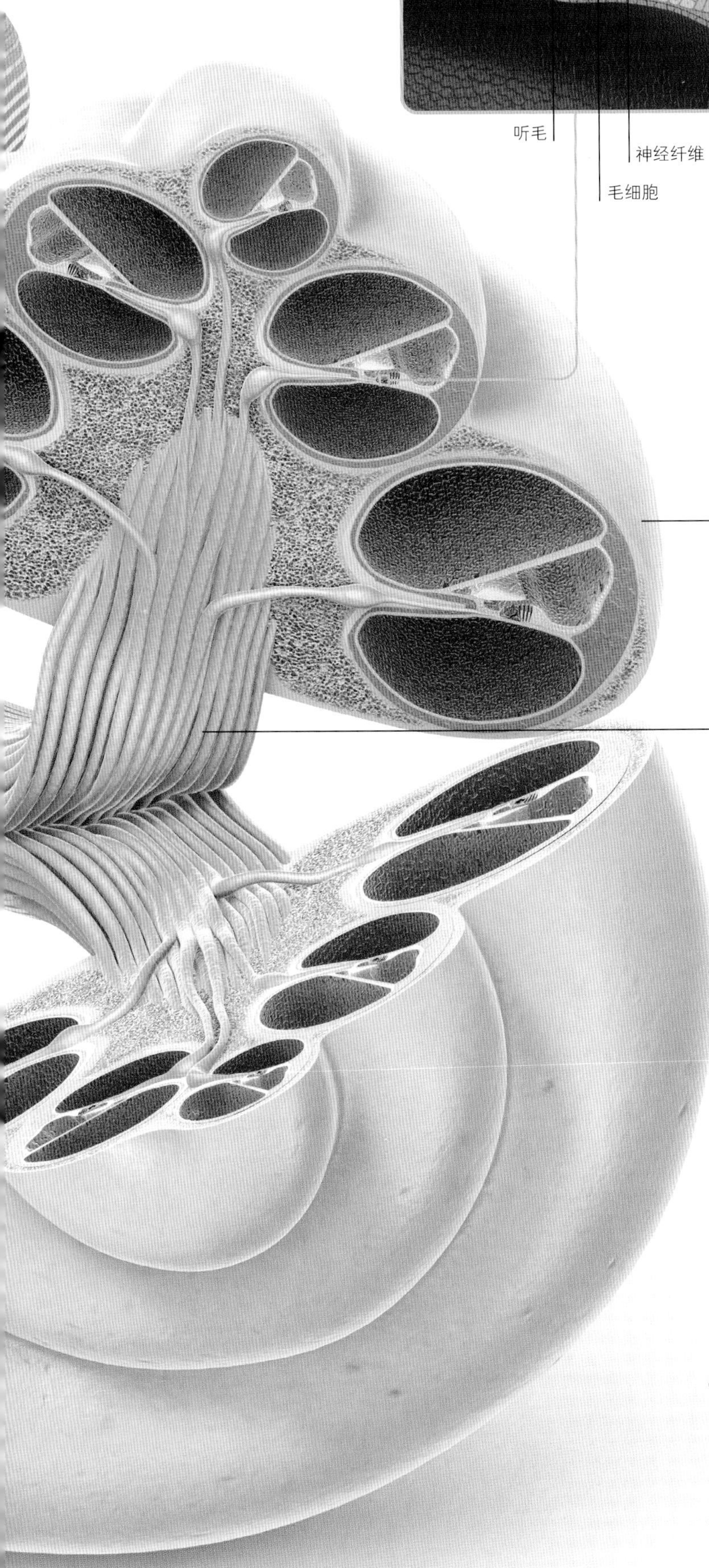

耳蜗
形似蜗牛，能将中耳的机械振动转换为神经信号。

听神经
将信号从耳传递到脑。

平衡活动

不同的人体系统一起发挥作用，保持我们身体的平衡。来自内耳、眼睛、皮肤压力感受器和肌内牵张感受器的信号共同作用，来显示我们身体的位置。大脑对这些信息进行加工，做出调整，防止身体跌倒。

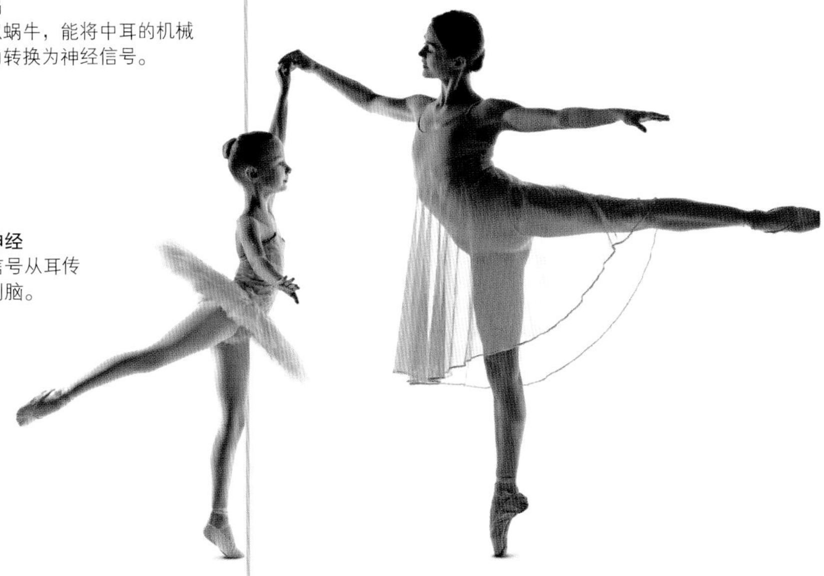

椭圆囊和球囊

内耳有两个微小的结构——椭圆囊和球囊，能感受头部的静止与直线变速运动。椭圆囊能检测出向前和向后的直线变速运动，而球囊则能检测出向上和向下的直线变速运动。

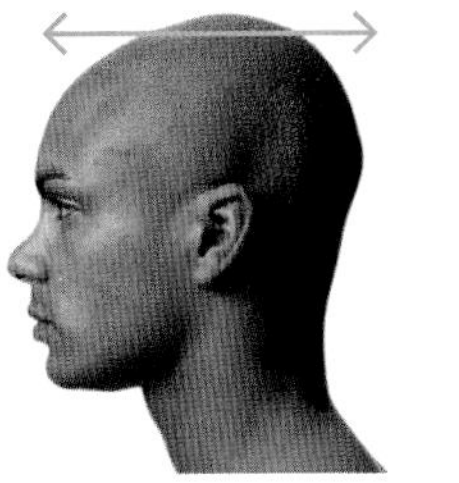

椭圆囊能检测出向前和向后的直线变速运动，如坐汽车。

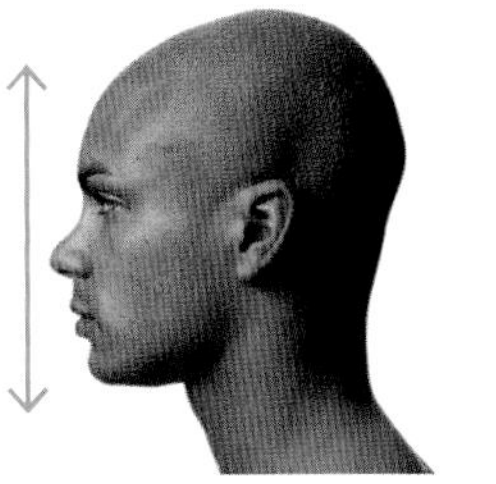

球囊能检测出向上和向下的直线变速运动，如坐电梯。

如果你开始失去平衡，脑需要 0.03 秒的时间向肌发送信号来调整身体的姿势。

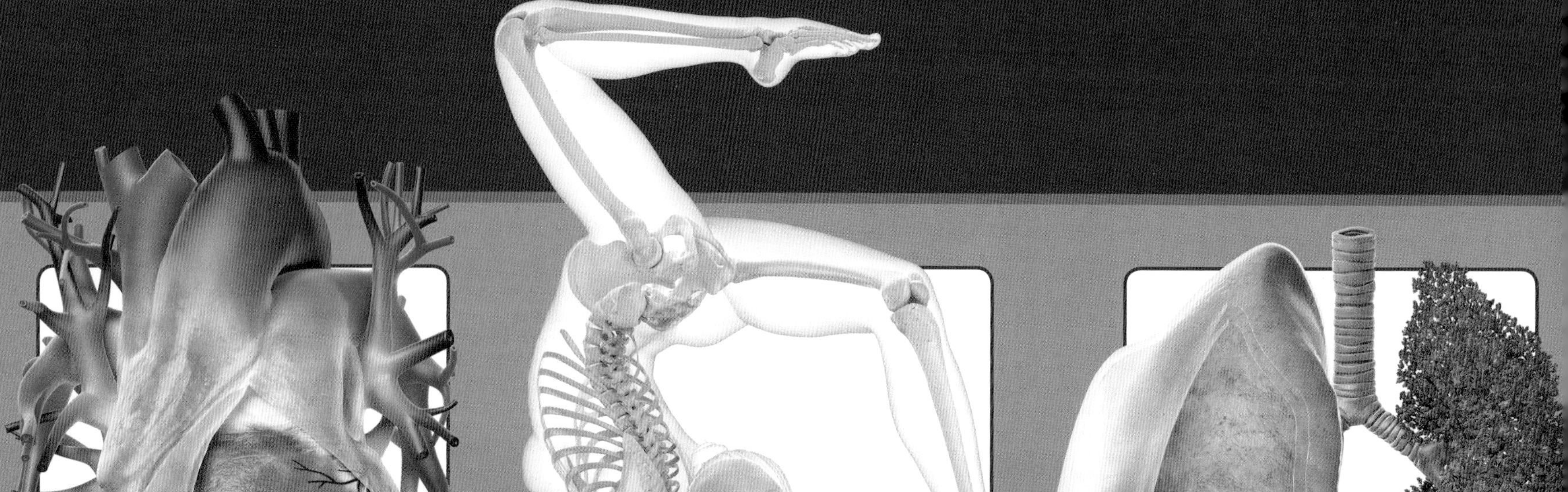

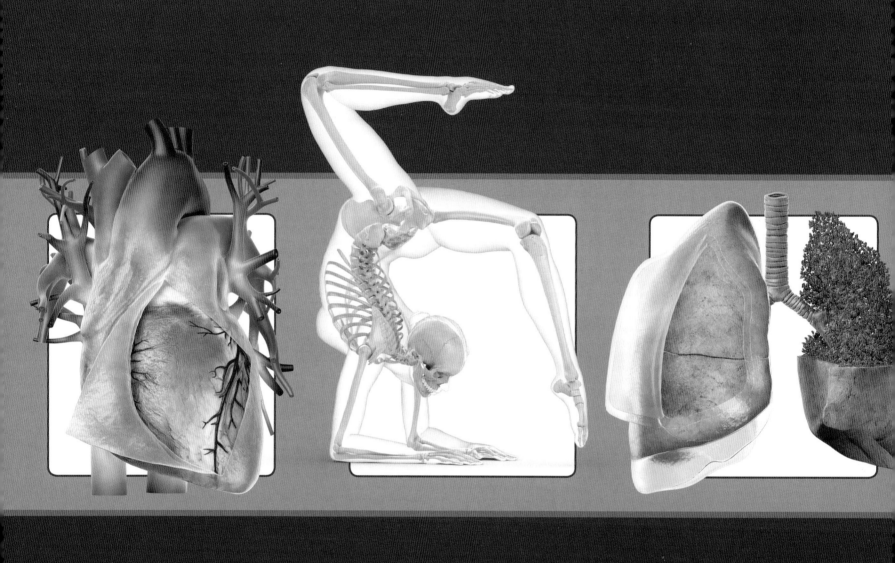

胸和背

胸腔容纳了两个维持身体运转的重要器官——心脏和肺。多亏有它们，全身所有的细胞才能获得必不可少的血液和氧气供应。脊柱支持着身体，保护着脊髓；脊髓将来自身体内外的信息传递到脑，又把来自脑的信息向周围传递。

人体的胸廓中有 12 对肋。

锁骨
连接肩胛骨与胸骨的S形细长骨。
胸大肌
最大的胸肌，与胸骨、锁骨、肱骨和肋相连。
胸骨
有多块肌附着于胸骨。
三角肌
覆盖着肩关节，三角肌收缩可使上臂外展。
前锯肌
位于胸廓侧面，与上方肋骨相连。
腹直肌
与下方肋软骨和胸骨相连，能帮助身体保持直立。
腹外斜肌
在腹壁外层，用力呼气时腹外斜肌收缩，协助将肺内的气体排出。

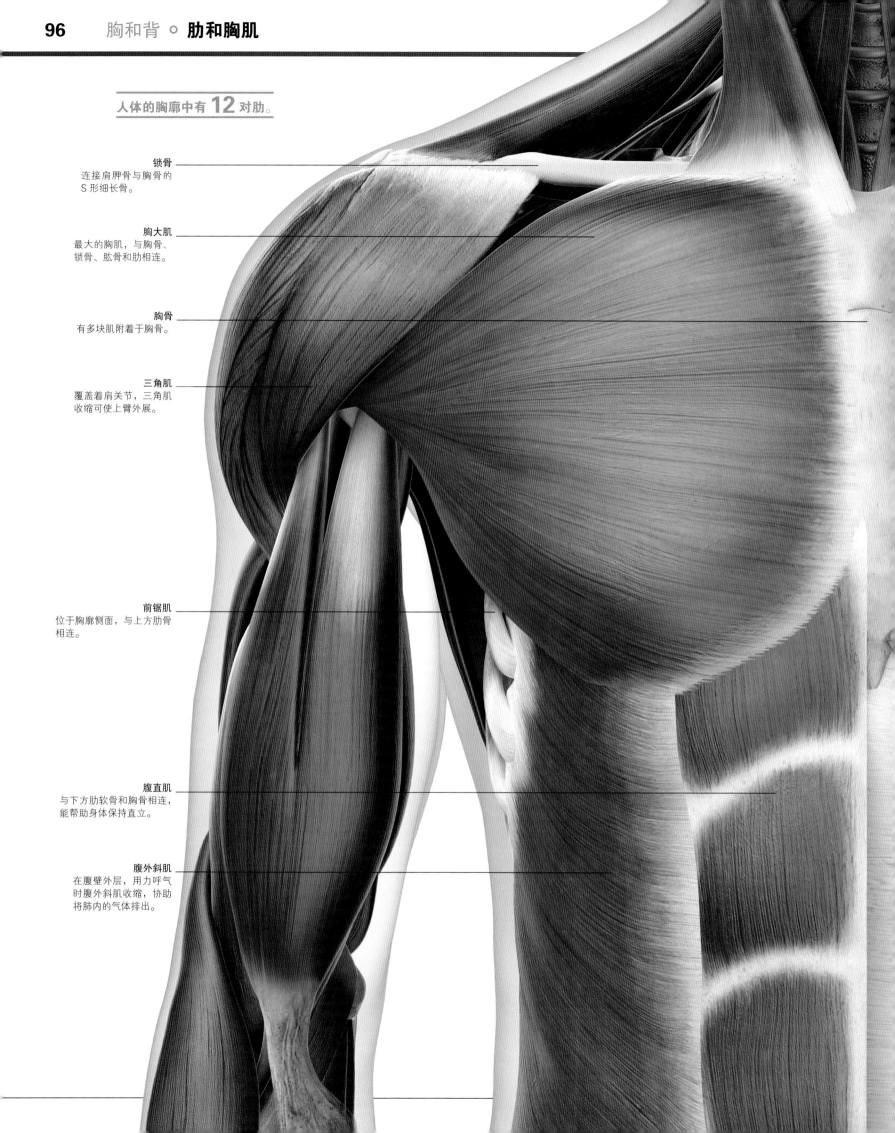

5 当你**吸气**的时候，**胸廓**会上升5厘米。

最下方两对肋（第11~12对肋）仅后端与胸椎相连，前端游离而不与胸骨相连，故称**浮肋**。

肋和胸肌

胸部位于颈部和腹部之间。胸廓由 12 块胸椎、12 对肋和 1 块胸骨构成，围绕着心脏、肺和大血管这些胸内的重要器官。

强健的胸廓足以保护这些生命攸关的器官，同时它又足够柔韧，可以在呼吸时扩张或缩小。胸肌附着于胸廓。胸肌同膈肌、肋间肌、腹肌等一起，帮助人体呼吸。

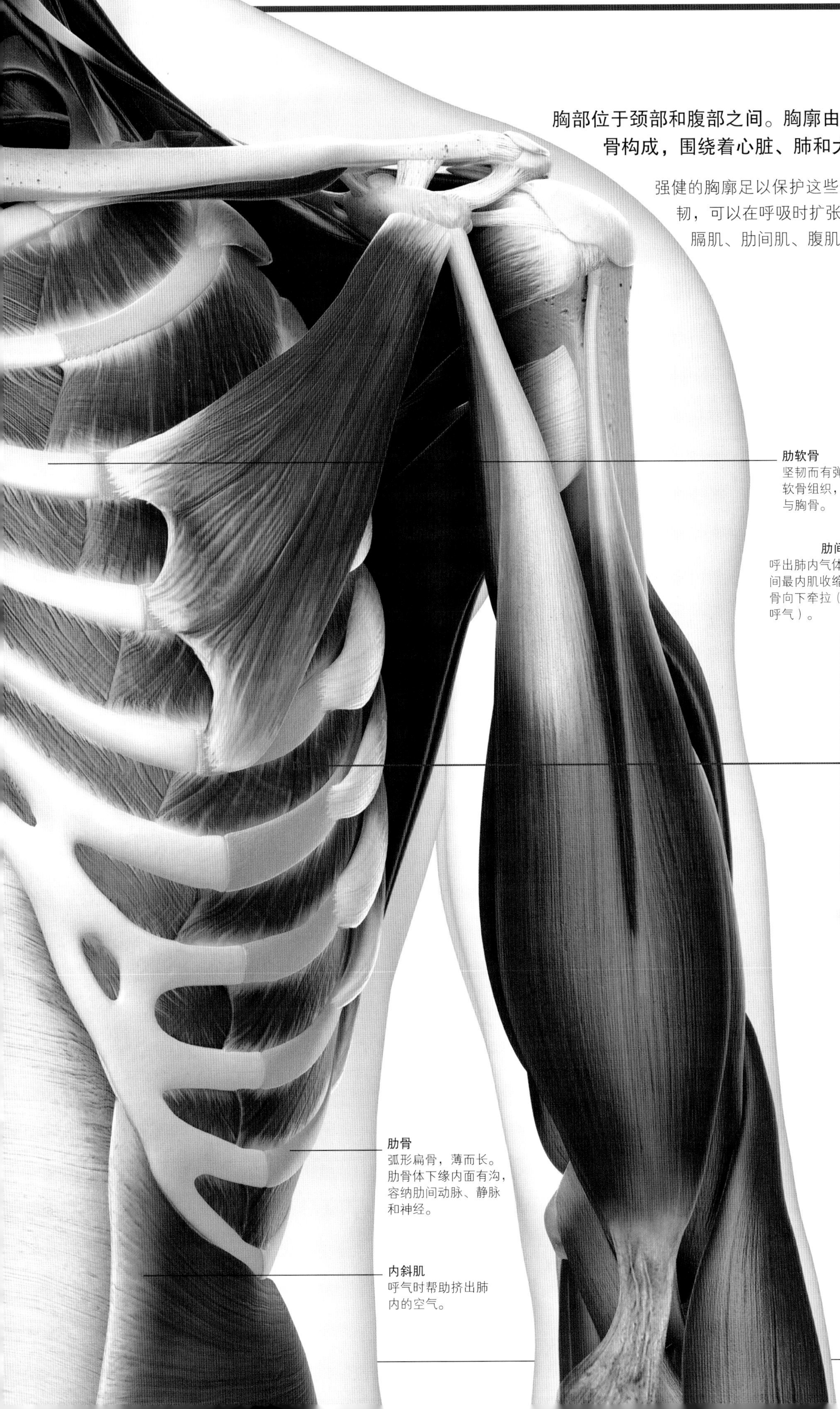

肋软骨
坚韧而有弹性的透明软骨组织，连接肋骨与胸骨。
肋间内肌
呼气时，肋间内肌收缩，将胸廓向下、向外牵拉（降肋助呼气）。
肋间最内肌
呼出肺内气体时，肋间最内肌收缩，将肋骨向下牵拉（降肋助呼气）。
肋间外肌
吸气时，肋间外肌收缩，将胸廓向上、向外牵拉（提肋助吸气）。
肋骨
弧形扁骨，薄而长。肋骨体下缘内面有沟，容纳肋间动脉、静脉和神经。
内斜肌
呼气时帮助挤出肺内的空气。

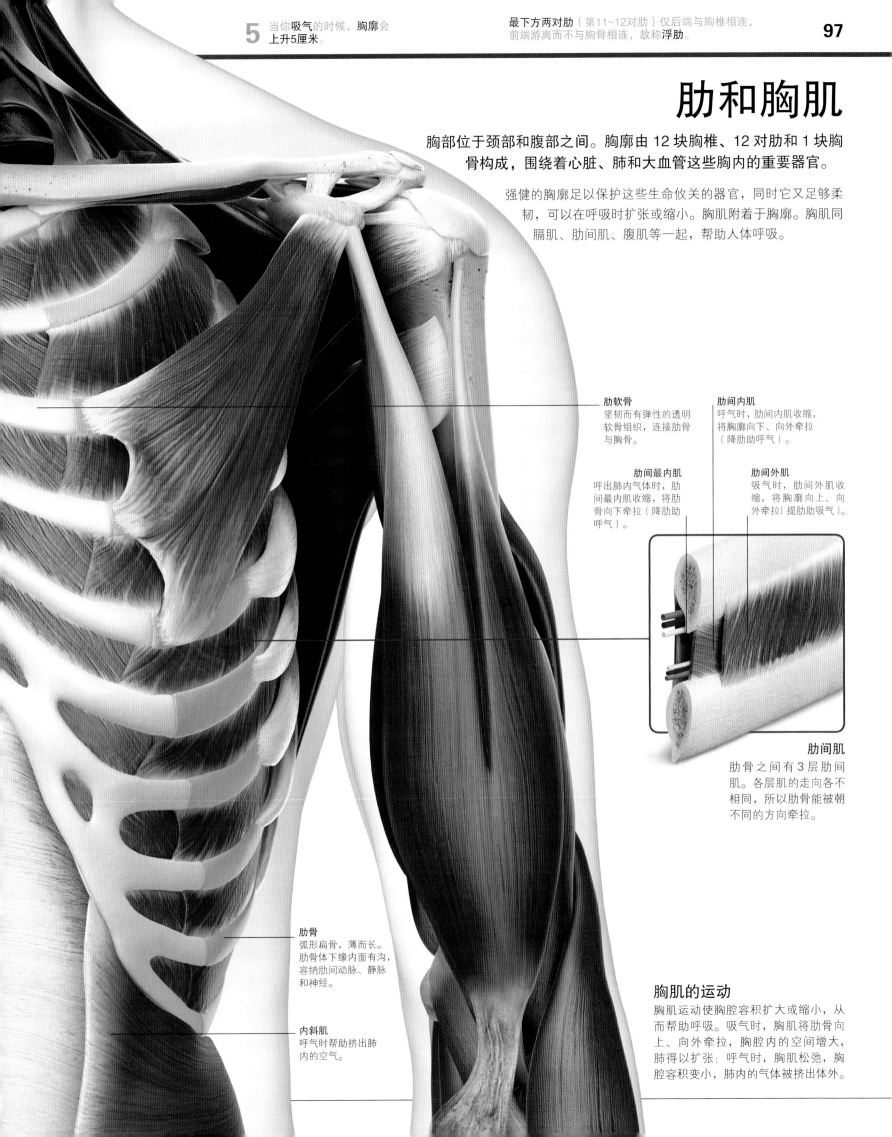

肋间肌

肋骨之间有 3 层肋间肌。各层肌的走向各不相同，所以肋骨能被朝不同的方向牵拉。

胸肌的运动

胸肌运动使胸腔容积扩大或缩小，从而帮助呼吸。吸气时，胸肌将肋骨向上、向外牵拉，胸腔内的空间增大，肺得以扩张；呼气时，胸肌松弛，胸腔容积变小，肺内的气体被挤出体外。

5%~10% 在肌肉重量占体重的百分比方面，男性大于女性，而且男性的肌力比女性强5%~10%。

背部肌群

椎骨连接成长柱状的脊柱。颈部和背部的肌为脊柱提供了强大的支撑，使我们的上半身得以保持直立和稳定。其中一些肌还能将肋骨提升或下拉，从而帮助呼吸。

背肌的功能是将脊柱向背侧牵拉、让脊柱侧弯或旋转脊柱，从而使背部能进行大范围的弯曲和旋转。覆在脊柱上的多层肌肉也能保护脊柱免受压力和撞击带来的损伤。

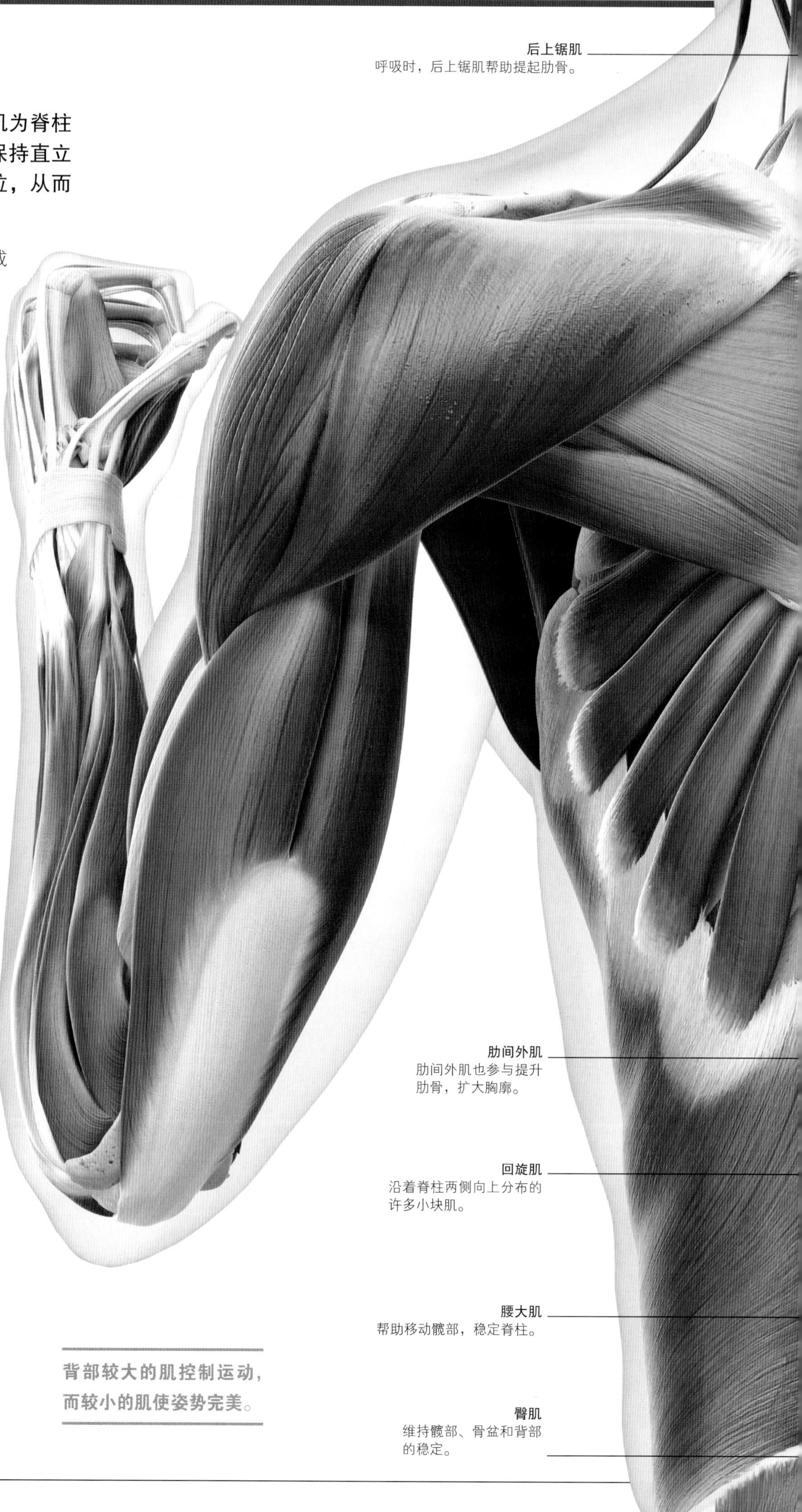
后上锯肌
呼吸时，后上锯肌帮助提起肋骨。
肋间外肌
肋间外肌也参与提升肋骨，扩大胸廓。
回旋肌
沿着脊柱两侧向上分布的许多小块肌。
腰大肌
帮助移动髋部，稳定脊柱。
臀肌
维持髋部、骨盆和背部的稳定。

稳定和运动

背部的肌主要分为3层。各层肌协同作用，可稳定和运动躯干，并能帮助呼吸。图中所示为深层的肌，有时也称为核心肌群。这些肌能维持身体的直立，在你弯腰时使你不致向前跌倒。

肌力不断增强

当宝宝的坐起和独立行走的能力得到发展时，背部起稳定作用的肌（稳定肌）起了重要作用。

伏地挺身

宝宝大约3个月大时，稳定肌的力量就开始增强。他们会趴着身子，抬起胳膊，活动肌肉。

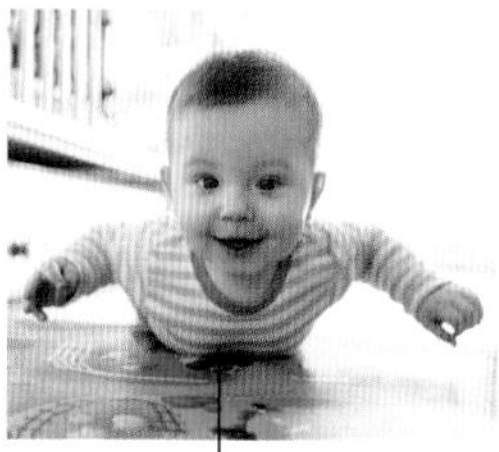
稳定肌变得更有力

坐起来

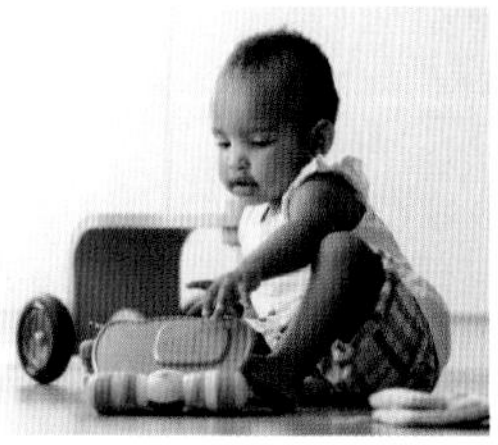

9个月大时，大部分宝宝的稳定肌已发育得足够强大，宝宝已能自己坐起来。

迈出头几步

大约一岁半时，宝宝已能自己站立，开始不需要别人帮助就能行走。这时，稳定肌的肌力还不够强大，肌还在发育之中。因此，宝宝刚刚尝试迈出的步子还是摇摇晃晃的。

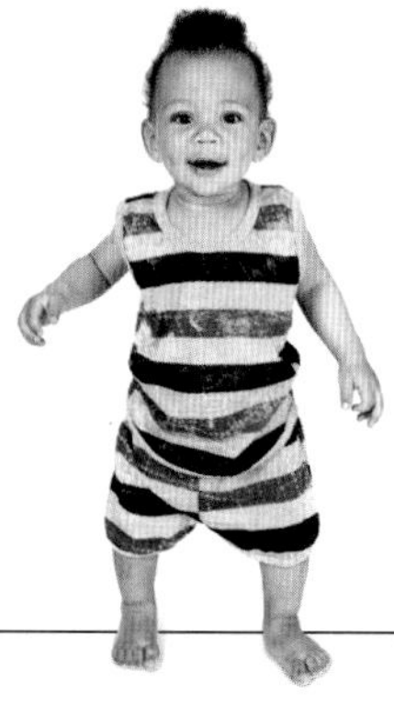

背部较大的肌控制运动，而较小的肌使姿势完美。

锯肌的英文名 serratus 来自拉丁文，意思是“锯”，因为这些肌的边缘参差不齐，呈锯齿状。

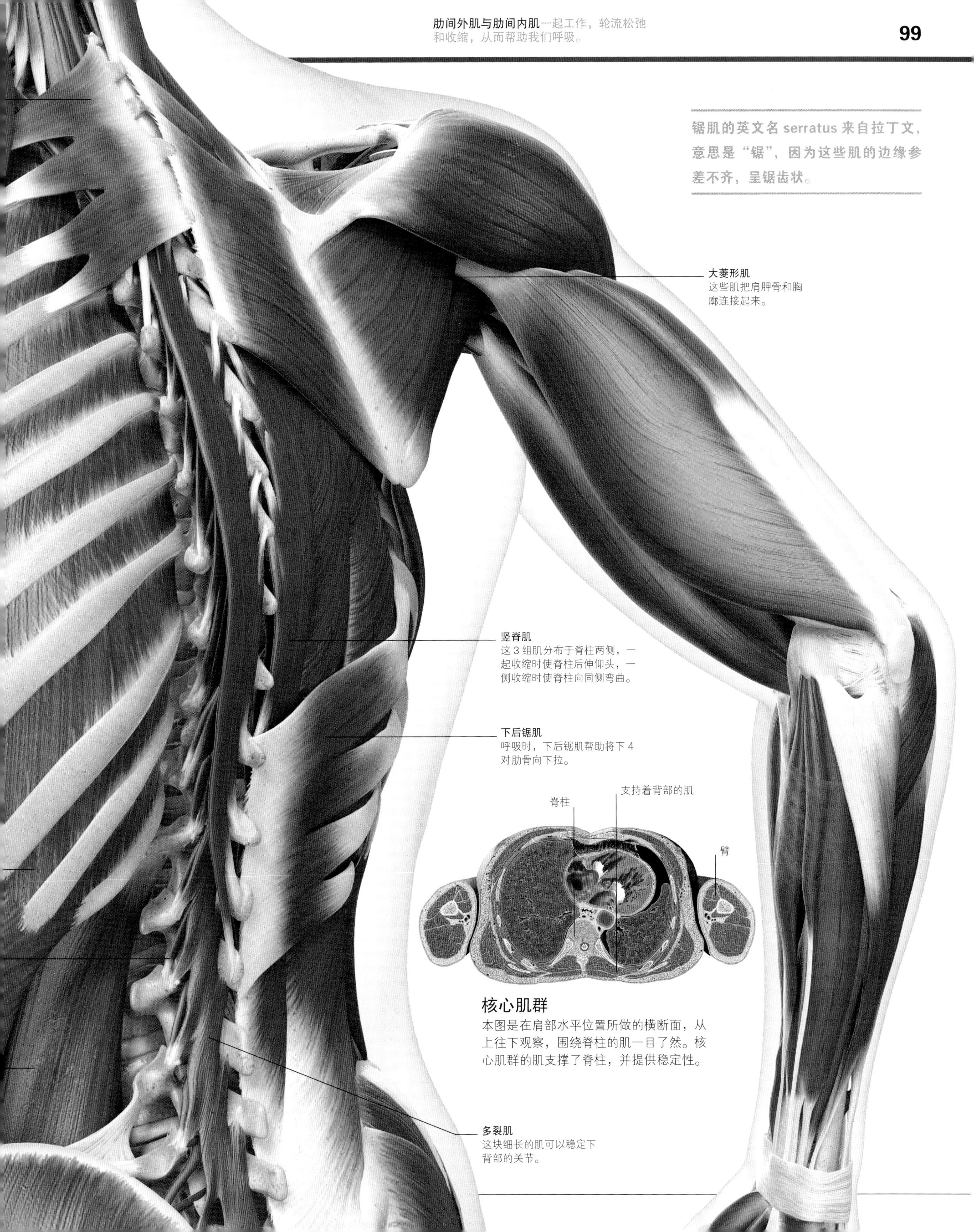
大菱形肌
这些肌把肩胛骨和胸廓连接起来。
竖脊肌
这 3 组肌分布于脊柱两侧，一起收缩时使脊柱后伸仰头，一侧收缩时使脊柱向同侧弯曲。
下后锯肌
呼吸时，下后锯肌帮助将下 4 对肋骨向下拉。
多裂肌
这块细长的肌可以稳定下背部的关节。
脊柱
支持着背部的肌
臂

核心肌群

本图是在肩部水平位置所做的横断面，从上往下观察，围绕脊柱的肌一目了然。核心肌群的肌支撑了脊柱，并提供稳定性。

脊柱

脊柱俗称脊梁骨，位于身体的背侧，从颅底直到尾骨。脊柱给头部和身体提供了一个坚固的支持，但也允许身体旋转和弯曲。脊柱也保护着脊髓——在脑和身体之间传送信息的粗大的神经束。

脊柱由 24 块不规则的椎骨以及 1 块骶骨、1 块尾骨构成。脊柱既坚固又柔韧，从侧面看呈 S 形。这个形状使脊柱有足够的弹性，能缓冲运动产生的震动。腰椎的椎骨较大，有助于支撑上身的重量。椎骨的椎孔和骶骨的骶管连成一个既安全又能弯曲的椎管，其中容纳了脊髓。

脊柱关节

椎骨背侧的上关节突和下关节突与相邻椎骨的下关节突和上关节突，以关节面组成关节突关节。脊柱活动时，这些关节突相互前后滑动。这种关节称为小平面关节。椎骨的形状限制了这些关节移动的范围。椎骨的椎体之间的软骨性椎间盘能略微被压扁，这能吸收一些冲击力，也能减少椎骨移动时相互研磨导致的疼痛。

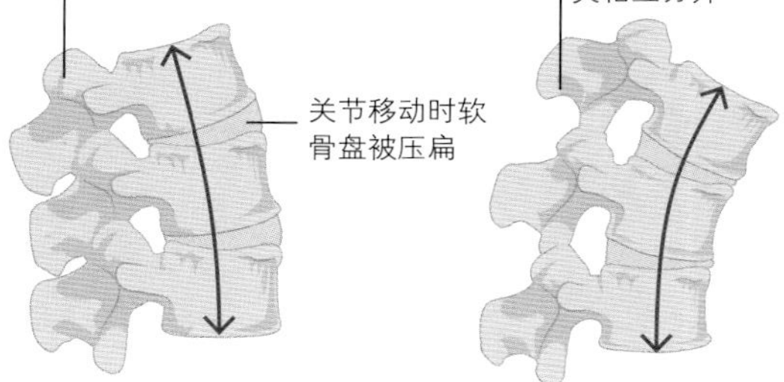
相邻的上下关节突相互靠近
关节移动时软骨盘被压扁
相邻的上下关节突相互分开
向后弯曲
向前弯曲

脊柱的几个部分

构成脊柱的椎骨可分为 5 个部分：

- **颈椎**
  共7块，支撑着头部。第一颈椎称为寰椎，第二颈椎称为枢椎，它们使头颈部能屈伸和转动。
- **胸椎**
  共12块，与肋骨连接，构成胸廓的后部。
- **腰椎**
  共5块，支撑着大部分身体的重量。
- **骶骨**
  成年后，5块骶椎融合成为1块骶骨。骶骨将下肢带骨连接到腰椎上。
- **尾骨**
  成年后，4块尾椎融合成1块尾骨。一些肌肉、肌腱和韧带附着于尾骨上。

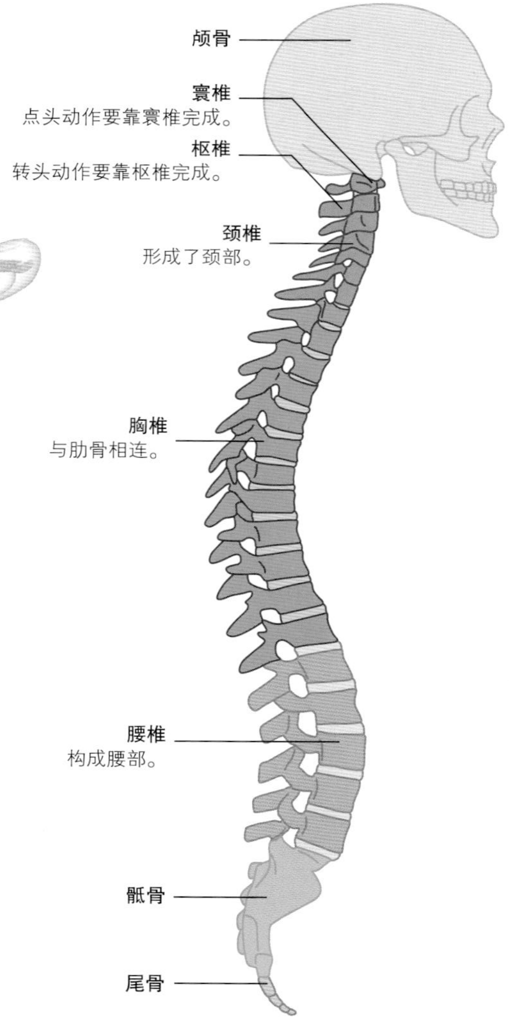
颅骨
寰椎
点头动作要靠寰椎完成。
枢椎
转头动作要靠枢椎完成。
颈椎
形成了颈部。
胸椎
与肋骨相连。
腰椎
构成腰部。
骶骨
尾骨

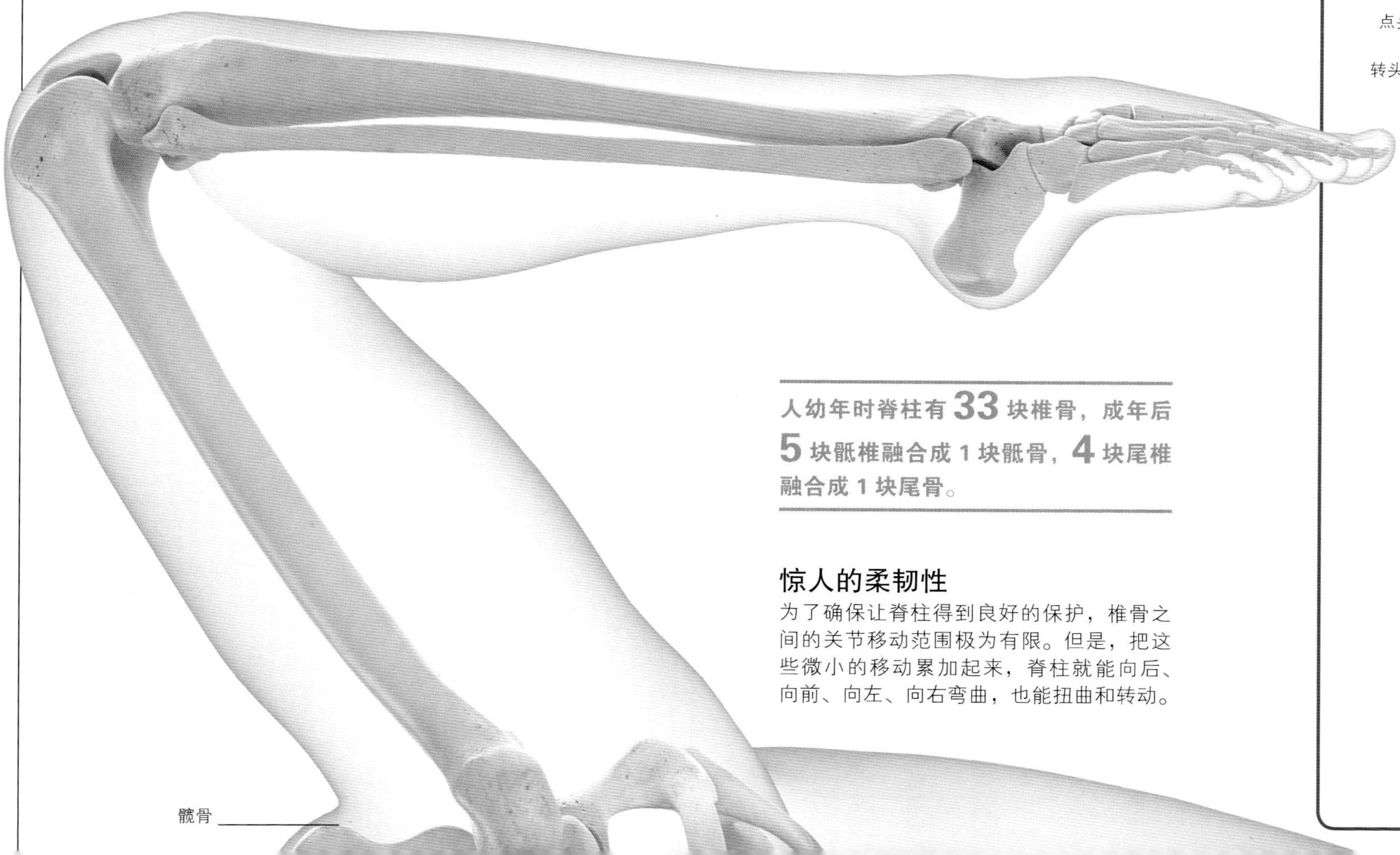
髋骨

人幼年时脊柱有 33 块椎骨，成年后 5 块骶椎融合成 1 块骶骨，4 块尾椎融合成 1 块尾骨。

惊人的柔韧性

为了确保让脊柱得到良好的保护，椎骨之间的关节移动范围极为有限。但是，把这些微小的移动累加起来，脊柱就能向后、向前、向左、向右弯曲，也能扭曲和转动。

寰椎位于脊柱的顶端，其**英文名**atlas来自希腊神话中被罚做苦役以肩膀扛顶着苍天的巨神阿特拉斯。

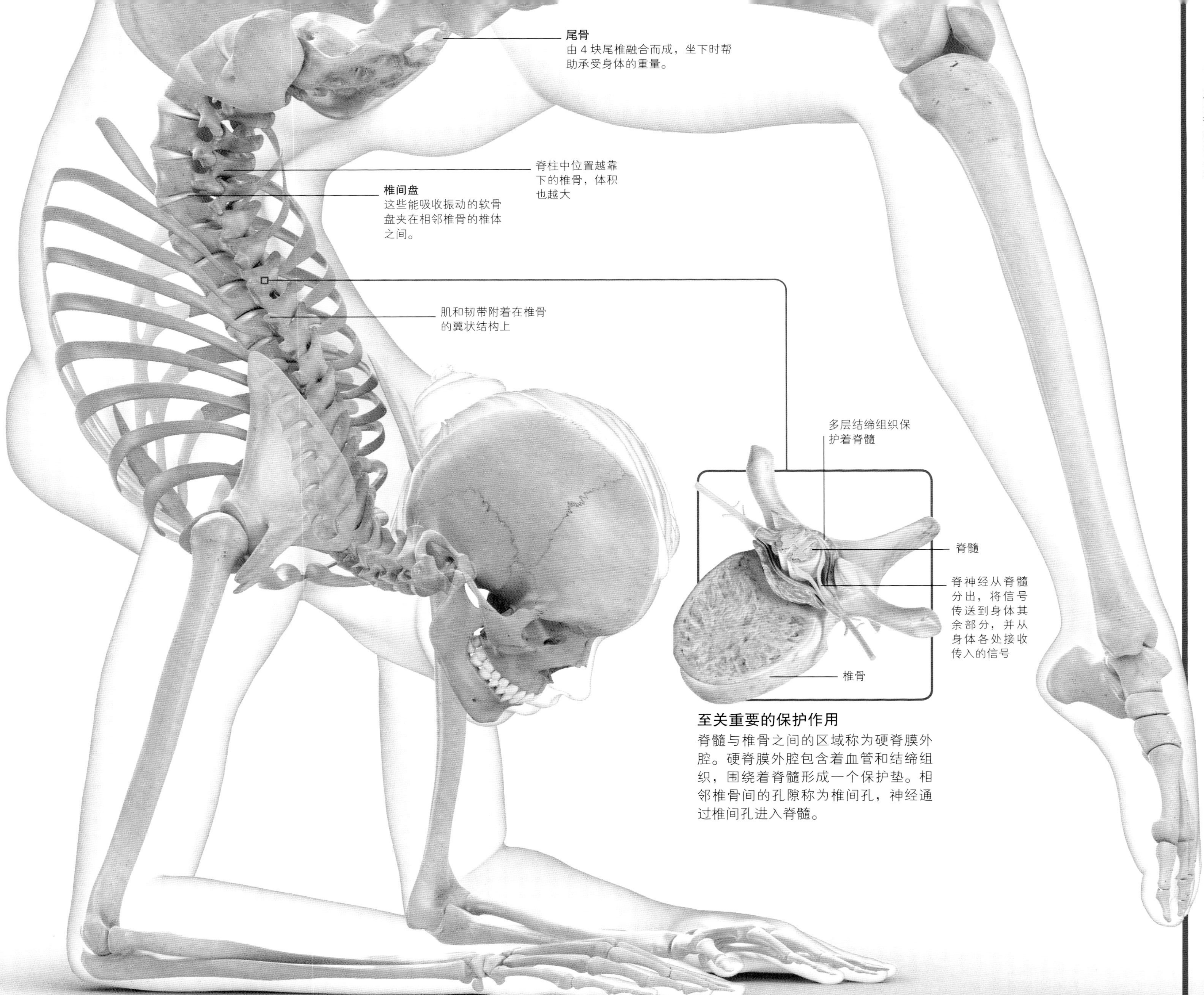
尾骨
由 4 块尾椎融合而成，坐下时帮助承受身体的重量。
脊柱中位置越靠下的椎骨，体积也越大
椎间盘
这些能吸收振动的软骨盘夹在相邻椎骨的椎体之间。
肌和韧带附着在椎骨的翼状结构上
多层结缔组织保护着脊髓
脊髓
脊神经从脊髓分出，将信号传送到身体其余部分，并从身体各处接收传入的信号
椎骨

至关重要的保护作用

脊髓与椎骨之间的区域称为硬脊膜外腔。硬脊膜外腔包含着血管和结缔组织，围绕着脊髓形成一个保护垫。相邻椎骨间的孔隙称为椎间孔，神经通过椎间孔进入脊髓。

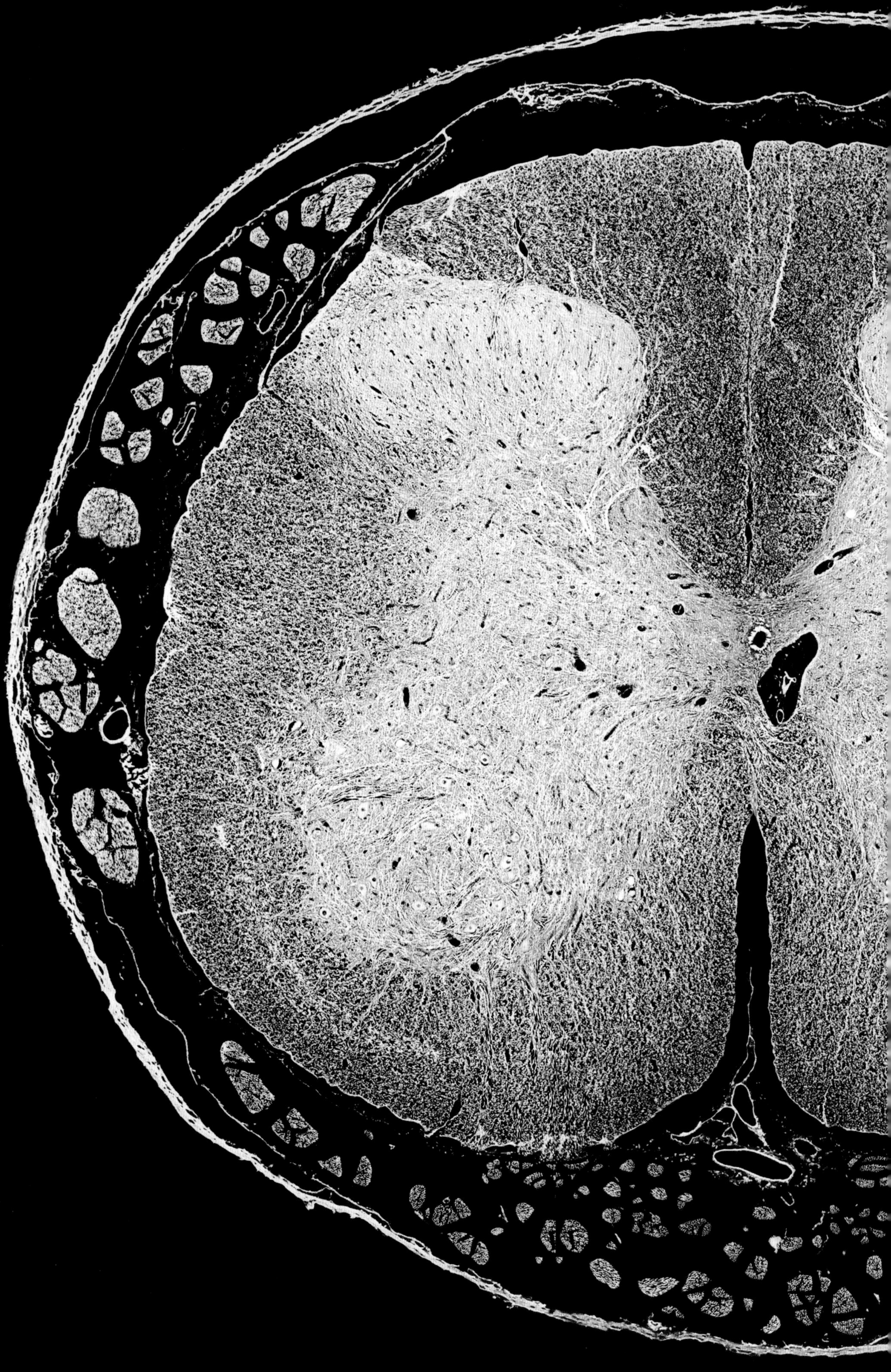

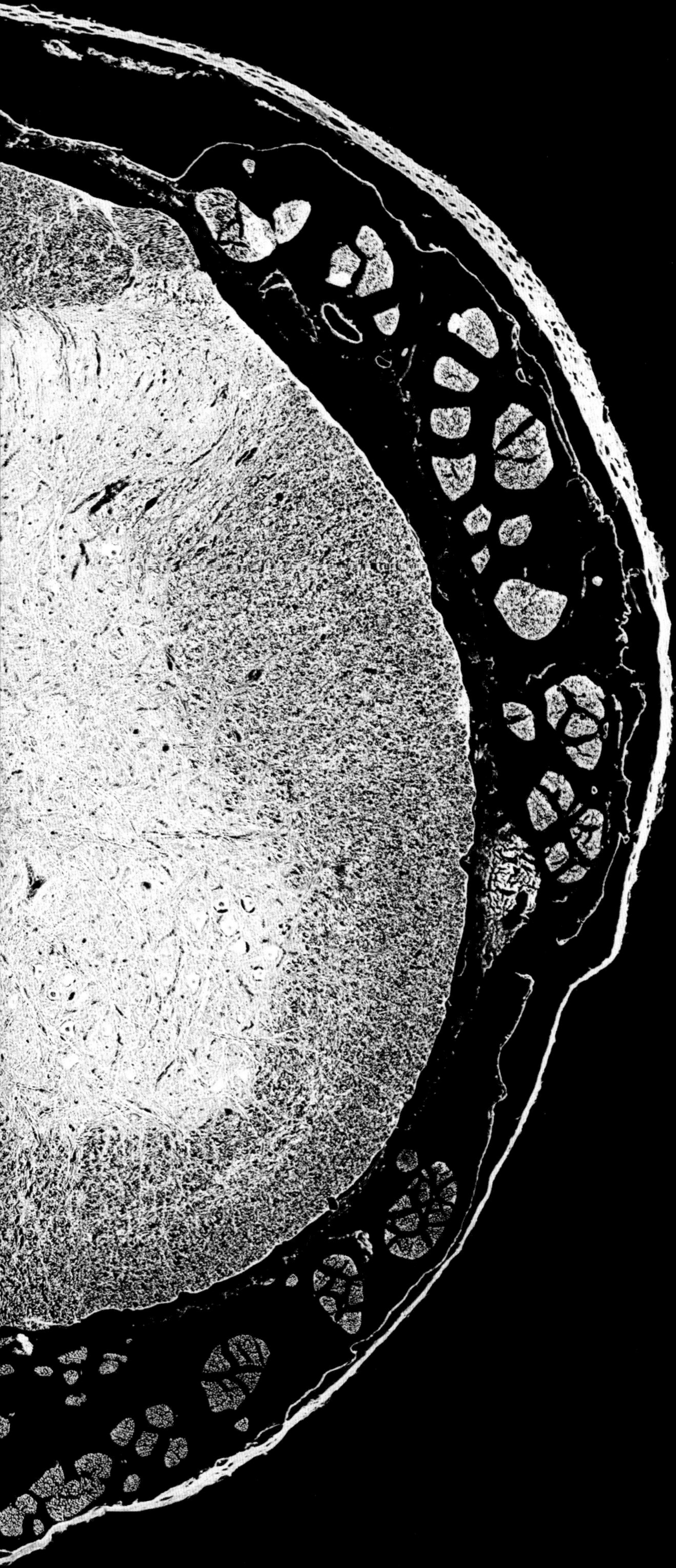

脊髓

本扫描图显示的是脊髓在腰水平处的一个横断面。脊髓是身体里的信息高速公路，数十亿个神经元沿着脊髓传递信号，使身体能够运动和发挥功能。

脊髓主要分为两部分：内层为横断面上呈蝴蝶形的灰质（图中呈黄色），周围包绕着白质。白质由神经纤维组成，这些纤维将信号传给脑或从脑传出。灰质中含有神经元，这些神经元接收来自全身感受器的信号，并向肌发送指令。

至关重要的供应

为了维持心脏的搏动，心肌细胞需要不断获得物质和能量。这些都要靠冠状动脉的血液供应。冠状动脉是心脏自身的血管网，它深入心壁，到达心肌组织。

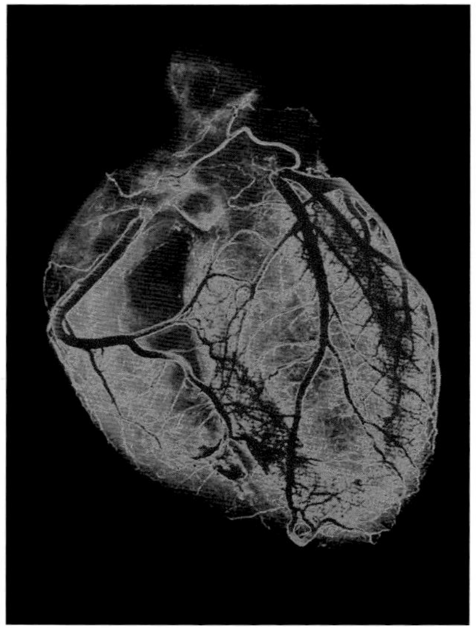

健康的心脏

这是一幅彩色 X 射线血管造影图，它显示了由左、右冠状动脉分支构成的错综复杂的血管网。

挤得满满的胸腔

心脏位于胸部，被胸廓包围，在两肺之间。胸腔内除心脏外，其余的空间都被肺占满。

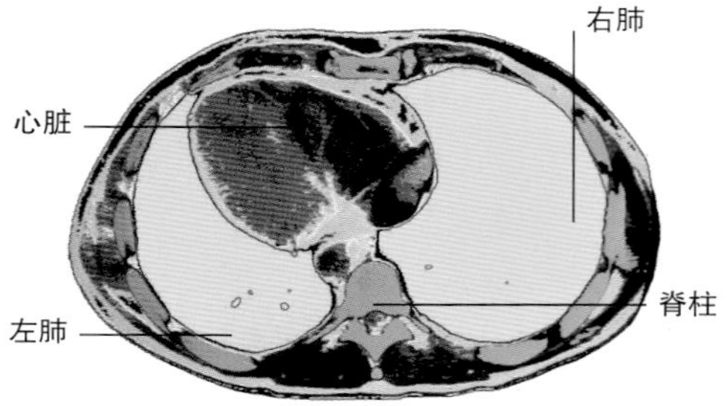
右肺
心脏
脊柱
左肺

胸部的横断面

本图显示了胸部的横断面。左肺与心脏都在胸腔的左侧，而右肺单独占据了右侧胸腔，所以左肺比右肺小。

心率

心率指的是心脏每分钟搏动的次数。一个人的平均心率受年龄、性别、健康水平等诸多因素的影响。

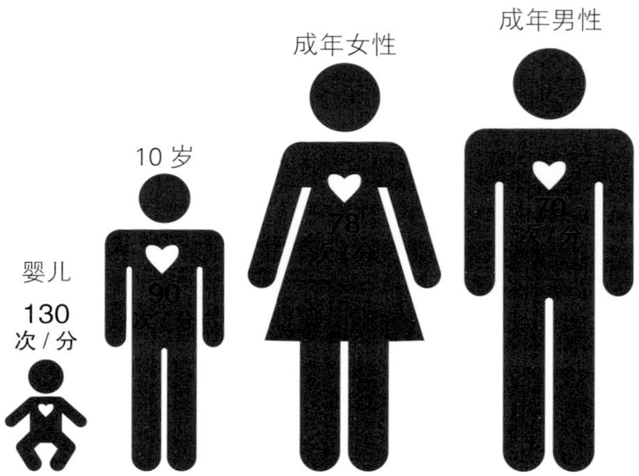
婴儿
130
次 / 分
10 岁
成年女性
成年男性

心脏

心脏是人体循环系统的发动机。甚至在我们出生以前心脏就开始工作了。自那时起，在我们的一生中，心脏都不停地搏动。

心脏由心肌构成，这种肌在身体其他部位找不到。心脏以大约每分钟 70 次的速率收缩和舒张。这种有节奏的搏动将身体不可或缺的血液泵出，流经全身，随后心脏再被血液充满，为下一次搏动做好准备。

婴儿的心脏大小犹如一个乒乓球。

强有力的肌器官

一个健康成人心脏的大小近似一个握紧的拳头。心脏位于胸部，大多数人的心尖向着身体的左侧。

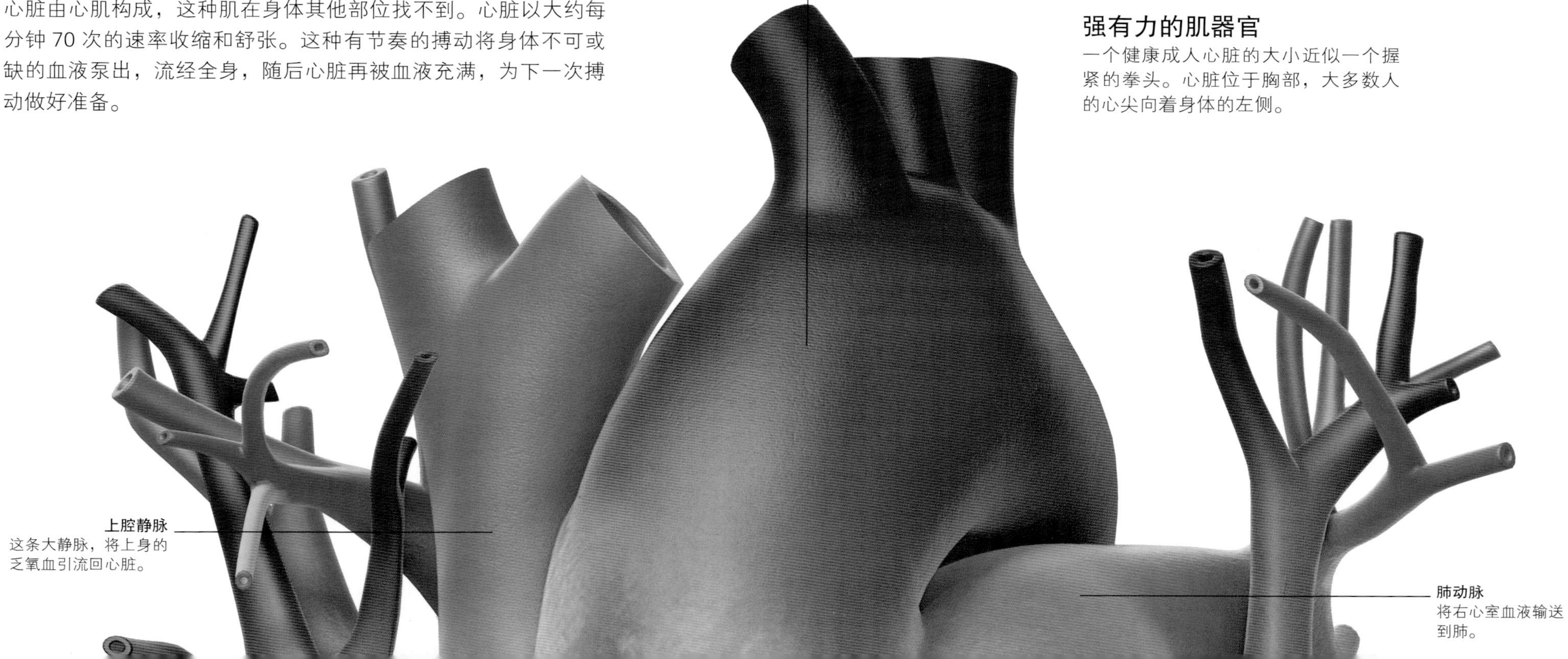
主动脉
体内最重要的动脉，将血液从心脏带到全身。
上腔静脉
这条大静脉，将上身的乏氧血引流回心脏。
肺动脉
将右心室血液输送到肺。

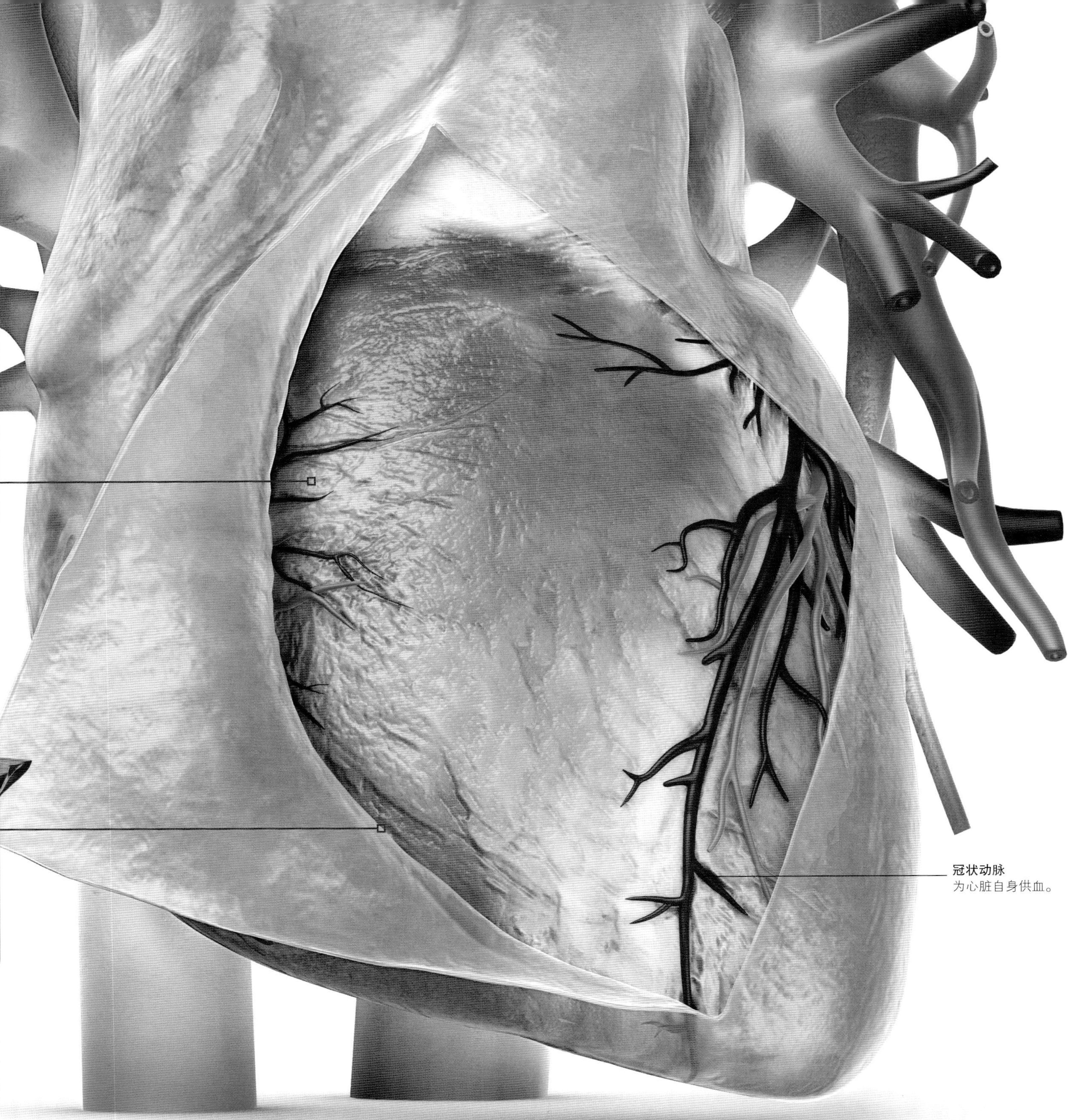
冠状动脉
为心脏自身供血。

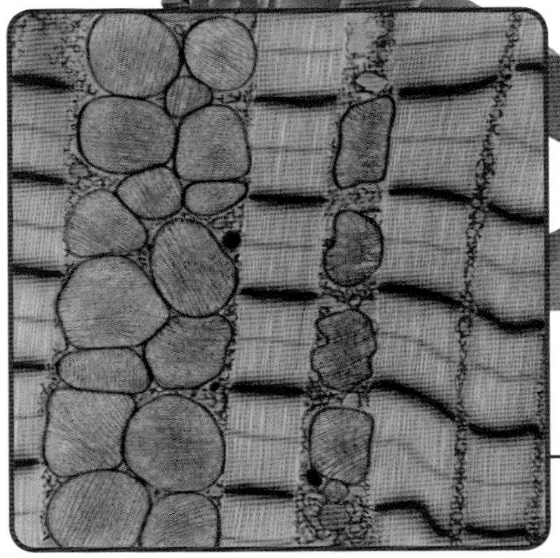

肌的结构

这是一幅心肌（图中呈粉红色）的横断面图，显示了心肌纤维互相交织成网状。卵形的盘状物是线粒体，为心肌提供能量。

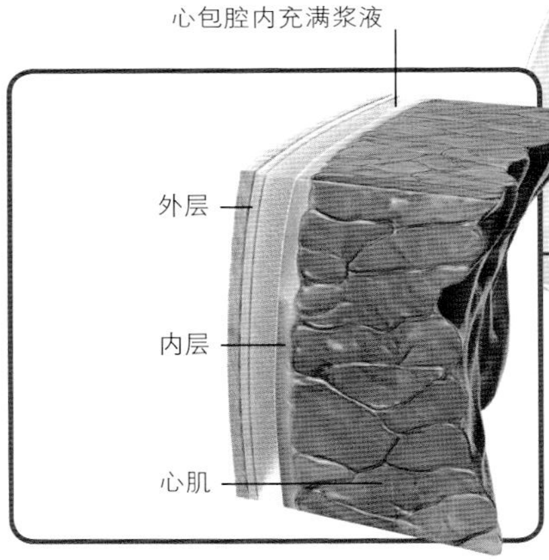
心包腔内充满浆液
外层
内层
心肌

心包

心包是包绕在心脏外面的一个双层的囊，外层为坚韧的纤维结缔组织。心包可保护心脏免受感染，在血液回心时又使心脏不致扩张得过大。心包腔内的浆液能润滑心肌，使心脏搏动时不与周围器官摩擦。

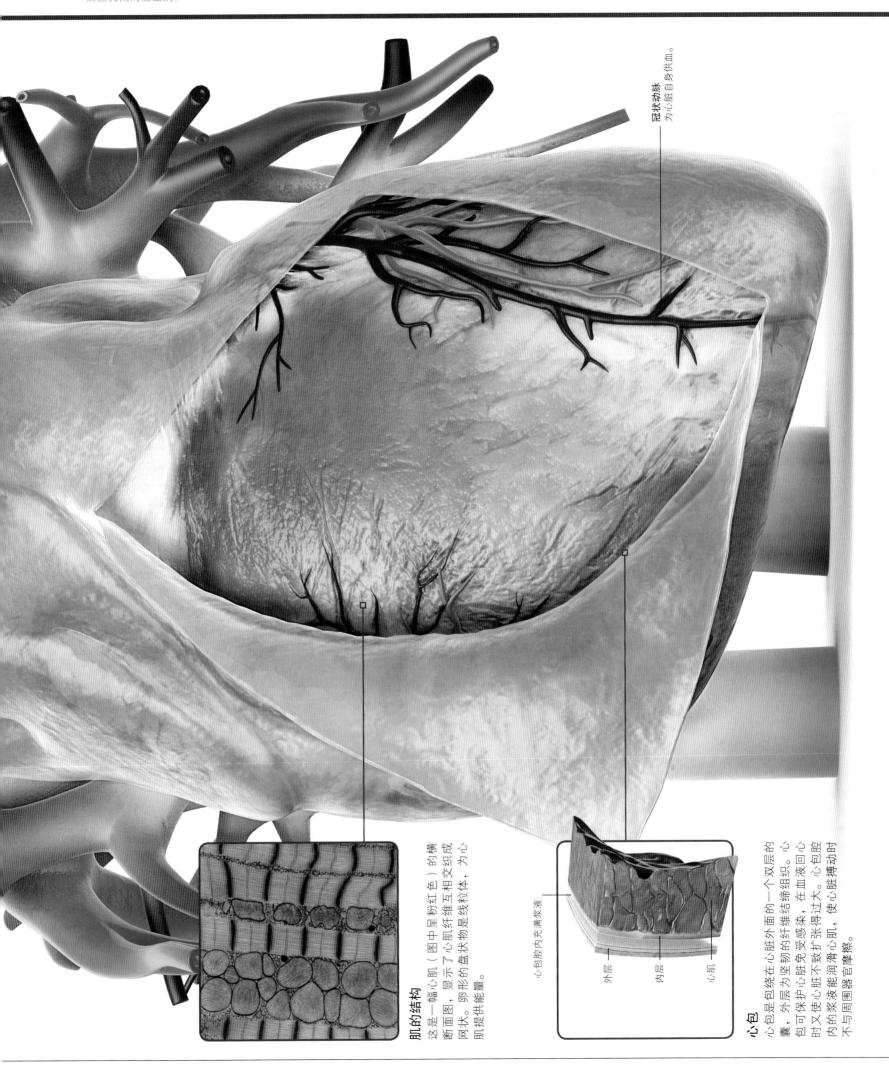

心脏是如何工作的?

虽然心脏每次搏动只持续一秒钟，但也分为 3 个阶段。心脏搏动的频率是由起搏点决定的。起搏点位于右心房壁，向心脏各部位发送电信号。

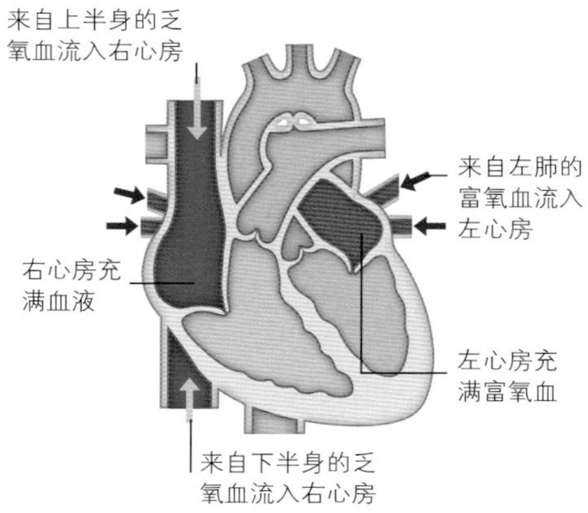
来自上半身的乏氧血流入右心房
来自左肺的富氧血流入左心房
右心房充满血液
左心房充满富氧血
来自下半身的乏氧血流入右心房

1 血液流入心房
心肌松弛，血液进入左心房和右心房。

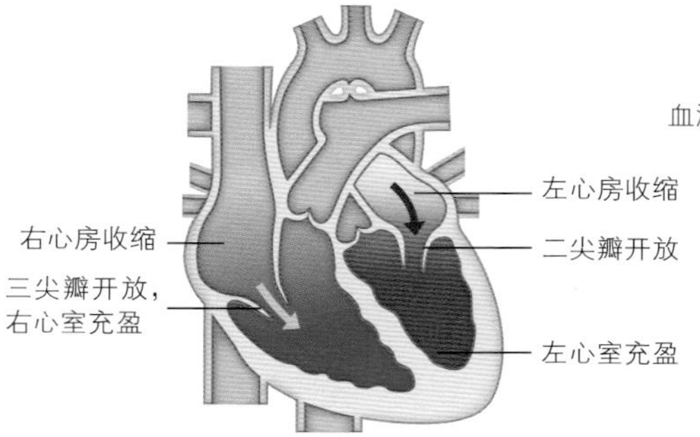
左心房收缩
右心房收缩
二尖瓣开放
三尖瓣开放，右心室充盈
左心室充盈

2 血液从心房到心室
左、右心房收缩，将血液挤入左、右心室。

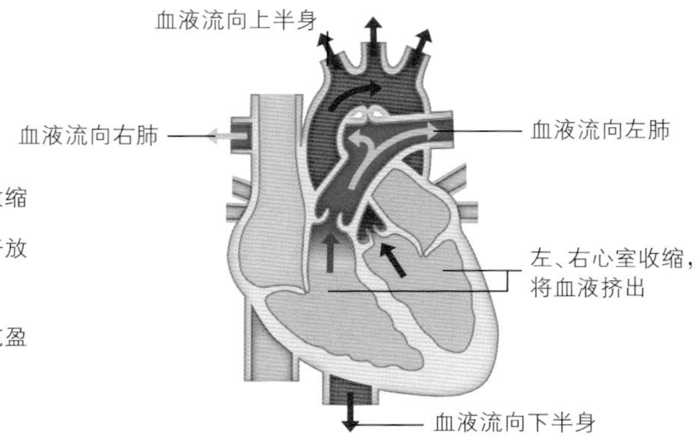
血液流向上半身
血液流向右肺
血液流向左肺
左、右心室收缩，将血液挤出
血液流向下半身

3 血液离开心脏
最后，左、右心室收缩，将血液分别挤向肺和全身。

图例

- 富氧血
- 乏氧血

心脏的内部结构

心脏实际上是个二合一的泵，以循环的方式连续不断地工作。右心室将血液泵入肺，而左心房接收从肺送来的血液，左心室再将血液送到身体其余的部位。

心脏以大约每分钟 70 次的频率将血液泵出，必要时还能加快心率以满足身体细胞增长的需求。

全身的血量约为 5.6 升，每分钟心脏要把这个量的血液泵到全身 3 次。

心脏内部

心脏的两侧各有两个腔室，在上方的叫心房，在下方的叫心室。心脏每次搏动时，血液从心房泵入心室，然后被泵出心脏。心房与心室间以及心室与动脉间有瓣膜，通过瓣膜的开闭，能确保血液只能单向流动。

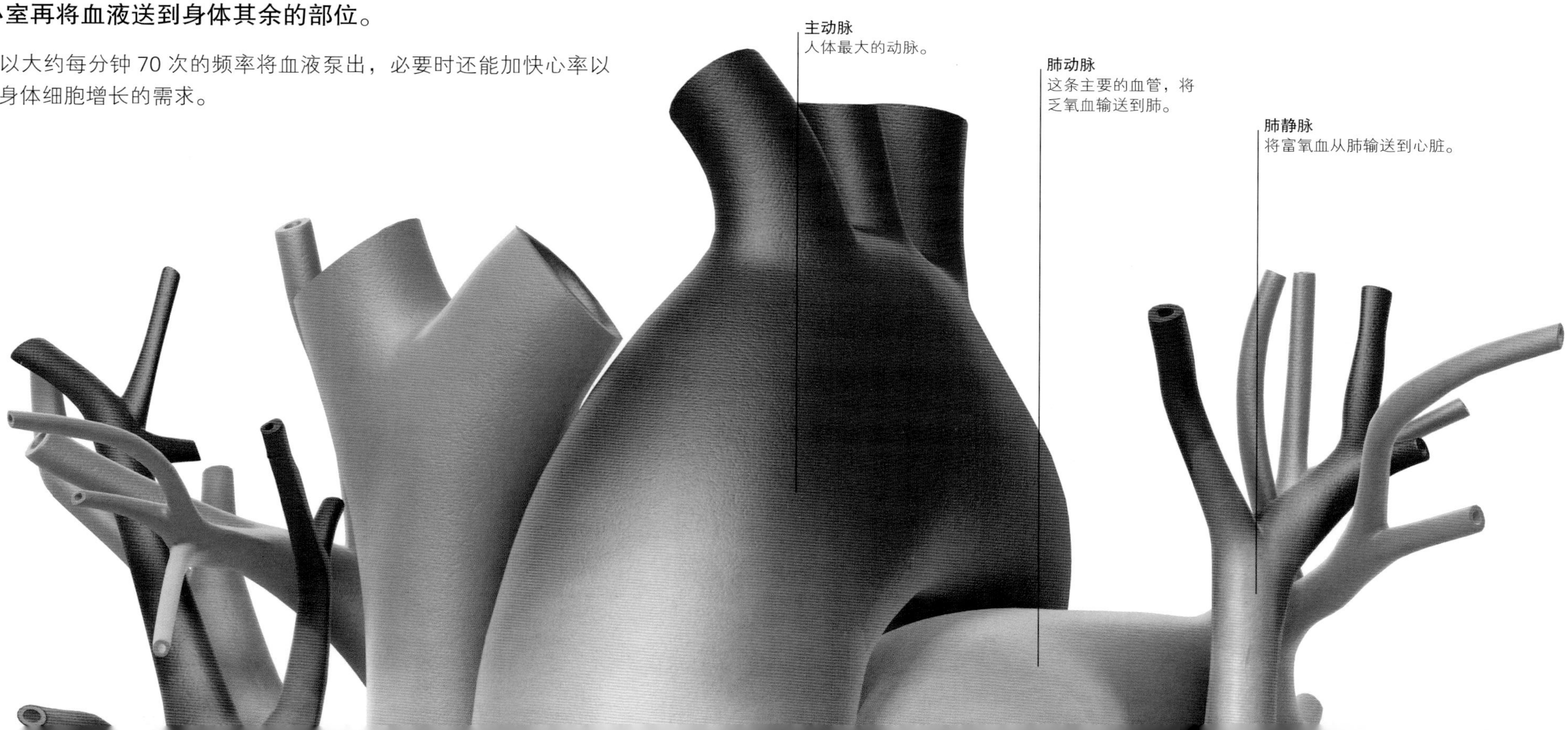
主动脉
人体最大的动脉。
肺动脉
这条主要的血管，将乏氧血输送到肺。
肺静脉
将富氧血从肺输送到心脏。

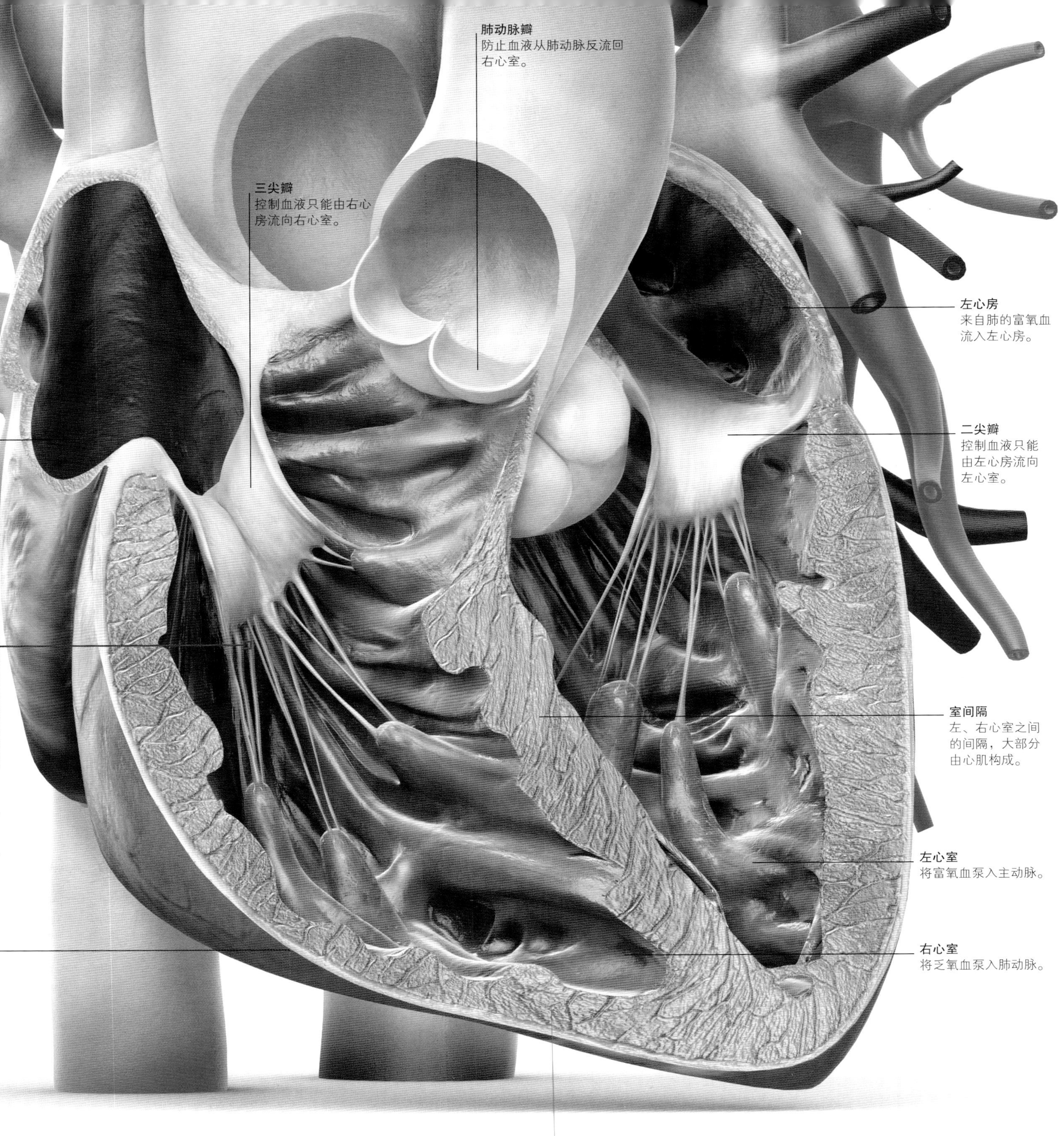
肺动脉瓣
防止血液从肺动脉反流回右心室。
三尖瓣
控制血液只能由右心房流向右心室。
左心房
来自肺的富氧血流入左心房。
二尖瓣
控制血液只能由左心房流向左心室。
右心房
体内的乏氧血汇入右心房。
室间隔
左、右心室之间的间隔，大部分由心肌构成。
左心室
将富氧血泵入主动脉。
右心室
将乏氧血泵入肺动脉。
心包
一个包绕在心脏外面的双层囊。

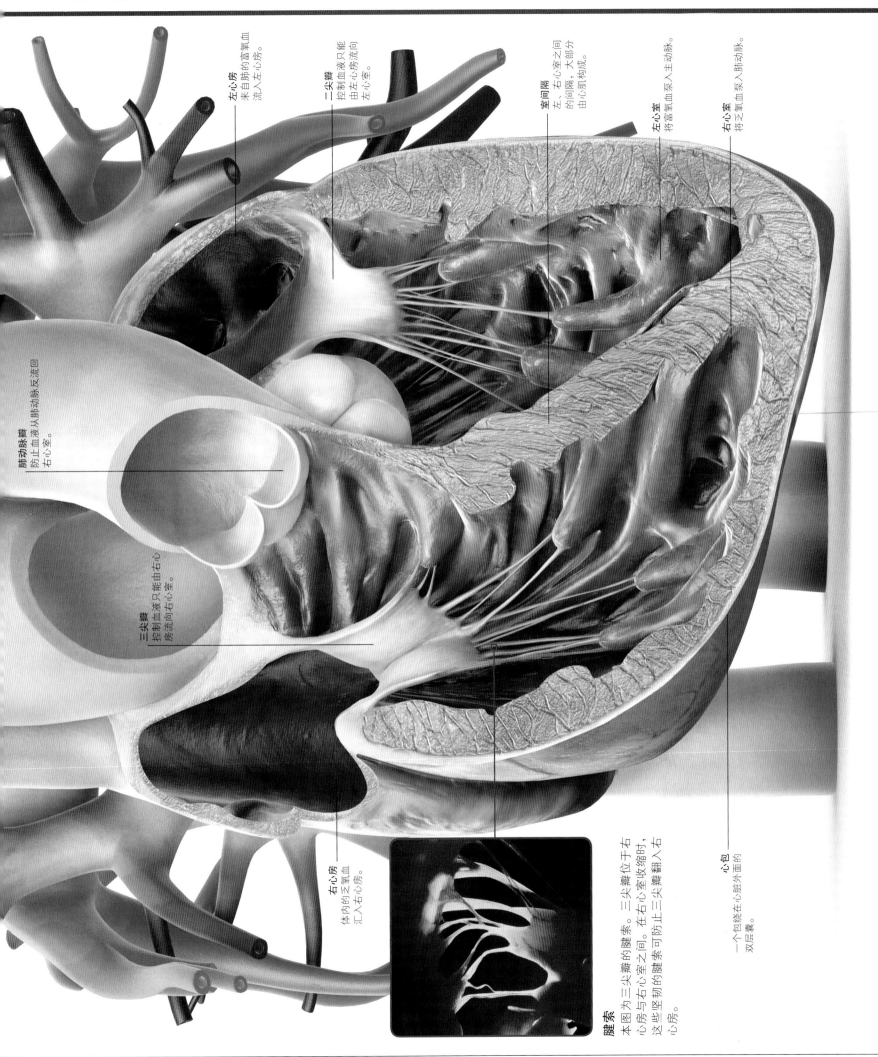

腱索

本图为三尖瓣的腱索。三尖瓣位于右心房与右心室之间。在右心室收缩时，这些坚韧的腱索可防止三尖瓣翻入右心房。

血管

血液被心脏泵出后通过血管在人体内循环。这些血管将氧和其他必不可少的物质运送给身体的细胞和组织。

血管分3种：动脉、静脉和毛细血管。动脉将富氧血运离心脏。静脉将乏氧血运回心脏。动脉网络与静脉网络由最小的血管——毛细血管连接起来。毛细血管壁极薄，氧能通过其管壁渗出并进入细胞和组织，而二氧化碳则沿着相反的方向，从细胞进入毛细血管。

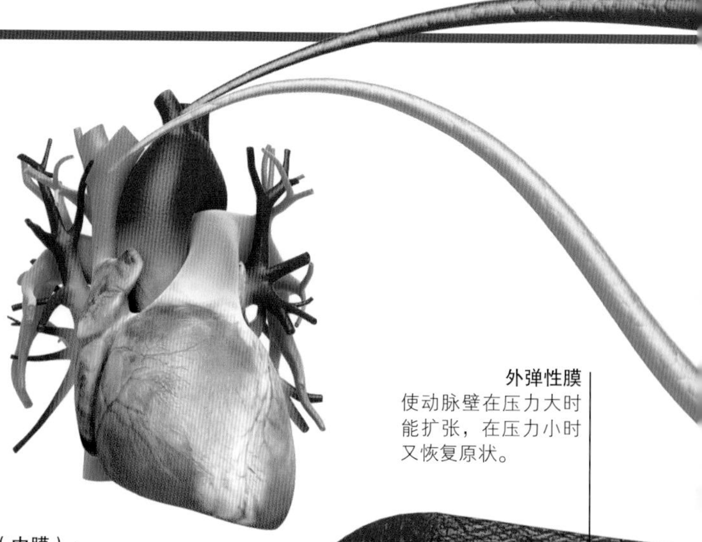

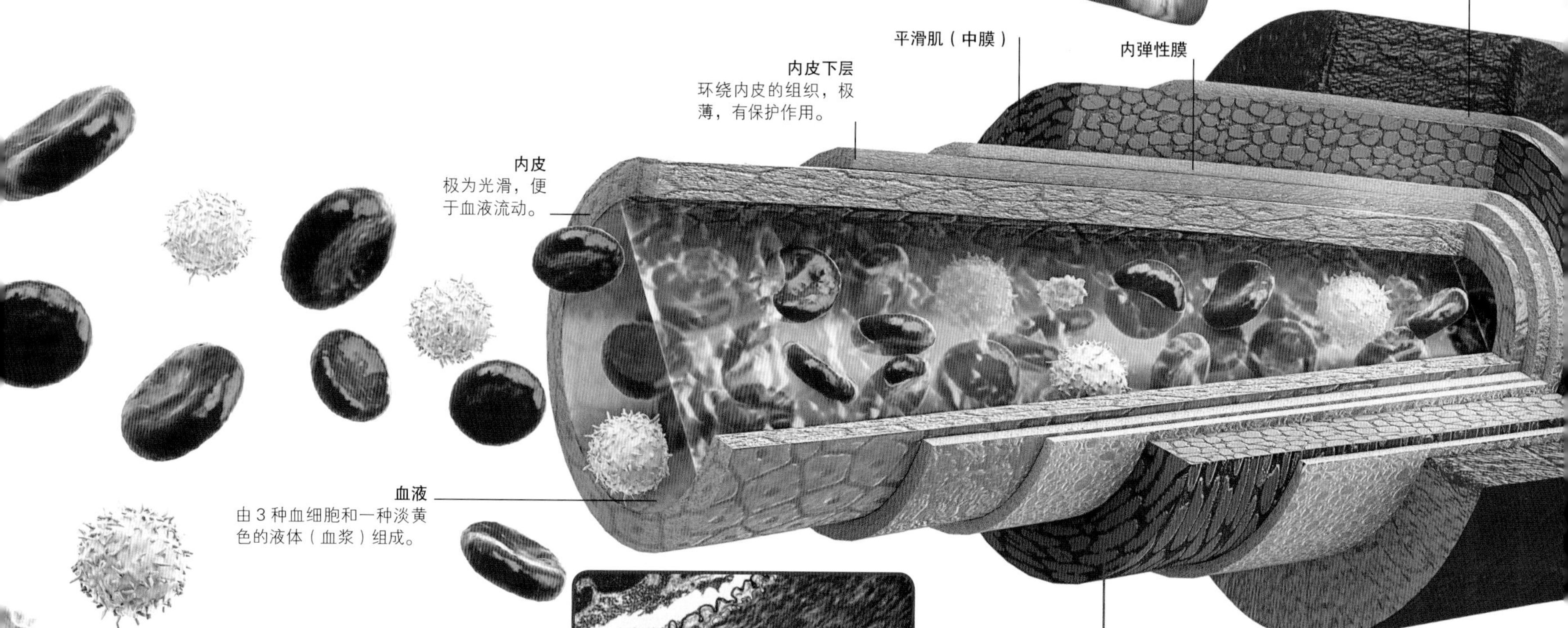
外弹性膜
使动脉壁在压力大时能扩张，在压力小时又恢复原状。
平滑肌（中膜）
内弹性膜
内皮下层
环绕内皮的组织，极薄，有保护作用。
内皮
极为光滑，便于血液流动。
血液
由3种血细胞和一种淡黄色的液体（血浆）组成。

肌壁

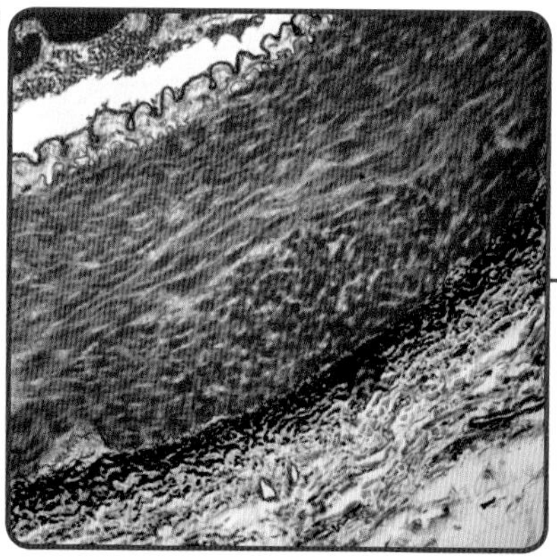

血液被泵出心脏时产生高压脉动，动脉的肌壁能承受这种压力。肌收缩能使动脉变窄，血流减少；肌舒张时血管变宽，血流更通畅。

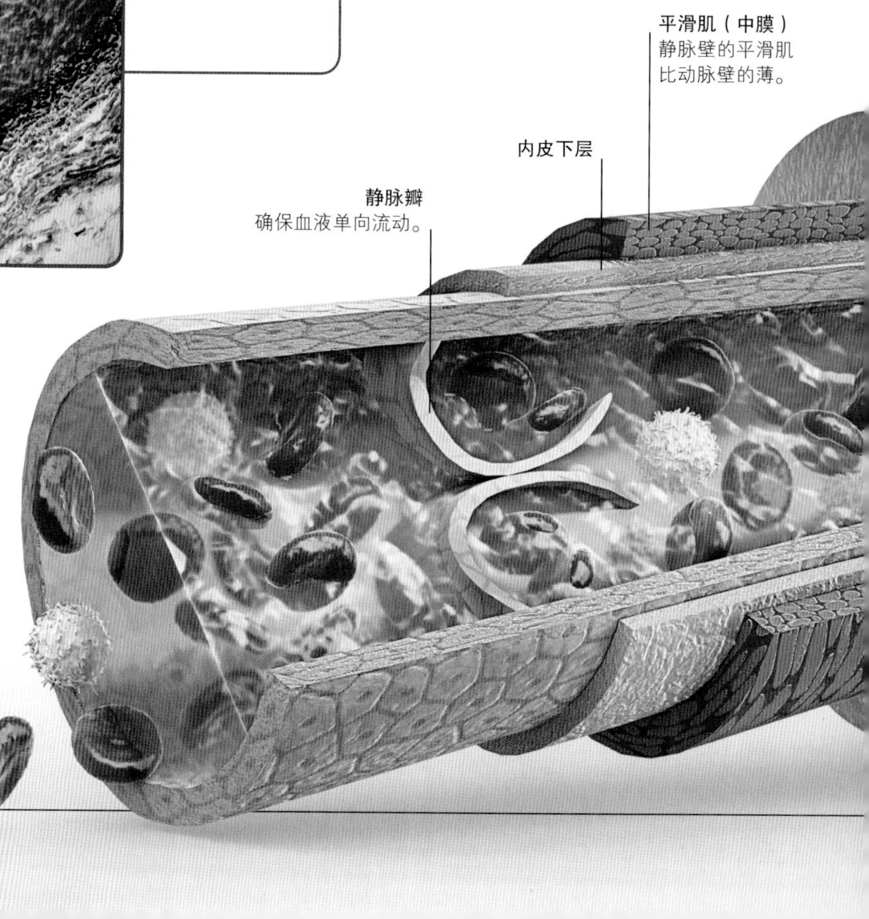
平滑肌（中膜）
静脉壁的平滑肌比动脉壁的薄。
内皮下层
静脉瓣
确保血液单向流动。

动脉和静脉

动脉和静脉的管壁都分为3层：坚韧的外膜，含有平滑肌的中膜，表面光滑的内膜。动脉中膜的平滑肌较厚，可以控制血液的流动和血压。血压必须足够高才能推动血液循环，但血压太高也会损伤脆弱的毛细血管。

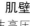

最大的动脉和最大的静脉有大拇指那么粗，而许多**毛细血管**只能在显微镜下才能看到。

98% **血管网全长**的 98% 是由**毛细血管**组成的。

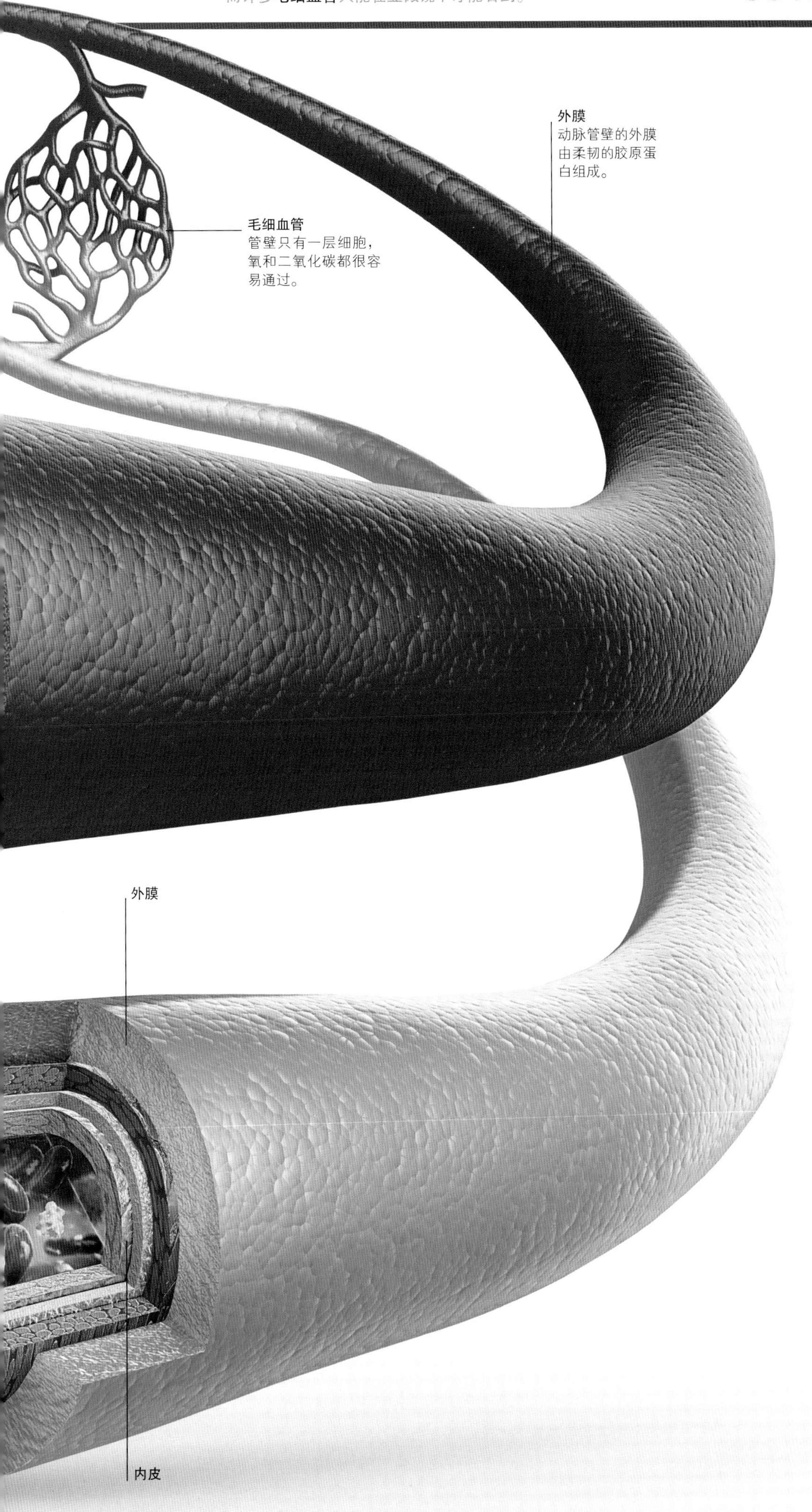
外膜
动脉管壁的外膜由柔韧的胶原蛋白组成。
毛细血管
管壁只有一层细胞，氧和二氧化碳都很容易通过。
外膜
内皮

毛细血管

毛细血管将动脉与静脉连接起来。毛细血管壁由一层超薄的内皮细胞和基膜构成，使气体和营养素容易通过。某些毛细血管还有孔，进一步加速了物质交换。

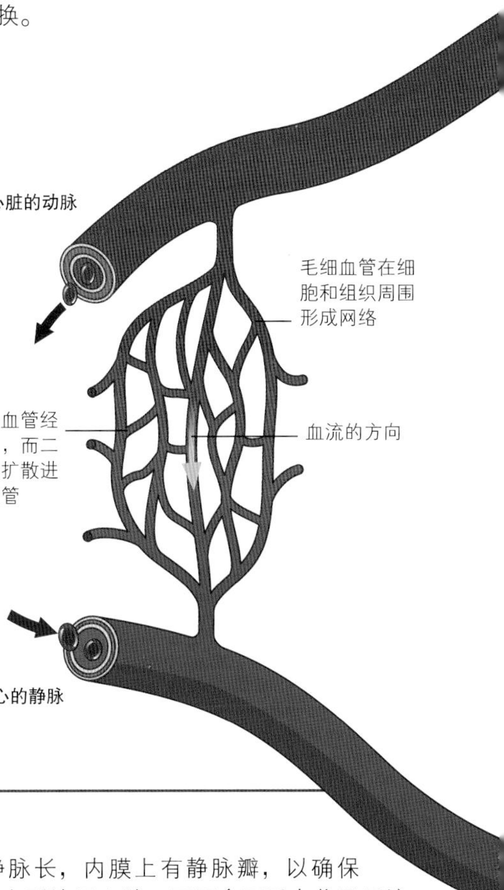
来自心脏的动脉
毛细血管在细胞和组织周围形成网络
氧从毛细血管经扩散移出，而二氧化碳经扩散进入毛细血管
血流的方向
回心的静脉

静脉瓣

下肢的静脉长，内膜上有静脉瓣，以确保血液只向上引流回心脏，而不会因重力作用反流到足部。静脉周围的肌收缩时静脉瓣开放，推动血液向上流动；肌松弛时静脉瓣关闭，阻止血液反流。

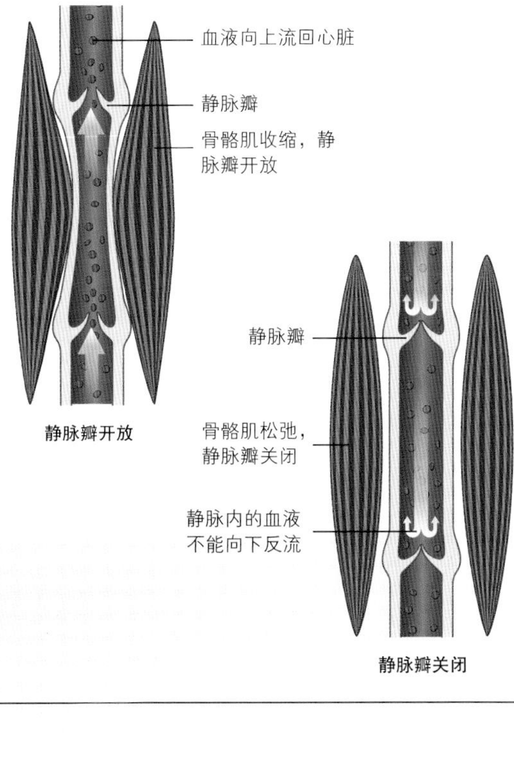
血液向上流回心脏
静脉瓣
骨骼肌收缩，静脉瓣开放
静脉瓣开放
静脉瓣
骨骼肌松弛，静脉瓣关闭
静脉内的血液不能向下反流
静脉瓣关闭

血液

血液无休止地在人体内循环以维持生命。血液包含了数万亿细胞和不计其数的化学物质，它们都漂浮在水样的血浆里。血液被心脏泵送到血管网中，向细胞输送营养素、氧和其他必不可少的物质。血液也运输废物，帮助保持体温恒定，以及抵抗微生物入侵。

运输系统

血液不断地运送氧、营养素、蛋白质和体内代谢产生的废物。其中一些物质促进细胞生长和发挥作用，另一些被转变成新的物质，余下的则从身体排出。

氧的携带者

红细胞含有一种名为血红蛋白的蛋白质。氧气进入肺，与血红蛋白结合，然后被释放到人体组织中。血红蛋白使血液呈红色——血红蛋白携带的氧越多，血液的颜色越鲜红。

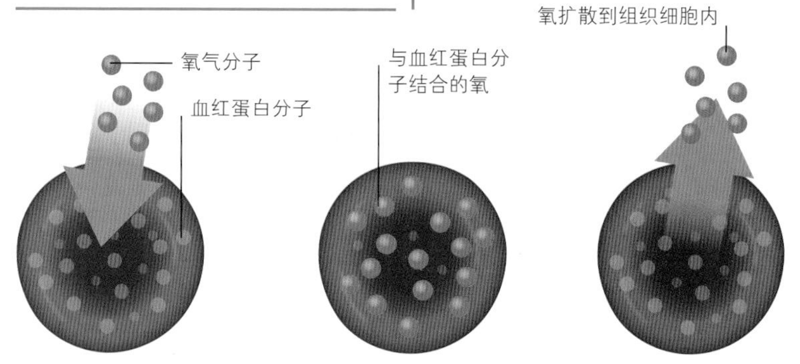
氧气分子
血红蛋白分子
与血红蛋白分子结合的氧
氧扩散到组织细胞内

1 当红细胞通过肺时，血红蛋白就与氧气结合。

2 携带着氧的红细胞被送到身体需要它们的部位。

3 当红细胞到达目的地后，血红蛋白将结合的氧释放出来。

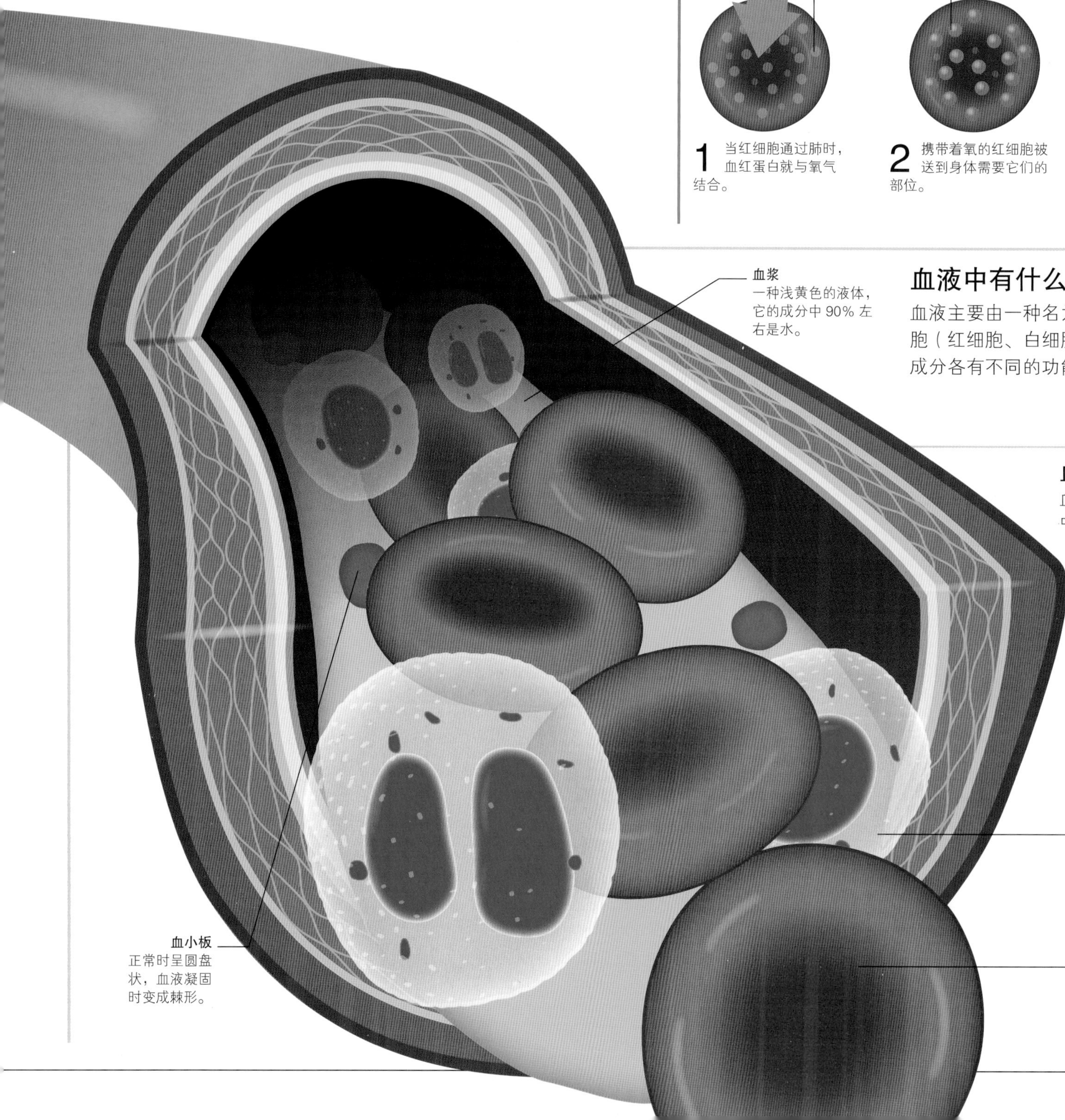
血浆
一种浅黄色的液体，它的成分中 90% 左右是水。
白细胞
最大的血细胞。
红细胞
成熟的红细胞呈双凹圆盘状。
血小板
正常时呈圆盘状，血液凝固时变成棘形。

血液中有什么?

血液主要由一种名为血浆的液体和 3 种血细胞（红细胞、白细胞和血小板）组成。这些成分各有不同的功能。

血液各个成分的功能

血浆的成分是水和溶解在水中的物质，包括盐类、营养素和激素。红细胞把氧带给细胞，并带走二氧化碳。白细胞搜寻、杀灭细菌和病毒。血小板能堵塞伤口并促进血液凝固来修复损伤。

运输高速公路

血流提供了高效的传送服务，将不可或缺的能量和氧送到细胞，同时又从细胞带走代谢废物和毒素，使细胞和组织保持健康。

一个血细胞
每天经过心脏和环游全身约
1000次

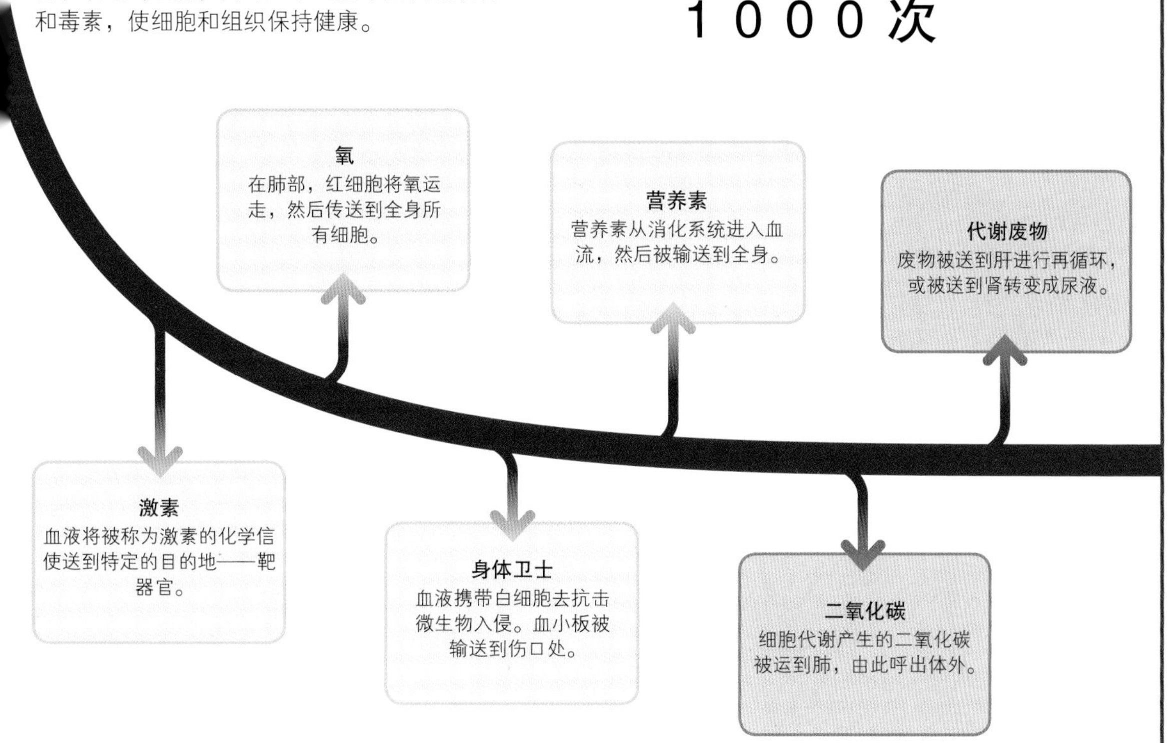
氧
在肺部，红细胞将氧运走，然后传送到全身所有细胞。
营养素
营养素从消化系统进入血流，然后被输送到全身。
代谢废物
废物被送到肝进行再循环，或被送到肾转变成尿液。
激素
血液将被称为激素的化学信使送到特定的目的地——靶器官。
身体卫士
血液携带白细胞去抗击微生物入侵。血小板被输送到伤口处。
二氧化碳
细胞代谢产生的二氧化碳被运到肺，由此呼出体外。

血液是如何凝固的？

皮肤被切伤后，血液从伤口流出，即刻启动了一个修复过程。血细胞立即采取行动，止住出血，堵住伤口，并杀灭有害的细菌。伤口处结痂，伤口痊愈后血凝块也就溶解了。

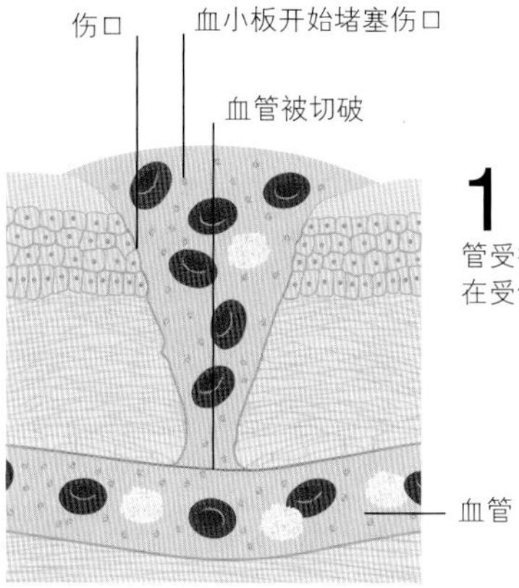
伤口
血小板开始堵塞伤口
血管被切破
血管

1 受伤 皮肤被切伤，血管受损。血小板开始在受伤部位聚集。

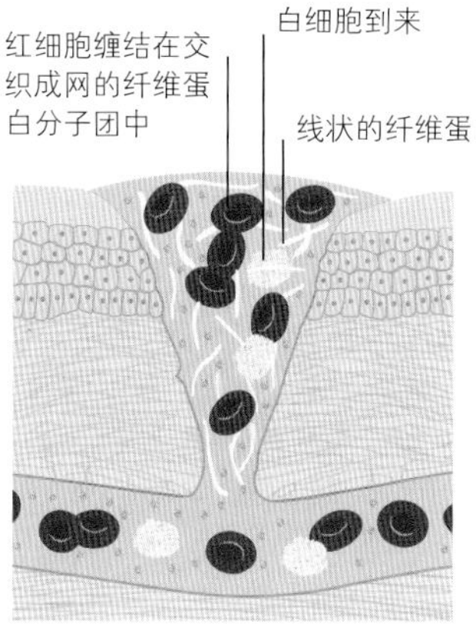
红细胞缠结在交织成网的纤维蛋白分子团中
白细胞到来
线状的纤维蛋白

2 堵住伤口 血小板释出一些化学物质，促使线状的纤维蛋白生成。纤维蛋白分子互相交织，将红细胞缠结成血凝块，好似一个塞子堵住伤口。白细胞来到这里寻觅微生物。

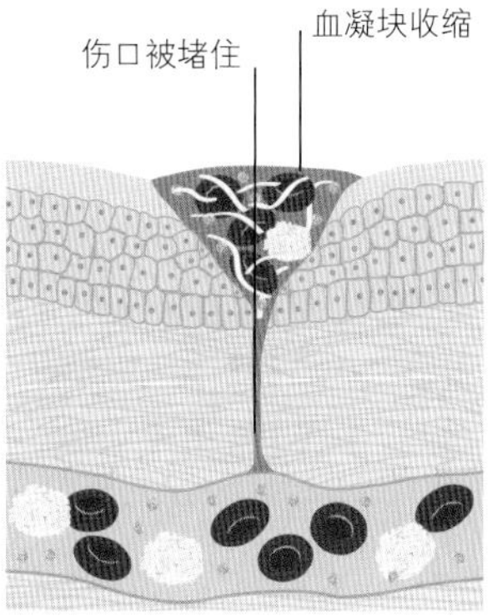
伤口被堵住
血凝块收缩

3 血凝块形成 红细胞和血小板被网罗在血凝块里。血凝块收缩，变得紧密，堵住伤口。

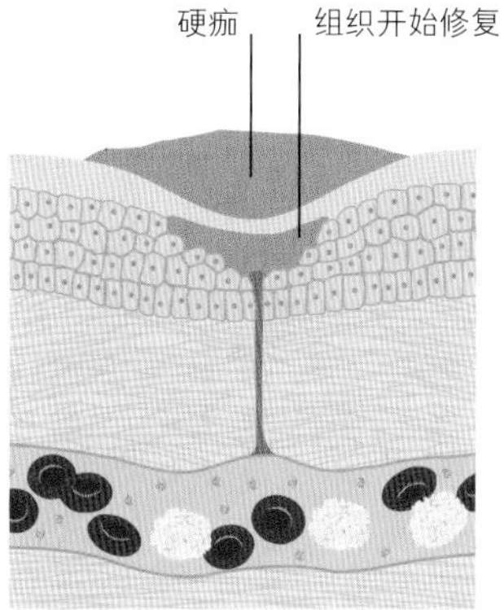
硬痂
组织开始修复

4 结痂 接近皮肤表面的血凝块变得干燥，形成一个保护性的痂，覆盖住愈合中的伤口。

红细胞的一生

所有血细胞都是红骨髓制造的。婴幼儿所有的骨髓都是红骨髓。成人的红骨髓只见于颅骨、肋骨、肩胛骨、髂骨和长骨两端的骨松质里。

细胞周期

一个红细胞的寿命最多为 120 天。随后，红细胞会被肝或脾内一种名为巨噬细胞的白细胞吞噬。

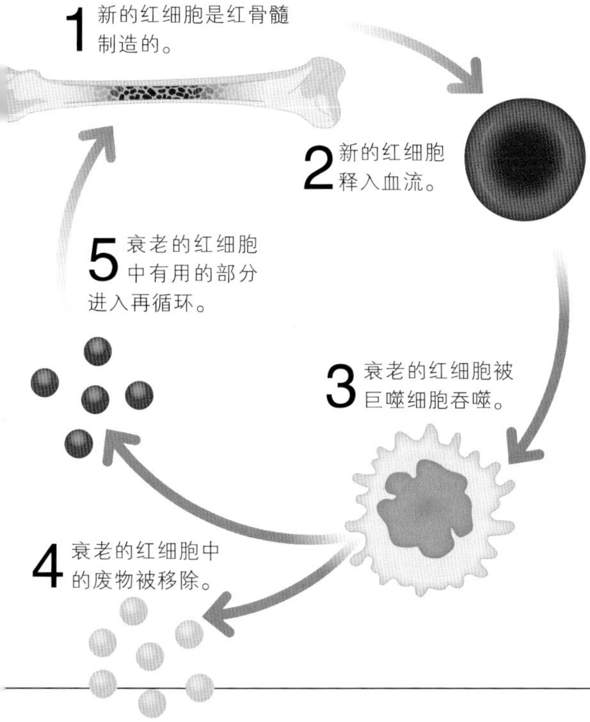
1 新的红细胞是红骨髓制造的。
2 新的红细胞释入血流。
3 衰老的红细胞被巨噬细胞吞噬。
4 衰老的红细胞中的废物被移除。
5 衰老的红细胞中有用的部分进入再循环。

血型

人类的血型主要有 4 种——A 型、B 型、AB 型和 O 型。血液分型主要取决于红细胞表面被称为抗原的特殊标记物，这些标记物能帮助身体识别不属于你的血细胞。需要输血的患者必须接收适合自己血型的血液，否则身体会产生排斥，使病情更加严重。

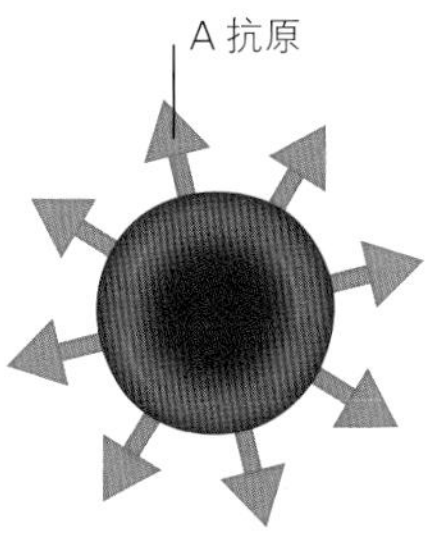
A 抗原

A 型
A 型血的红细胞含 A 抗原。

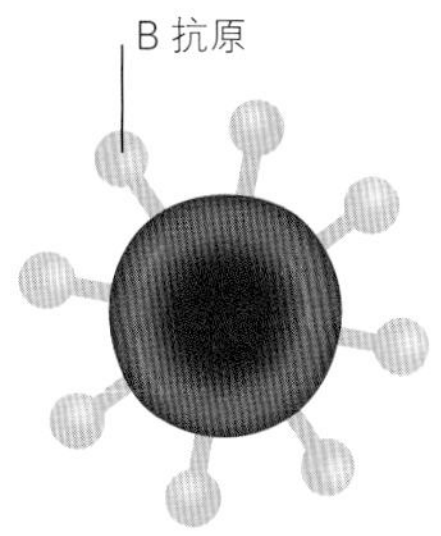
B 抗原

B 型
B 型血的红细胞含 B 抗原。

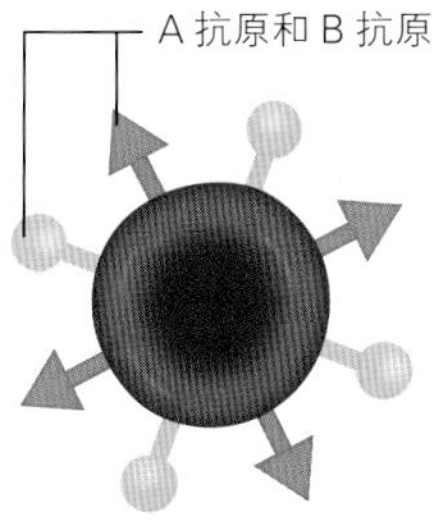
A 抗原和 B 抗原

AB 型
AB 型血的红细胞含 A 抗原和 B 抗原。

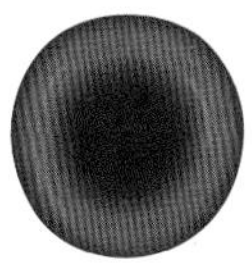

O 型
O 型血的红细胞不含 A 抗原和 B 抗原。

11000 一个成人每天吸进和呼出的空气量约为11000升。

肺

左肺和右肺占据了胸腔的大部分空间。肺的主要功能是使氧气进入血流，将废气排出血流。吸入的氧气被人体细胞用来释放能量，在这个过程中产生了二氧化碳。

呼吸使富含氧气的空气通过气道吸入肺，然后把含二氧化碳的空气沿着相反的路径呼出体外。肺是海绵状的器官，由无数不断分支的充满空气的管道组成。这些管道越来越细，最后成为一个个微小的气囊——肺泡。氧气就在肺泡内与二氧化碳进行交换。

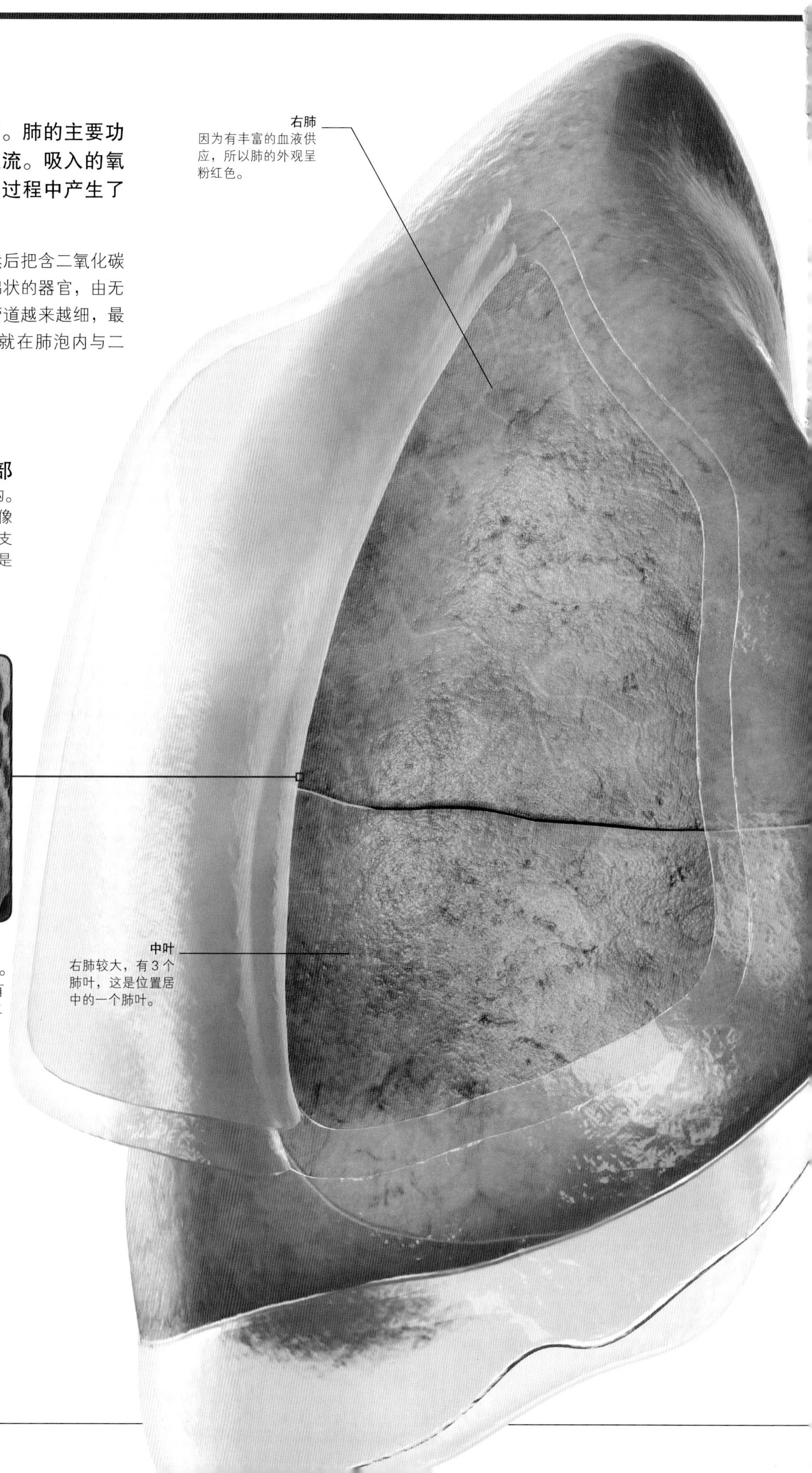
右肺
因为有丰富的血液供应，所以肺的外观呈粉红色。
中叶
右肺较大，有3个肺叶，这是位置居中的一个肺叶。

肺的内部

在这张主图上，左肺被打开以显示其结构。肺的气道系统被称为支气管树，因为它很像一棵倒置的树。气管就是树干，左、右主支气管和肺叶支气管是树枝，各级细支气管是细枝。

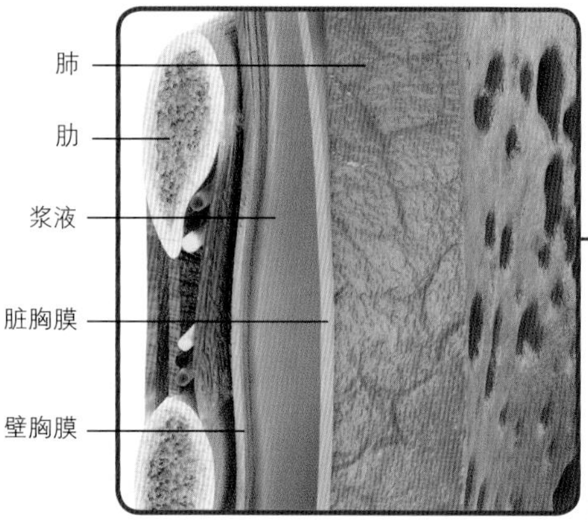
肺
肋
浆液
脏胸膜
壁胸膜

胸膜

胸膜分两层，即脏胸膜与壁胸膜。两层间有腔隙，称为胸膜腔，内有少量浆液，可确保呼吸时肺能够平稳地扩张和收缩。

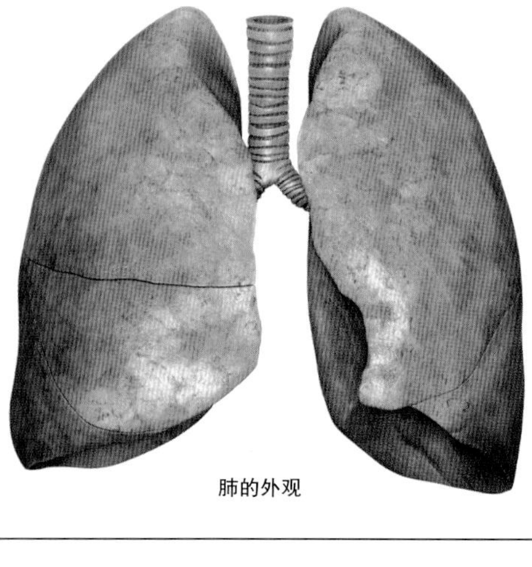

肺的外观

如果将所有的肺泡都摊平了放，总面积差不多有半个网球场那么大。

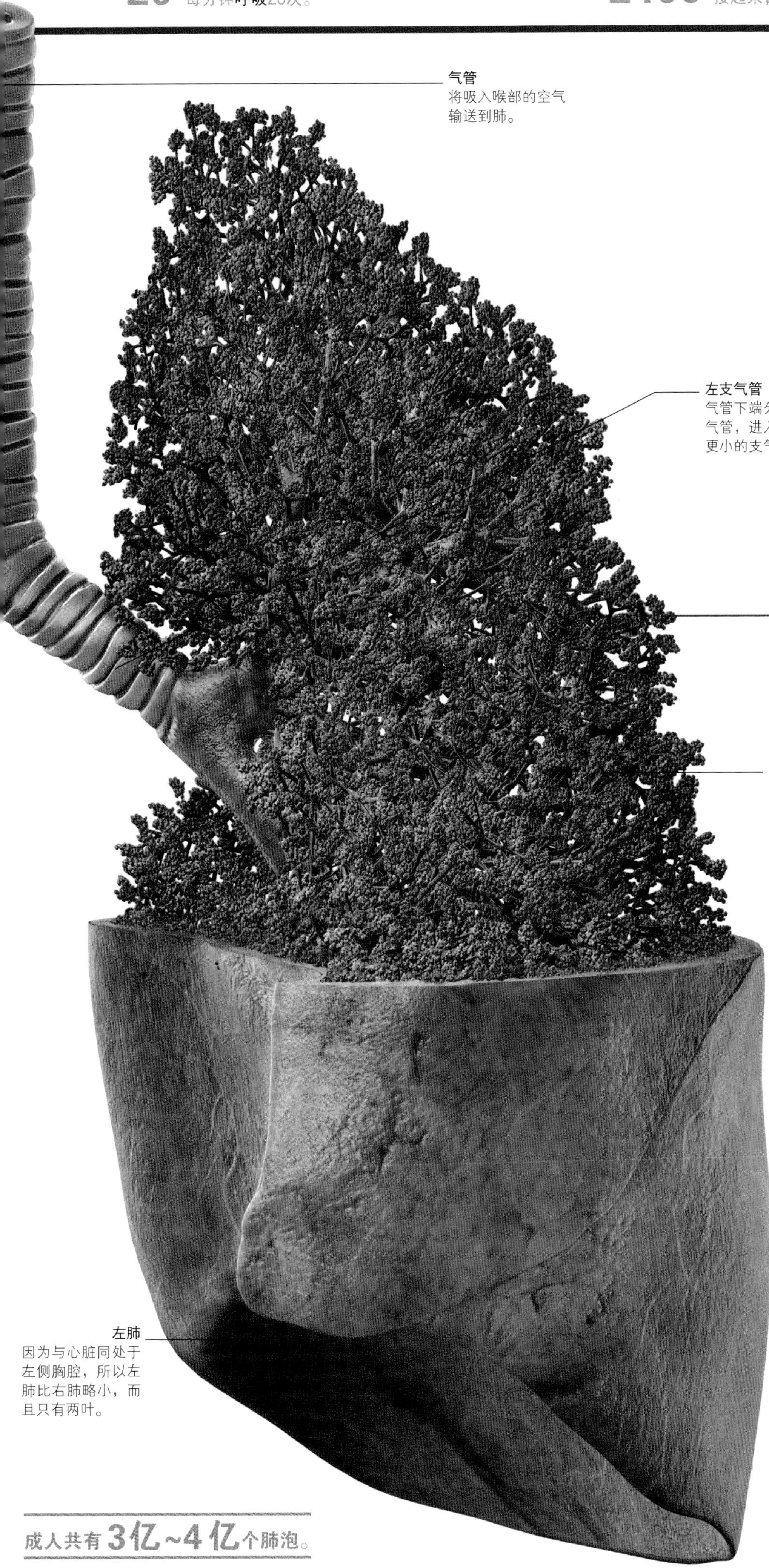
气管
将吸入喉部的空气输送到肺。
左支气管
气管下端分支为两条支气管，进入肺内又分为更小的支气管。
细支气管
直径1毫米以下的支气管，在末端分支出管腔更窄的呼吸性细支气管。
左肺
因为与心脏同处于左侧胸腔，所以左肺比右肺略小，而且只有两叶。

肺泡

在最小的细支气管的末端，有在显微镜下才能看得见的成簇的肺泡。肺泡表面覆盖着毛细血管。

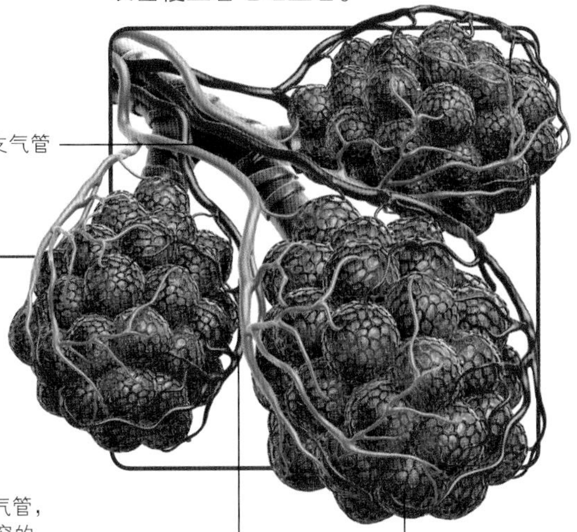
细支气管
毛细血管
肺泡

气体交换

本图显示了一个肺泡，其周围包绕着毛细血管。二氧化碳穿过毛细血管壁和肺泡壁，离开血液进入肺泡腔，准备被呼出体外。氧气则沿着相反的方向进入血流。

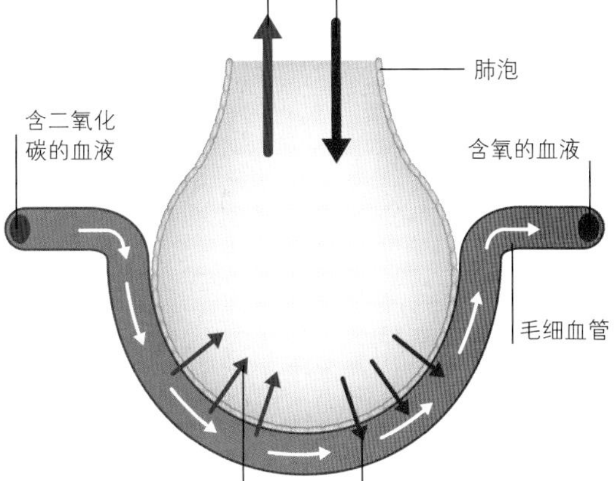
含二氧化碳的空气离开肺泡
含氧的空气进入肺泡
肺泡
含二氧化碳的血液
含氧的血液
毛细血管
二氧化碳从血液进入肺泡
氧气从肺泡进入血液

成人共有3亿~4亿个肺泡。

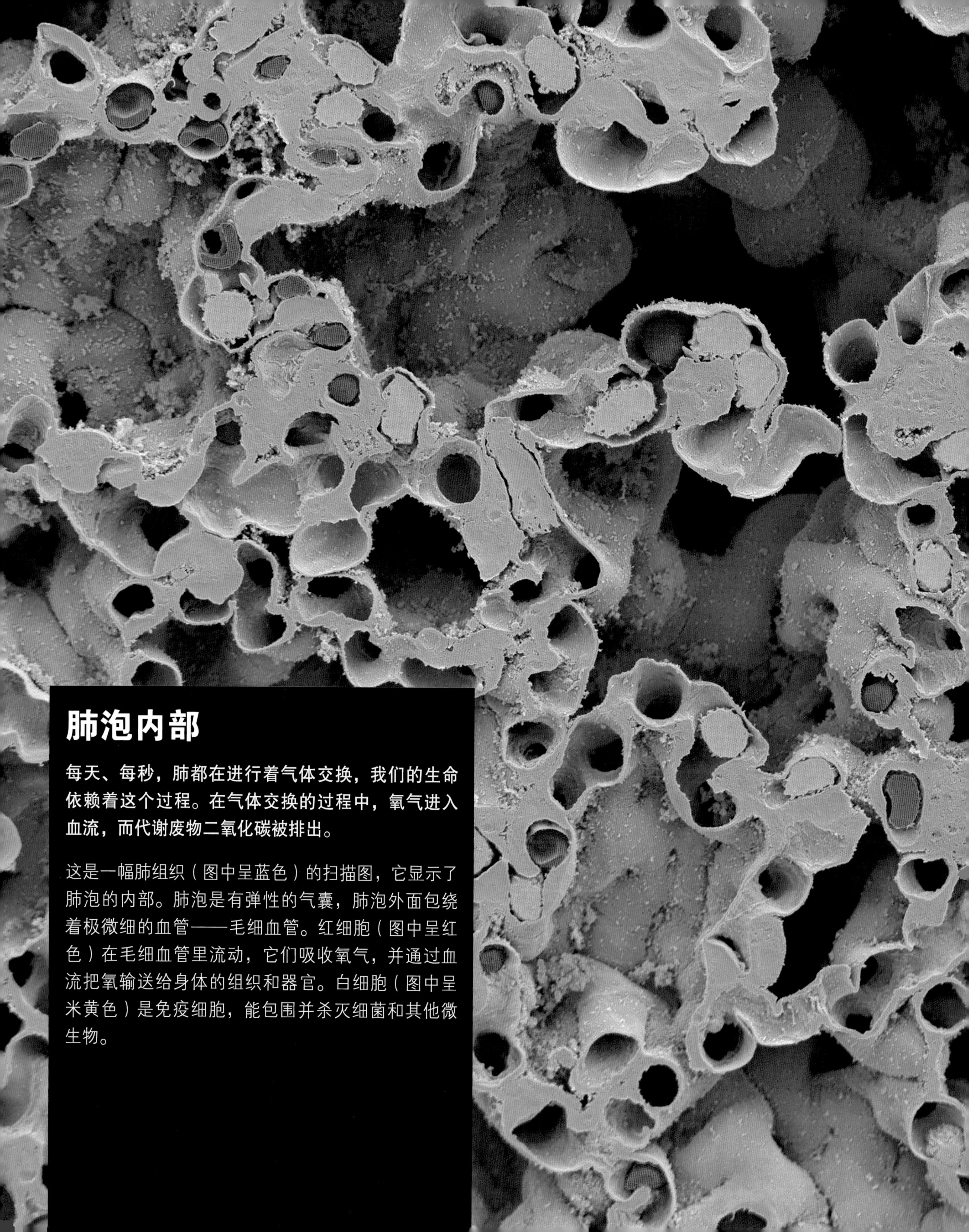

肺泡内部

每天、每秒，肺都在进行着气体交换，我们的生命依赖着这个过程。在气体交换的过程中，氧气进入血流，而代谢废物二氧化碳被排出。

这是一幅肺组织（图中呈蓝色）的扫描图，它显示了肺泡的内部。肺泡是有弹性的气囊，肺泡外面包绕着极微细的血管——毛细血管。红细胞（图中呈红色）在毛细血管里流动，它们吸收氧气，并通过血流把氧输送给身体的组织和器官。白细胞（图中呈米黄色）是免疫细胞，能包围并杀灭细菌和其他微生物。

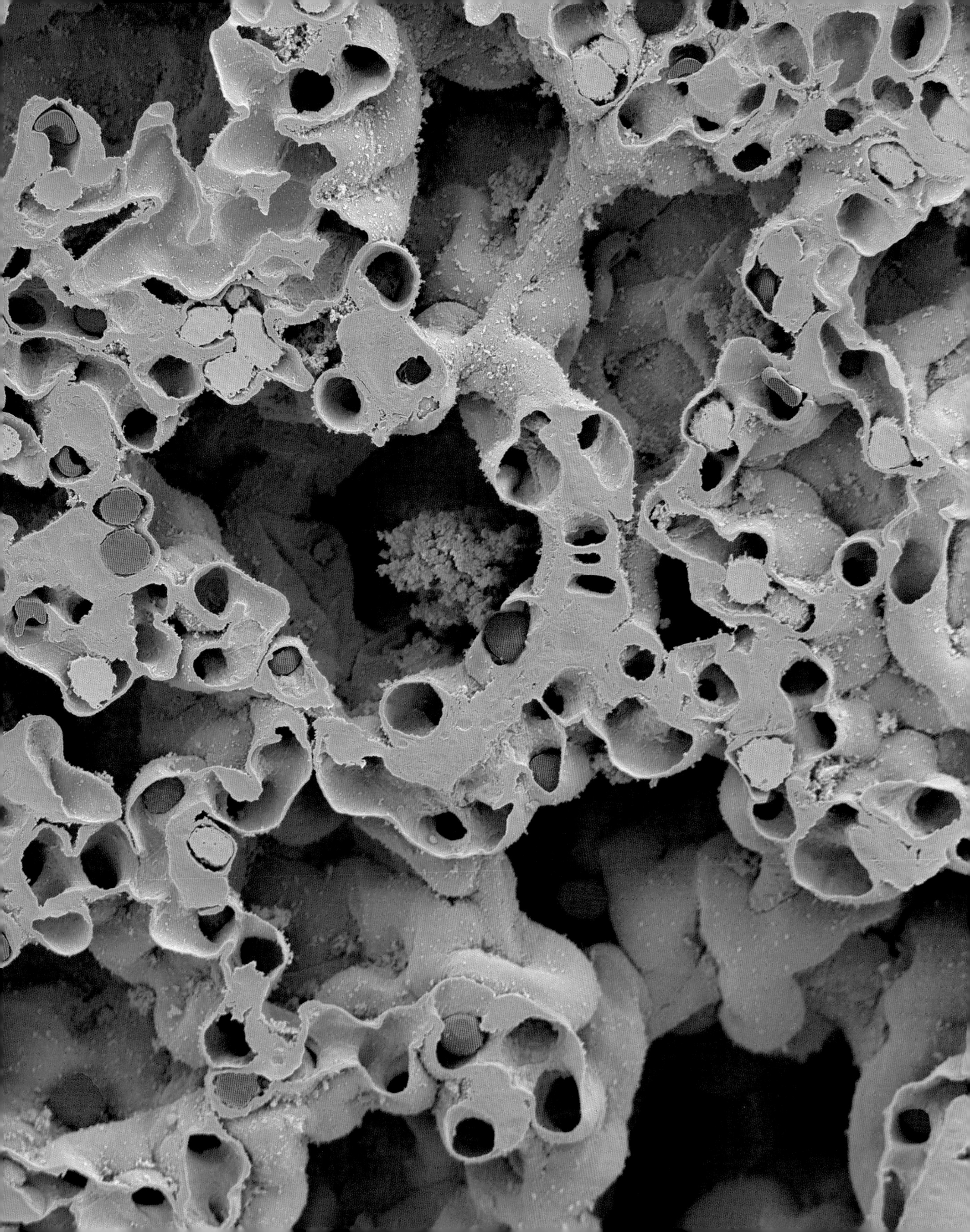

呼吸和言语

为了给身体的所有细胞提供维持工作所需的氧气，人需要几乎不间断地呼吸。我们不用记住自己必须呼吸，因为大脑能确保我们能够自主地呼吸，即使我们熟睡的时候也是如此。不过，我们还是能够控制自己的呼吸，从而能进行诸如说话、唱歌、演奏管乐器，或是吹灭生日蜡烛等动作。呼吸也可伴随着其他动作，如打喷嚏和咳嗽等。

给肌提供能量

我们每吸一口气，就把一些氧气输送到肌细胞，提供运动所需的能量。身体运动越快或工作越辛苦，细胞需要的氧气就越多。于是，我们就加快呼吸，以便吸入更多的氧气，并输送到需要的地方。

如果一个人能活到80岁，那么他一生中要呼吸大约7亿次。

呼吸是如何进行的？

吸气时，肺会扩张，但肺并不是自主扩张的。为了让肺吸进空气，肺周围的肌收缩，把肺向各个方向拉拽，使它的体积扩大。接着要呼出空气了，于是肌松弛，肺再度变小，空气也就被挤压呼出。参与呼吸的肌主要是位于肺下方的膈肌和位于肋骨之间的肋间肌等。

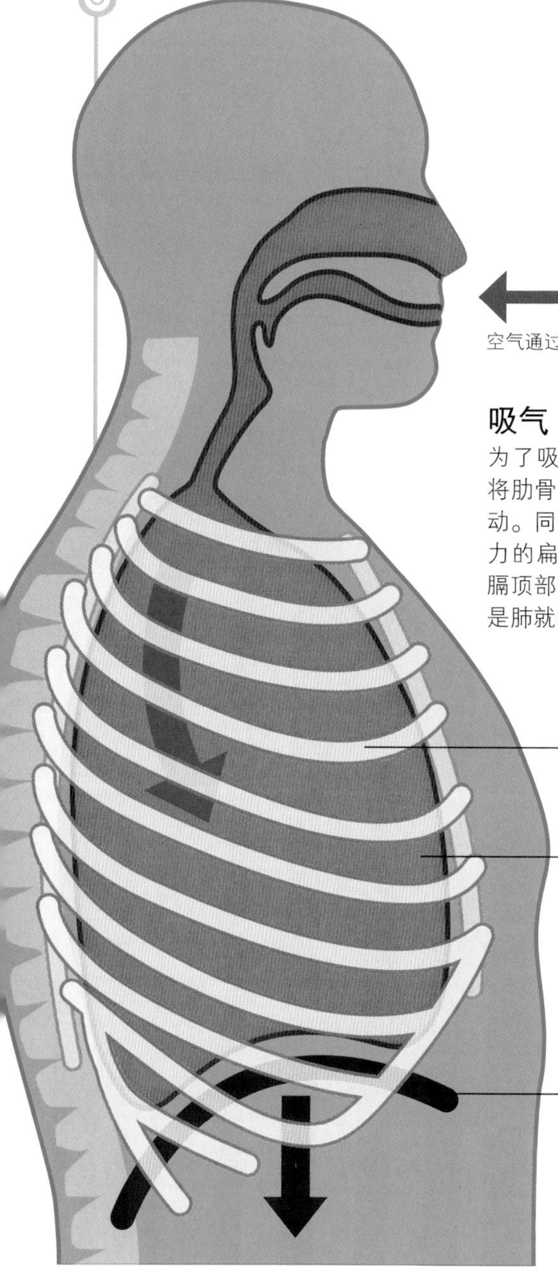
空气通过口鼻吸入
胸廓被向上向外抬起，胸腔扩大
胸腔容积增加，肺也扩大，填满这个空间
膈肌收缩，将肺底向下牵拉

吸气

为了吸入空气，肋间肌收缩，将肋骨上提，胸骨向上向外移动。同时，位于肺下方的强有力的扁薄阔肌——膈肌收缩，膈顶部下降，把肺向下拉。于是肺就扩大，吸进空气。

呼气

为了呼气，肋间肌和膈肌再次放松。这会使胸廓下降，而膈肌向上移动。肺受到挤压变小，将空气推出体外。

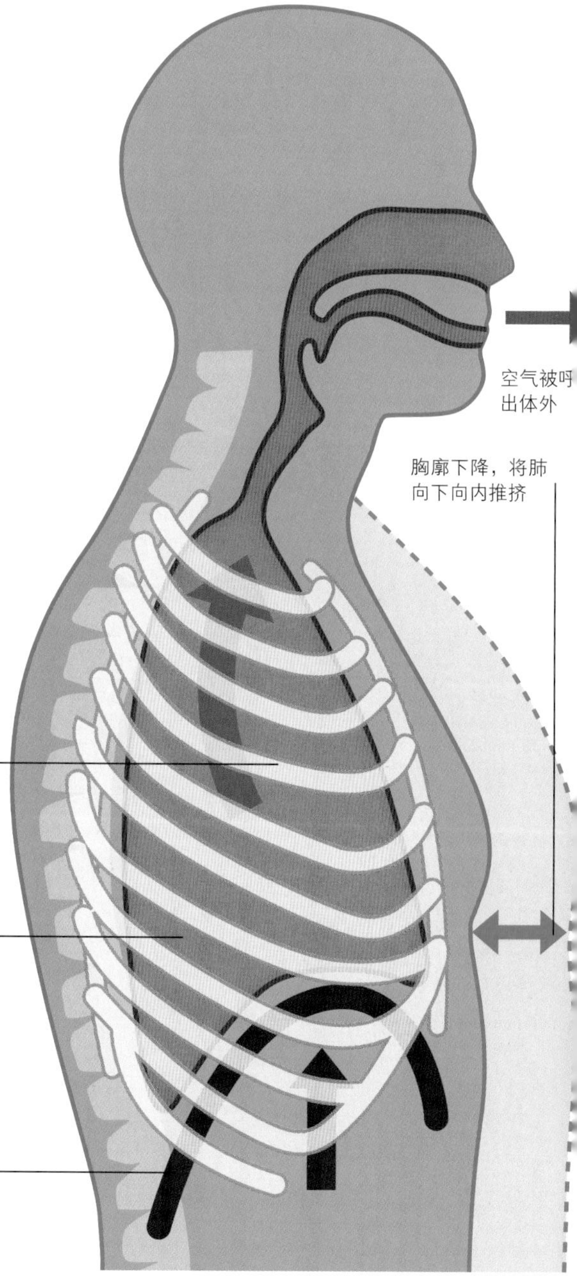
空气被呼
出体外
胸廓下降，将肺向下向内推挤
肋间肌和胸肌松弛，肋骨向下倾斜
肺随之回缩变小，肺内空气被推出体外
膈肌松弛，变得更长、更柔韧

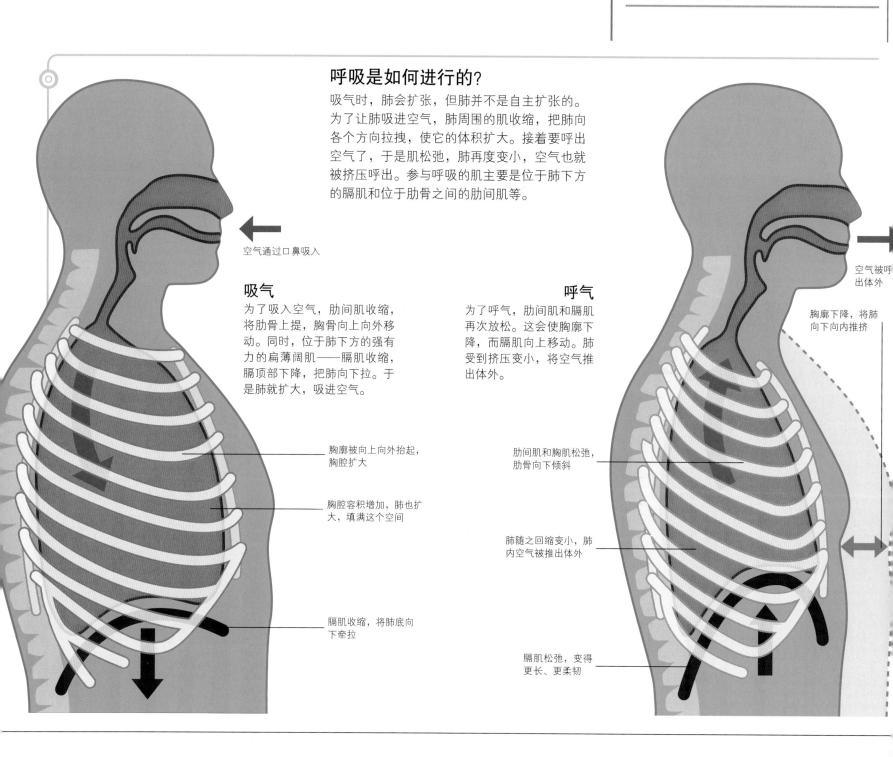

呼吸频率

呼吸频率取决于人的年龄、身材、健康状况、体质水平，以及当时他们在做什么。本图示显示了成人在进行不同活动时的大致呼吸频率。

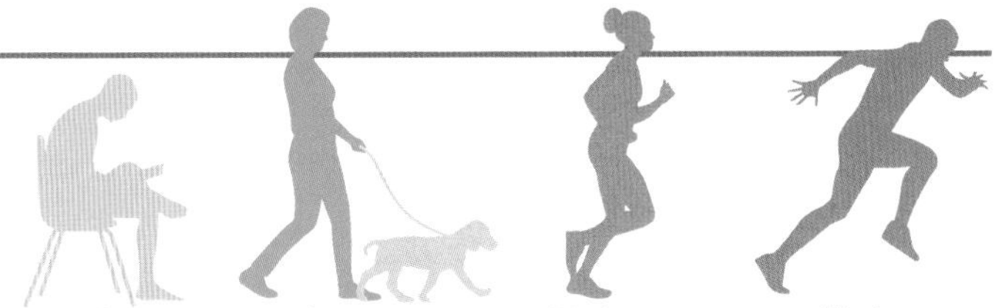

阅读
每分钟呼吸
15 次
步行
每分钟呼吸
20 次
慢跑
每分钟呼吸
40 次
快跑
每分钟呼吸多至
70 次

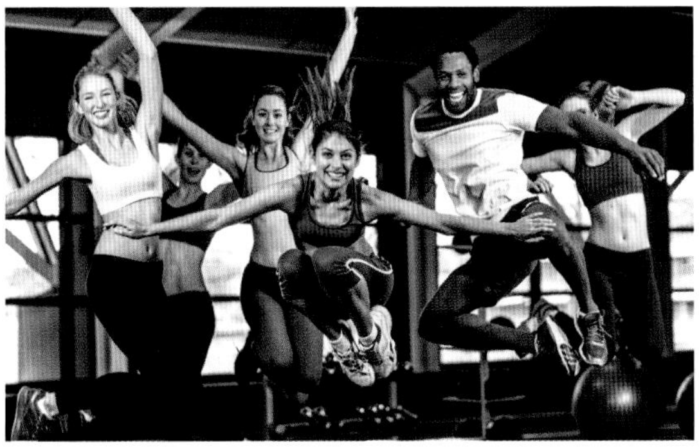

健身与呼吸

当进行体育锻炼时，我们会呼吸深重，以吸入更多的氧气。如果经常进行体育锻炼，肺活量就会增大，我们的身体也能更有效地利用吸入的氧气。这意味着我们的呼吸频率不用太快就能吸入同样多的氧气以供应肌的需要。

强身健体

一个人身体越健康，就越会发现做体操、跳舞、追公共汽车都不在话下，不会因此喘不过气来。

异常的呼吸类型

正常的呼吸表现为规律、重复的动作。有时会出现异常的呼吸类型，如咳嗽、打喷嚏和打嗝等。

打喷嚏

当有刺激性的异物进入鼻道时，呼吸中枢做出应答，启动喷嚏反射。先进行一次深吸气，然后胸部和腹部的肌一起收缩，产生一个急速而有力的呼气动作，同时将侵入的异物喷出。

打鼾

有时，我们入睡后呼吸的声音能被人听到，这就是打鼾。事实上，鼾声可能大到足以唤醒睡眠者。打鼾的原因是咽喉部的肌松弛，气流通道变窄，导致气流通过时振动了气道内的软组织，就会发出声音。

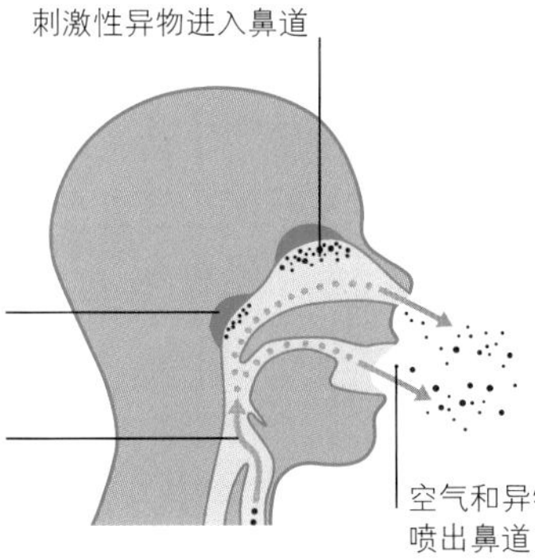

刺激性异物进入鼻道
鼻道内的神经
向脑发出警报
空气被从肺
向上逼出
空气和异物颗粒被
喷出鼻道

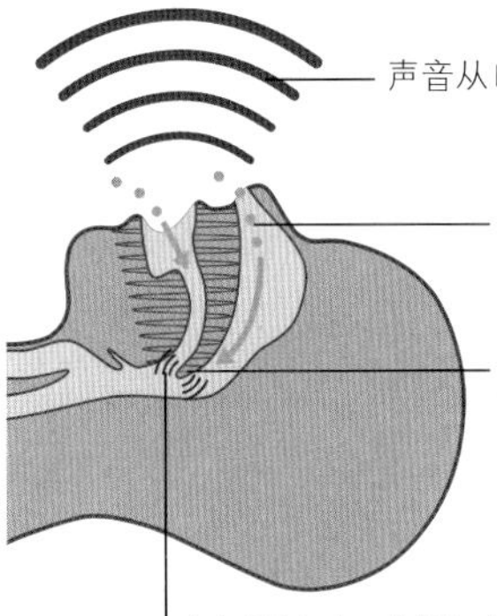

声音从口鼻传出
空气被吸入
肌松弛，软
组织下垂
空气通过时，软组织振动

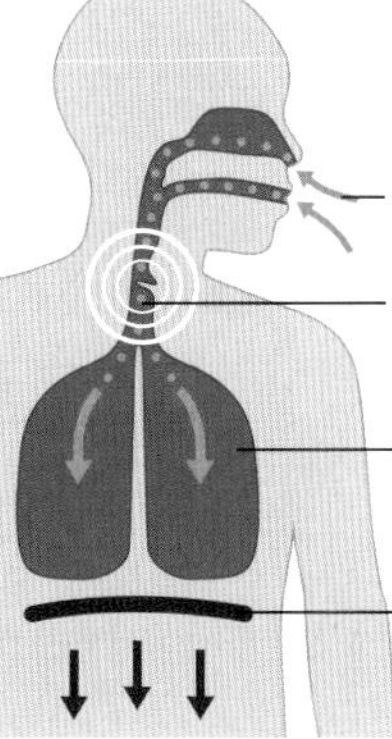

空气被吸入
声带骤然收窄
肺扩大
膈肌痉挛

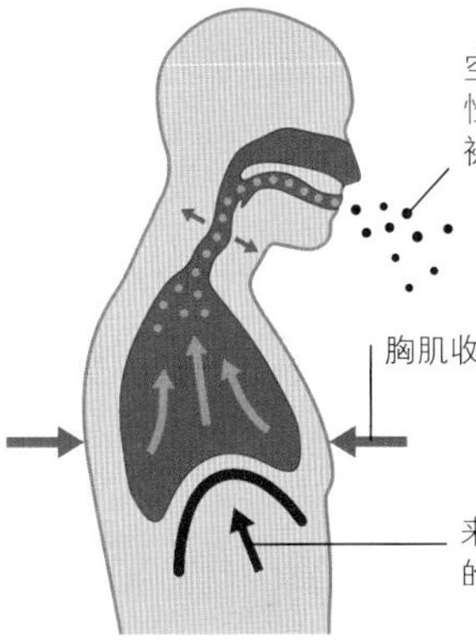

空气和刺激
性异物突然
被排出体外
胸肌收缩
来自膈肌
的压力

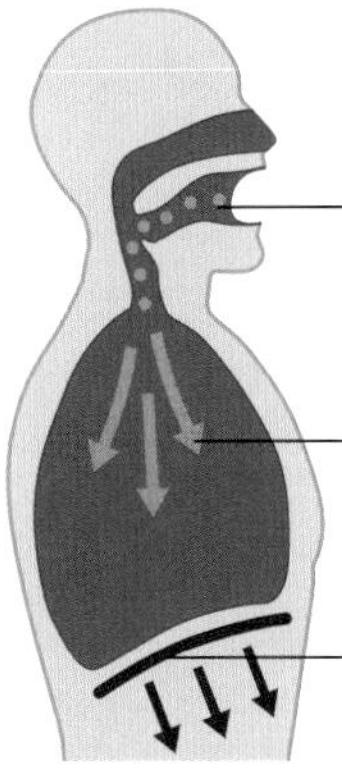

嘴张大
深吸一口气
膈肌保持平坦

打嗝

膈神经受刺激，如进食过快时，可引起打嗝。膈肌痉挛，空气被突然迅速吸进肺内，两条声带中间的裂隙骤然收窄，发出“呃”的声响。

咳嗽

身体试图排除气道内的刺激性异物（如烟气）时会发生咳嗽。声带闭合，使空气不被吸入，然后用力呼气，空气从肺挤向声门，使之突然开放，释放出爆发性的气息。

打呵欠

一种张大嘴的深呼吸。打哈欠时，口腔和咽喉部的肌强烈收缩。虽然我们经常打哈欠，但没有人确切知道人为什么要打哈欠。可能打哈欠有助于使脑冷却，或使你保持清醒或警觉。

人的嗓音

呼吸除了给身体供应氧气外，还执行着另一项非常重要的任务：利用人的嗓音来发声。人是群居的，与周围的人进行交流非常重要。人会利用嗓音来传送信息，通过说话、发笑，甚至唱歌，来表达自己的感情。

我们是如何说话的？

空气被呼出时，要经过舌后部下方的喉部。此处有两块柔韧的膜，称为声带，纵向地位于喉腔中部两侧。当我们想要说话时，声带内的肌收缩，使两片声带靠拢。空气从两片声带之间的小缝通过，声带振动，产生声音。若将舌、唇等移动到不同的位置，形成千变万化的口腔形状，你便能说出一系列的词语来。

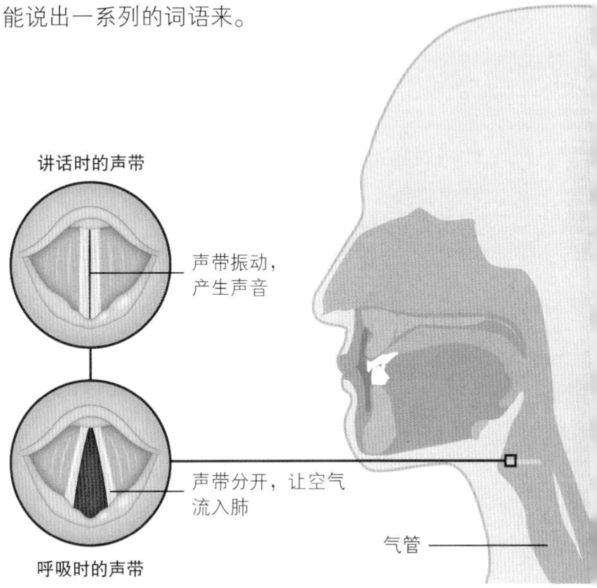

讲话时的声带
声带振动，
产生声音
声带分开，让空气
流入肺
气管
呼吸时的声带

高音和低音

人们嗓音的音高各不相同。男人的嗓音往往比较低沉，因为他们的声带较长较厚，所以发出的声音也较低。女人的声音较高。儿童的声音最高，因为他们的声带要短得多。

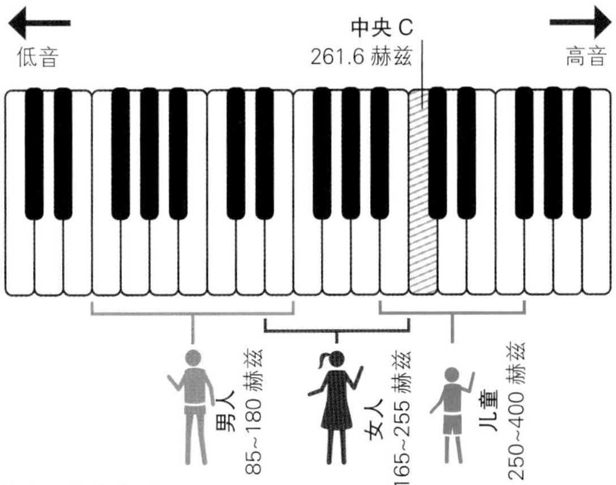

低音
中央 C
261.6 赫兹
高音
男人
85~180 赫兹
女人
165~255 赫兹
儿童
250~400 赫兹

人类嗓音的范围

我们以赫兹（Hz）为单位来测量音高，音高取决于声带每秒钟振动的频率。

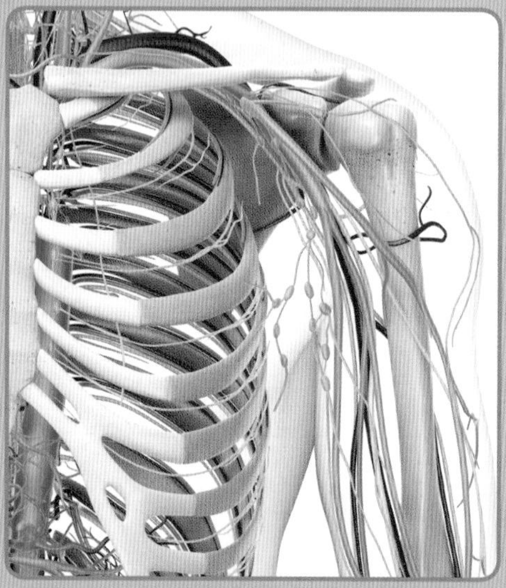
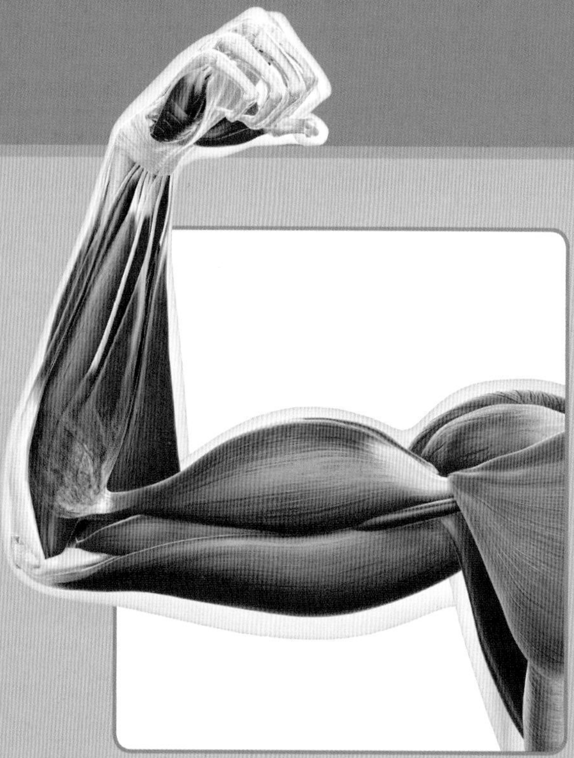
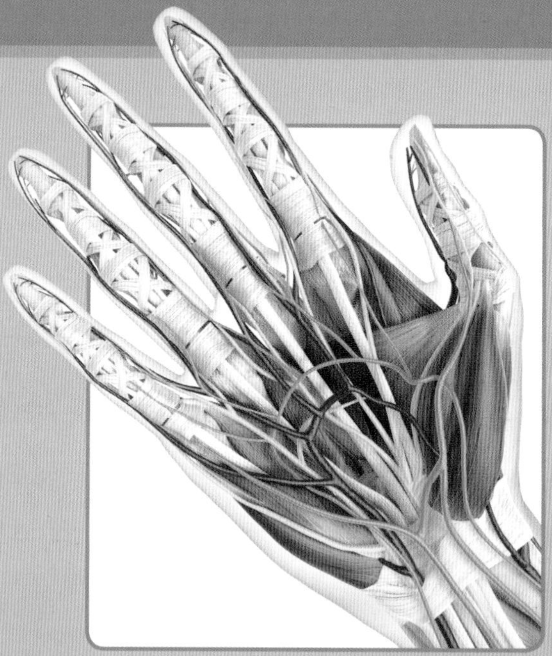

臂和手

上肢是身体最灵活的部分。肩关节和肘关节允许手臂向各个方向移动。手与前臂相连，无所不能的手可以完成触、举、扔和抓握等动作。肌肉、肌腱和韧带起着运动并支撑上肢的作用。

360 **肩关节**是能旋转一个整圈（360°）的关节。

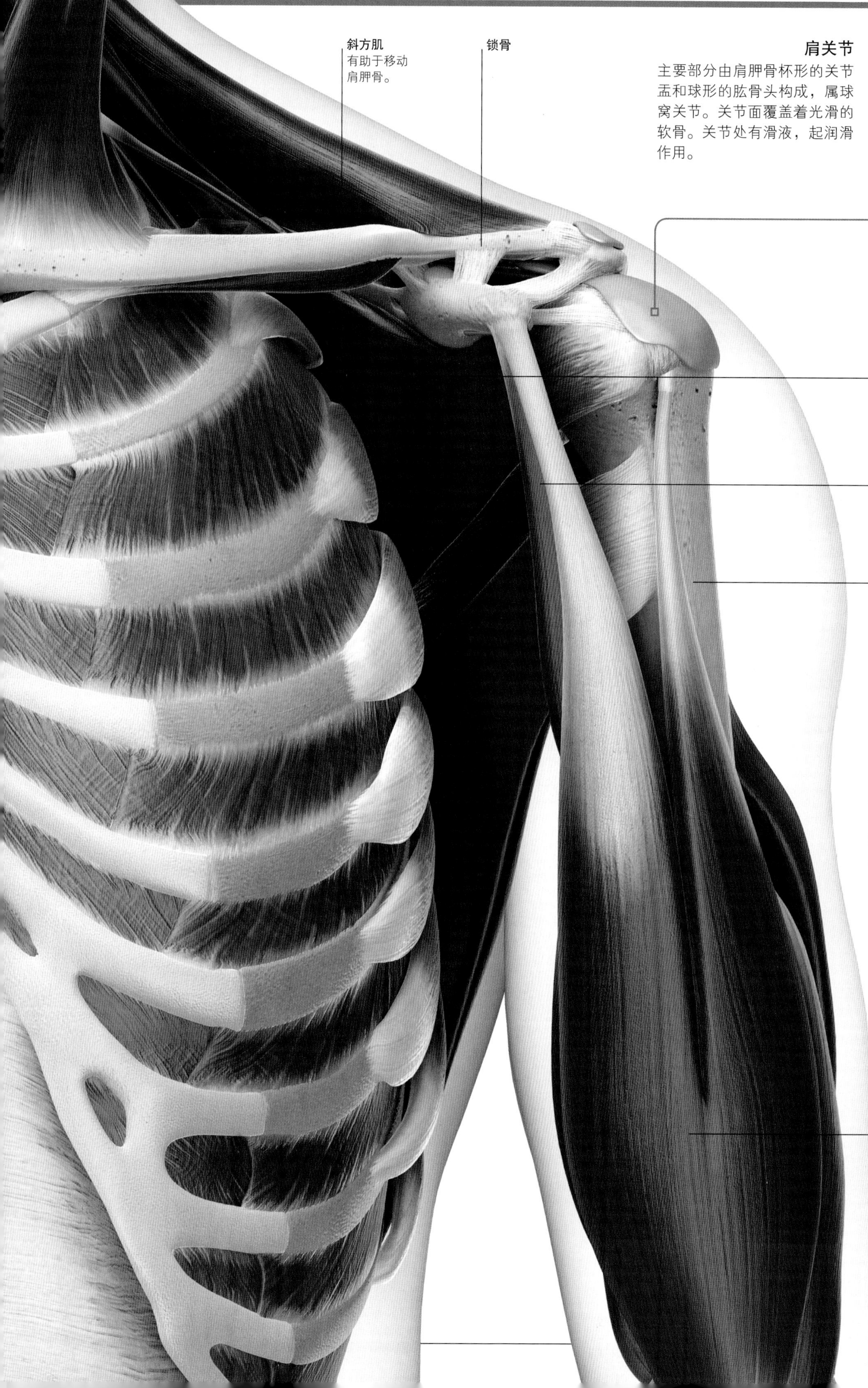
斜方肌
有助于移动
肩胛骨。
锁骨
肩胛下肌
可以将手臂旋内。
喙肱肌
帮助肩关节前屈和上臂内收。
肱骨
上臂骨。
肱二头肌
有屈肘关节功能。

肩关节

主要部分由肩胛骨杯形的关节盂和球形的肱骨头构成，属球窝关节。关节面覆盖着光滑的软骨。关节处有滑液，起润滑作用。

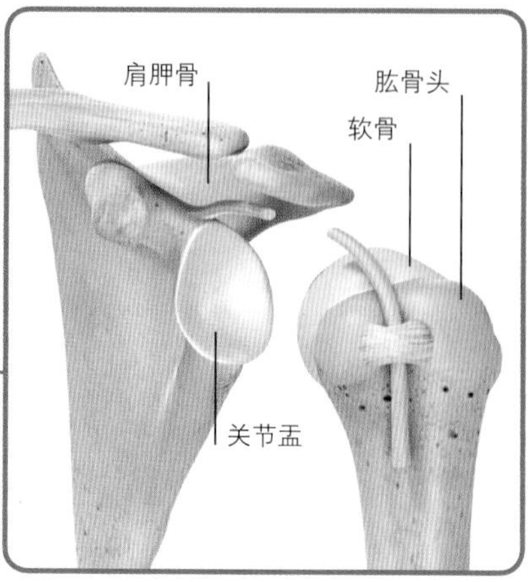
肩胛骨
肱骨头
软骨
关节盂

肩部的肌和骨骼

肩部的肌既能控制手臂进行大范围的运动，也能使肩关节保持稳定，避免脱臼。

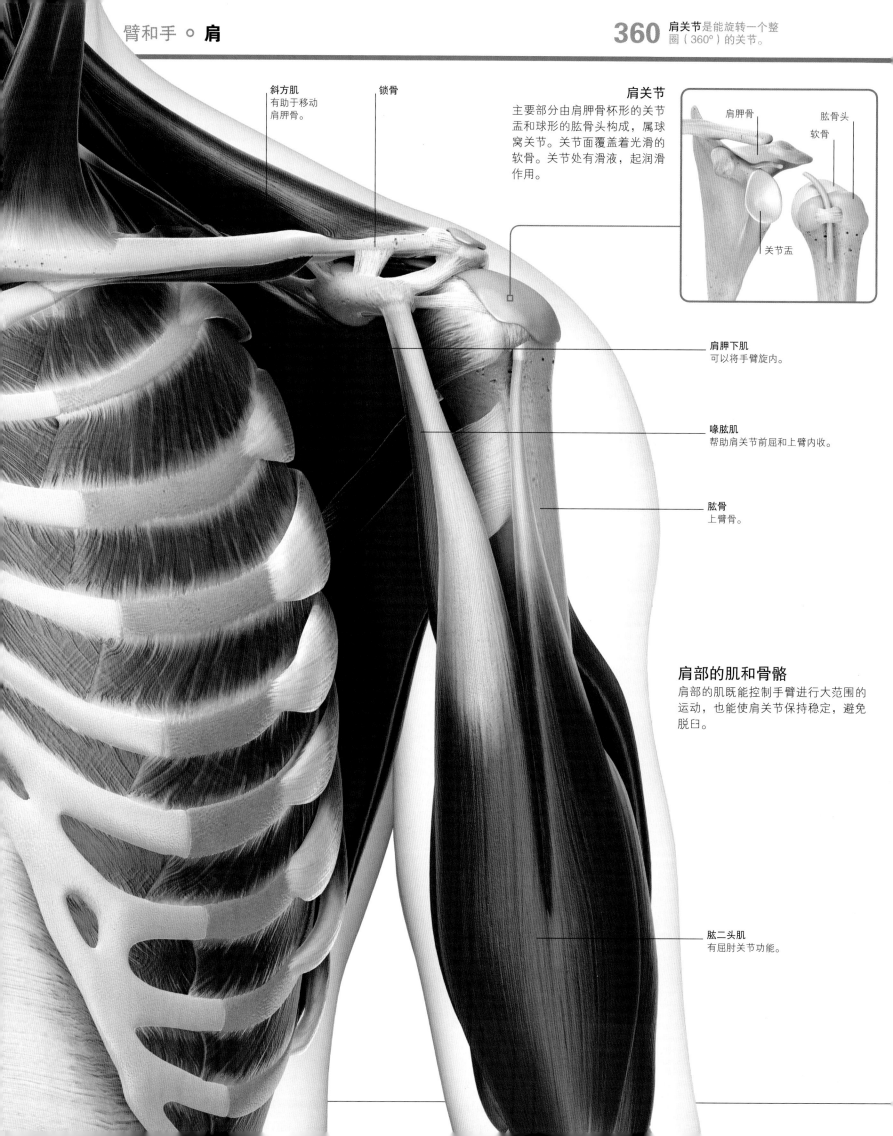

7 7块不同的肌连接着**肱骨和肩胛骨**。

169 有史以来**最快的投球记录**是一位棒球投手在2010年创下的，速度为169千米/时。

肩

肩关节，由肩胛骨的关节盂和肱骨头组成，是人体最灵活的关节。肩关节机动性强，加上臂长，手能抓握，这些都使人能完成多种多样的上肢运动。

肩胛骨、锁骨和肱骨参与了肩关节的构成。肩部的深层肌有助于关节的稳定，而其他肌可运动关节。

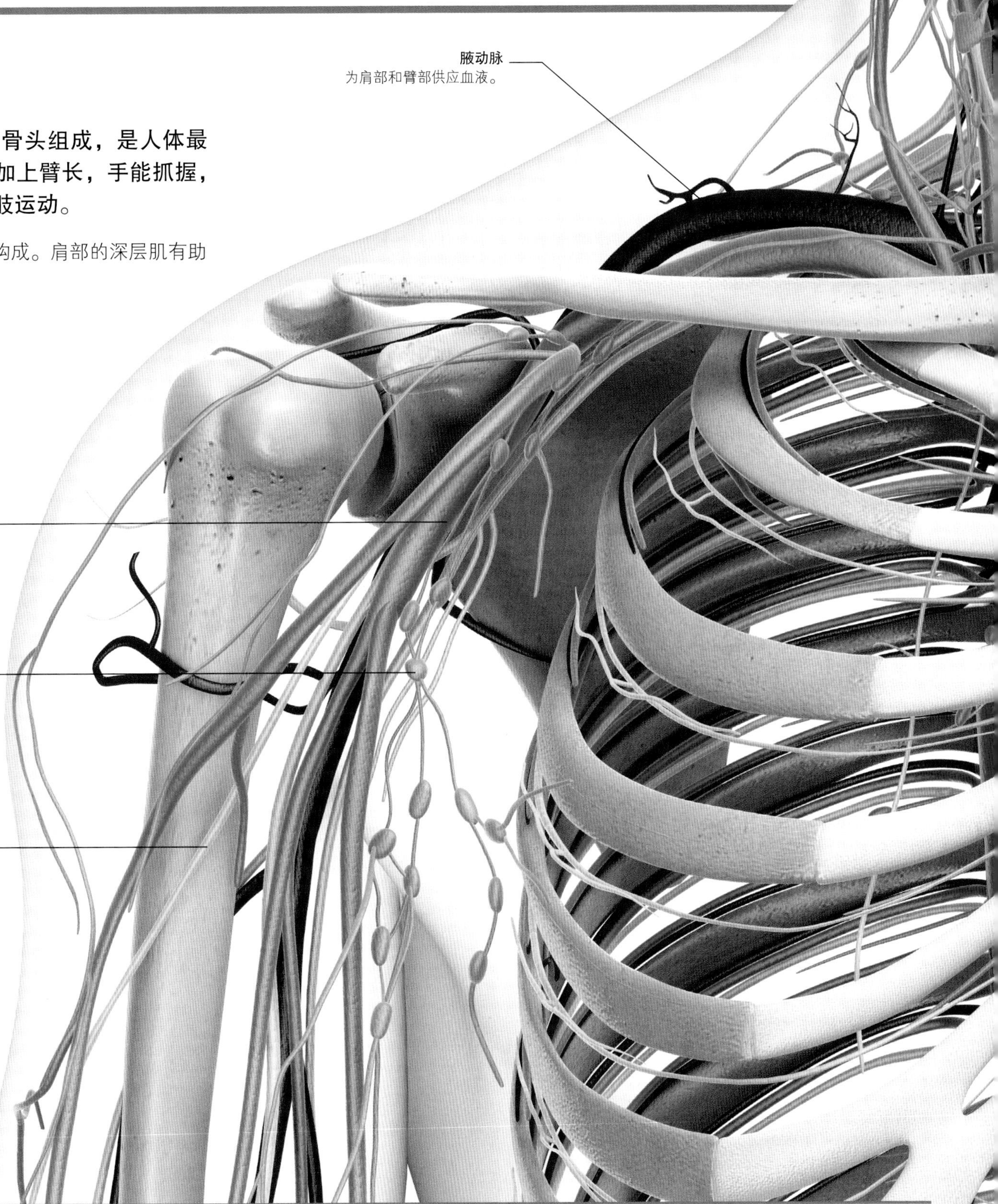

腋动脉
为肩部和臂部供应血液。
腋静脉
将来自手臂的血液引流回心脏。
淋巴结
滤过淋巴，抓捕毒素和微生物，进而将它们从体内清出。
正中神经
支配屈手和屈指的肌。

血管、神经和淋巴结

肩部有丰富的淋巴结，它们在抗击感染方面起着重要作用。一些大血管也在肩部有分支，从而将血液供给臂和手。

投掷动作

这三幅连环画是一组示意图，显示了为完成一个投掷动作需要多少块肌参与，以及肩部的旋转幅度有多大。

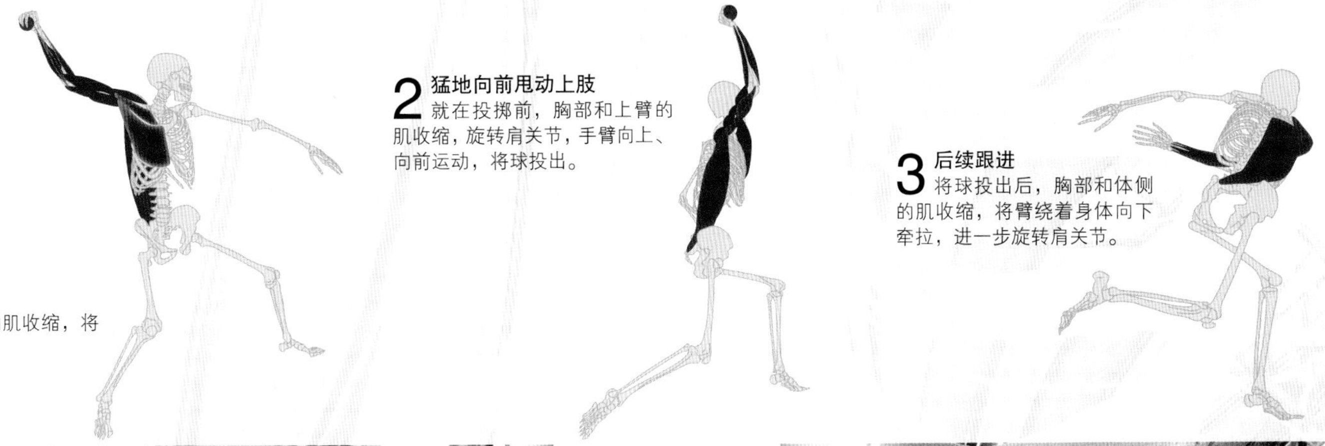

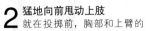

1 准备投掷
肩部、背部和臂部的肌收缩，将臂举起并向后拉。

2 猛地向前甩动上肢
就在投掷前，胸部和上臂的肌收缩，旋转肩关节，手臂向上、向前运动，将球投出。

3 后续跟进
将球投出后，胸部和体侧的肌收缩，将臂绕着身体向下牵拉，进一步旋转肩关节。

臂和肘

用双腿走路解放了上肢，于是上肢得以进化，能完成多种多样的动作。上肢的灵活性来自肩关节，而肘关节——一个屈戌关节——能完成的动作更多。

肘关节由肱骨、尺骨和桡骨组成，这三块骨相互形成关节，使前臂与上臂之间形成一个铰链，几乎能旋转 180º。肘关节的一系列动作能帮上大忙。举个例子，当我们从树上摘苹果吃时就用到了它——伸手够到苹果，把苹果从树上摘下来，然后送到嘴里。

肌和骨骼

大部分控制腕和手的肌分布在前臂。跨过肘关节的肌或用以屈肘，或用以伸肘。

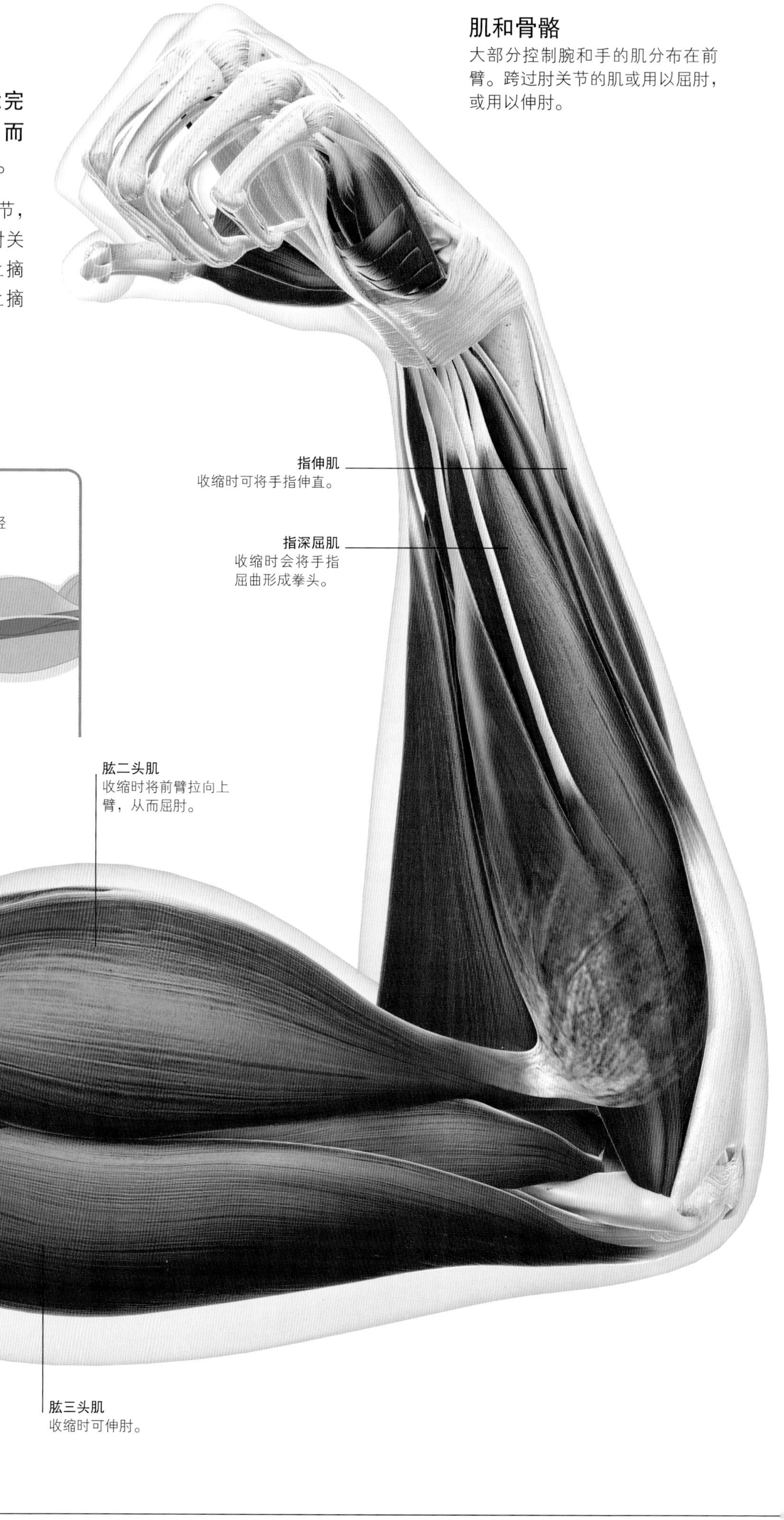
指伸肌
收缩时可将手指伸直。
指深屈肌
收缩时会将手指屈曲形成拳头。
肱二头肌
收缩时将前臂拉向上臂，从而屈肘。
肱三头肌
收缩时可伸肘。

麻筋

有时，当你不小心碰到肘的某处（尺神经沟），你会感到一阵发麻。虽然俗话常说碰到了“麻筋”，但实际上是沿着前臂内侧下行的尺神经受到了压迫。

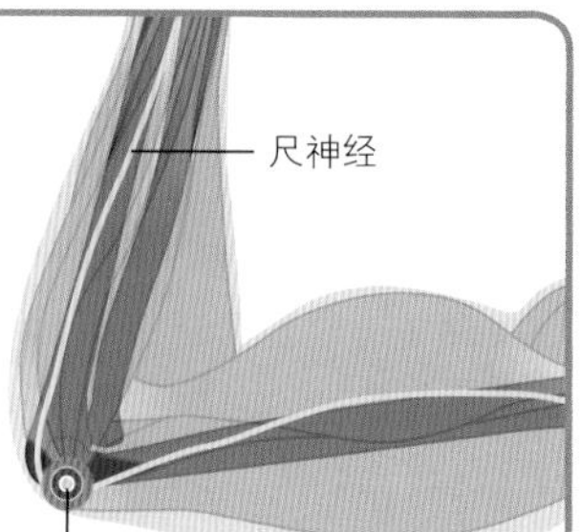
尺神经
肘部受到撞击时，尺神经会被挤压

血管和神经

臂的血液供应十分充足，以便向肌提供能量。神经发挥着两个主要功能：协调臂、手和手指的复杂动作，以及在手与脑之间传递感觉信息。

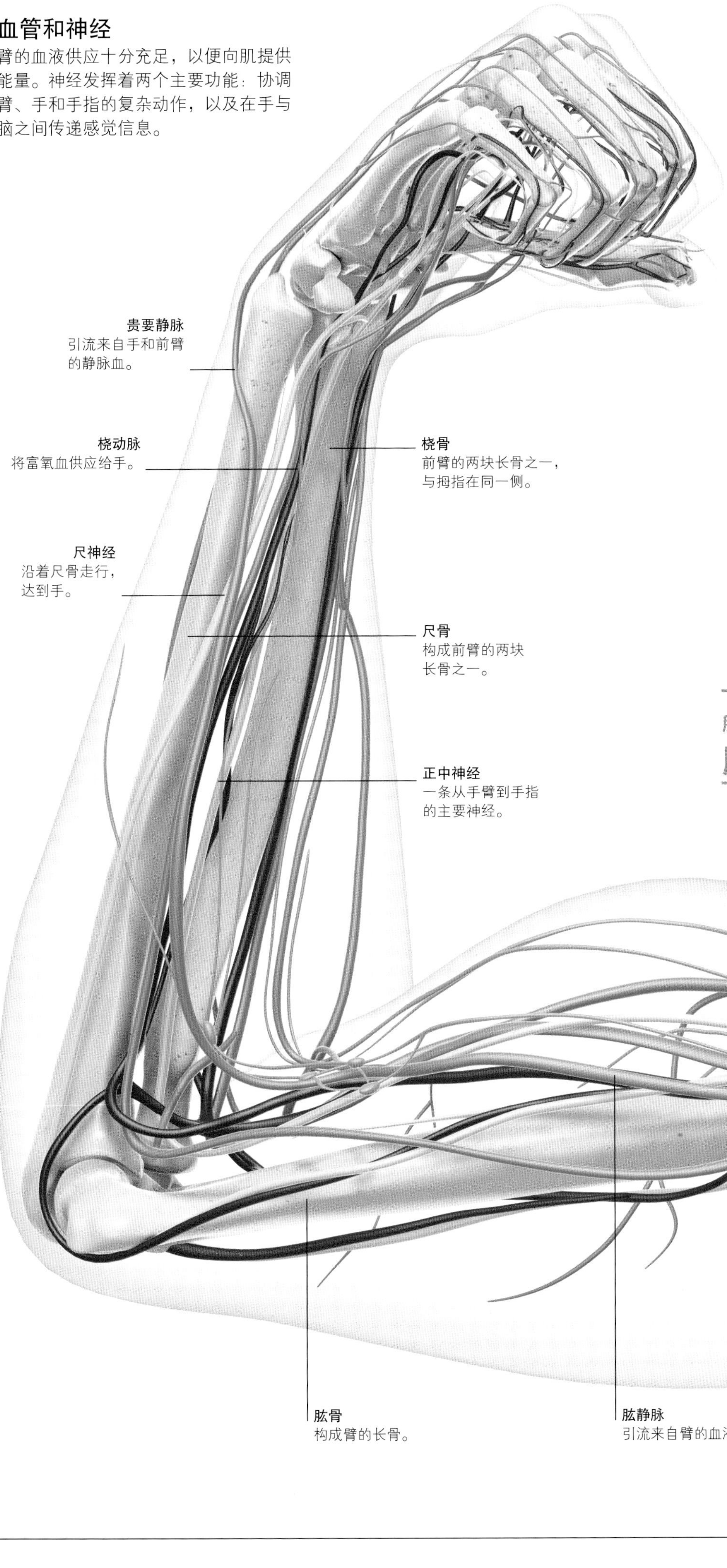
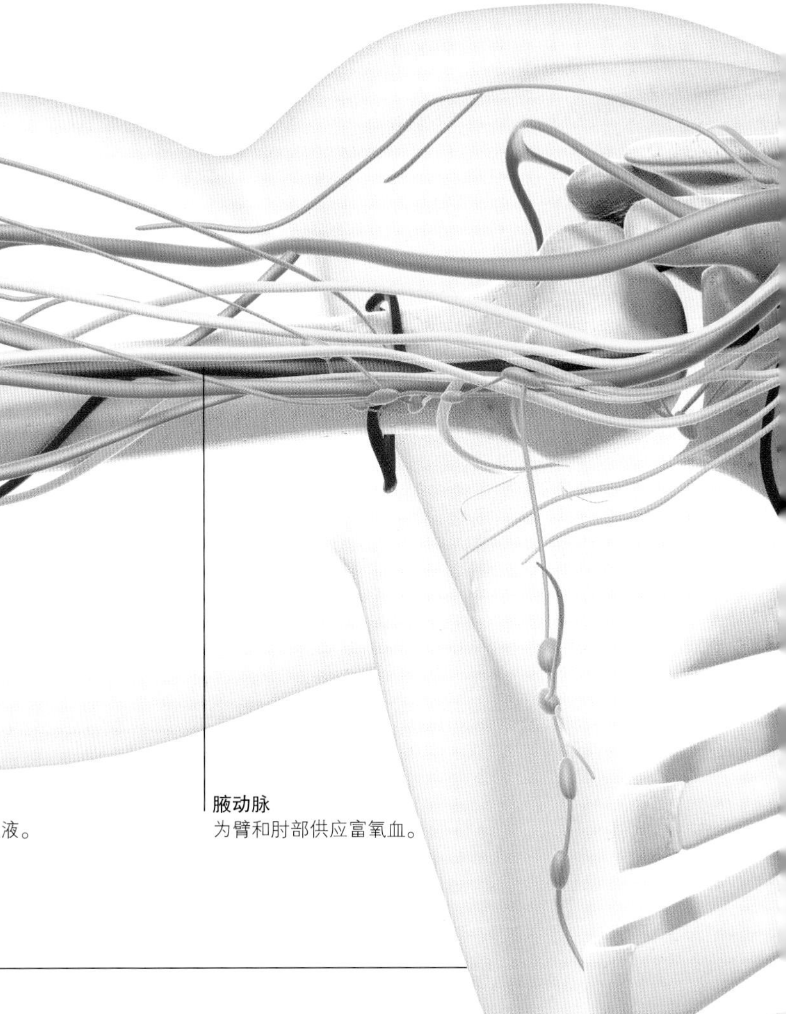
贵要静脉
引流来自手和前臂的静脉血。
桡动脉
将富氧血供应给手。
尺神经
沿着尺骨走行，达到手。
桡骨
前臂的两块长骨之一，与拇指在同一侧。
尺骨
构成前臂的两块长骨之一。
正中神经
一条从手臂到手指的主要神经。
肱骨
构成臂的长骨。
肱静脉
引流来自臂的血液。
腋动脉
为臂和肘部供应富氧血。

转动你的手臂

前臂的两块长骨（桡骨和尺骨）能彼此绕着扭转。这意味着上肢能进行许多有用的旋转运动，如拧钥匙或转动门把手。

手心向上，手心向下

把你的上肢平放，手心向上，这时桡骨和尺骨的位置并排。把手心向下转动时，肌就牵拉着桡骨在腕部和肘部转动，直到尺骨和桡骨互相交叉。

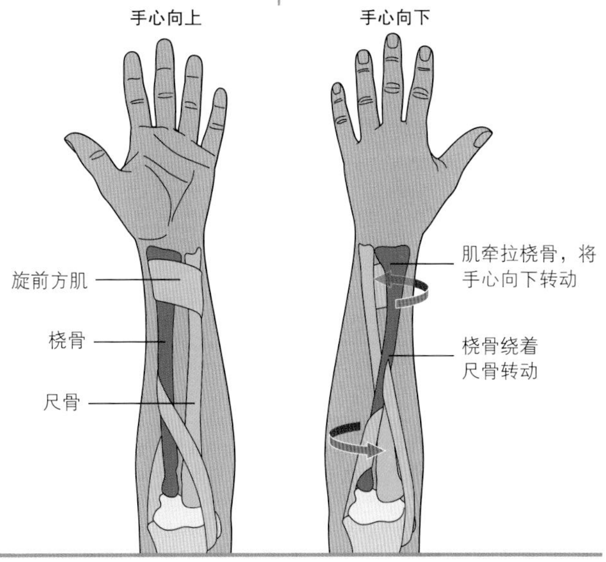
手心向上
手心向下
旋前方肌
桡骨
尺骨
肌牵拉桡骨，将手心向下转动
桡骨绕着尺骨转动

肘部的运动由肱二头肌和肱三头肌这一对肌控制。

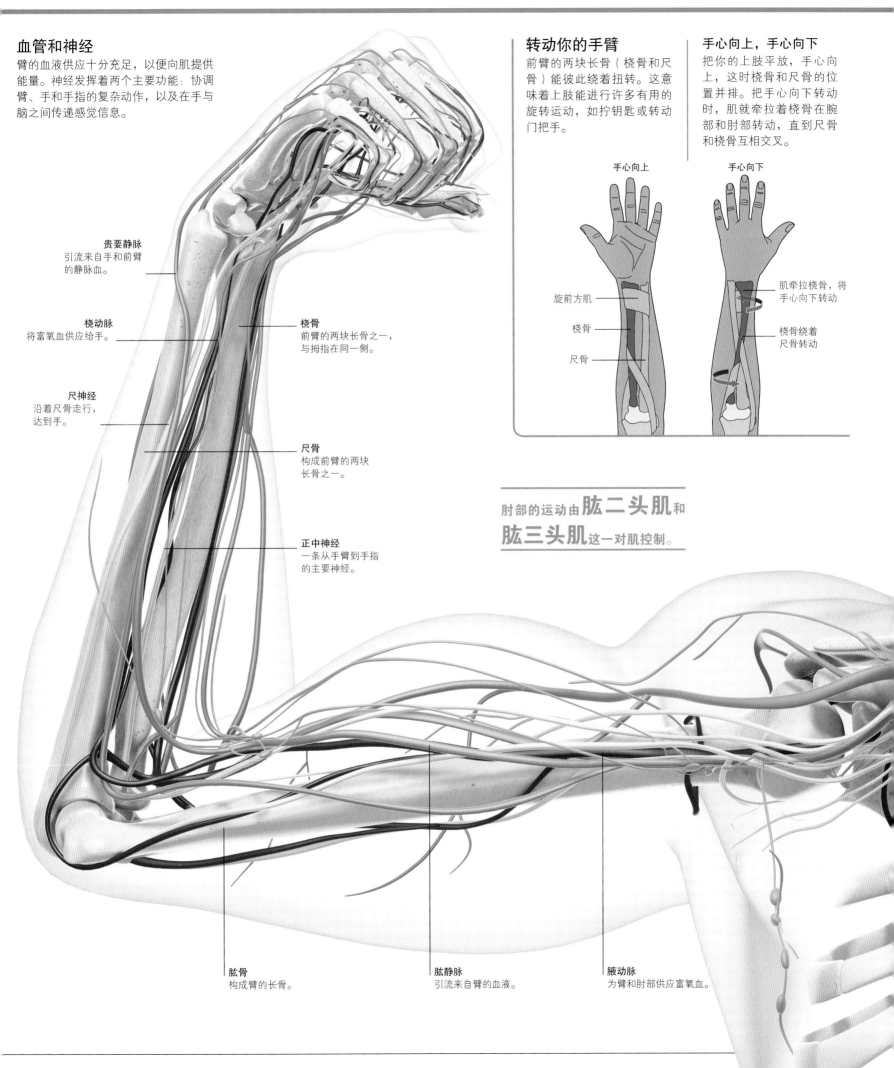

人体最大、最复杂的两个关节是髋关节和膝关节。

灵活的关节

两块或多块骨相遇时，它们之间就形成关节。有些关节是不能活动的，如颅骨各骨之间的连接；但大部分关节是能活动的，构成关节的各骨之间可有不同程度的移动。

有了关节，骨骼才具有灵活性，我们才能以各种不同的方式活动身体——从跑、跳到捡拾东西或者坐下。这些活动是通过肌拉动骨来实现的，而每个关节的运动类型取决于骨末端的形状。

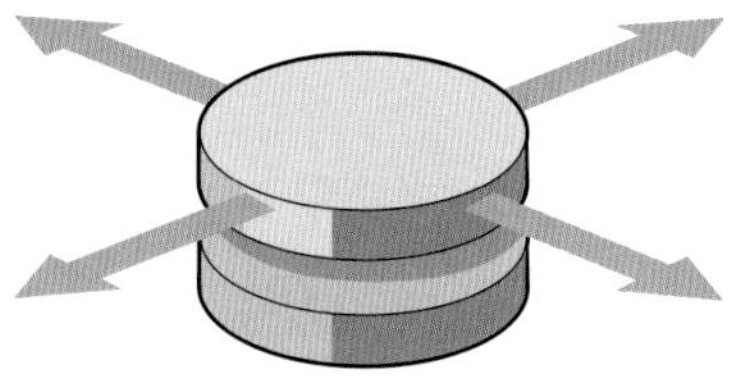

平面关节

相对两骨的关节面平坦而光滑，大小一致，可做轻微滑动或转动。这种关节见于足踝和手腕。

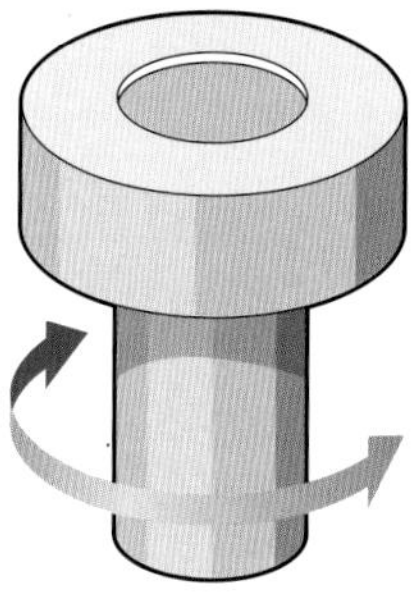

车轴关节

关节面位于骨的侧面，关节中的一块骨可绕另一块骨旋转。桡骨和尺骨在肘部下方形成的关节就属车轴关节，可使前臂做旋前或旋后运动，翻转手掌。

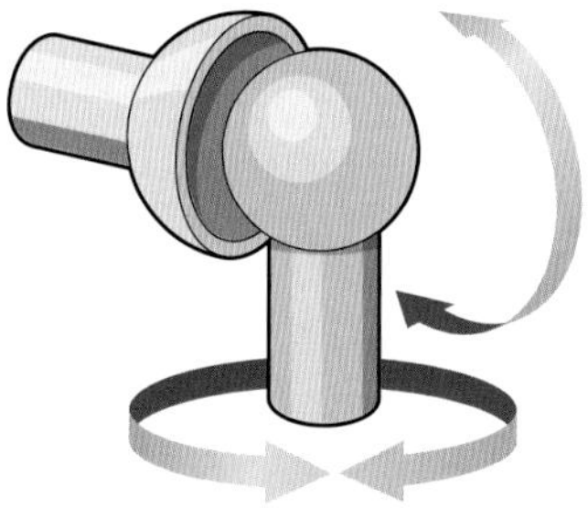

球窝关节

一块骨的球形关节面与另一块骨的杯形关节面组成的关节。这种关节能允许大范围的运动，如肩关节和髋关节。

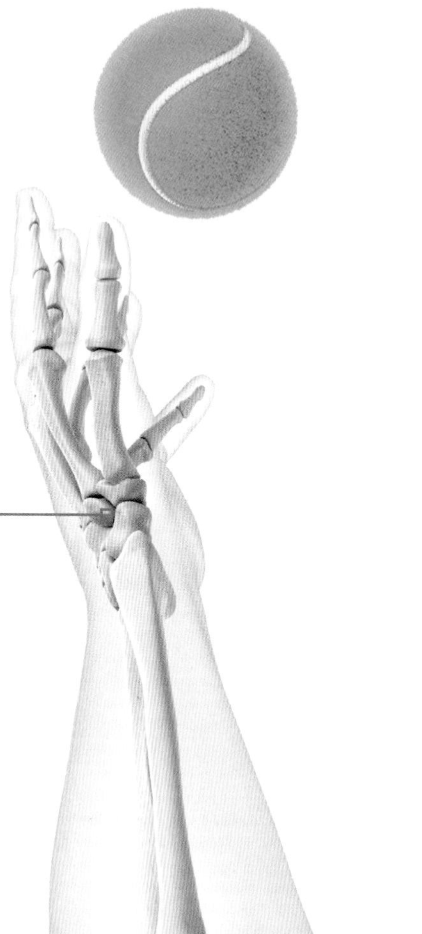

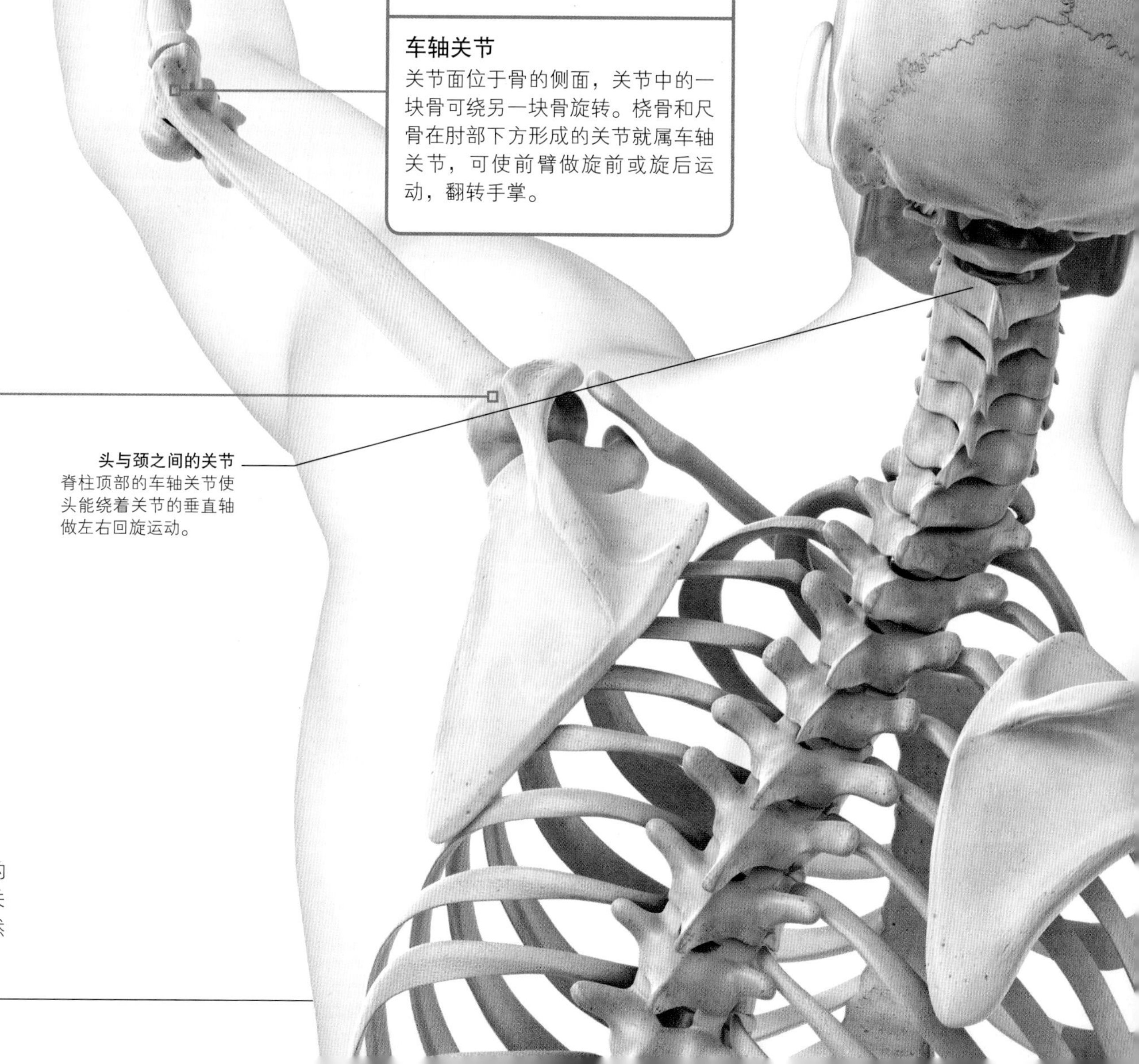

不动关节
除下颌骨与颞骨构成可活动的关节外，成人头颅各骨之间均形成不动关节。这些骨紧密地接合在一起，一点也不能动。

头与颈之间的关节
脊柱顶部的车轴关节使头能绕着关节的垂直轴做左右回旋运动。

关节的类型

人体的可动关节有6种类型，不同类型的关节允许的运动范围和方式各异。这些关节类型的例子全都能在臂和手找到，当然也见于身体的其他部位。

关节内部

这里描述的6种类型的关节都是滑膜关节。这样的关节允许组成关节的骨移动，但在这些骨相互移动时，也要保护它们免受损伤。各骨端都覆盖着平整、光滑的软骨，以减少摩擦。各骨之间的空隙充满滑液，使关节润滑，并在各骨之间提供液体缓冲。颅缝这样的非滑膜关节（纤维关节）是不会移动的。

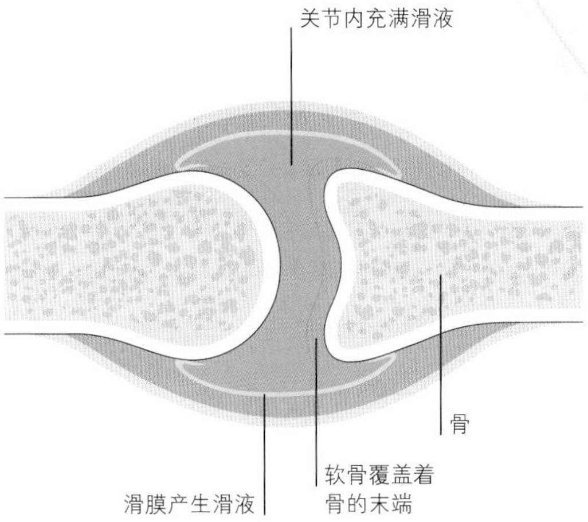
关节内充满滑液
骨
软骨覆盖着
骨的末端
滑膜产生滑液

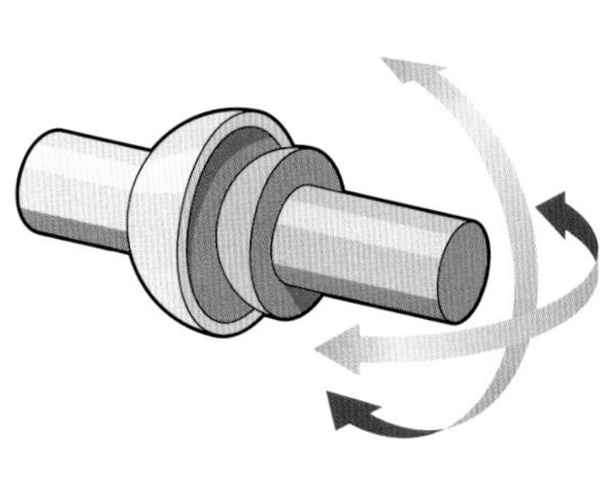

椭圆关节

见于手指和足趾等处。关节头、关节窝均呈椭圆形。两块骨都能相对前后左右或上下移动。所以，你能将手指分开，并上下活动。

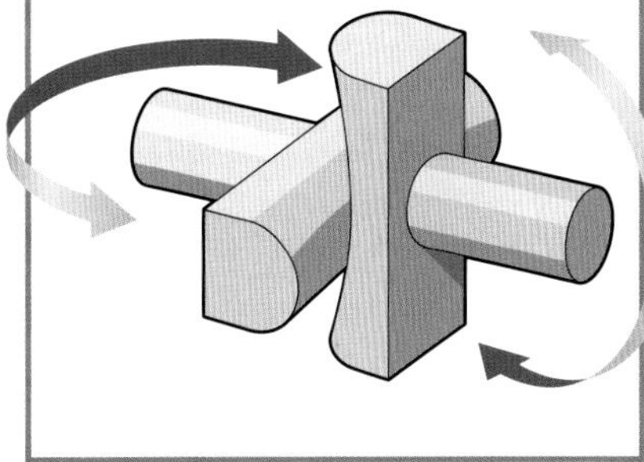

鞍状关节

相对两骨的关节面都是U形，互为关节头和关节窝。这种关节见于拇指与掌相连处，使拇指能触碰其余各指指尖。

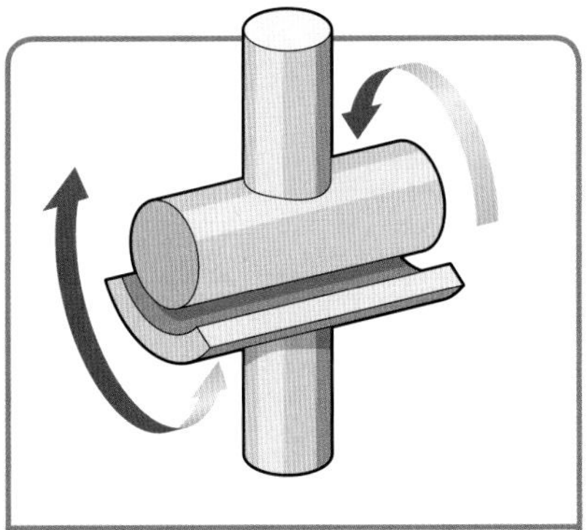

屈戌关节

又称滑车关节，就像门上的铰链，只允许开门和关门。肘关节是屈戌关节，能屈伸前臂。膝关节也是屈戌关节。

人体有准确命名的关节有78个。

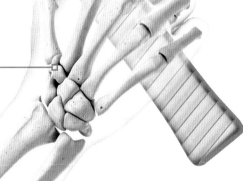

强壮的肌

你做的每一个动作都要用到肌。有了肌，你才能微笑、行走、奔跑和举起东西。肌还能推动血液在全身循环，并推挤着食物在消化系统里从头走到底。有些肌必须由大脑命令着运动，而另一些肌，不劳我们想到它们，自己就行动起来了。

肌的结构

肌由许多平行排列的纤维紧密地聚集而成。这些纤维其实是又细又长的肌细胞，又称肌纤维。肌纤维收缩时肌缩短，从而产生牵拉作用。人体的肌有3种类型。

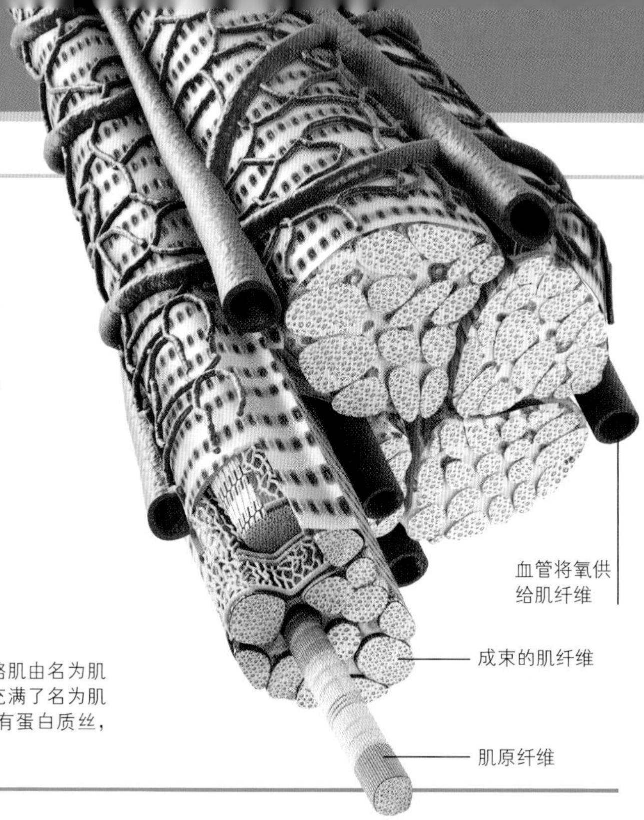
血管将氧供给肌纤维
成束的肌纤维
肌原纤维

骨骼肌

骨骼肌能拉动骨从而移动骨骼。骨骼肌由名为肌纤维的长圆柱形细胞构成。细胞里充满了名为肌原纤维的线状结构。肌原纤维里含有蛋白质丝，蛋白质丝相互滑动使肌收缩。

肌的运动

肌靠收缩来工作，肌收缩就意味着肌变短了。肌收缩时，牵拉着它所附着的部位。一般而言，肌的体积越大，它的拉力也越强。肌可以拉，但不能推，所以肌总是成对地工作，朝相反的方向运动。当一块肌在拉时，作为与它搭配的肌则呈松弛状态。

夜里睡个好觉有助于锻炼肌，在熟睡时能刺激肌生长和自我修复的激素会被释放出来

齐心协力

所有骨骼肌都是成对地工作的。在手臂处，肱二头肌和肱三头肌就是一组，用以屈曲或伸直手臂。肱三头肌将前臂向下拉，而肱二头肌把前臂再拉上来。

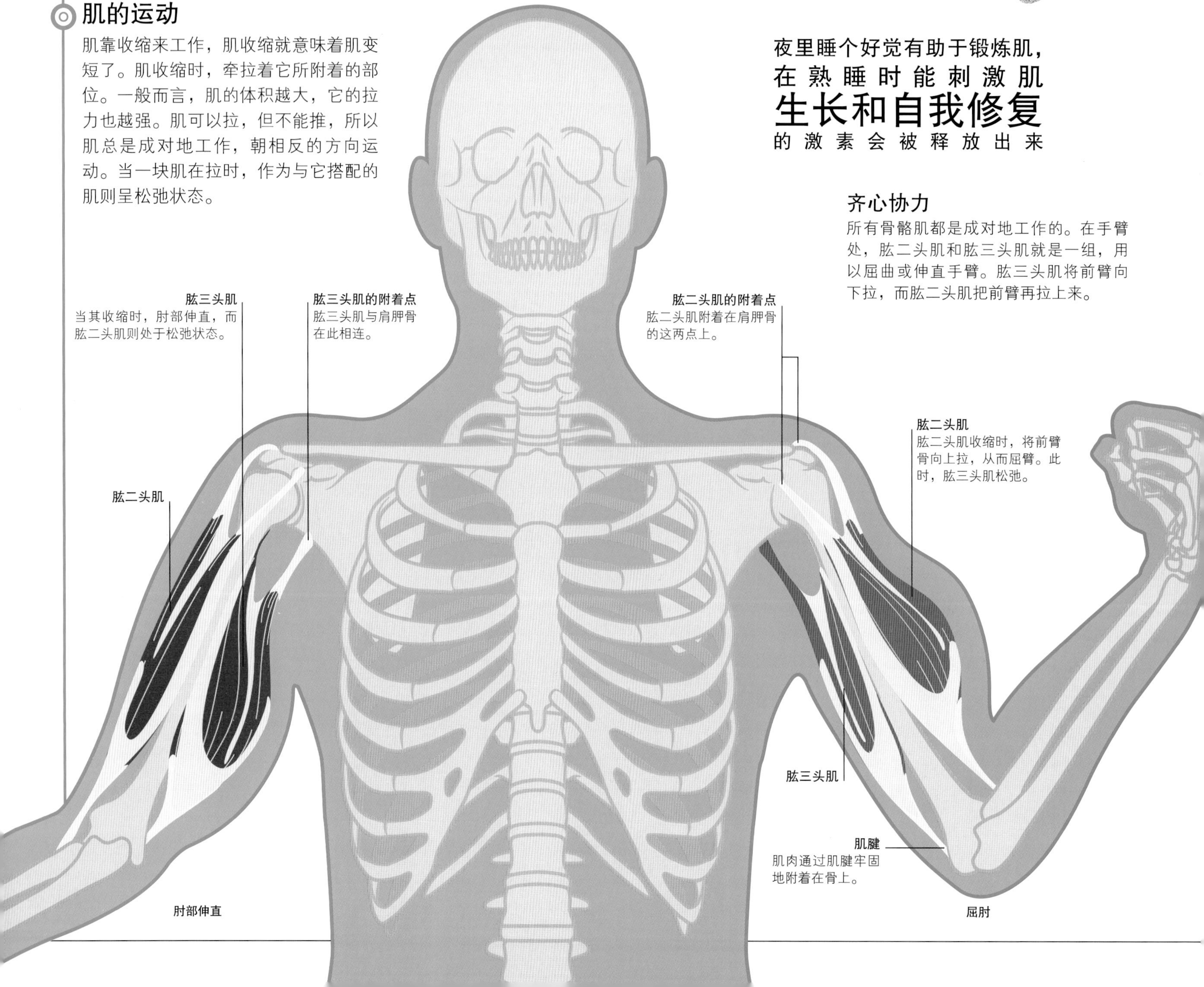
肱三头肌
当其收缩时，肘部伸直，而肱二头肌则处于松弛状态。
肱三头肌的附着点
肱三头肌与肩胛骨在此相连。
肱二头肌的附着点
肱二头肌附着在肩胛骨的这两点上。
肱二头肌
肱二头肌收缩时，将前臂骨向上拉，从而屈臂。此时，肱三头肌松弛。
肱二头肌
肱三头肌
肌腱
肌肉通过肌腱牢固地附着在骨上。
肘部伸直
屈肘

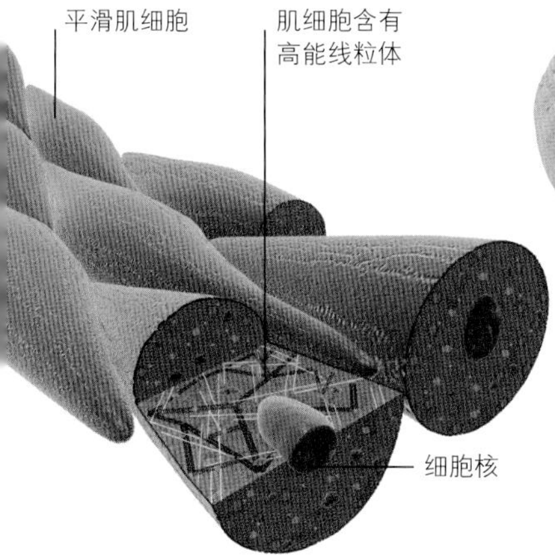
平滑肌细胞
肌细胞含有
高能线粒体
细胞核

平滑肌
不构成独立的器官，多在内脏壁排列成片状的肌层，推动器官的内容物。例如，平滑肌将胃内的食物搅拌混合，并将食物推进肠道。

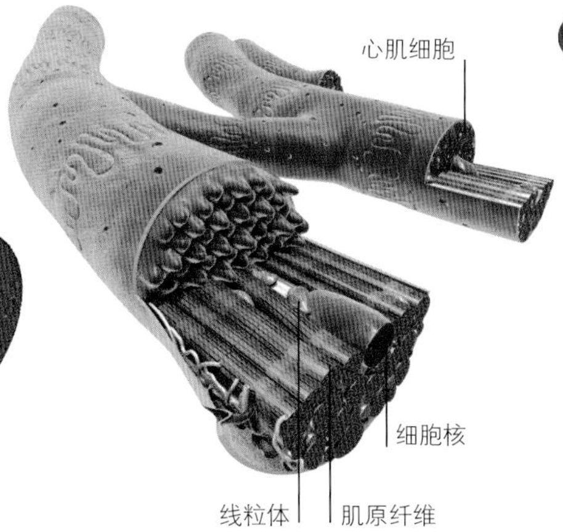
心肌细胞
细胞核
线粒体
肌原纤维

心肌
仅见于心脏，它的功能是将血液泵出，循环全身。心肌不知疲倦，搏动不息。

移动的信息

肌接收神经传来的指令。脑发出的信号向下通过脊髓，然后离开中枢神经系统，沿着神经传到肌。神经有许多分支，到达肌的每个部位。传来的信号告诉肌收缩，于是身体做出动作。

神经肌接头
脑发出的信号通过神经传到肌。神经与肌接触的地方称为神经肌接头。

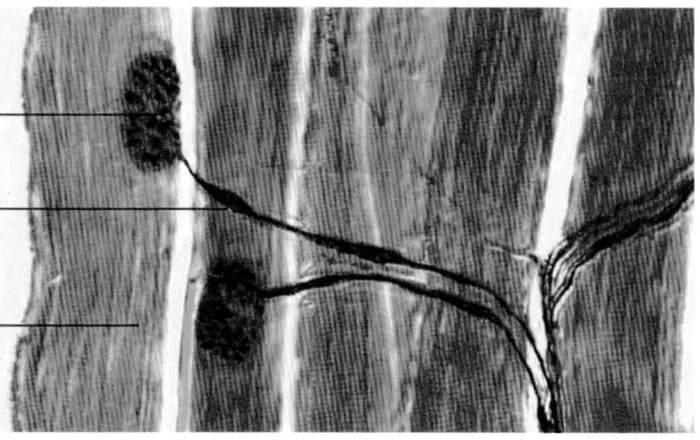
神经肌接头
神经元
肌纤维

肌收缩类型

肌可分为快肌（也叫白肌）和慢肌（也叫红肌）。快肌收缩快，并产生很大的力量；慢肌收缩慢，力量小，但耐劳，可以长时间工作而不感疲劳。在健康的身体里，快肌和慢肌约各占一半。

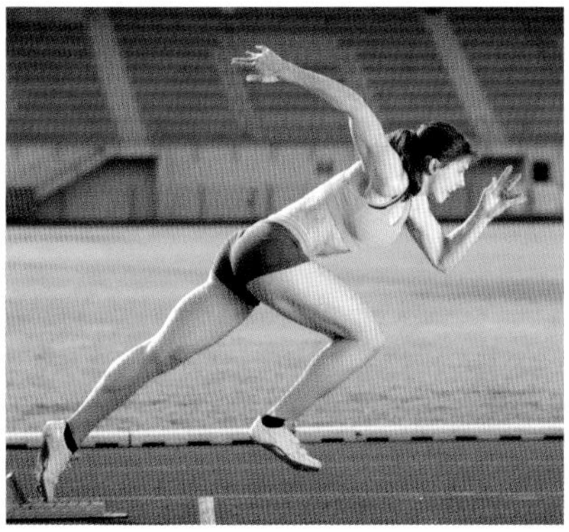

快速冲刺
竞技体育中，运动员用他们的快肌来进行快速冲刺。快肌纤维收缩极快，但容易疲劳。

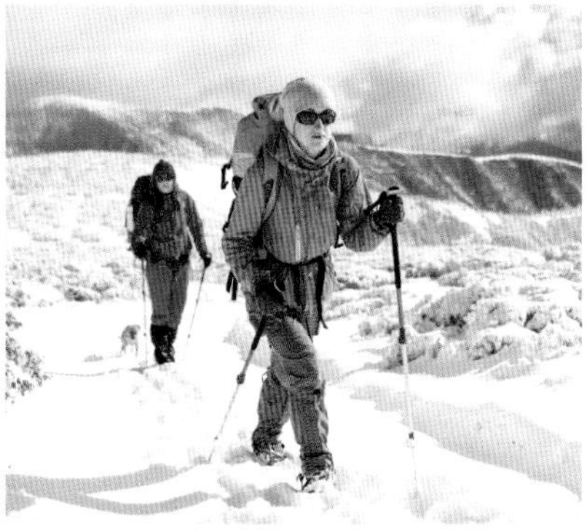

稳步行走
散步的人和登山者用他们的慢肌来走完一个长距离的路程。慢肌纤维会逐渐地、持续长时间地收缩。

热的发生器

肌工作时要消耗氧气以产生能量。这个化学过程的一种副产品就是热量。肌的运动量越大，产热越多。在寒冷的天气里我们会发抖，这是肌在不由自主地不断收缩以产生更多的热量所致。

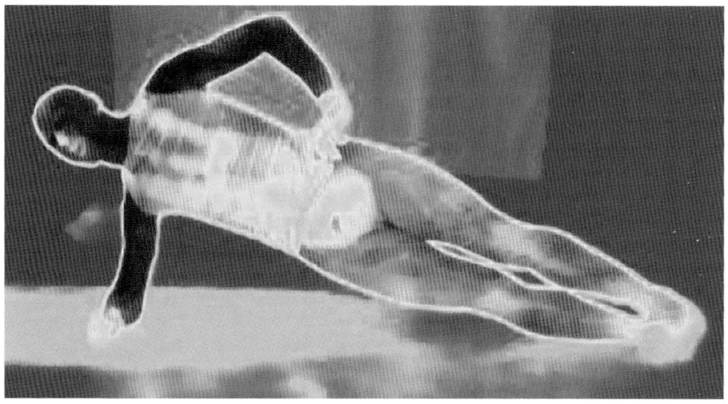

热点
这幅热像图用红色显示运动员身体最热的部位，表明他的上肢肌和下肢肌的运动量有多么大。

保持肌的健康

肌必须保持强壮和健康，这样身体才能运动起来毫不费力，各系统才能恰当地行使其功能。在增强和维持肌健康方面，膳食和体育锻炼起着重要作用。

对肌有益的食品

要增强和修复肌，食用蛋白质是必须的。豆类（如大豆、扁豆）、肉类、坚果、鱼中都含蛋白质。碳水化合物（如谷物、面包等面食）能给肌提供能量。均衡、健康的膳食能给肌提供足够的蛋白质和碳水化合物，使肌保持健康和活力。

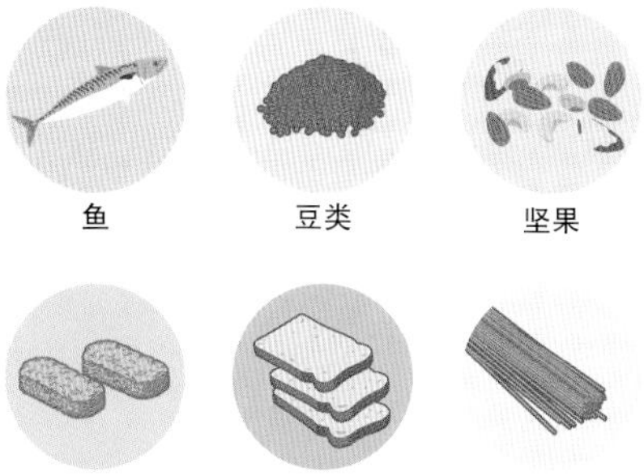
鱼
豆类
坚果
谷物
面包
面条

抗阻训练

有的人通过抗阻训练把肌锻炼得更为粗大。有规律地进行这种训练能迫使肌反复收缩，使肌粗大，肌力增强。训练也会拉伤肌纤维，但肌纤维后来会变得更大。举重训练、体操，以及某些类型的舞蹈，都属于抗阻训练。

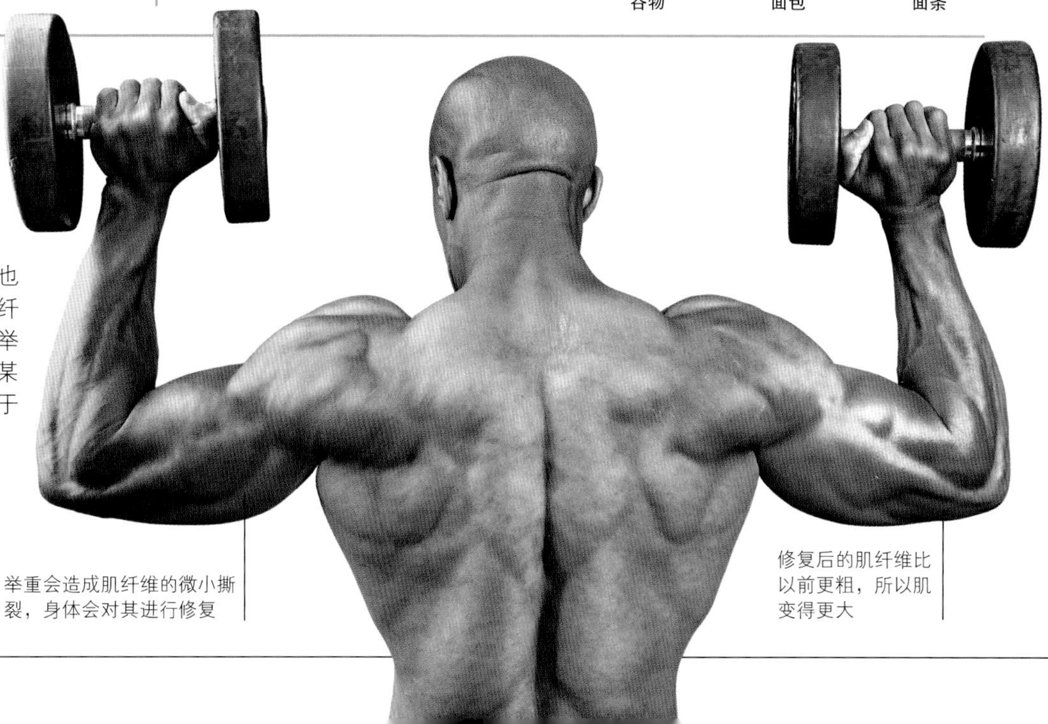
举重会造成肌纤维的微小撕裂，身体会对其进行修复
修复后的肌纤维比以前更粗，所以肌变得更大

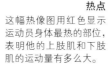

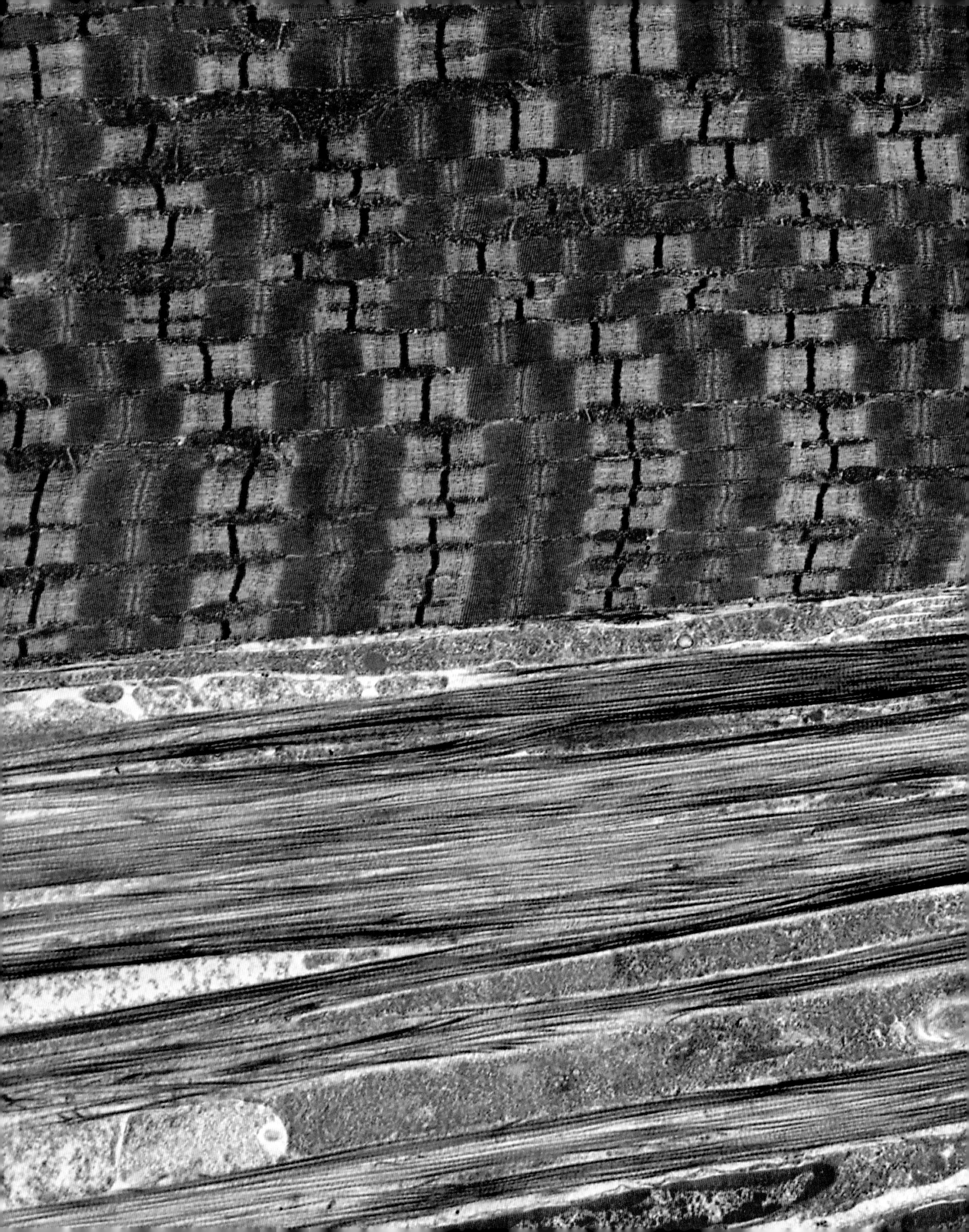

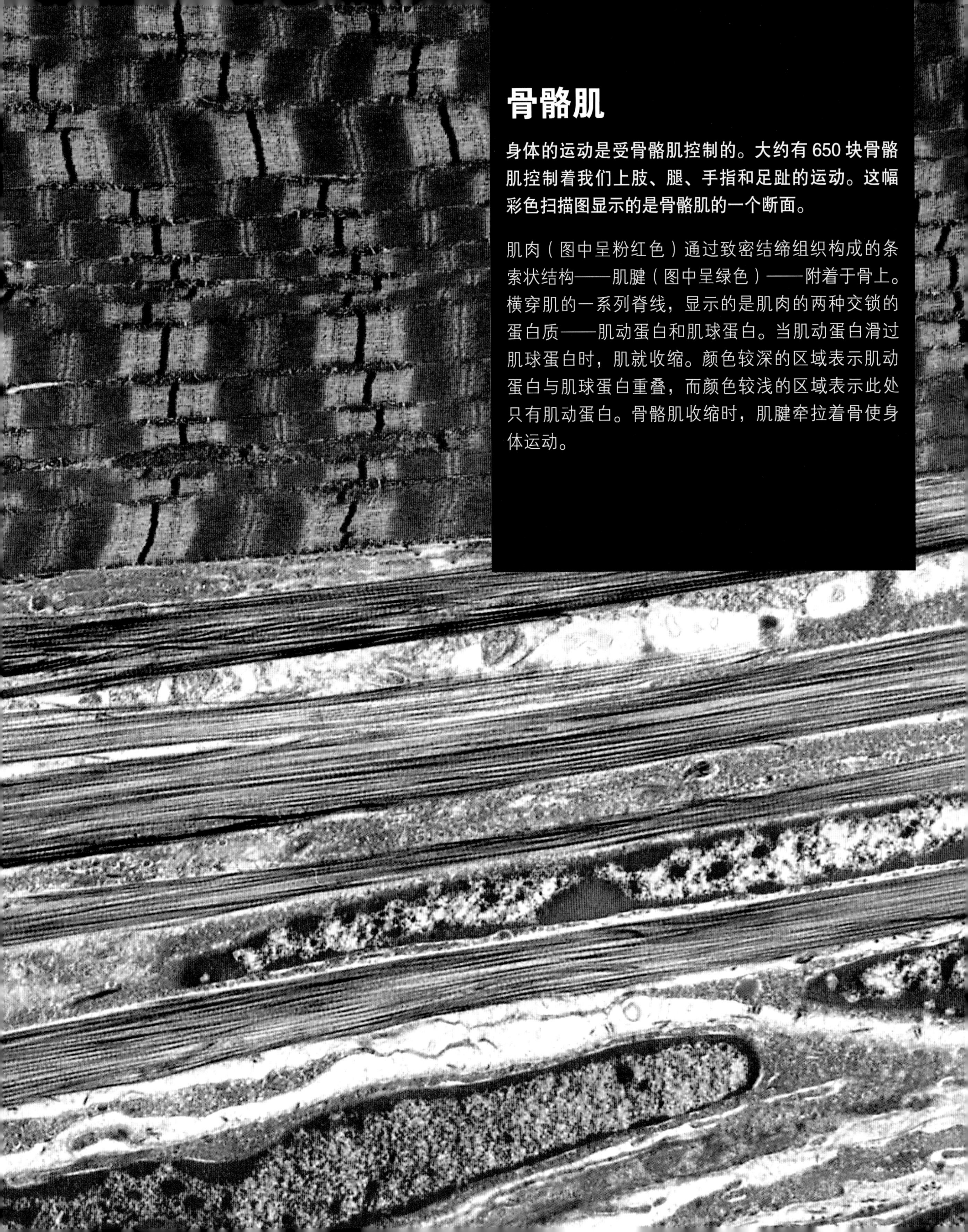

骨骼肌

身体的运动是受骨骼肌控制的。大约有 650 块骨骼肌控制着我们上肢、腿、手指和足趾的运动。这幅彩色扫描图显示的是骨骼肌的一个断面。

肌肉（图中呈粉红色）通过致密结缔组织构成的条索状结构——肌腱（图中呈绿色）——附着于骨上。横穿肌的一系列脊线，显示的是肌肉的两种交锁的蛋白质——肌动蛋白和肌球蛋白。当肌动蛋白滑过肌球蛋白时，肌就收缩。颜色较深的区域表示肌动蛋白与肌球蛋白重叠，而颜色较浅的区域表示此处只有肌动蛋白。骨骼肌收缩时，肌腱牵拉着骨使身体运动。

27 人类的**每只手**上有**27块骨**。

1/4 在脑控制运动的区域中，有1/4用于**支配手的运动**。

手

因为人类以双足直立行走，所以手就可以自由地承担其他任务。人类的手，是用途多得难以置信的多功能工具，能完成各种各样的动作。

手的骨架由许多体积不大但动作灵活的骨构成，包括组成2~4指的小型长骨——指骨，以及具有高度活动性的拇指各骨。在这个结构上，覆盖着错综复杂的肌肉和肌腱网络，来移动手骨。

左手，手心向上

两条来自臂部的主要动脉（桡动脉与尺动脉）的分支在手掌相连通，然后再发出分支到手指。来自前臂肌的肌腱穿过掌部。这些肌和手掌中较小的肌共同控制着手指的运动。

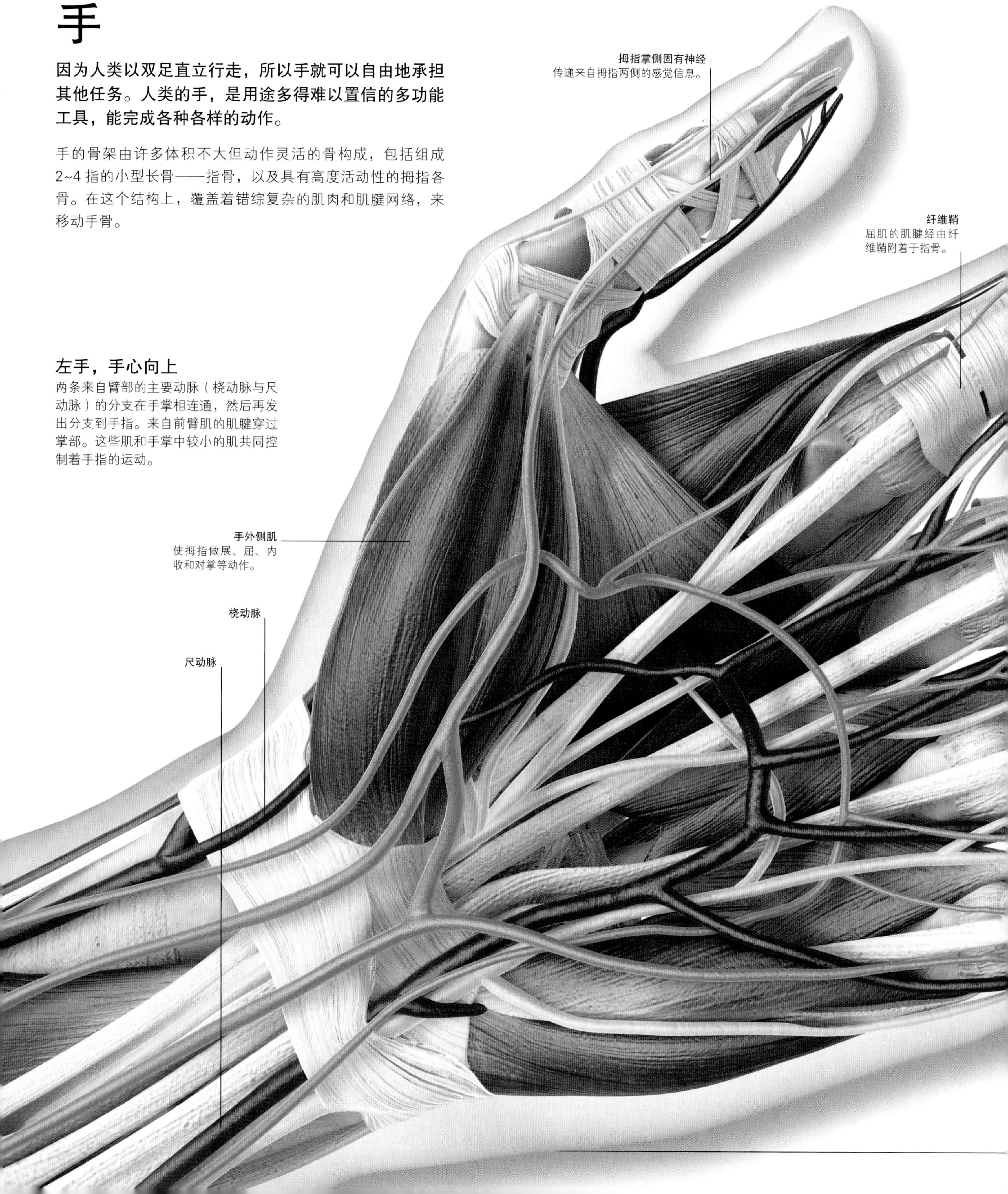
拇指掌侧固有神经
传递来自拇指两侧的感觉信息。
纤维鞘
屈肌的肌腱经由纤维鞘附着于指骨。
手外侧肌
使拇指做展、屈、内收和对掌等动作。
桡动脉
尺动脉

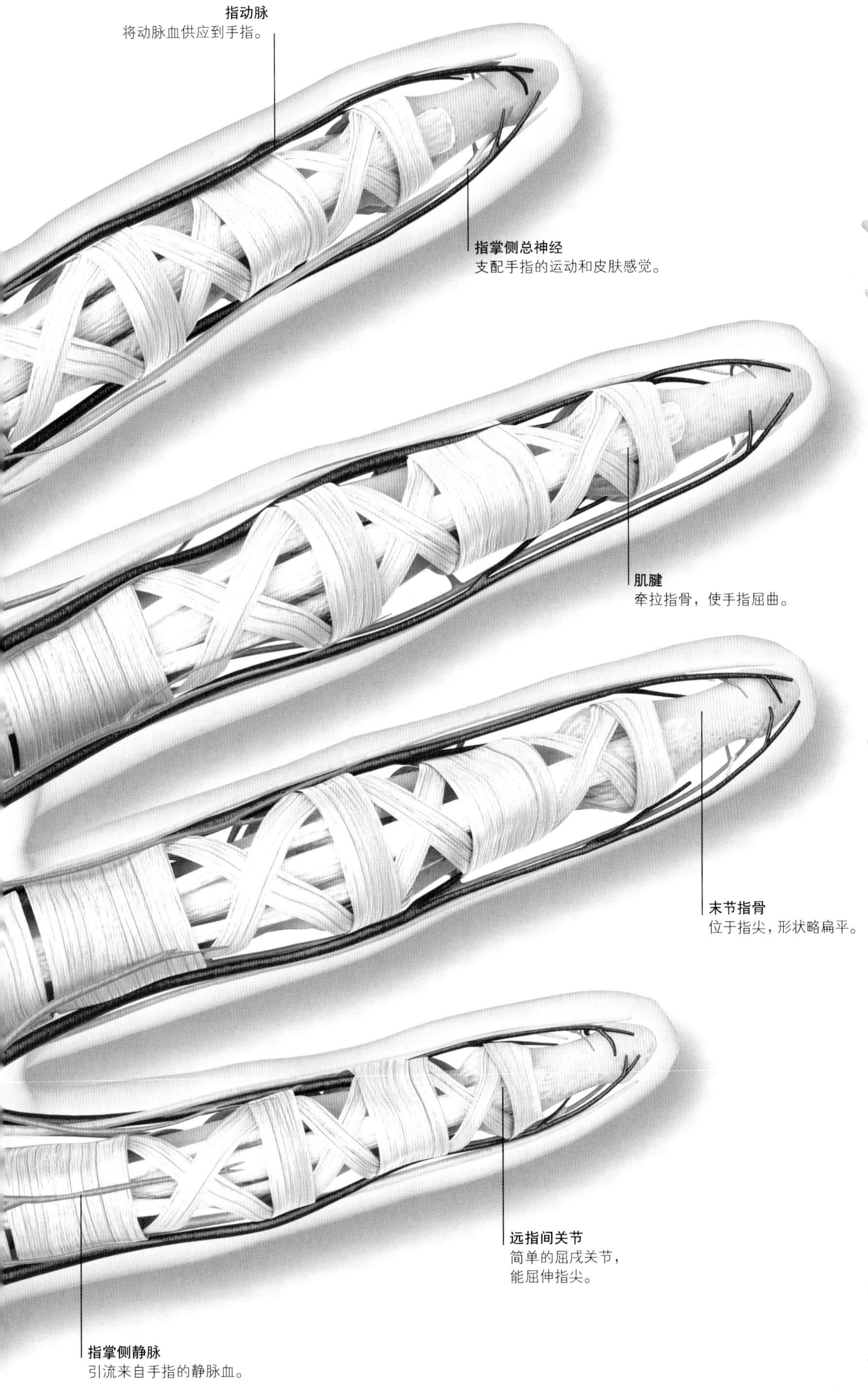
指动脉
将动脉血供应到手指。
指掌侧总神经
支配手指的运动和皮肤感觉。
肌腱
牵拉指骨，使手指屈曲。
末节指骨
位于指尖，形状略扁平。
远指间关节
简单的屈戌关节，能屈伸指尖。
指掌侧静脉
引流来自手指的静脉血。

骨

人的每只手上有 27 块骨，包括腕骨（8 块小骨）、掌骨（5 块）和指骨（14 块）。

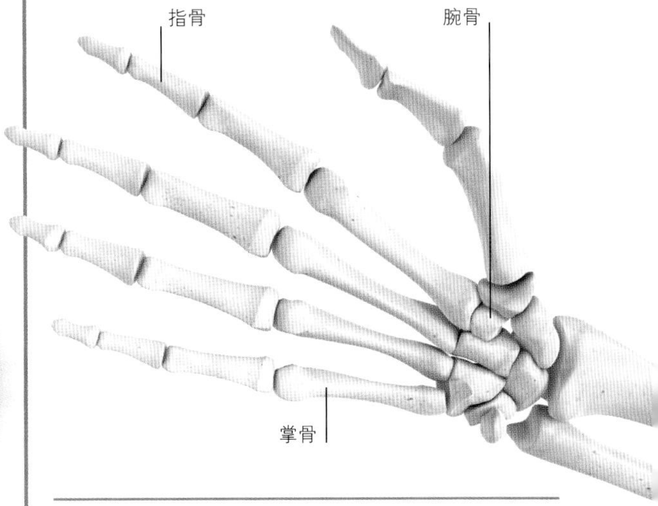
指骨
腕骨
掌骨

肌肉和肌腱

前臂肌的肌腱延伸到指骨，用以屈伸手指。

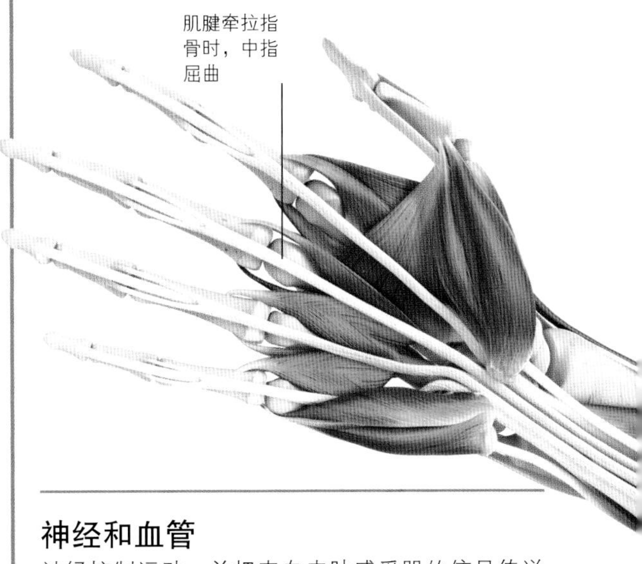
肌腱牵拉指骨时，中指屈曲

神经和血管

神经控制运动，并把来自皮肤感受器的信号传送到脑。动脉和静脉将血液输送到肌肉、肌腱和皮肤，并引流来自这些地方的静脉血。

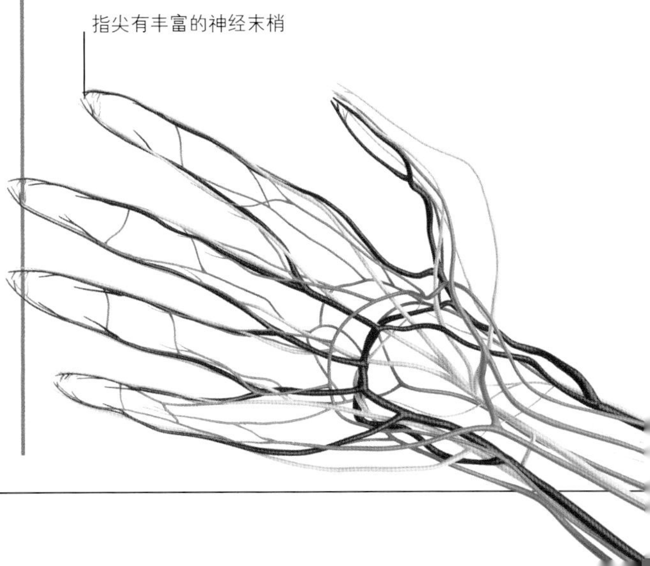
指尖有丰富的神经末梢

8 **拇指**所有的活动都由**8块肌**控制。

巧手在行动

人类的拇指能与同一只手上的其他各指相对，称为对掌运动。这个看似简单的能力，意味着我们的手能够以难以置信的精度和灵巧性去拿起、操控和抓握物体。

拇指的对掌运动对早期的人类有着至关重要的价值，他们借此制造工具、投掷长矛和采拾浆果。有了这个强于其他哺乳动物的特点，人类才成为地球上的优势物种。现代人对拇指对掌运动的依赖与我们的祖先毫无二致——写字、绘画、演奏乐器、使用工具、进行技术操作，无不需要对掌运动。

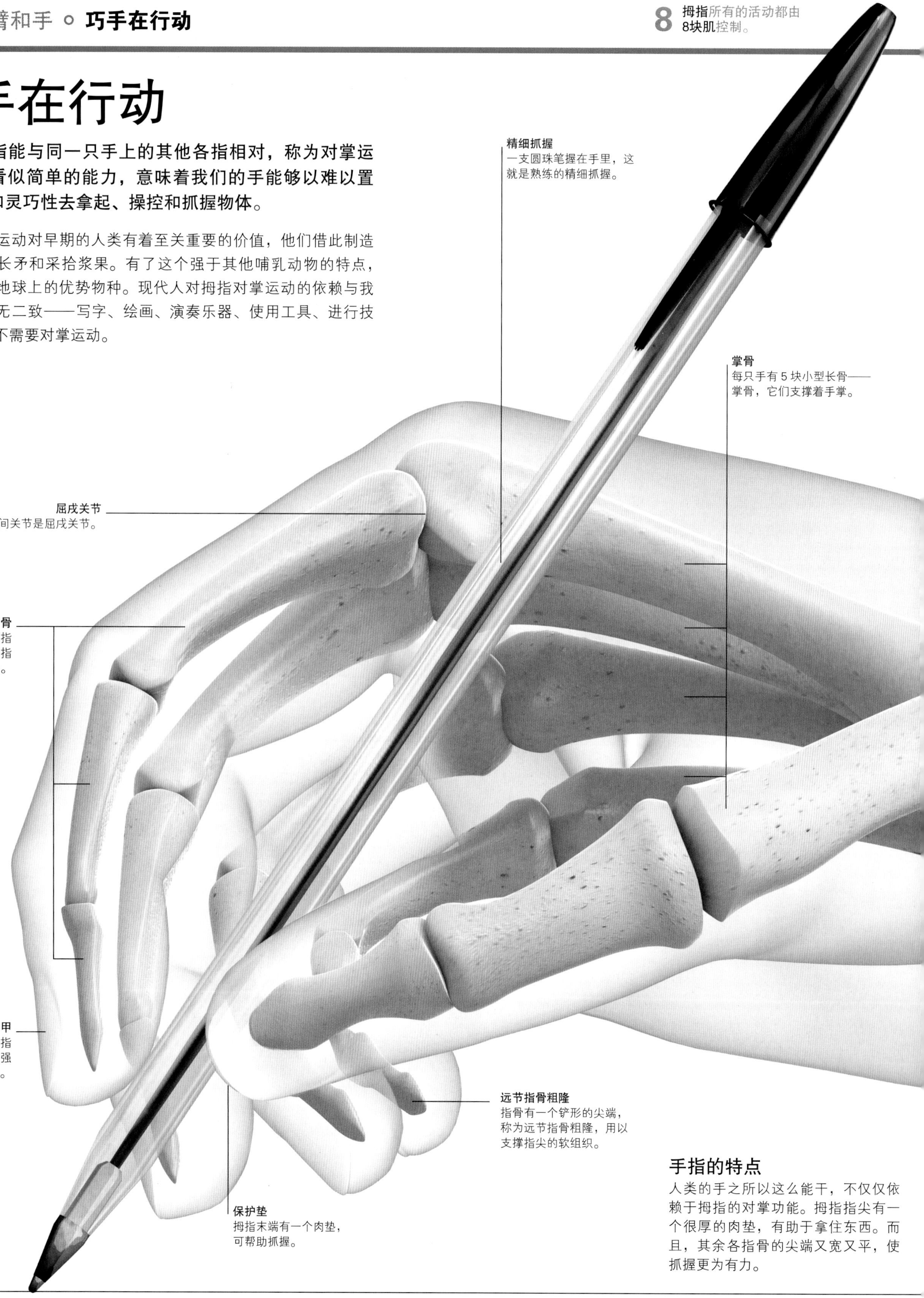
精细抓握
一支圆珠笔握在手里，这就是熟练的精细抓握。
掌骨
每只手有 5 块小型长骨——掌骨，它们支撑着手掌。
屈戌关节
指间关节是屈戌关节。
指骨
拇指有 2 节指骨，其余各指有 3 节指骨。
指甲
指甲通过给指尖加压来增强触觉灵敏度。
远节指骨粗隆
指骨有一个铲形的尖端，称为远节指骨粗隆，用以支撑指尖的软组织。
保护垫
拇指末端有一个肉垫，可帮助抓握。

手指的特点

人类的手之所以这么能干，不仅仅依赖于拇指的对掌功能。拇指指尖有一个很厚的肉垫，有助于拿住东西。而且，其余各指骨的尖端又宽又平，使抓握更为有力。

研究发现，每天使用**触摸屏**的人，脑内用以**控制拇指**的区域更为活跃。

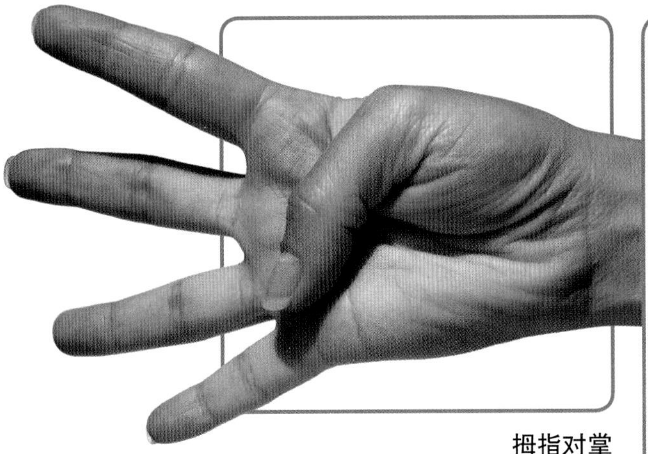

拇指对掌

拇指能以与其他各指相反的方式移动，使得拇指指尖能与其他各指相接触，这就是对掌运动。拇指和腕部的骨、关节和肌的独特排列，才让对掌运动达成。

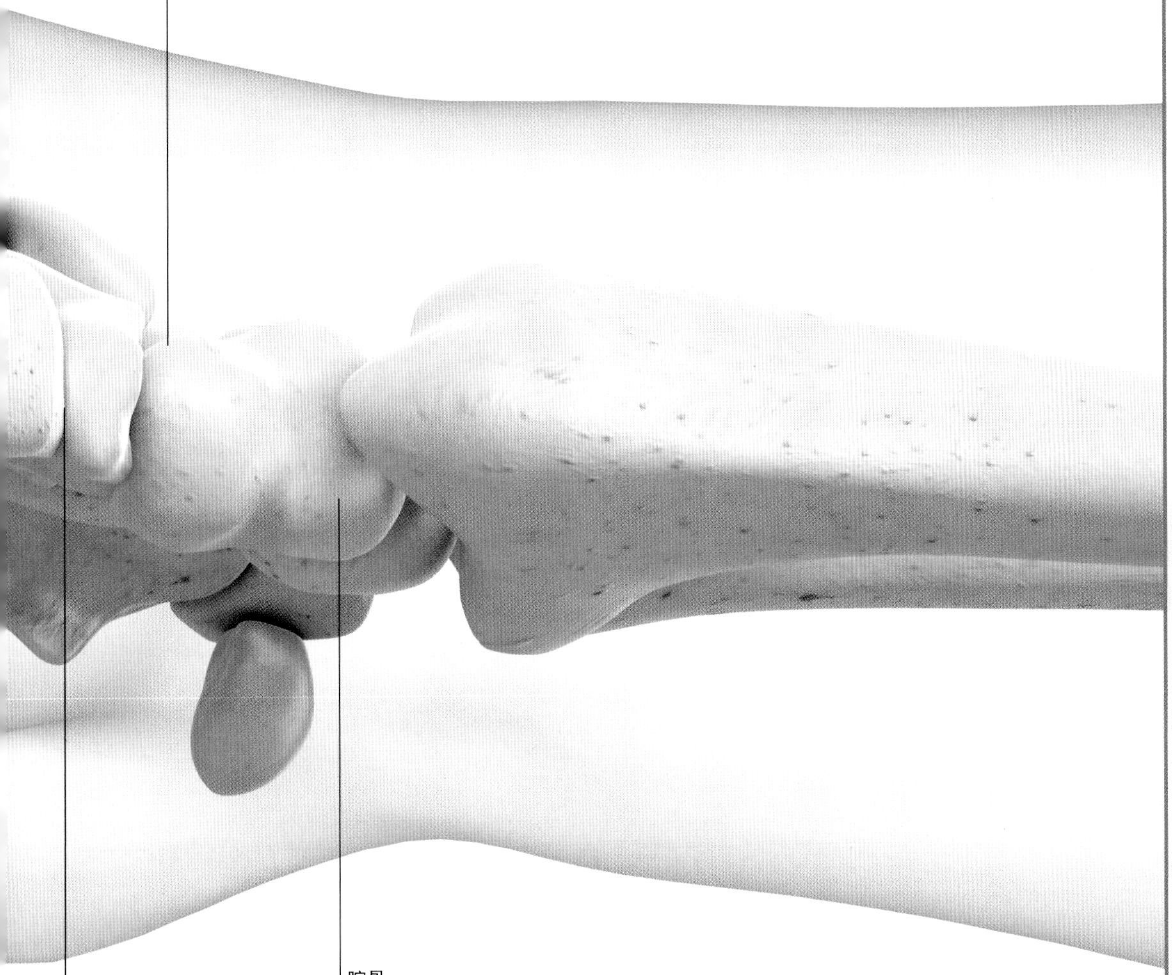

灵活的骨架
手骨多，关节也多，因此能完成灵活、多样的全方位的运动。

腕骨
腕部有 8 块小骨。

拇指腕掌关节
这是一个在拇指底部的鞍状关节，使拇指可以屈伸和收展，但拧转运动受限。

力量抓握和精细抓握

我们用手去抓握不同的物体时，抓握的方式不同，施加于物体的力量大小也有差异。根据手的位置，可以把手的抓握描述为力量抓握和精细抓握。

力量抓握

进行力量抓握时，手指弯曲，紧紧围绕着被抓的物体，手呈圆柱形或球形。手在这个位置时，能施加的握力最大。各手指可以相互靠得很近，也可分得很开（如握住一个球时）。

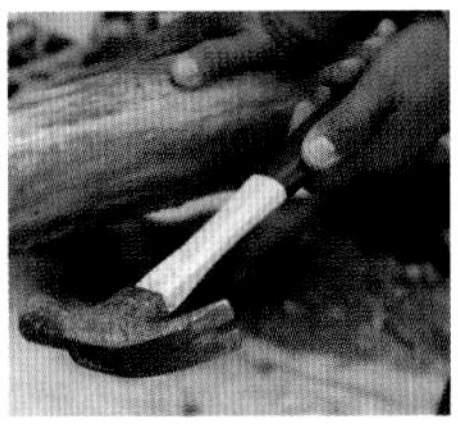

圆柱形抓握

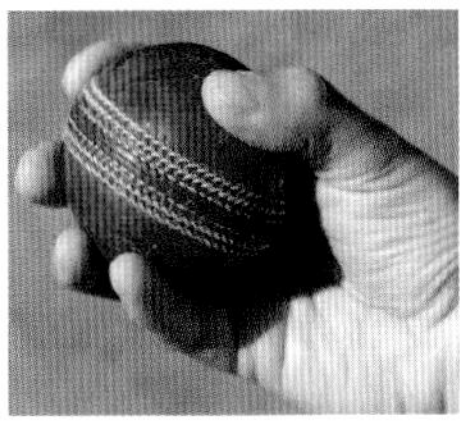

球形抓握

精细抓握

进行精细抓握时，将物体捏在拇指与其他手指的指尖之间。这样手指的动作能控制得非常精细，所用的力也仅为力量抓握的 25%。

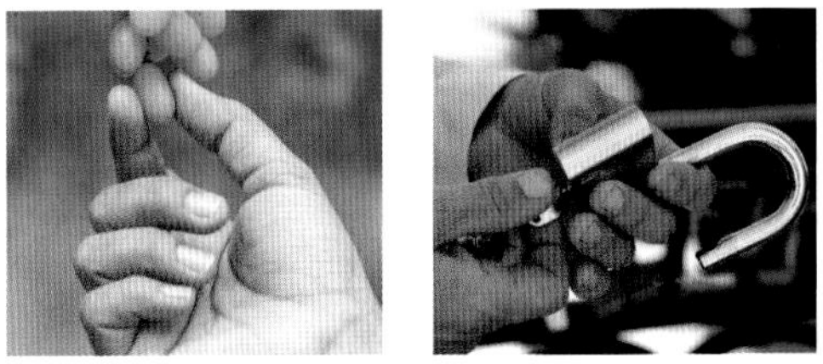

精细抓握或夹持

用手交流

人们每天都会用手势交流。打招呼时，人们可以不拘礼节地挥手致意或道别，也可以很正式地握手。大拇指竖起或朝下，就能马上告诉别人有好消息或是坏消息。有些手势使用得非常广泛，不同文化背景的人都能看懂。

手语

人类用灵巧的双手创造了手语。有了手语，听力障碍人士也能借助一系列约定的手部动作交流。许多国家都有自己的手语，下图是英国手语中“谢谢你”和“对不起”的表示方法。

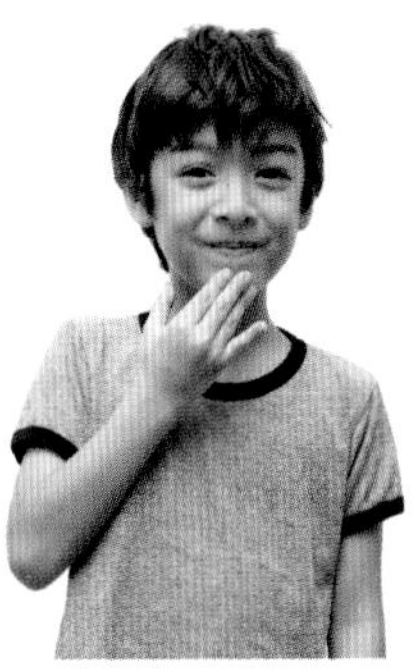

谢谢你

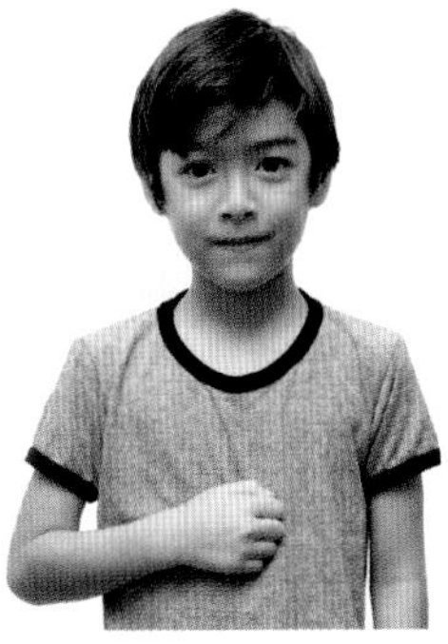

对不起

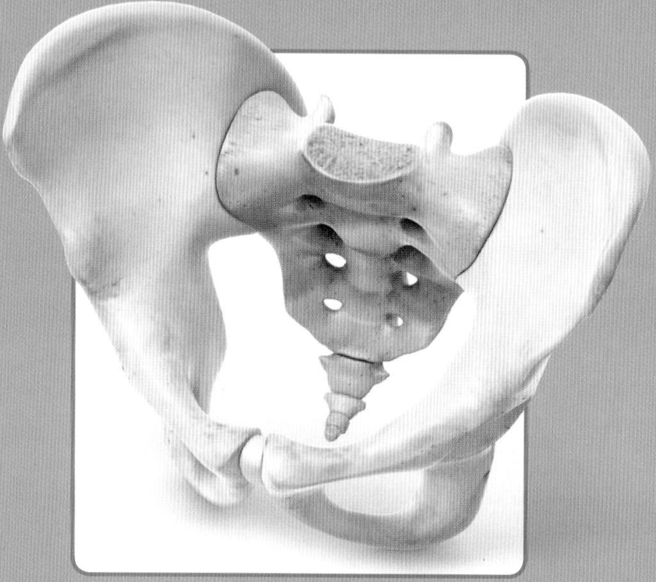
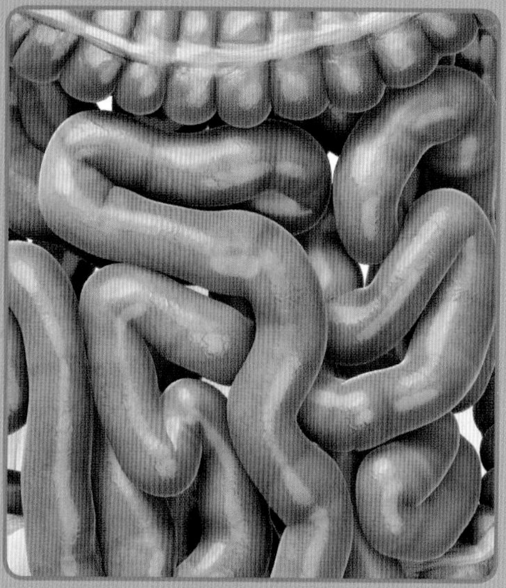
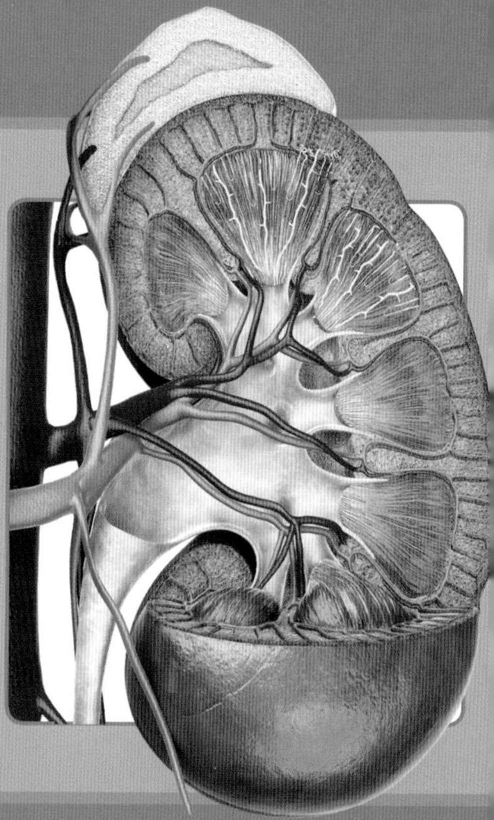

腹腔和盆腔

腹部含有许多辛勤工作的器官，它们隶属于不同的人体系统，大部分有助于消化食物、净化血液或排泄废物。从底部支撑着这些器官的是骨盆——一个由骨构成的坚固框架。由腹壁围成的体腔叫腹腔，骨盆内的体腔叫骨盆腔，简称盆腔。

腹腔内部

腹腔位于胸腔和盆腔之间，其内有许多重要器官。

腹腔里容纳着属于多个人体系统的器官，包括消化系统的大部分器官、泌尿系统器官，以及生殖器官等。腹壁的肌和其他组织保护着腹腔。腹壁内表面和许多腹腔器官的表面覆盖着一层光滑的膜——腹膜。腹膜使这些器官能够相互滑动。

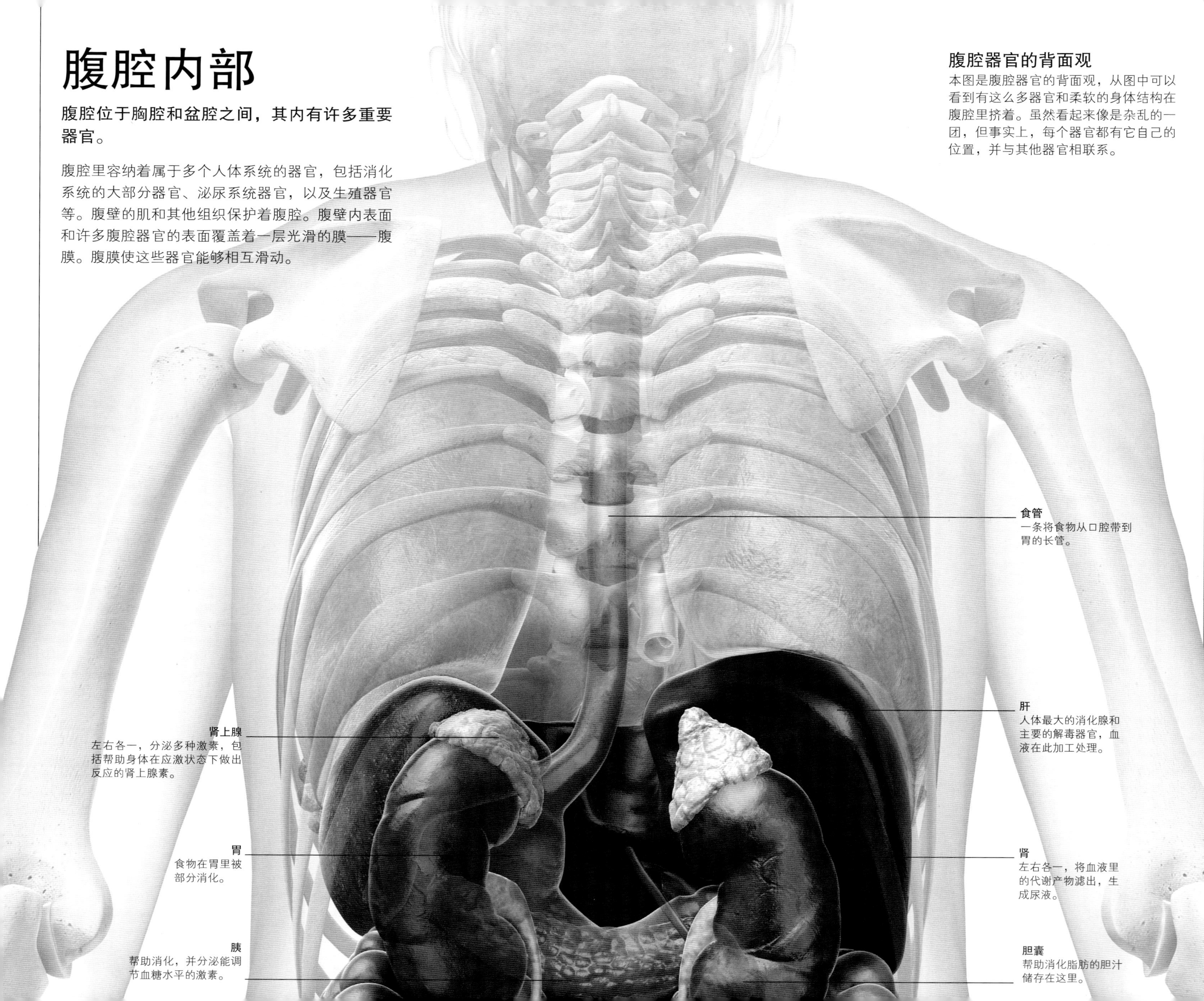
食管
一条将食物从口腔带到胃的长管。
肝
人体最大的消化腺和主要的解毒器官，血液在此加工处理。
肾
左右各一，将血液里的代谢产物滤出，生成尿液。
胆囊
帮助消化脂肪的胆汁储存在这里。
肾上腺
左右各一，分泌多种激素，包括帮助身体在应激状态下做出反应的肾上腺素。
胃
食物在胃里被部分消化。
胰
帮助消化，并分泌能调节血糖水平的激素。

腹腔器官的背面观

本图是腹腔器官的背面观，从图中可以看到有这么多器官和柔软的身体结构在腹腔里挤着。虽然看起来像是杂乱的一团，但事实上，每个器官都有它自己的位置，并与其他器官相联系。

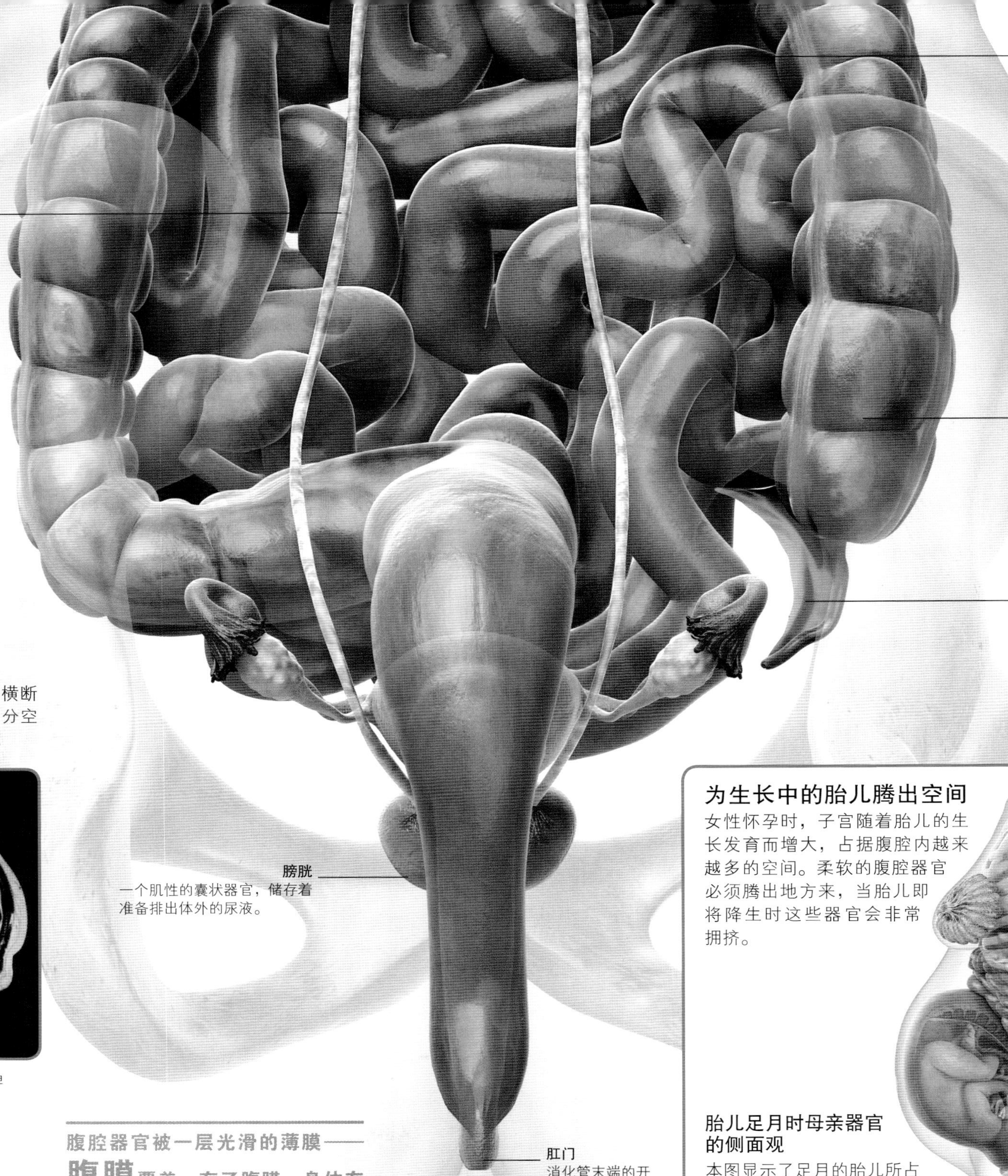
小肠
消化过程在小肠完成，营养素在这里被吸收。
输尿管
左右各一，将尿液从肾输送到膀胱。
大肠
在大肠内，矿物质、盐、一些维生素和水被吸收，未被消化的食物残渣变成粪便。
阑尾
大肠中细长弯曲的一段。出现炎症时可致疼痛，即阑尾炎。
膀胱
一个肌性的囊状器官，储存着准备排出体外的尿液。
肛门
消化管末端的开口，粪便经此排出体外。

腹腔的横断面

这张磁共振图像显示的是腹腔的横断面，视角为从下向上观察。大部分空间为肠道所占，肝在左，脾在右。

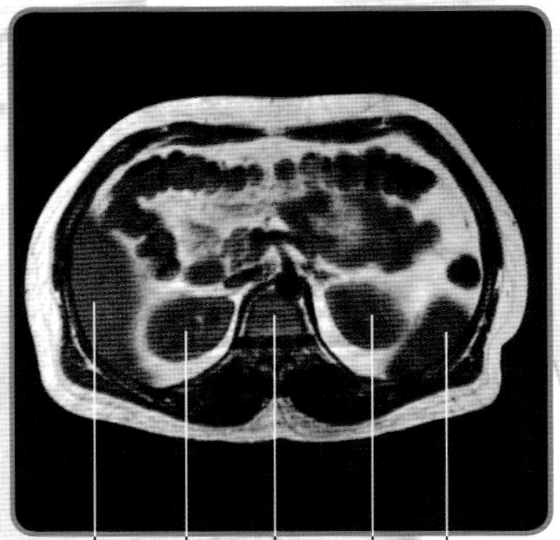
肝
肾
脊柱
肾
脾

腹腔器官被一层光滑的薄膜——**腹膜**覆盖。有了腹膜，身体在活动时这些器官就能相互滑动。

为生长中的胎儿腾出空间

女性怀孕时，子宫随着胎儿的生长发育而增大，占据腹腔内越来越多的空间。柔软的腹腔器官必须腾出地方来，当胎儿即将降生时这些器官会非常拥挤。

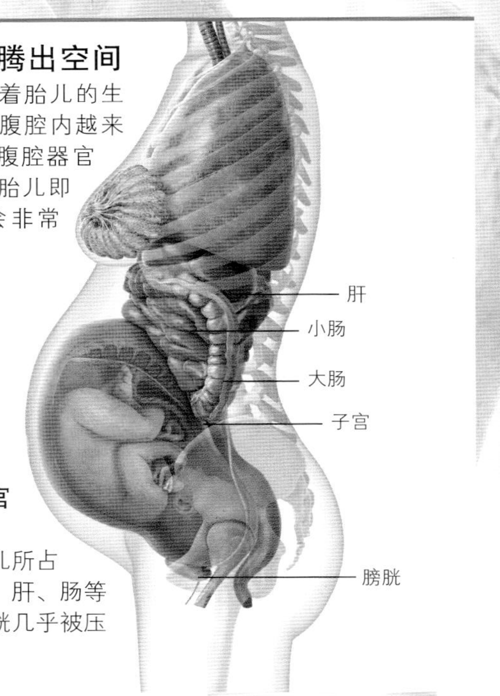
肝
小肠
大肠
子宫
膀胱

胎儿足月时母亲器官的侧面观

本图显示了足月的胎儿所占据的空间。母亲的胃、肝、肠等都被挤向上方，而膀胱几乎被压扁了。

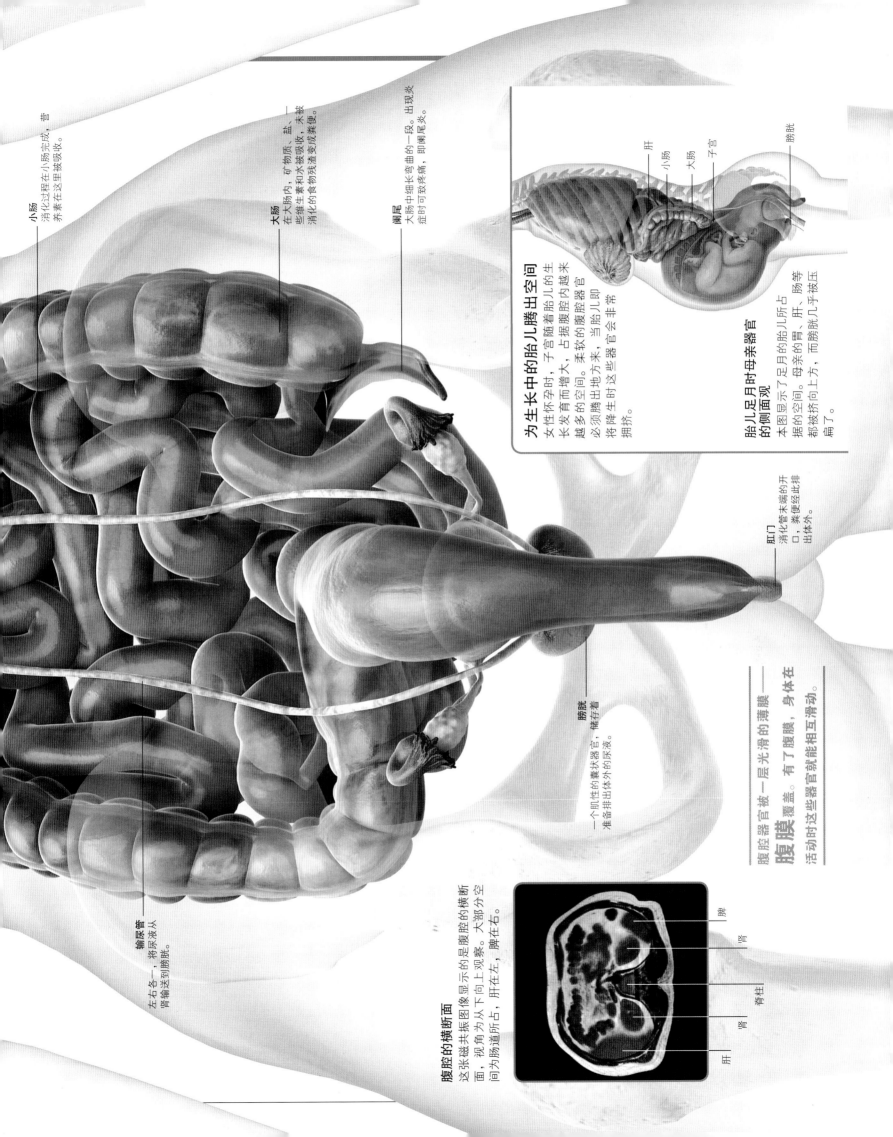

1.5 成人的**胃**的**容量**大约是1.5升。

进胃和出胃

胃充盈后，食物需要 4 小时才能转变为食糜，随后食糜逐渐排空，进入十二指肠。

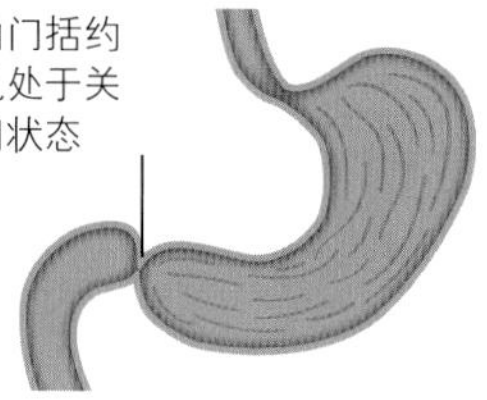
幽门括约肌处于关闭状态

1 进食之前 见到食物的外观，闻到食物的气味，都能触发胃液分泌到拳头大小的空荡荡的胃里。

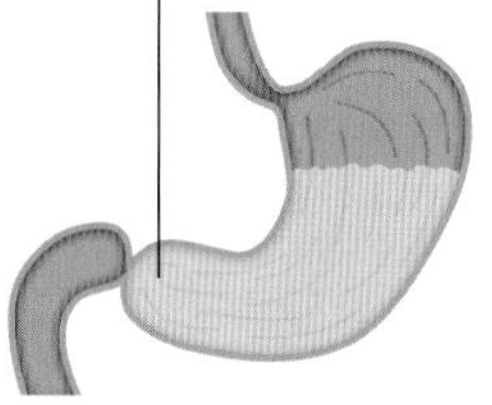
食物与胃液混合

2 进食中 胃内充满食物，像气球一样膨胀。胃壁一波一波地收缩，将食物与胃液混合起来。

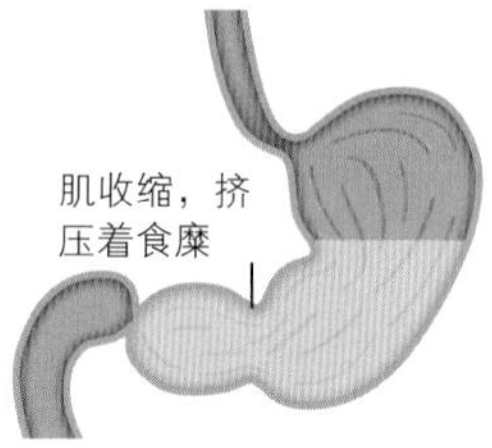
肌收缩，挤压着食糜

3 1~2 小时后 经搅拌的已被部分消化的食物变成食糜，被推向幽门括约肌。

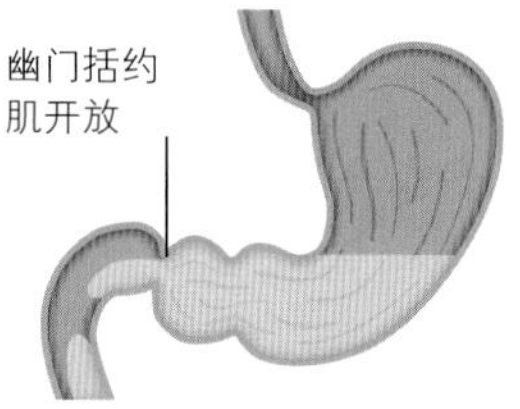
幽门括约肌开放

4 3~4 小时后 幽门括约肌间断地开放，胃壁收缩，将食物推挤到十二指肠内。

恶心想吐

当细菌释出的毒素刺激了胃的内壁时，会引起呕吐。作为应答，脑会告诉膈肌和腹肌收缩，挤压胃部，用力将胃内容物向上推，经口吐出体外，以消除刺激。

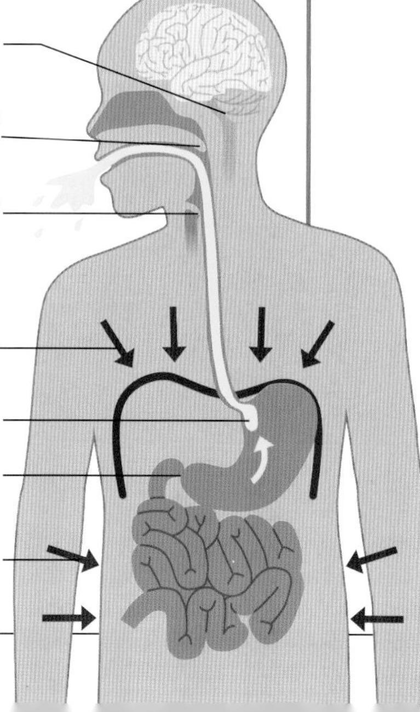
脑干送出触发呕吐的信号
鼻道被阻塞，以防呕吐物进入鼻部
会厌封锁了气管，以防窒息
膈肌收缩，向下推压
食物沿着食管被强力向上逆行推送
幽门括约肌关闭
腹肌收缩

胃

吞咽之后几秒钟，食物就进入胃。胃是一个有弹性的 J 字形囊状器官，连在食管和小肠之间。食物储存在胃内时，被搅拌成乳脂状物质，称为食糜。食糜被逐次挤入小肠，完成消化过程。

在胃里有两种消化方式。第一，食物浸泡在酸性的胃液里，胃液里含有胃蛋白酶（一种能消化蛋白质的酶）。第二，胃壁的肌会产生一波又一波的收缩，将食物碾碎并搅拌成糊状的食糜。

胃液含有盐酸，其酸度之强足以杀死大部分随食物进入身体的有害细菌。

幽门括约肌

幽门括约肌呈环形，通常情况下都处于关闭状态，以使食物留在胃内。一旦食物加工完毕，括约肌就略微张开（如图所示），允许食糜以受控制的量流入十二指肠。

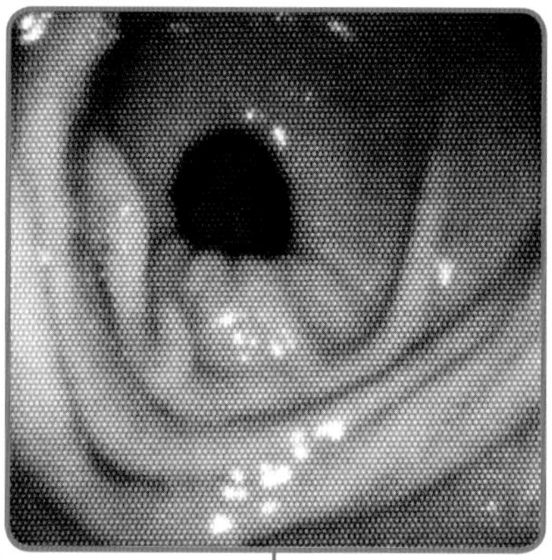

胃的内部结构

胃壁有三层肌，走向各不相同。在消化过程中，三层肌轮流收缩，将食物搅拌，同时将食物与酸性的胃液混合。胃内壁覆盖有厚厚的碱性的黏液层，可防止胃液损伤脆弱的黏膜。

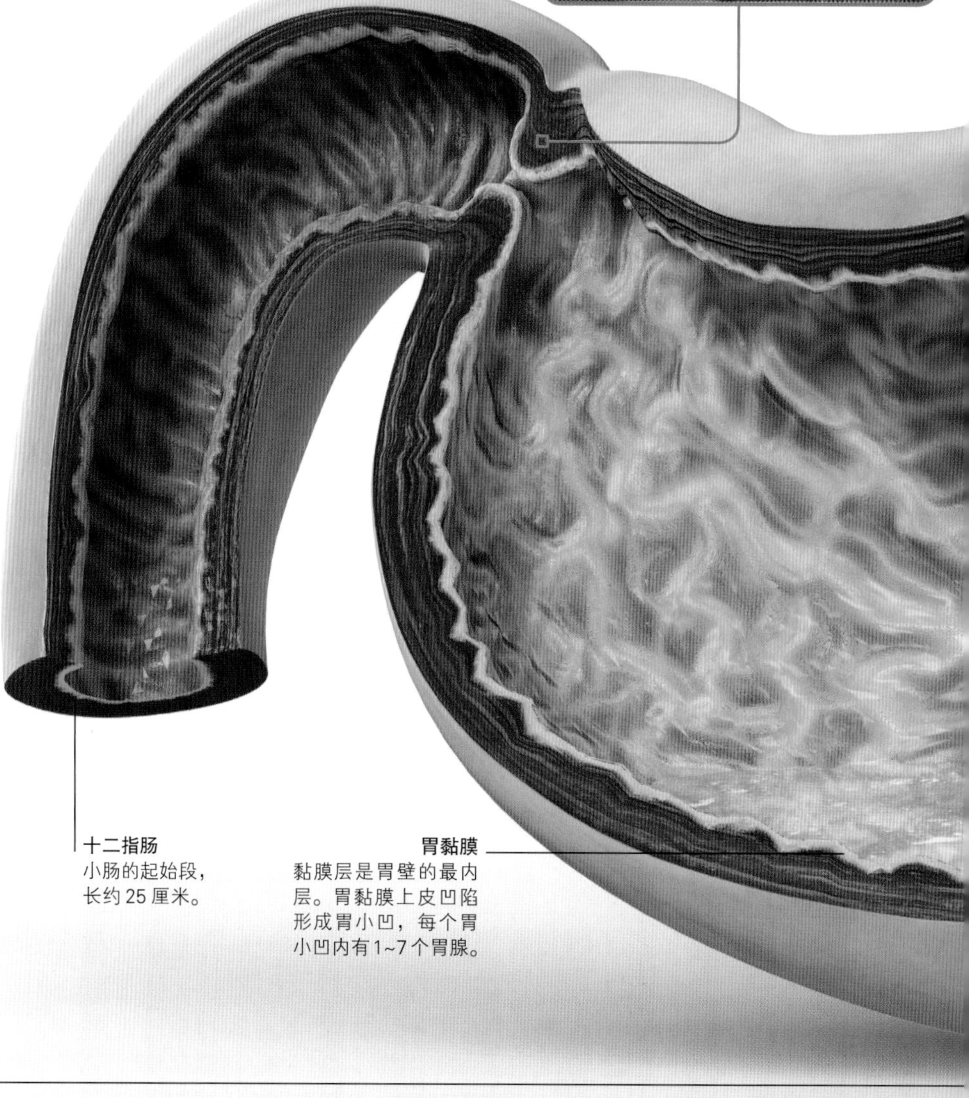

十二指肠 小肠的起始段，长约 25 厘米。

胃黏膜 黏膜层是胃壁的最内层。胃黏膜上皮凹陷形成胃小凹，每个胃小凹内有 1~7 个胃腺。

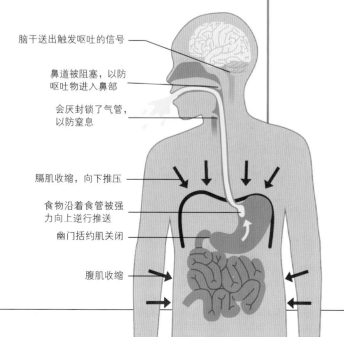

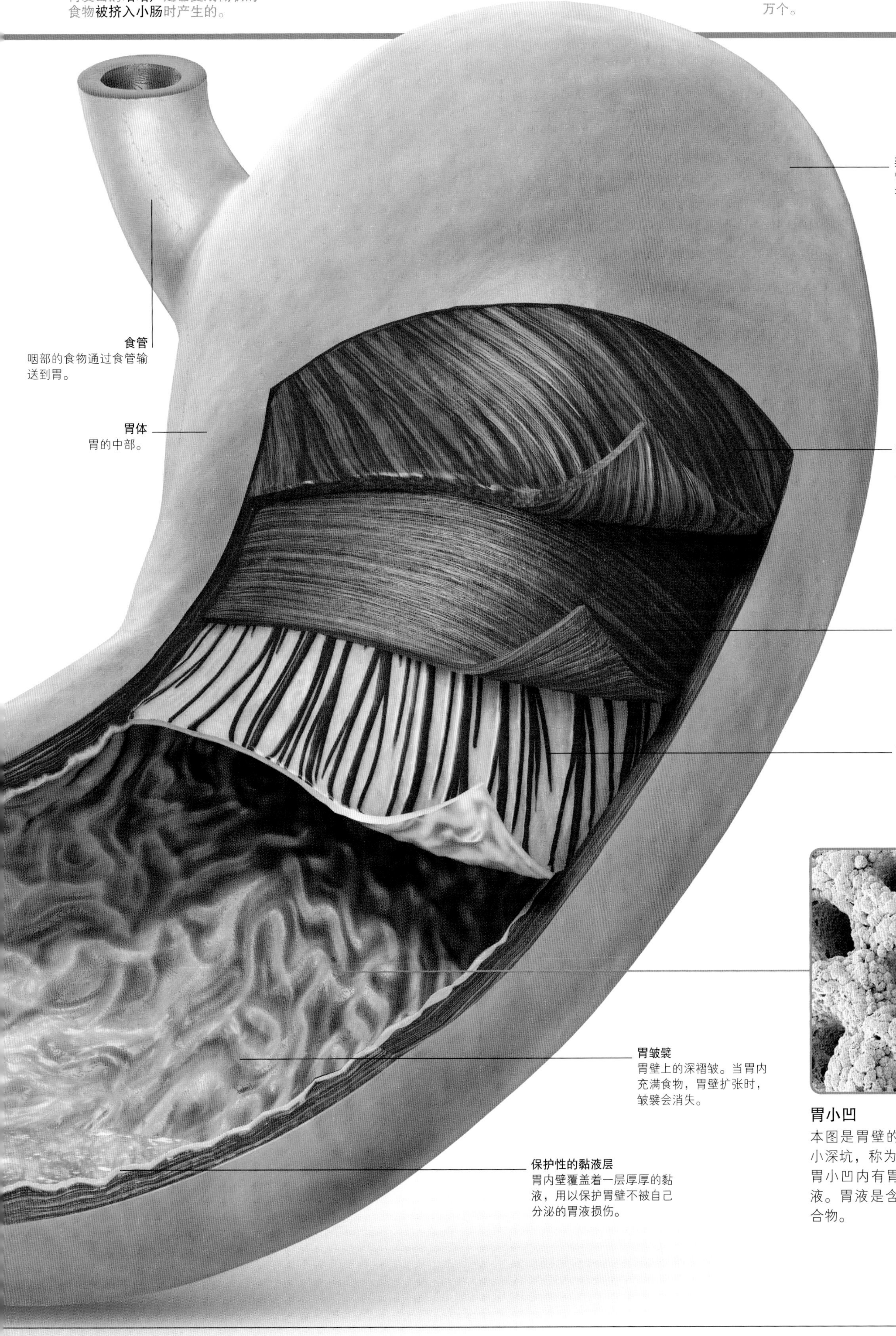
浆膜层
胃壁的最外层，有保护作用。
食管
咽部的食物通过食管输送到胃。
胃体
胃的中部。
纵行肌
胃壁三层肌中的外层，绕胃壁长轴排列。
环行肌
胃壁三层肌中的中层，绕胃壁横轴排列。
斜行肌
胃壁三层肌中的内层，呈对角线走行。
胃皱襞
胃壁上的深褶皱。当胃内充满食物，胃壁扩张时，皱襞会消失。
保护性的黏液层
胃内壁覆盖着一层厚厚的黏液，用以保护胃壁不被自己分泌的胃液损伤。

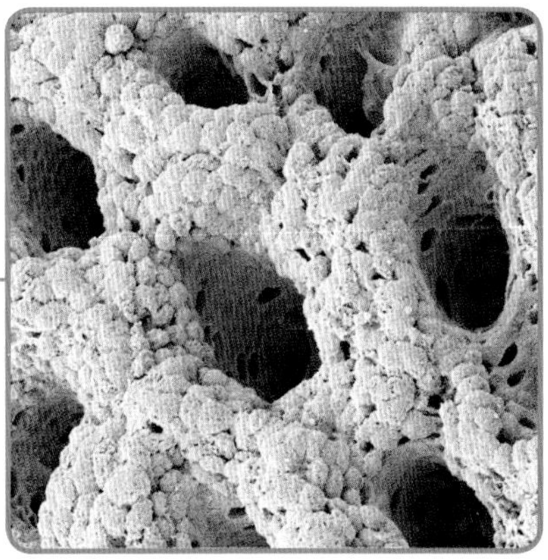

胃小凹

本图是胃壁的放大图，胃壁上面布满小深坑，称为胃小凹，是胃腺的开口。胃小凹内有胃腺，胃腺产生并释出胃液。胃液是含有酶、盐酸和黏液的混合物。

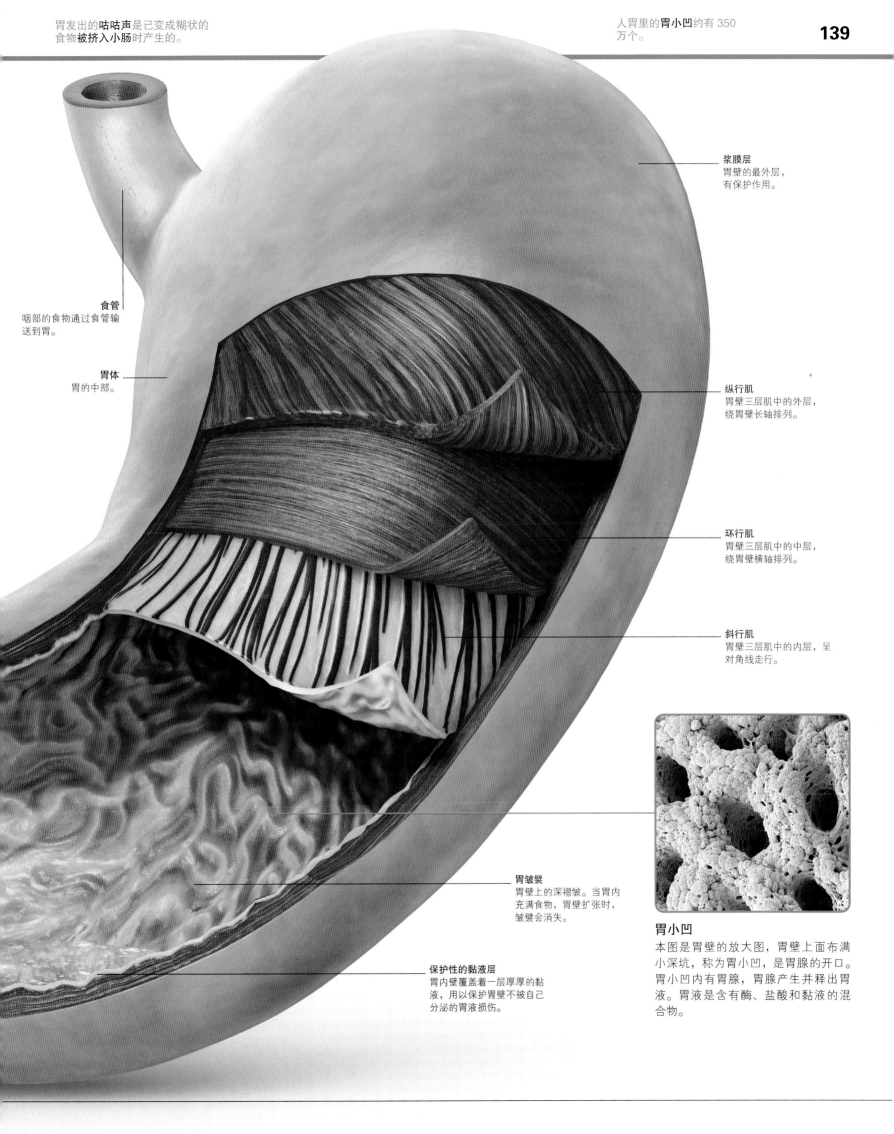

食物和营养

身体生长、运动和保持各部分正常运转都需要营养。身体能制造一些它所需要的物质，但是其余的物质必须来自我们所吃的食物。消化系统将食物分解为简单的、身体能利用的化学物质，称为营养素。营养素为细胞提供能量，给新组织的生成提供材料，并帮助修复损伤。

生活必需品

身体为了有效地工作，需要获取6类基本营养素。其中3类——碳水化合物、蛋白质和脂肪——必须先由消化系统分解为较简单的物质，才能被血液吸收。而维生素、矿物质和水，则能被消化管的内膜直接吸收。

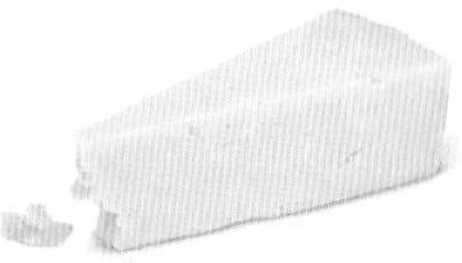

脂肪
提供能量，帮助脑和神经系统高效工作。

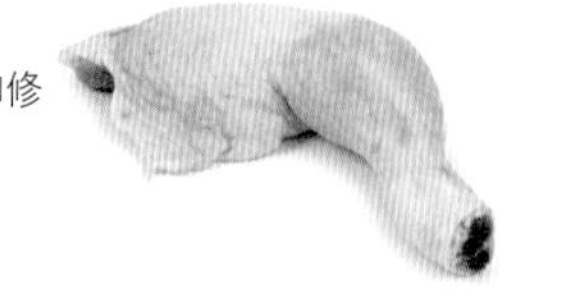

蛋白质
帮助构建细胞和修复损伤。

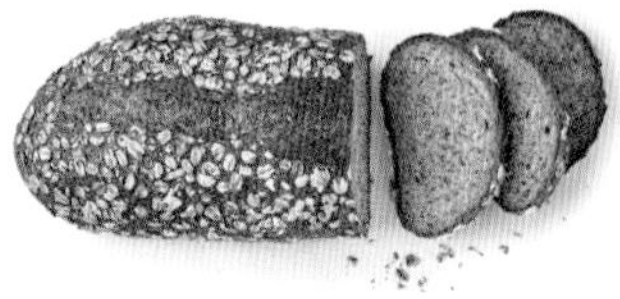

碳水化合物
给身体提供能量。

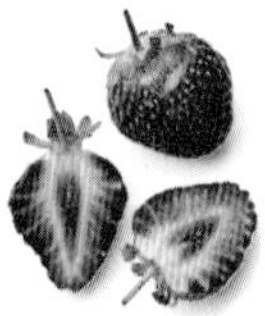

维生素和矿物质
维生素和矿物质能帮助身体各部位发挥作用。

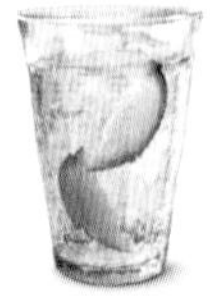

水
保持血液和细胞的正常工作，并帮助身体排出废物。

食物提供能量

无论我们的身体在做什么——呼吸、睡觉、跑步或只是思考——都会消耗能量。能量使身体细胞不停地工作。你吃下的食物提供能量，使你的身体正常运转。

能量水平

食物不同，在体内分解后提供的能量水平也各异。身体从某个具体食物或饮料获取的能量，常用卡路里（简称卡，1卡≈4.186焦）为单位衡量。身体所需能量的水平取决于许多因素。青少年与成人相比，需要的能量更多，因为他们还处于长身体的阶段。男人与女人相比，摄取的能量更多，因为他们通常体型更大，肌消耗的能量更多。

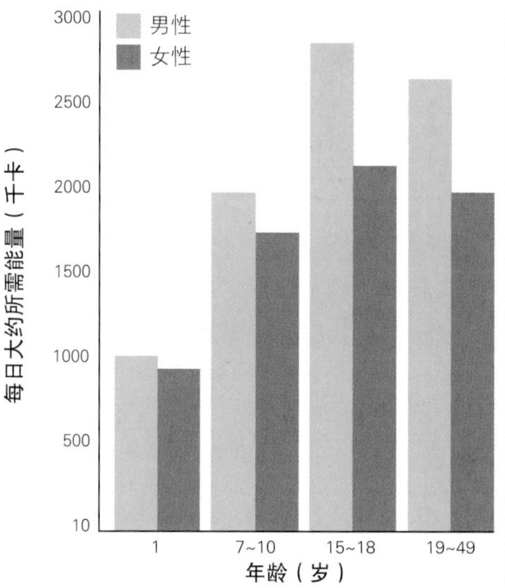
男性
女性
每日大约所需能量（千卡）
3000
2500
2000
1500
1000
500
10
1
7~10
15~18
19~49
年龄（岁）

能量需求
每个人对能量的需求差异极大。运动量越大的人要消耗的能量越多，因此他们需要从食物中获得更多的能量。

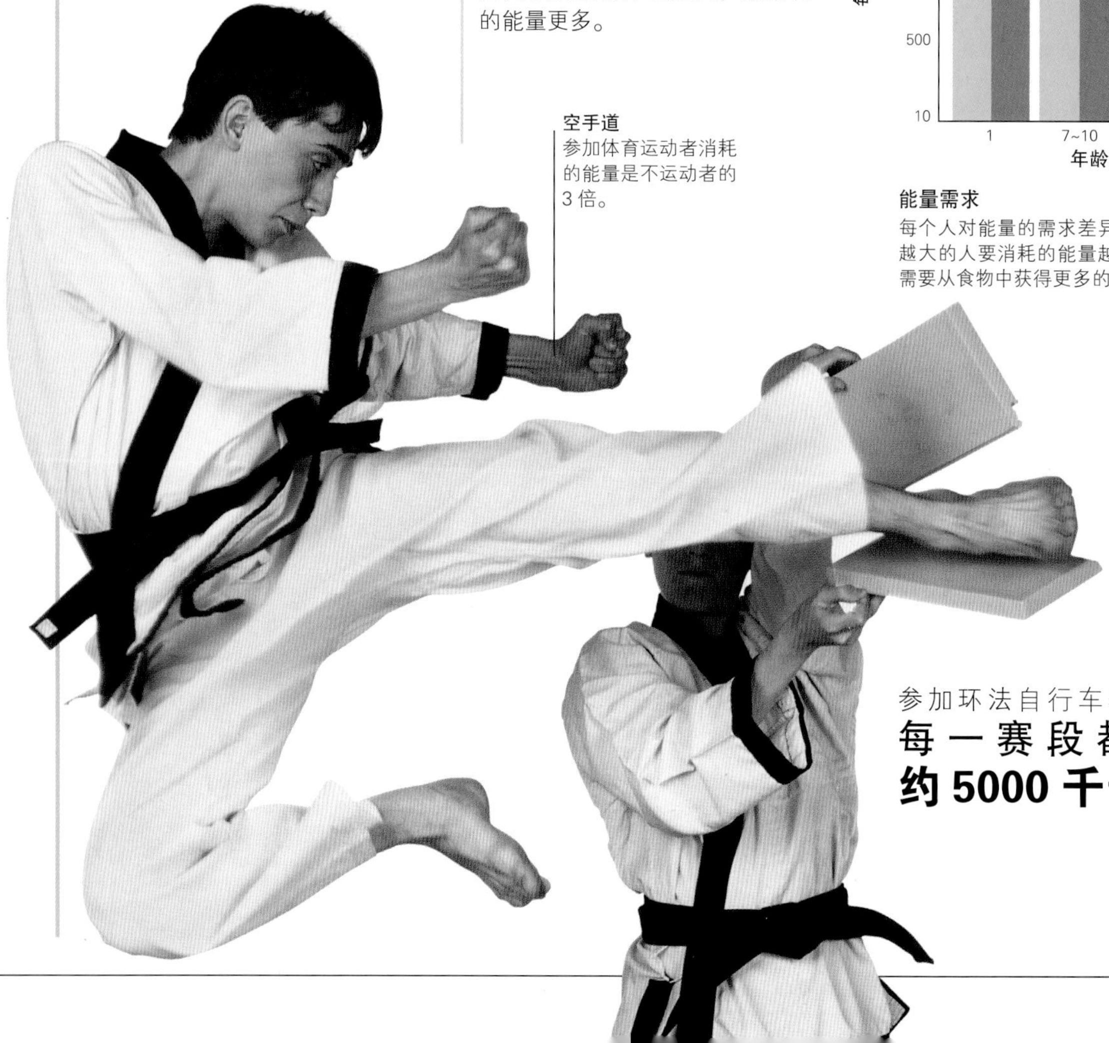

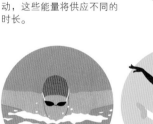

空手道
参加体育运动者消耗的能量是不运动者的3倍。

参加环法自行车赛的运动员在
每一赛段都要消耗约5000千卡的能量

能量消耗

我们吃的每一种东西，都含有一定的能量；我们做的每一件事情，都会消耗能量。在我们摄取的能量与活动消耗的能量之间保持平衡，对维持健康非常关键。

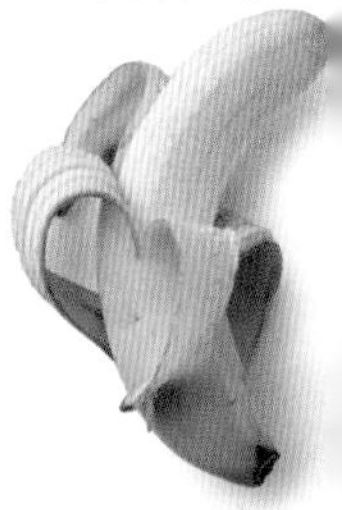

给活动提供能量
一根香蕉约含100千卡的能量。根据你所进行的活动，这些能量将供应不同的时长。

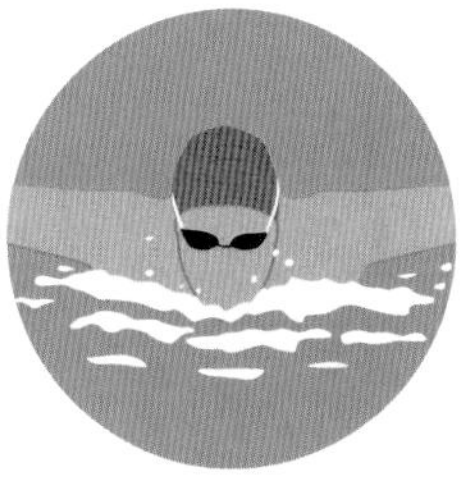

快速游泳10分钟

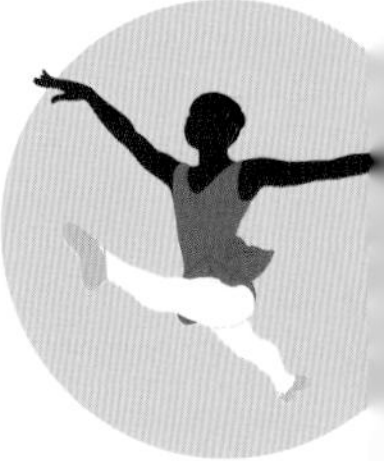

跳芭蕾15分钟

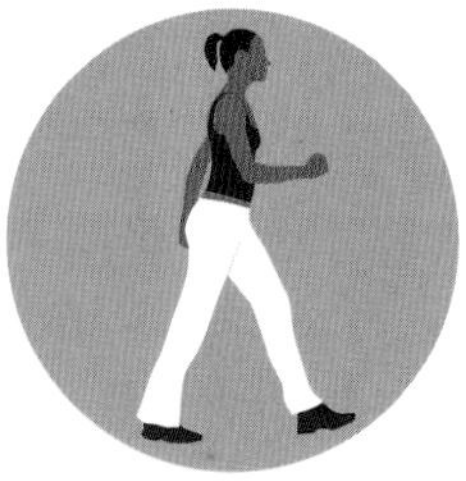

散步15分钟

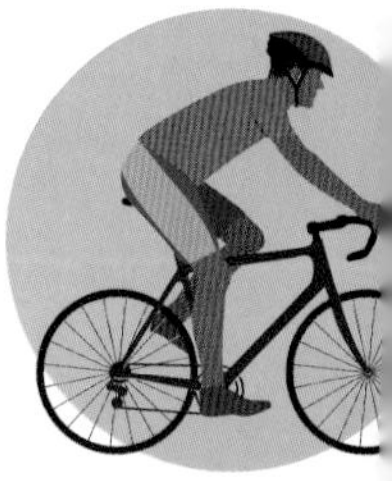

休闲骑行25分钟

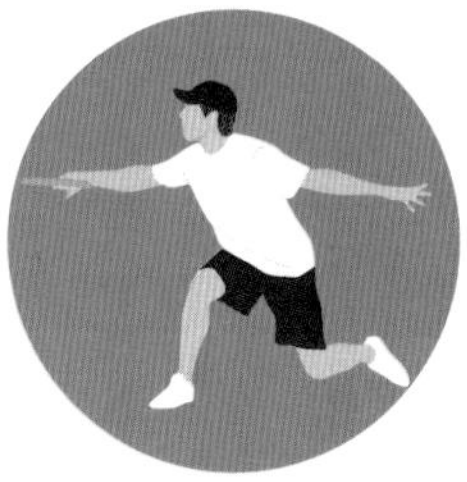

玩飞盘30分钟

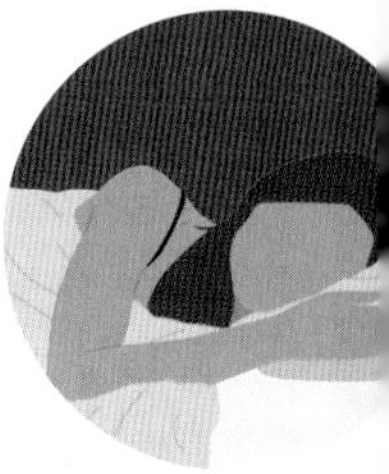

睡觉2小时

维生素和矿物质

维生素和矿物质都是人体必需的物质，称为微量营养素。人体需要少量的维生素和矿物质，才能达到最佳状态。

多种维生素

维生素共有几十种，每种维生素都有特定的作用。

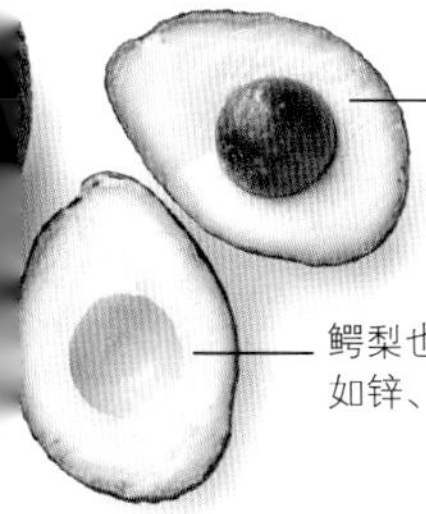
热带水果鳄梨富含钾，钾能帮助控制血压
鳄梨也含其他矿物质，如锌、铜、铁和锰

富含矿物质

鳄梨俗称牛油果，是矿物质的优质来源，含有至少 4 种维生素。

维生素	获益的身体部位和功能	优质来源
A	视力、味觉，促进身体生长	肝、胡萝卜、叶菜、乳制品
B_1	脑、神经系统、肌、心脏	肝、蛋、肉、坚果、谷物
B_2	视力、皮肤、毛发和指（趾）甲，促进身体生长	肝、鱼、乳制品、叶菜
B_3	脑、皮肤，促进血液循环	鱼、肉、蛋
B_5	血液，促进激素生成	蛋、鸡、番茄
B_6	脑、神经系统、血液，促进消化	鱼、鸡、猪肉、豆类、香蕉
B_7	帮助分解脂肪，对长身体很重要	鸡、肉、蛋
B_9	又称叶酸，对胎儿发育至关重要	叶菜、谷物、肉
B_{12}	脑、神经系统、血液	蛋、海鲜、肉、乳制品
C	免疫系统，保持细胞健康	柑橘类水果、番茄、叶菜、马铃薯
D	骨、牙、免疫系统	阳光、富含脂肪的鱼、蛋、乳制品
E	免疫系统、皮肤、肌	植物油、绿色蔬菜、黄油、蛋
K	帮助血液凝固	叶菜、谷物、肉

均衡饮食

健康的饮食，意味着我们不仅要摄入必需的营养素，而且各营养素之间的比例也要适当。当然，我们不必每顿饭都讲究精确的平衡，只要膳食总体上是平衡的，就可以让身体保持最佳状态。

营养素的比例

本图显示的是现在大部分医生都推荐的平衡膳食。水果、蔬菜和碳水化合物构成所吃食物的大部分，还有少部分蛋白质、乳制品和油。

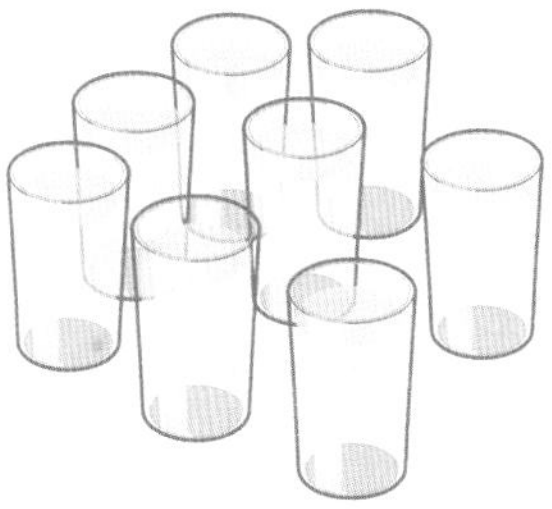

水

每天必须喝适量的水，以 6~8 杯水（一杯水大约 200 毫升）为宜。

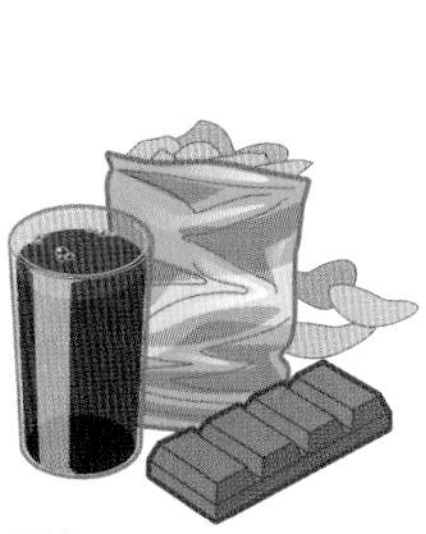

零食

含糖或含脂肪过多的零食只能偶尔吃。

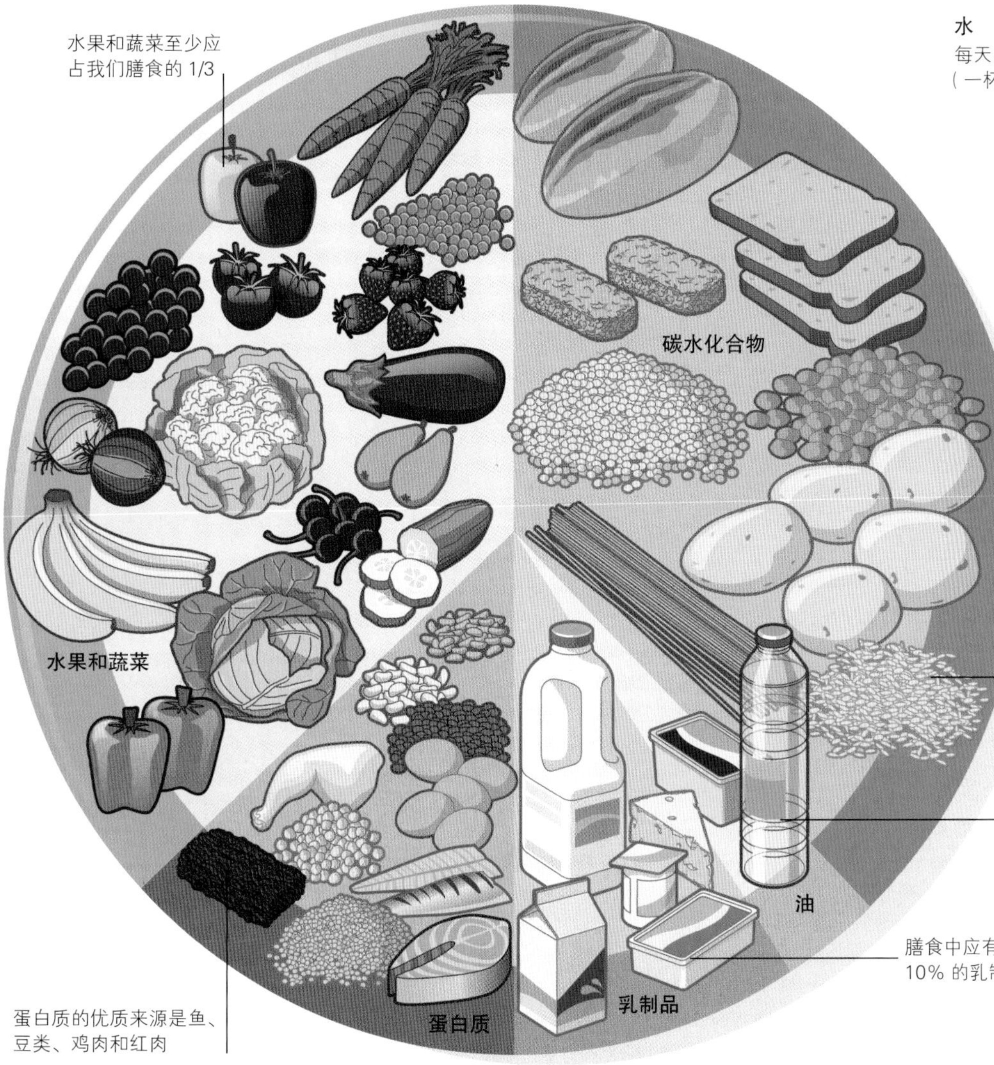
水果和蔬菜至少应占我们膳食的 1/3
碳水化合物
水果和蔬菜
淀粉类食物（如面包、米饭和面条），应占我们膳食的 1/3 左右
选用含不饱和脂肪酸的油，如橄榄油
油
膳食中应有接近 10% 的乳制品
乳制品
蛋白质
蛋白质的优质来源是鱼、豆类、鸡肉和红肉

食物还是超级食物？

大部分专家都认为，单一食物对健康来说无所谓好或坏。某些营养特别丰富的食物被称为“超级食物”。不过，即使是这样的食物，也应当只是多样化和均衡饮食的一部分而已。

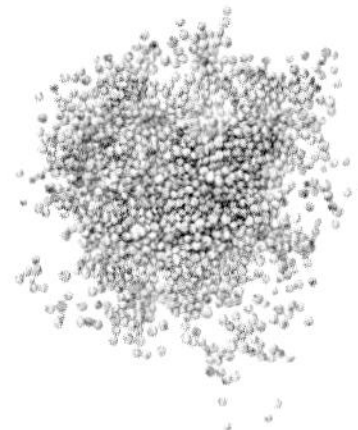

藜麦

这种原产于南美洲的谷物富含蛋白质，含有人体所需的多种氨基酸。

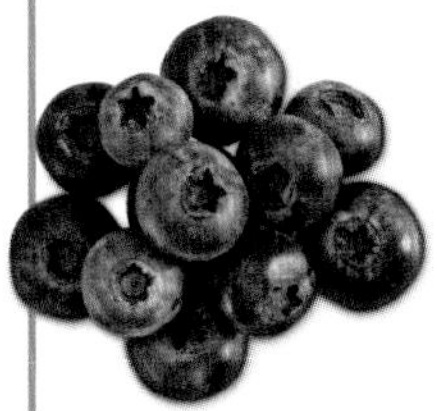

蓝莓

一些研究表明，吃蓝莓能改善血液循环，舒缓情绪。

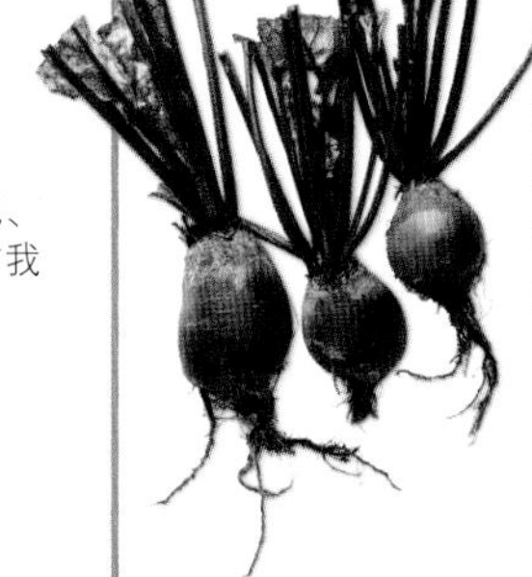

甜菜根

研究表明，甜菜根有助于降低血压，改善运动机能。

专家建议每天至少吃 5 种水果和蔬菜以保持健康

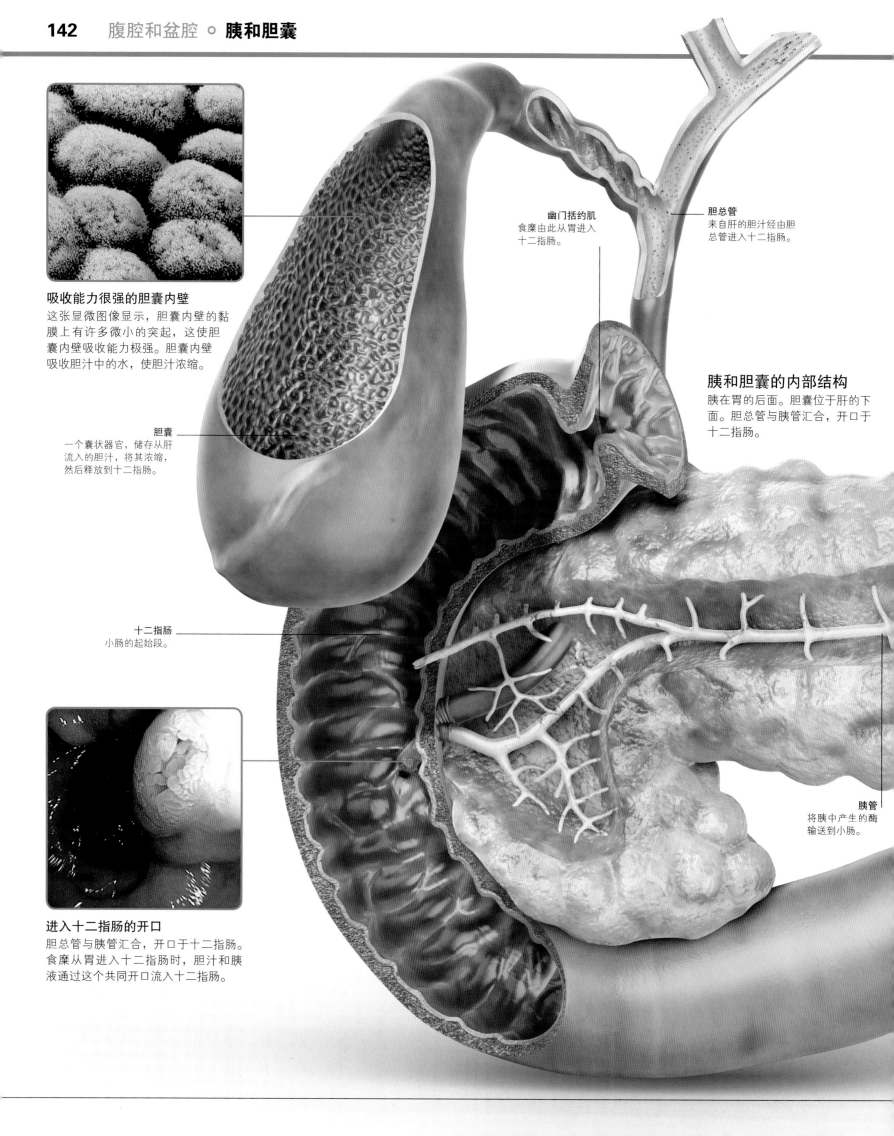

吸收能力很强的胆囊内壁

这张显微图像显示，胆囊内壁的黏膜上有许多微小的突起，这使胆囊内壁吸收能力极强。胆囊内壁吸收胆汁中的水，使胆汁浓缩。

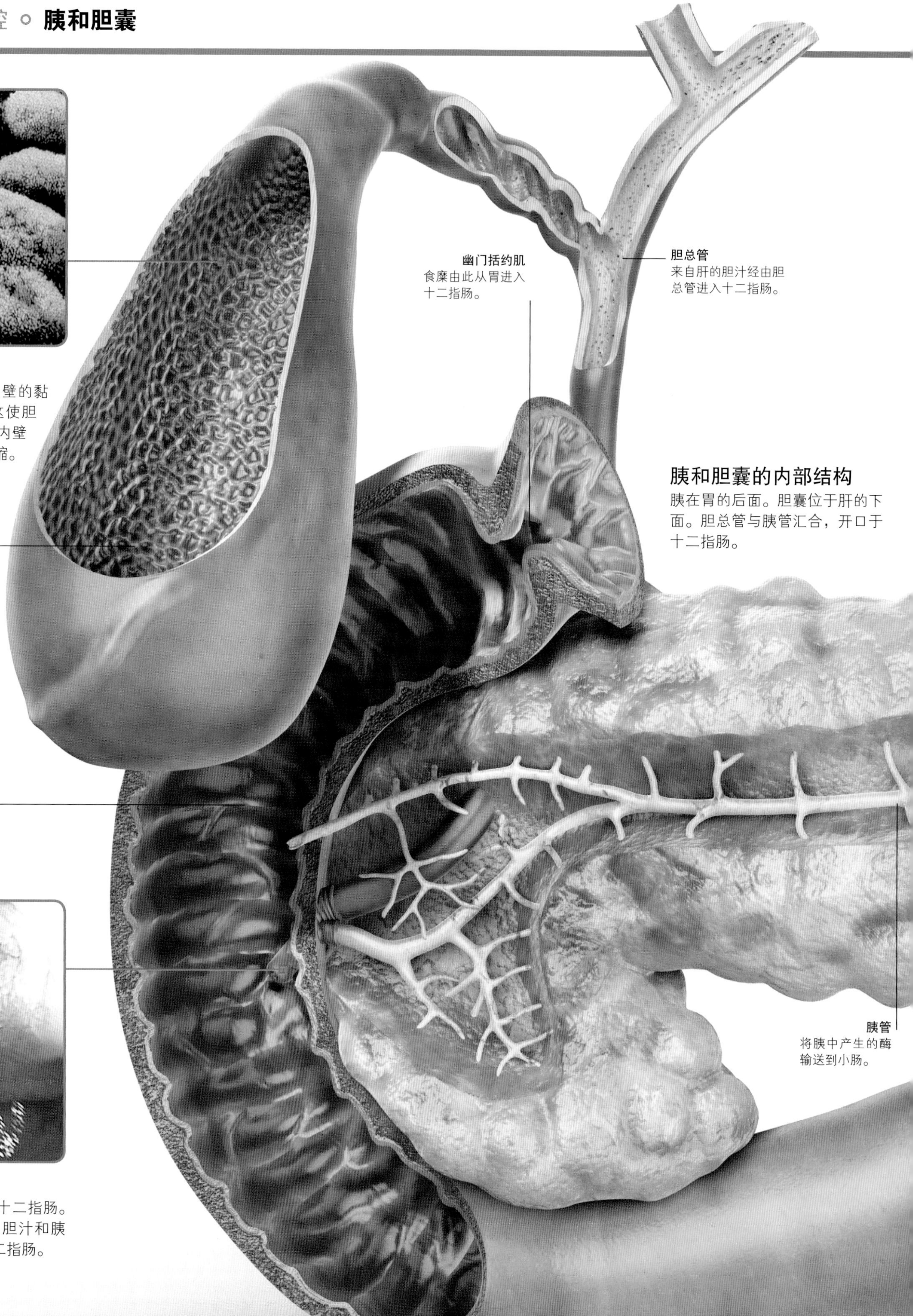
幽门括约肌
食糜由此从胃进入十二指肠。
胆总管
来自肝的胆汁经由胆总管进入十二指肠。
胆囊
一个囊状器官，储存从肝流入的胆汁，将其浓缩，然后释放到十二指肠。
十二指肠
小肠的起始段。
胰管
将胰中产生的酶输送到小肠。

胰和胆囊的内部结构

胰在胃的后面。胆囊位于肝的下面。胆总管与胰管汇合，开口于十二指肠。

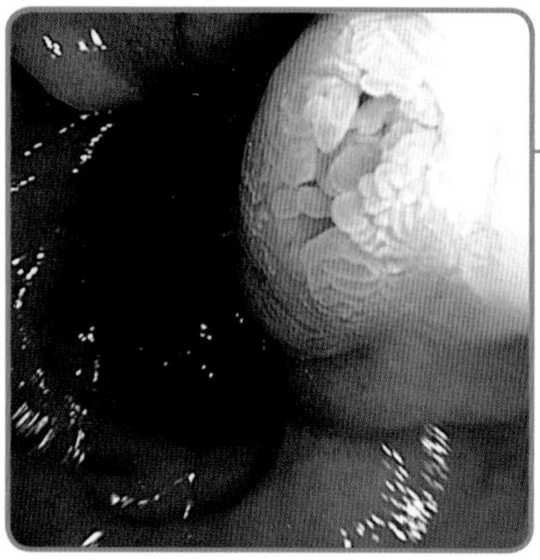

进入十二指肠的开口

胆总管与胰管汇合，开口于十二指肠。食糜从胃进入十二指肠时，胆汁和胰液通过这个共同开口流入十二指肠。

胰和胆囊

从胃进入小肠时，食物的消化就进入下一个阶段，这时胰和胆囊起到关键性的作用。如果没有这两个器官，小肠就不能正常工作。

胰和胆囊向小肠释放不同的物质。胰释出的是胰液，其中含有多种酶。酶是一些化学物质，能将食物分解为更小的部分，从而使食物能被血液吸收。胰还能产生激素来控制血糖水平。胆囊可以储存、加工和释放胆汁——一种能帮助身体消化脂肪的液体。

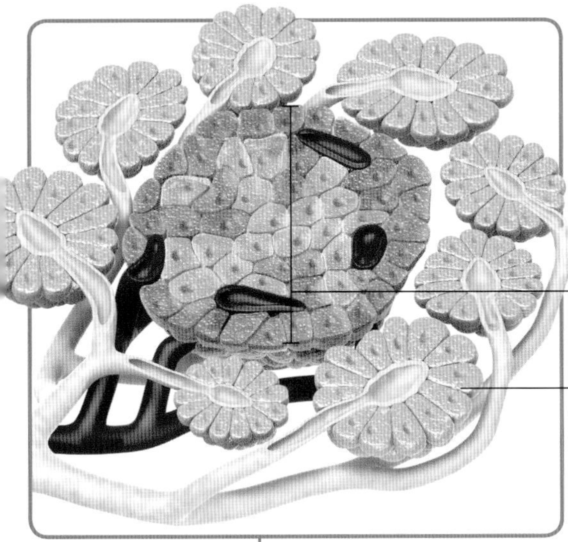

胰的内部结构

成人的胰包含 180 万 ~200 万个胰岛——形似花朵的细胞团，能分泌帮助身体储存或利用葡萄糖的激素。胰岛被分泌消化酶的细胞包绕。

胰岛有能分泌激素的细胞

细胞团外层的部分有能分泌消化酶的细胞

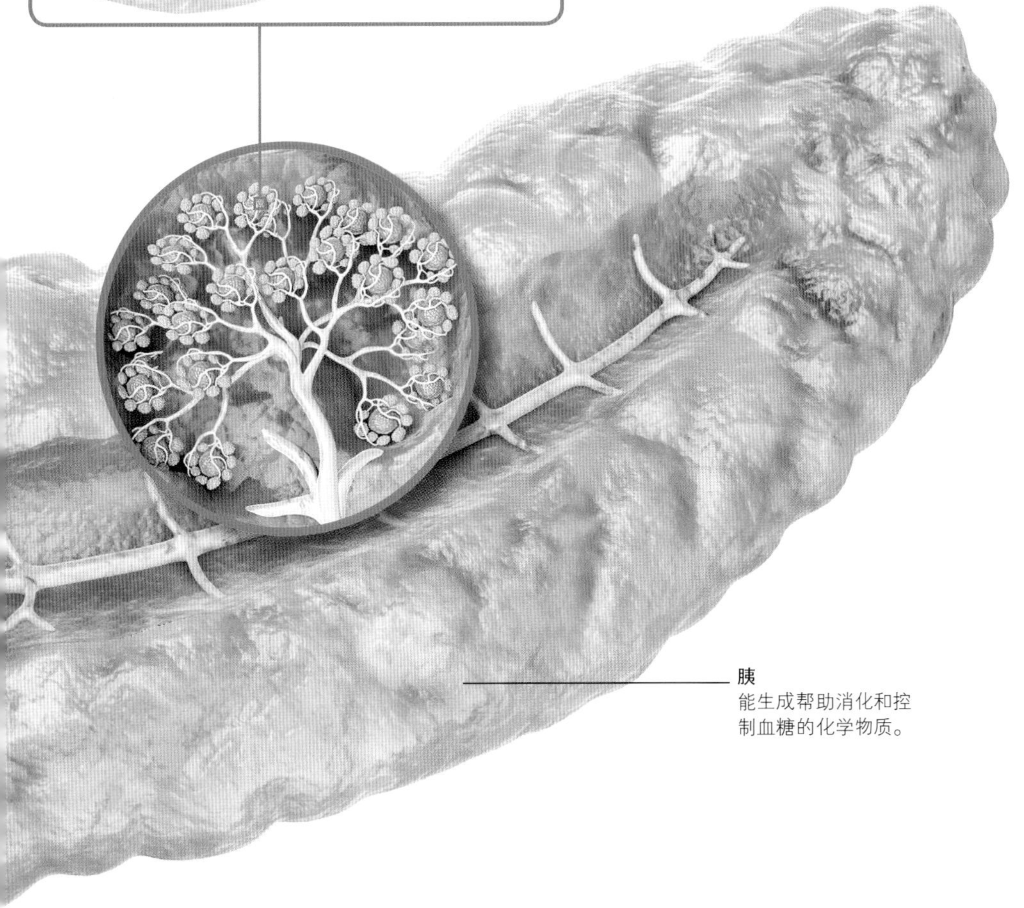

胰
能生成帮助消化和控制血糖的化学物质。

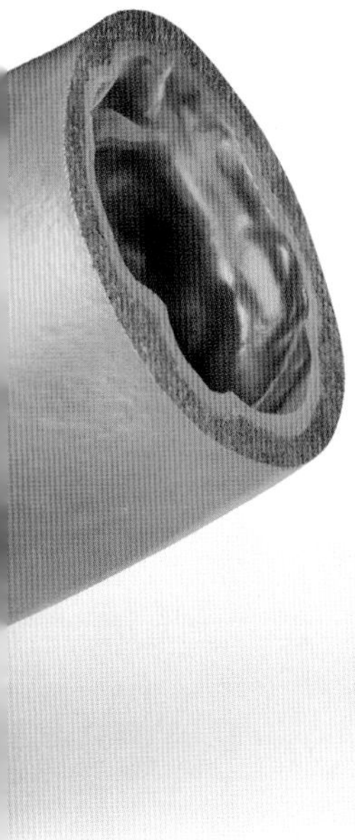

分解食物

胆汁和消化酶一同在小肠内消化食物。不同的酶作用于不同类型的食物，将食物分解为较简单的成分，使其容易被人体吸收。

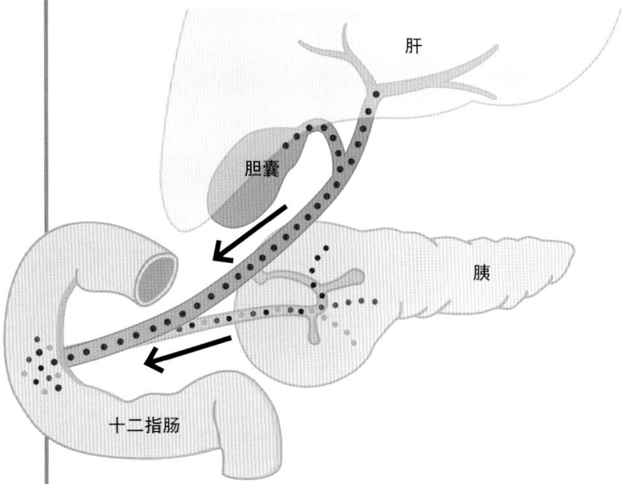

图例

- **胆汁** 分解脂肪
- **脂肪酶** 有助于消化脂肪
- **淀粉酶** 有助于消化糖
- **蛋白酶** 有助于消化蛋白质

通往十二指肠的路径

这幅图显示了胆汁、脂肪酶、淀粉酶和蛋白酶进入十二指肠的路径。

重要的胰岛素

胰产生的胰岛素是一种重要的激素，能促使血液中的葡萄糖进入人体细胞并转化成能量。1 型糖尿病是一种因胰分泌的胰岛素绝对不足而引发的疾病。胰岛素不足时，细胞因缺乏所需的葡萄糖而“饥饿”，血糖上升到危险水平，并导致健康问题。为了维持健康，这类糖尿病患者必须每天向体内注射人工胰岛素。

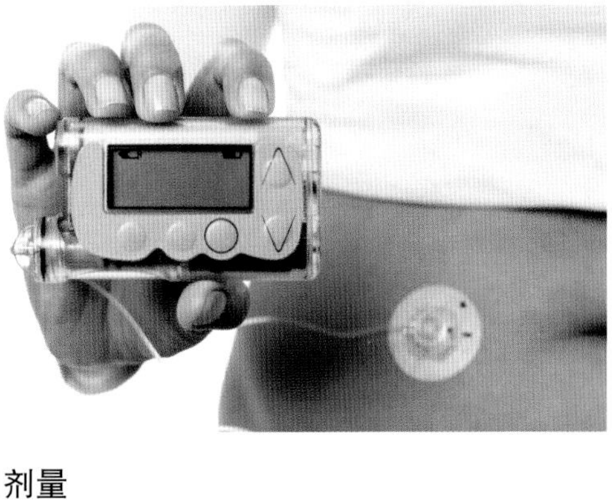

日剂量

许多糖尿病患者使用一种植入皮肤下的小泵，可定期获取胰岛素。

3/4 即使3/4的肝损坏，肝也能再生，恢复到正常的大小。

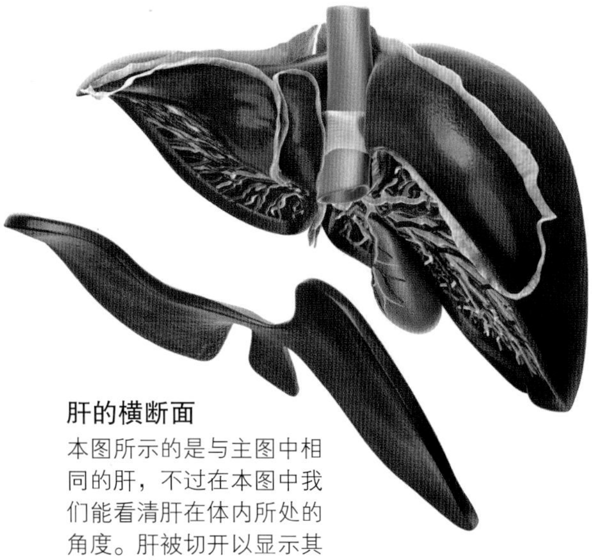

肝的横断面
本图所示的是与主图中相同的肝，不过在本图中我们能看清肝在体内所处的角度。肝被切开以显示其内部情况。

肝的功能

肝要执行体内加工、制造和再循环等数百项任务。

分解

肝将物质分解成能被身体吸收或清除的成分，如：
- 食物中的营养素
- 药品
- 污染食物的细菌

回收

分解死亡的血细胞，使其成分能被再次利用。

制造

营养素被用来制造身体所需的新物质，如：
- 蛋白质能制造身体各个部分
- 一些化学物质能促进创伤愈合
- 胆汁能帮助消化

储存

有用的身体物质被储存起来，必要时再释放出来以供使用，如：
- 用作能量的葡萄糖
- 矿物质，如铁和铜
- 维生素 A、D、K 和 B_{12}

产热

肝甚至会放出热量，来帮助温暖身体。

肝能制造凝血因子。凝血是指血液变成不能流动的胶冻状凝块的过程。割伤后，血凝块堵塞伤口，止血。

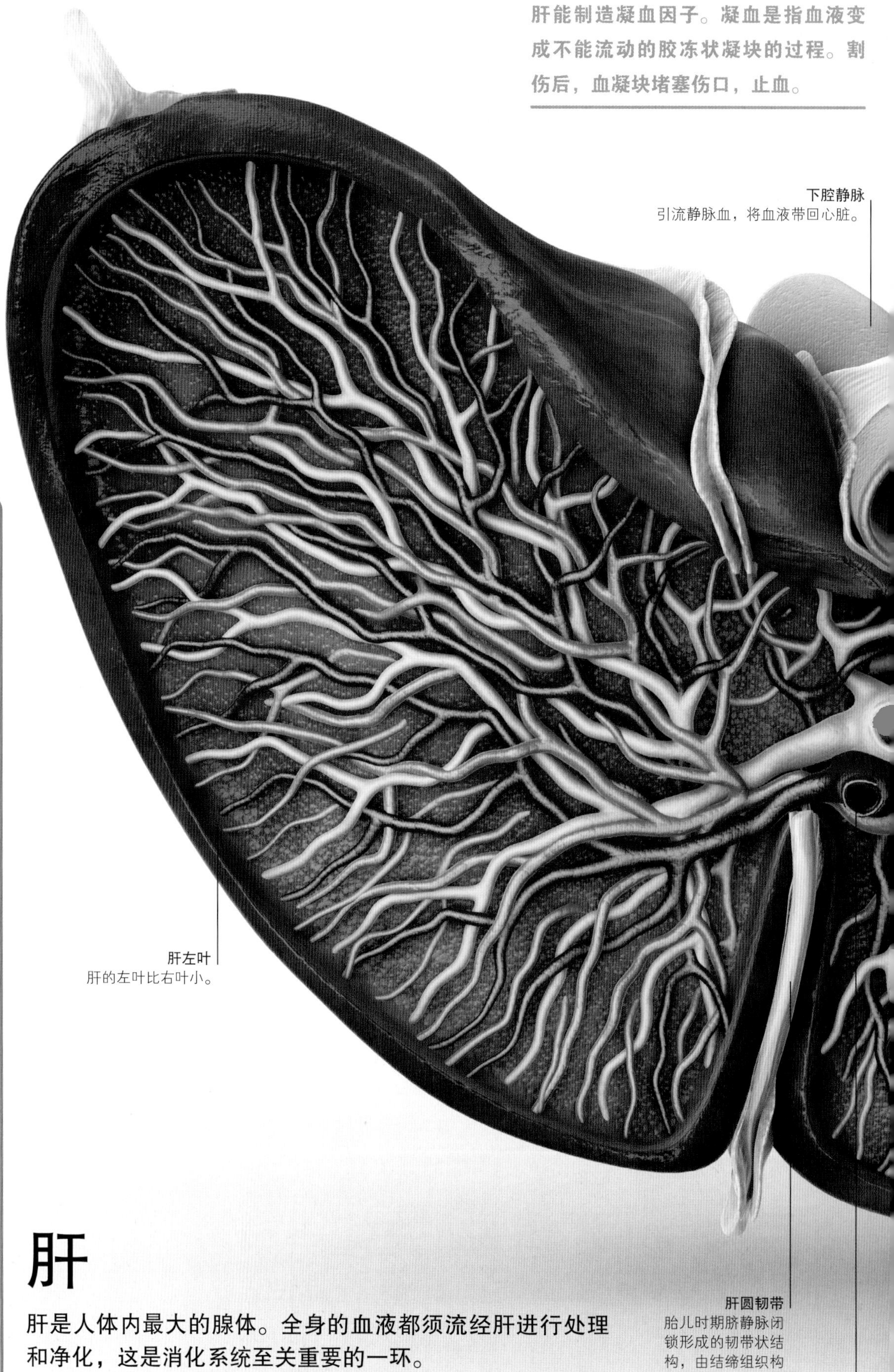
下腔静脉
引流静脉血，将血液带回心脏。
肝左叶
肝的左叶比右叶小。
肝圆韧带
胎儿时期脐静脉闭锁形成的韧带状结构，由结缔组织构成，连于左右两叶之间。
肝动脉
把富氧血供应给肝。

肝

肝是人体内最大的腺体。全身的血液都须流经肝进行处理和净化，这是消化系统至关重要的一环。

肝有多种功能，其中最重要的是控制血液的化学组成，以维持身体状况的稳定。富含营养素的血液直接从小肠流入肝，肝将这些营养素进行加工，使它们更容易被身体利用，并清除血液中有害的化学成分。肝能分泌胆汁，在小肠里这种消化液能促进脂肪消化。

15% 无论何时，**体内约15%的血液**都在肝内。

1.4 肝以大约每分钟1.4升的速率**滤过血液**。

肝内能滤过血液的**肝小叶约有100万个**。

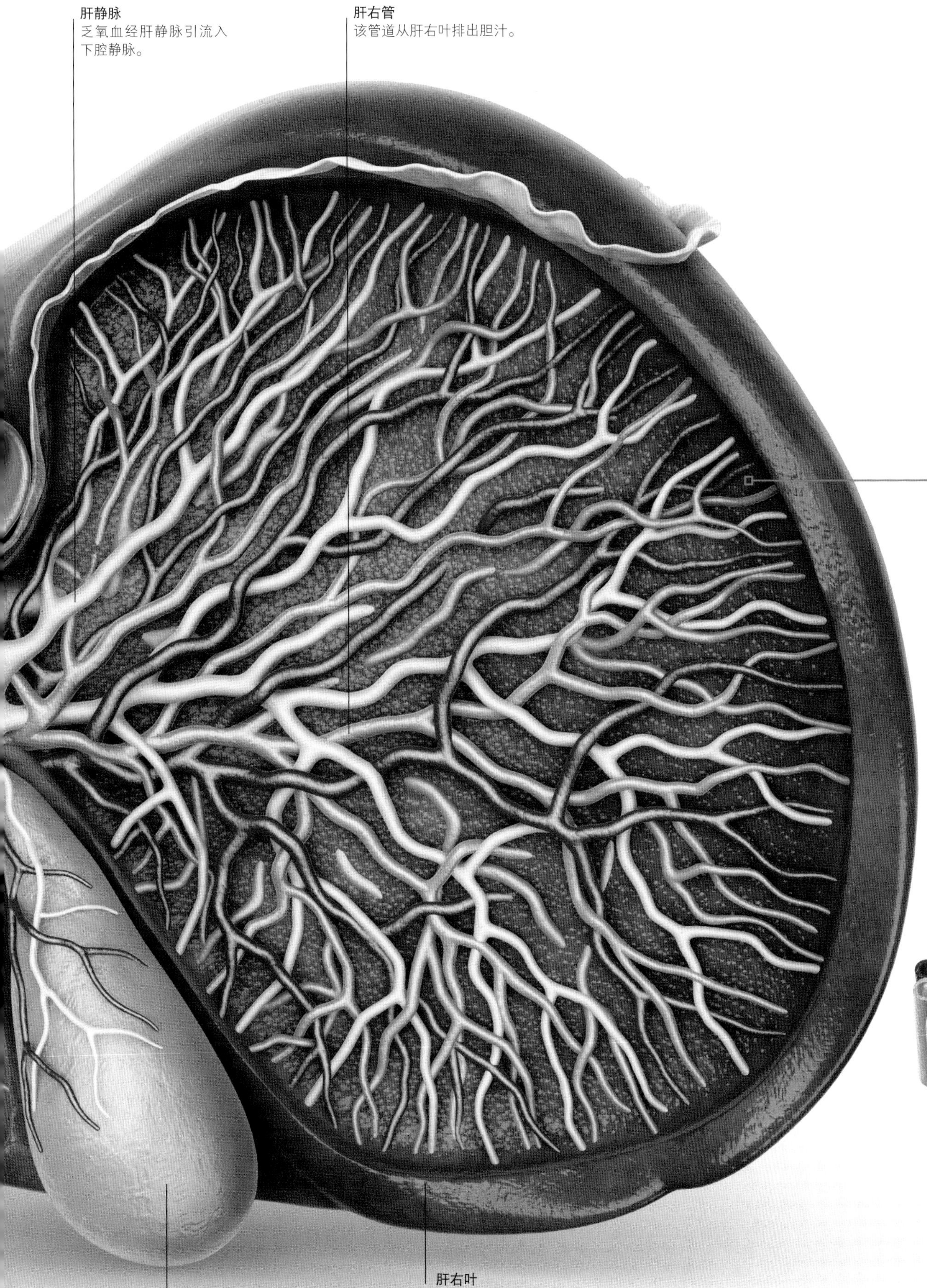

肝静脉
乏氧血经肝静脉引流入下腔静脉。
肝右管
该管道从肝右叶排出胆汁。
胆囊
用来储存肝分泌的胆汁。
肝右叶
比肝左叶大。
胆囊管
上胆汁进出胆囊。

肝的内部结构

这是一幅从下向上看的肝横断面图。肝位于右上腹，在膈肌之下，可分为4个叶，较大的是左、右两叶。一个普通成人的肝大如足球，重约1.5千克。

微小的工厂

肝由许多六边形、沙粒大小的单位构成，这种结构单位称为肝小叶。相邻几个肝小叶之间的结缔组织小区（门管区）有动脉、静脉和胆管。门管区的血液经肝小叶细胞加工，由位于肝小叶中央的中央静脉收集，引流到心脏。

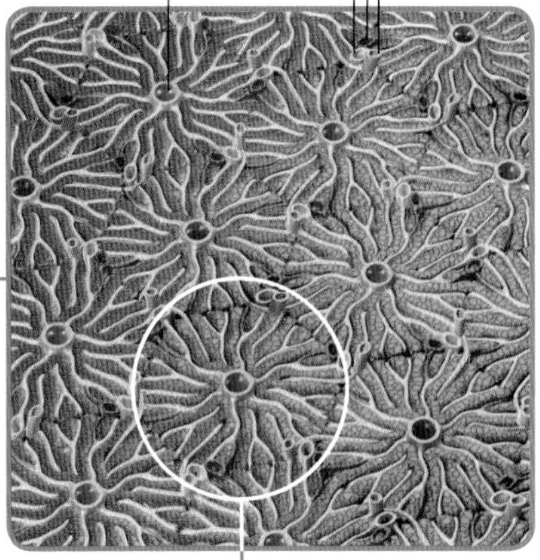

在门管区，动脉、静脉和胆管并行排列
中央静脉将血液从肝小叶引流出

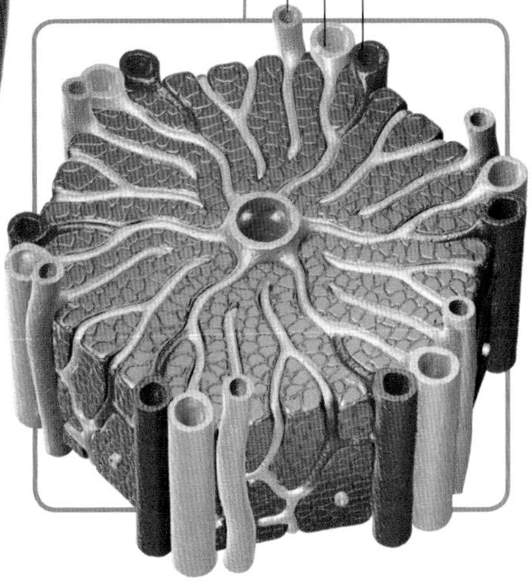

胆管运走肝细胞分泌的胆汁
血管带来富含氧或营养素的血液

勤劳工作的肝小叶

肝小叶有充足的血液供应：动脉将富氧血从心脏带来；静脉将富含营养素的血液从小肠带来。肝小叶中的肝细胞提取并储存营养素，向血液释出重要的化学物质，并生成胆汁。

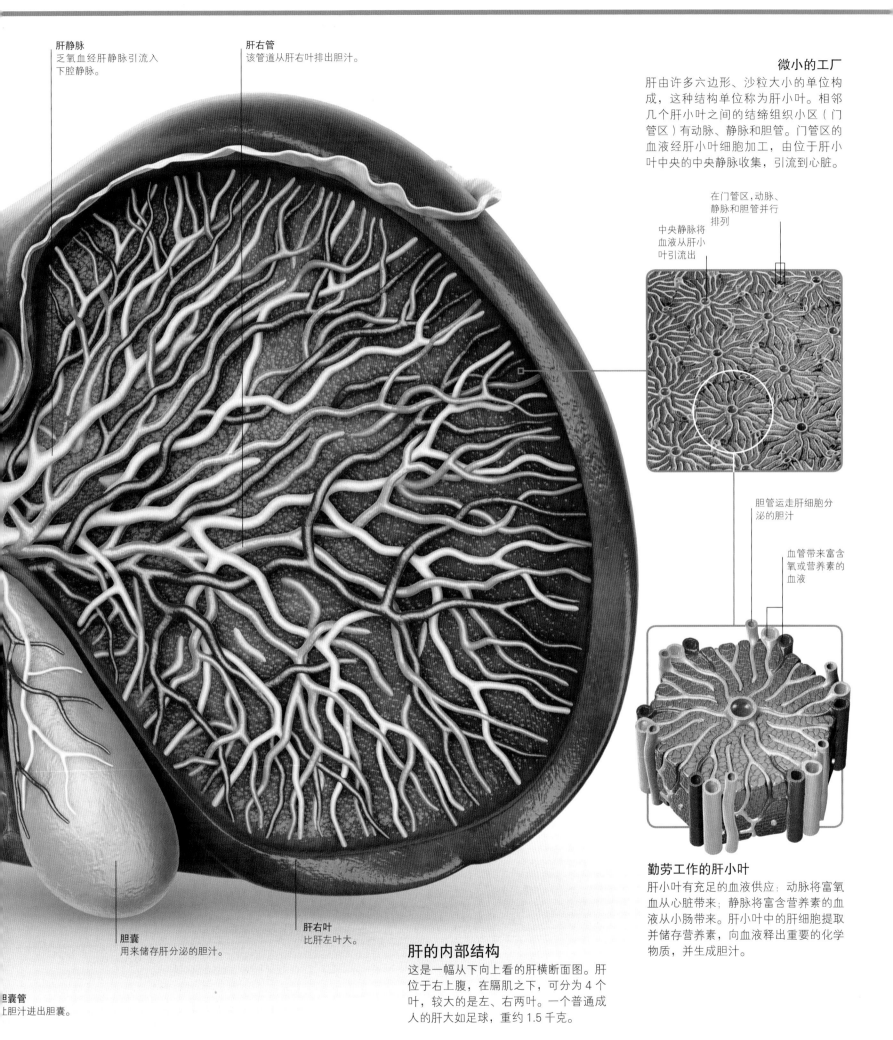

小肠

小肠是消化管中最长的一部分，大部分消化过程在这里进行。在消化过程中，食物中的营养素从小肠释出，为体细胞供应能量。

食物在胃里变成食糜。食糜被挤进小肠的起始段——十二指肠。来自胆囊的胆汁和来自胰的消化酶也被排入十二指肠，把食糜进一步分解。最后，大部分食物被分解为简单的营养素，通过小肠壁吸收进入血液。余下不能被吸收的部分就进入大肠。

如果把一个成人的小肠拉直，它比 4 个成人头足相接平躺而成的长度还要长。

紧紧盘曲的小肠

小肠位于下腹部的前部，被大肠和其他器官围绕。成人小肠的长度为 5~7 米。虽然小肠非常长，但因为它是盘曲在腹腔里的，所以这个空间对它来说也足够了。

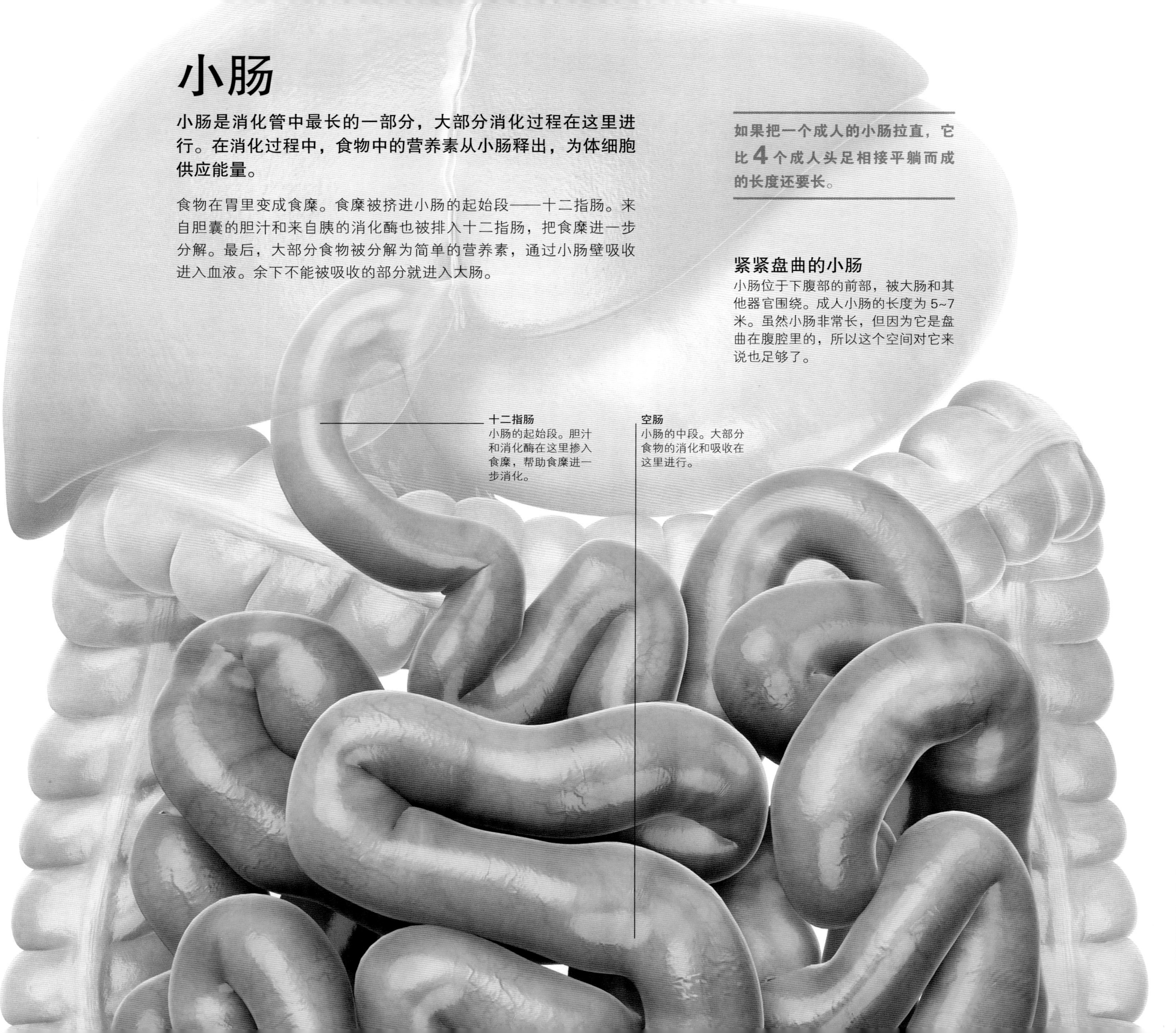
十二指肠
小肠的起始段。胆汁和消化酶在这里掺入食糜，帮助食糜进一步消化。
空肠
小肠的中段。大部分食物的消化和吸收在这里进行。

5 食物从小肠通过大约需5小时。

回盲瓣
来自小肠的食糜通过回盲瓣进入大肠。
回肠
小肠的后段，也是最长的一段，能吸收某些营养素。

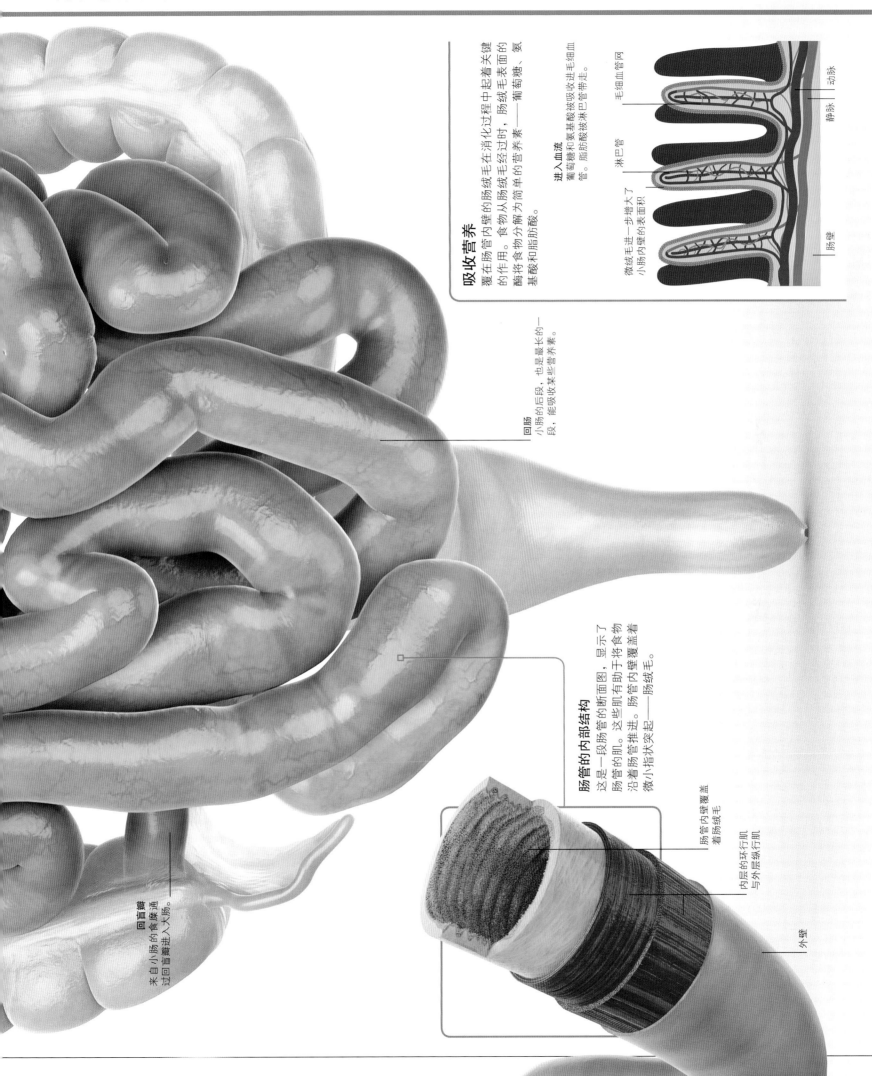

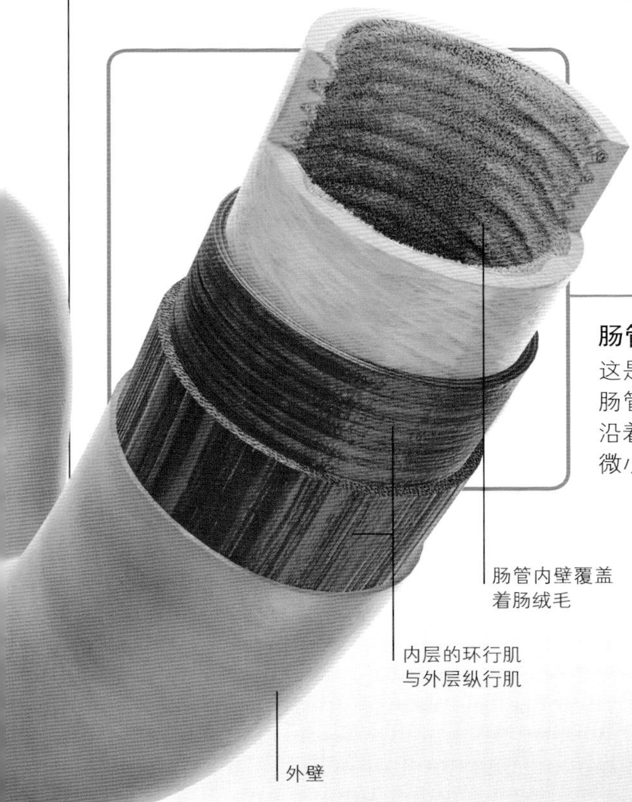
肠管内壁覆盖着肠绒毛
内层的环行肌与外层纵行肌
外壁

肠管的内部结构

这是一段肠管的断面图，显示了肠管的肌。这些肌有助于将食物沿着肠管推进。肠管内壁覆盖着微小指状突起——肠绒毛。

吸收营养

覆在肠管内壁的肠绒毛在消化过程中起着关键的作用。食物从肠绒毛经过时，肠绒毛表面的酶将食物分解为简单的营养素——葡萄糖、氨基酸和脂肪酸。

进入血流

葡萄糖和氨基酸被吸收进毛细血管。脂肪酸被淋巴管带走。

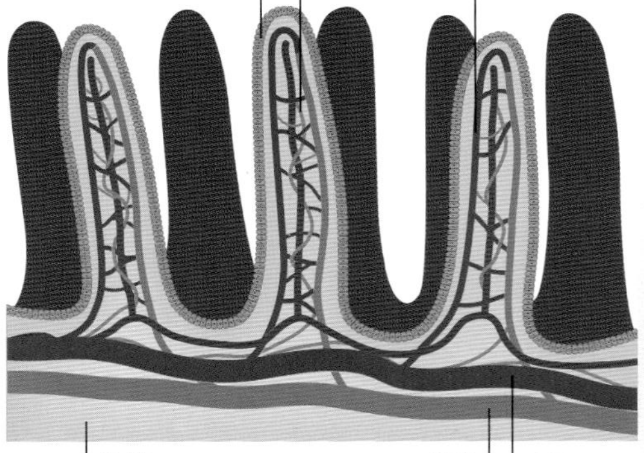
微绒毛进一步增大了小肠内壁的表面积
淋巴管
毛细血管网
肠壁
静脉
动脉

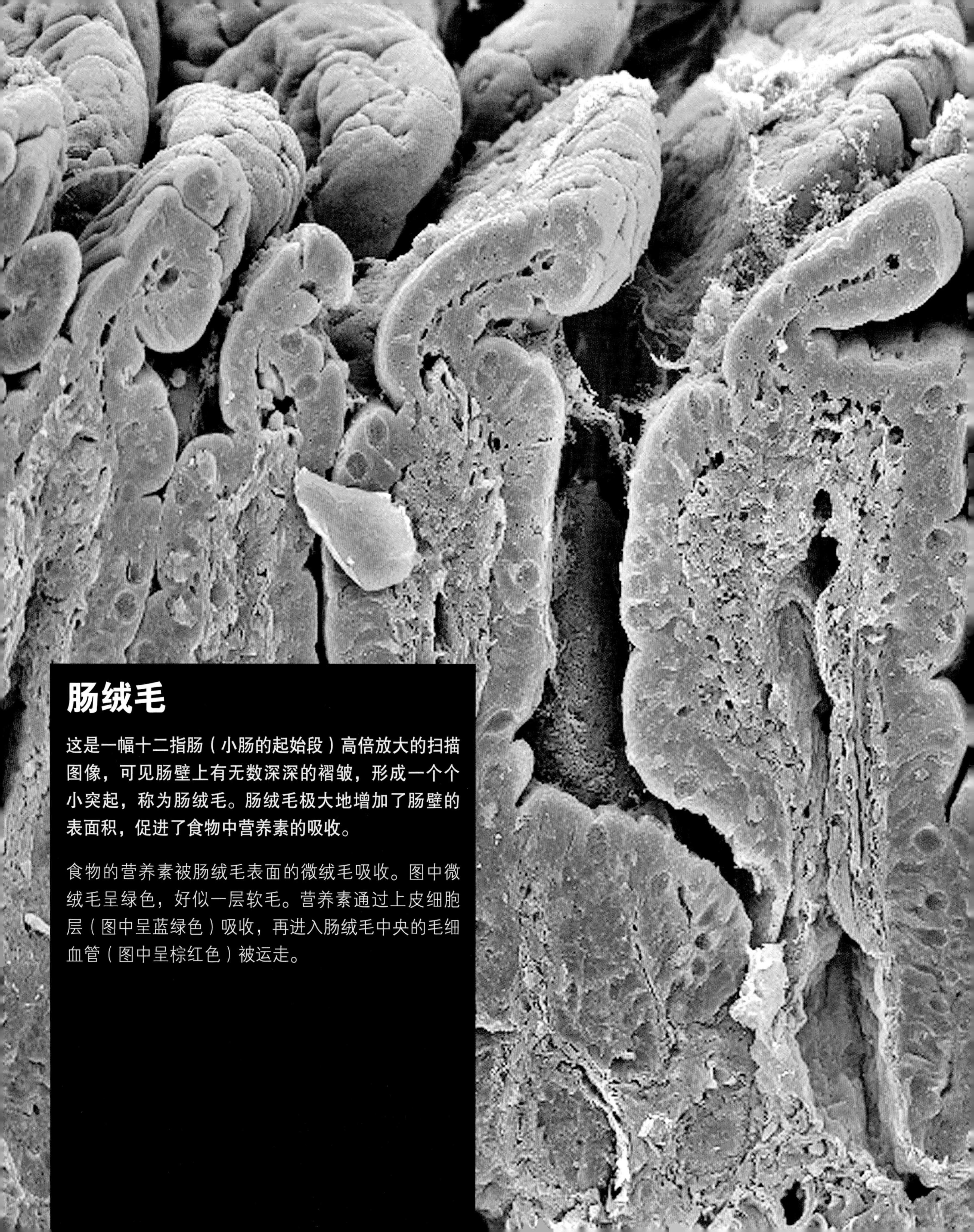

肠绒毛

这是一幅十二指肠（小肠的起始段）高倍放大的扫描图像，可见肠壁上有无数深深的褶皱，形成一个个小突起，称为肠绒毛。肠绒毛极大地增加了肠壁的表面积，促进了食物中营养素的吸收。

食物的营养素被肠绒毛表面的微绒毛吸收。图中微绒毛呈绿色，好似一层软毛。营养素通过上皮细胞层（图中呈蓝绿色）吸收，再进入肠绒毛中央的毛细血管（图中呈棕红色）被运走。

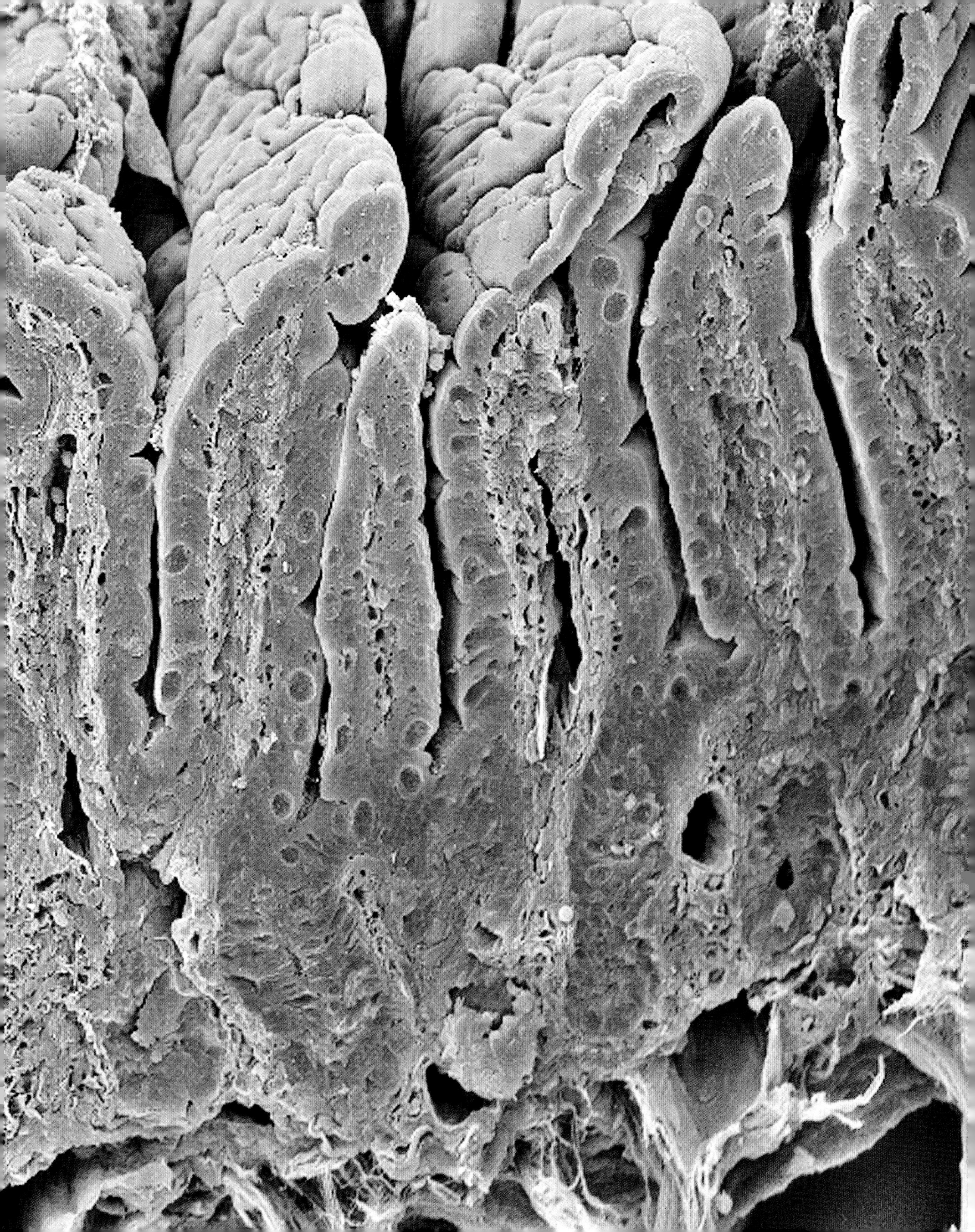

大肠

大肠是消化管的下段，消化过程在此进行至终末阶段。食糜进入大肠后，其中大部分水和尚未被吸收的少量营养素在此被吸收。然后，大肠将无用的废物排出体外。

食物中的大部分营养素，在进入大肠前就已被吸收，但大肠仍有重要的工作要完成。在这里，数万亿细菌促进余下的食物分解成有价值的营养素。大肠比小肠粗，但比小肠要短。

大肠内的细菌产生大量的多种维生素，尤其是维生素 K 和生物素。后者属于 B 族维生素，又称维生素 H 或辅酶 R。

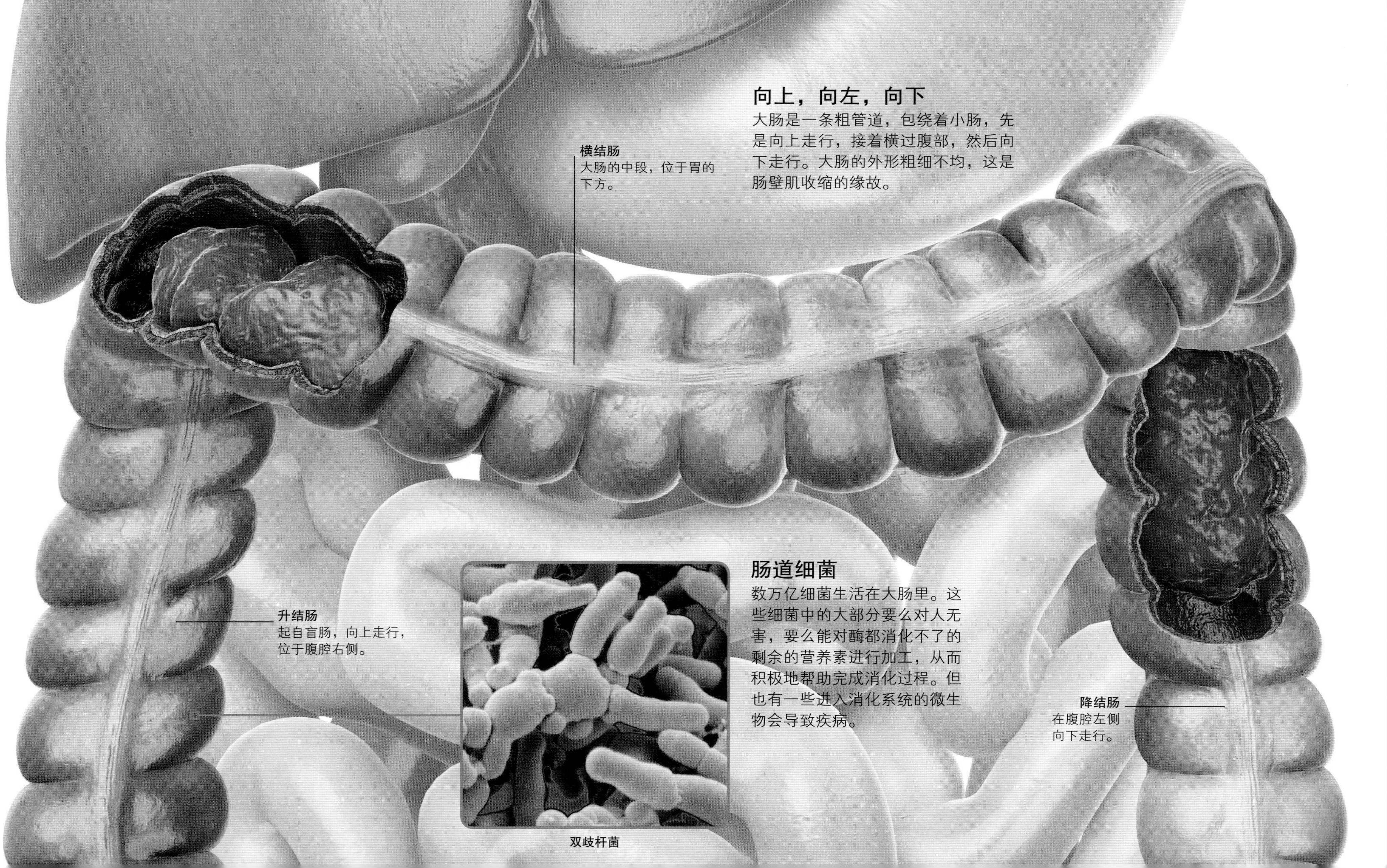

横结肠
大肠的中段，位于胃的下方。
升结肠
起自盲肠，向上走行，位于腹腔右侧。
降结肠
在腹腔左侧向下走行。

向上，向左，向下

大肠是一条粗管道，包绕着小肠，先是向上走行，接着横过腹部，然后向下走行。大肠的外形粗细不均，这是肠壁肌收缩的缘故。

肠道细菌

数万亿细菌生活在大肠里。这些细菌中的大部分要么对人无害，要么能对酶都消化不了的剩余的营养素进行加工，从而积极地帮助完成消化过程。但也有一些进入消化系统的微生物会导致疾病。

双歧杆菌

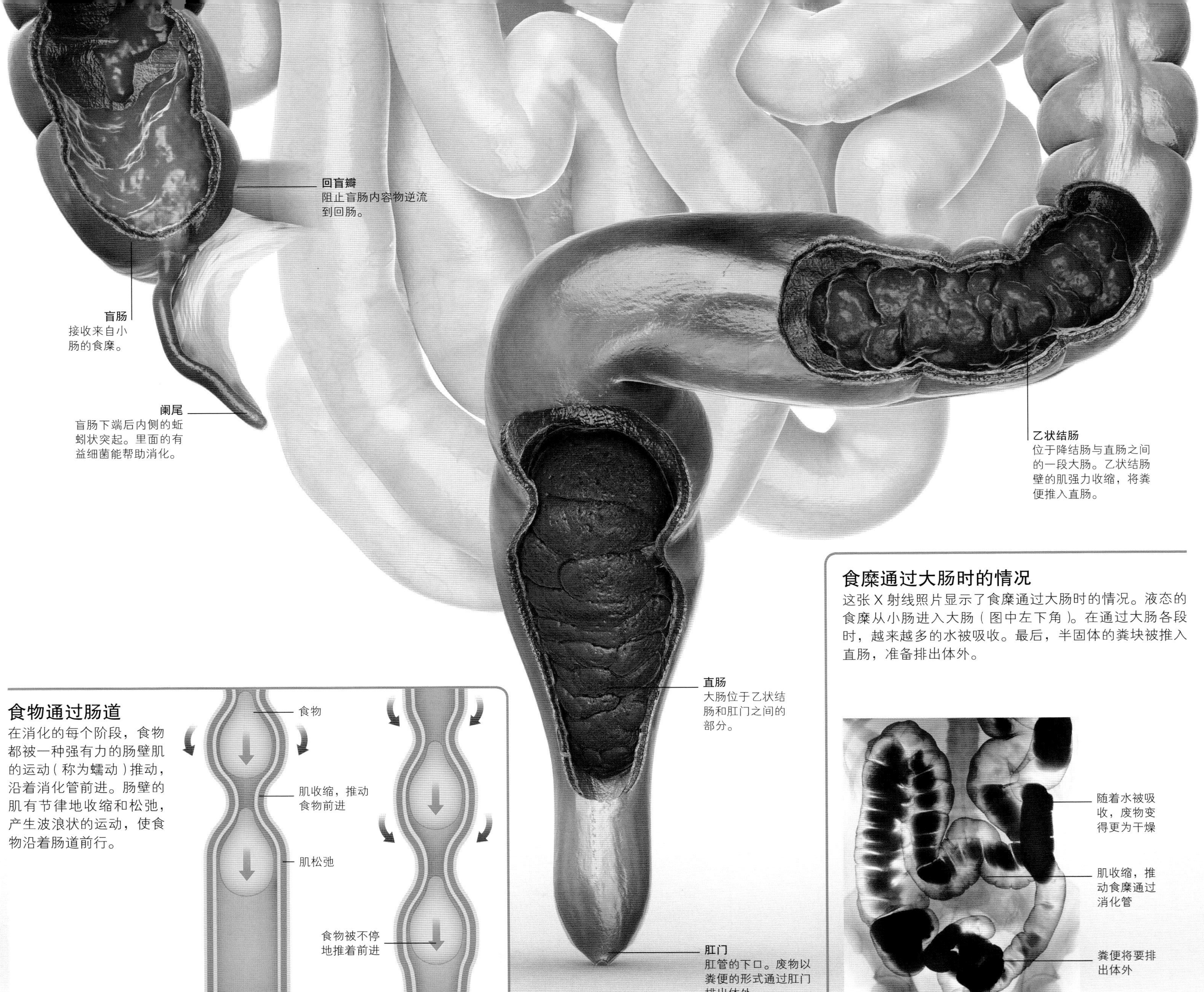
回盲瓣
阻止盲肠内容物逆流到回肠。
盲肠
接收来自小肠的食糜。
阑尾
盲肠下端后内侧的蚯蚓状突起。里面的有益细菌能帮助消化。
乙状结肠
位于降结肠与直肠之间的一段大肠。乙状结肠壁的肌强力收缩，将粪便推入直肠。
直肠
大肠位于乙状结肠和肛门之间的部分。
肛门
肛管的下口。废物以粪便的形式通过肛门排出体外。
食物
肌收缩，推动食物前进
肌松弛
食物被不停地推着前进
随着水被吸收，废物变得更为干燥
肌收缩，推动食糜通过消化管
粪便将要排出体外

食物通过肠道

在消化的每个阶段，食物都被一种强有力的肠壁肌的运动（称为蠕动）推动，沿着消化管前进。肠壁的肌有节律地收缩和松弛，产生波浪状的运动，使食物沿着肠道前行。

食糜通过大肠时的情况

这张 X 射线照片显示了食糜通过大肠时的情况。液态的食糜从小肠进入大肠（图中左下角）。在通过大肠各段时，越来越多的水被吸收。最后，半固体的粪块被推入直肠，准备排出体外。

骨盆的形状能帮助考古学家判断他们发现的骨骼**是男性的还是女性的**。

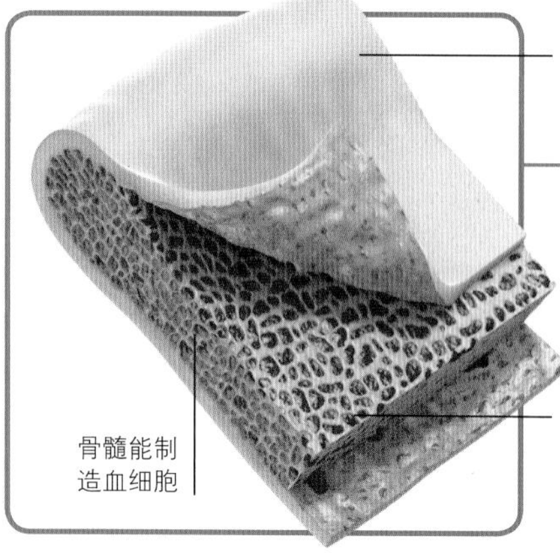
骨密质提供了坚韧的覆盖层
骨松质位于骨的中心，质轻
骨髓能制造血细胞

内部结构

构成骨盆的骨含有丰富的骨髓，可用于骨髓移植以治疗多种类型的疾病。为了采集移植用的骨髓，需要从供者的骨盆骨中抽取一些骨髓。

骨盆

骨盆是位于腹部下方的大型碗状骨群，由后方的骶骨、尾骨和左右两髋骨连接而成。骨盆围绕和支持着位于下腹的柔软器官。

骨盆有许多功能。它支持着肠道和膀胱，来自肠道和膀胱的代谢废物经过骨盆中间的空间排出体外。对于女性，当子宫越来越大以容纳生长发育的胎儿时，骨盆给子宫提供了支撑；当胎儿足月娩出后，骨盆又提供了分娩的产道。许多背肌、腹肌和腿部肌的起止点就在骨盆，这些肌有助于保持身体直立。骨盆让我们能站立、行走和奔跑而不致摔倒。

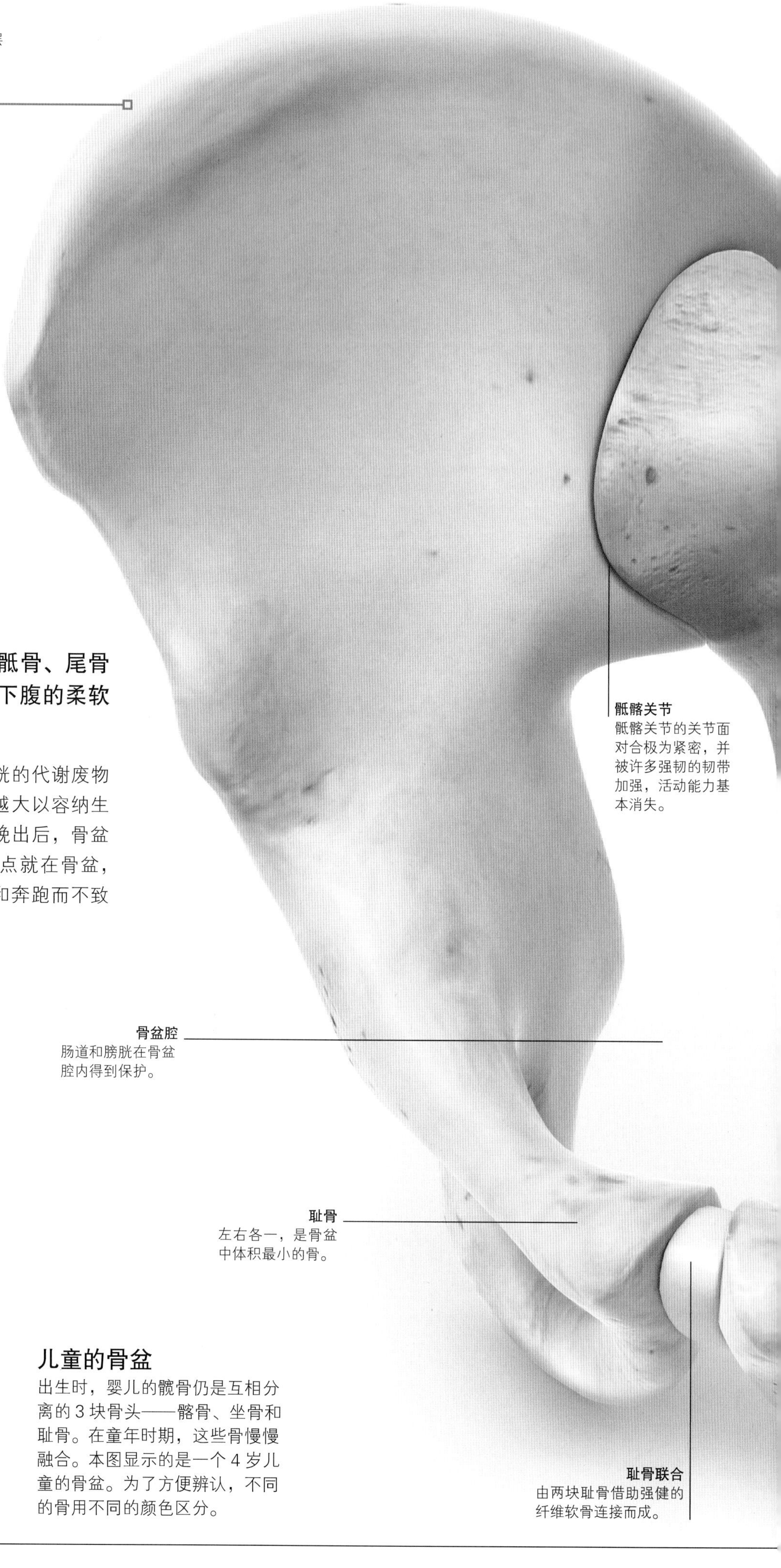
骶髂关节
骶髂关节的关节面对合极为紧密，并被许多强韧的韧带加强，活动能力基本消失。
骨盆腔
肠道和膀胱在骨盆腔内得到保护。
耻骨
左右各一，是骨盆中体积最小的骨。
耻骨联合
由两块耻骨借助强健的纤维软骨连接而成。

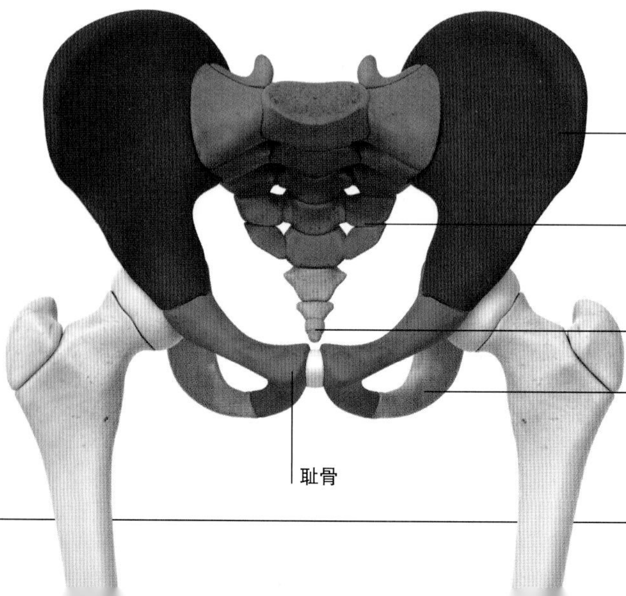
髂骨
骶骨
尾骨
坐骨
耻骨

儿童的骨盆

出生时，婴儿的髋骨仍是互相分离的3块骨头——髂骨、坐骨和耻骨。在童年时期，这些骨慢慢融合。本图显示的是一个4岁儿童的骨盆。为了方便辨认，不同的骨用不同的颜色区分。

髋带骨

髋带骨又称下肢带骨，由左右两块髋骨构成。每块髋骨都分为三部分：髂骨、坐骨和耻骨。两块髋骨分别借骶髂关节与位于脊柱下端的骶骨的耳状面相连。

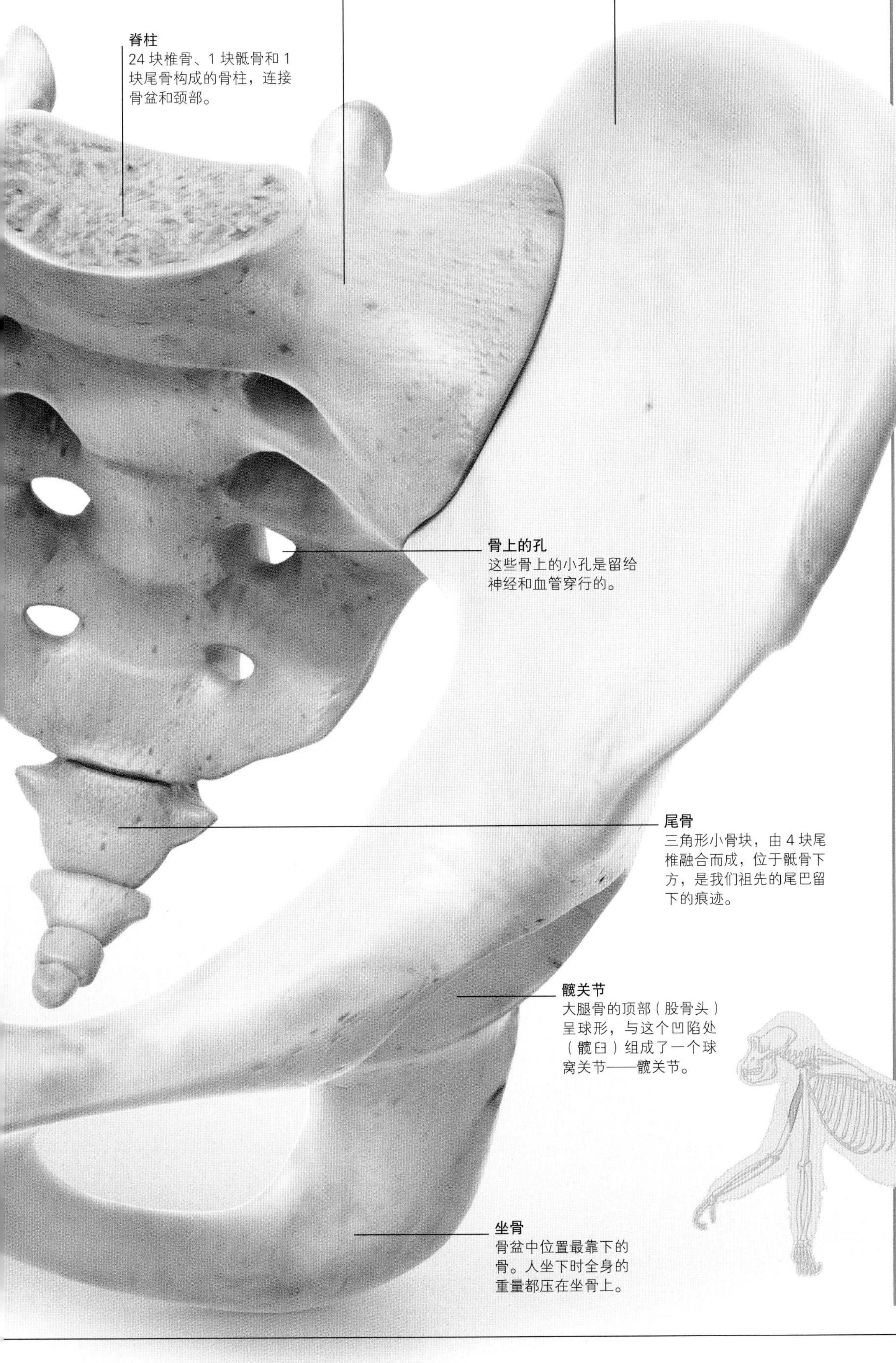
骶骨
呈三角形，位于脊柱腰椎下部，两边连接髂骨。
髂骨
髋骨上部的一块长方形骨，也是骨盆里最大的骨，有许多与站立和行走有关的肌附着于髂骨。
脊柱
24 块椎骨、1 块骶骨和 1 块尾骨构成的骨柱，连接骨盆和颈部。
骨上的孔
这些骨上的小孔是留给神经和血管穿行的。
尾骨
三角形小骨块，由 4 块尾椎融合而成，位于骶骨下方，是我们祖先的尾巴留下的痕迹。
髋关节
大腿骨的顶部（股骨头）呈球形，与这个凹陷处（髋臼）组成了一个球窝关节——髋关节。
坐骨
骨盆中位置最靠下的骨。人坐下时全身的重量都压在坐骨上。

男性的骨盆和女性的骨盆

男性的骨盆通常高而窄，而女性的骨盆比较宽，中间的空间（骨盆入口）也比较大，在分娩过程中可让胎儿通过。

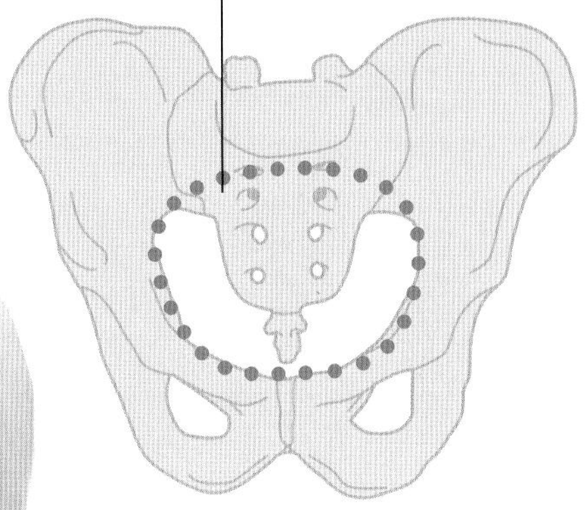
骨盆入口狭窄
男性的骨盆

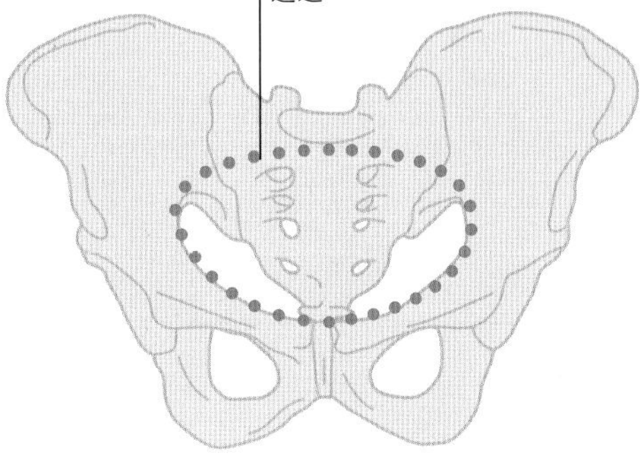
骨盆入口要宽得多，分娩过程中可容胎儿通过
女性的骨盆

站立起来

人类从四肢行走的类人猿进化为双腿走路的生物。在此过程中，人类的骨盆变短，变圆，更为直立，于是人类的腹部就能被支撑在两腿的顶部。

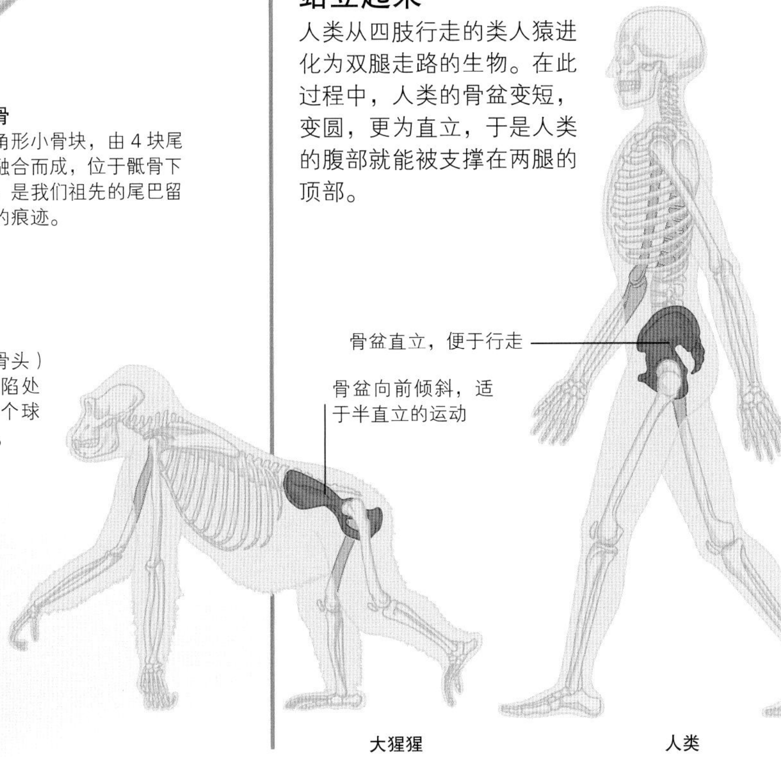
骨盆直立，便于行走
骨盆向前倾斜，适于半直立的运动
大猩猩　人类

1~2 每天从血液滤出的尿液有 1~2 升。

肾

双肾能滤去有毒的物质。它们像心脏一样，每天、每秒都在工作，产生流动不息的清洁血液。

当血液在循环时，肾就把其中由身体细胞产生的废物滤出去。如果不把这些废物排出体外，它们就会毒害你的身体。肾把体内的毒素和多余的水提取出来，加工成尿液。除了清洁血液，肾还能分泌激素，刺激红细胞生成，使体内的水分保持平衡。如果你喝了过量的水，肾就会多制造一些尿液；如果你脱水了，尿量就会减少。

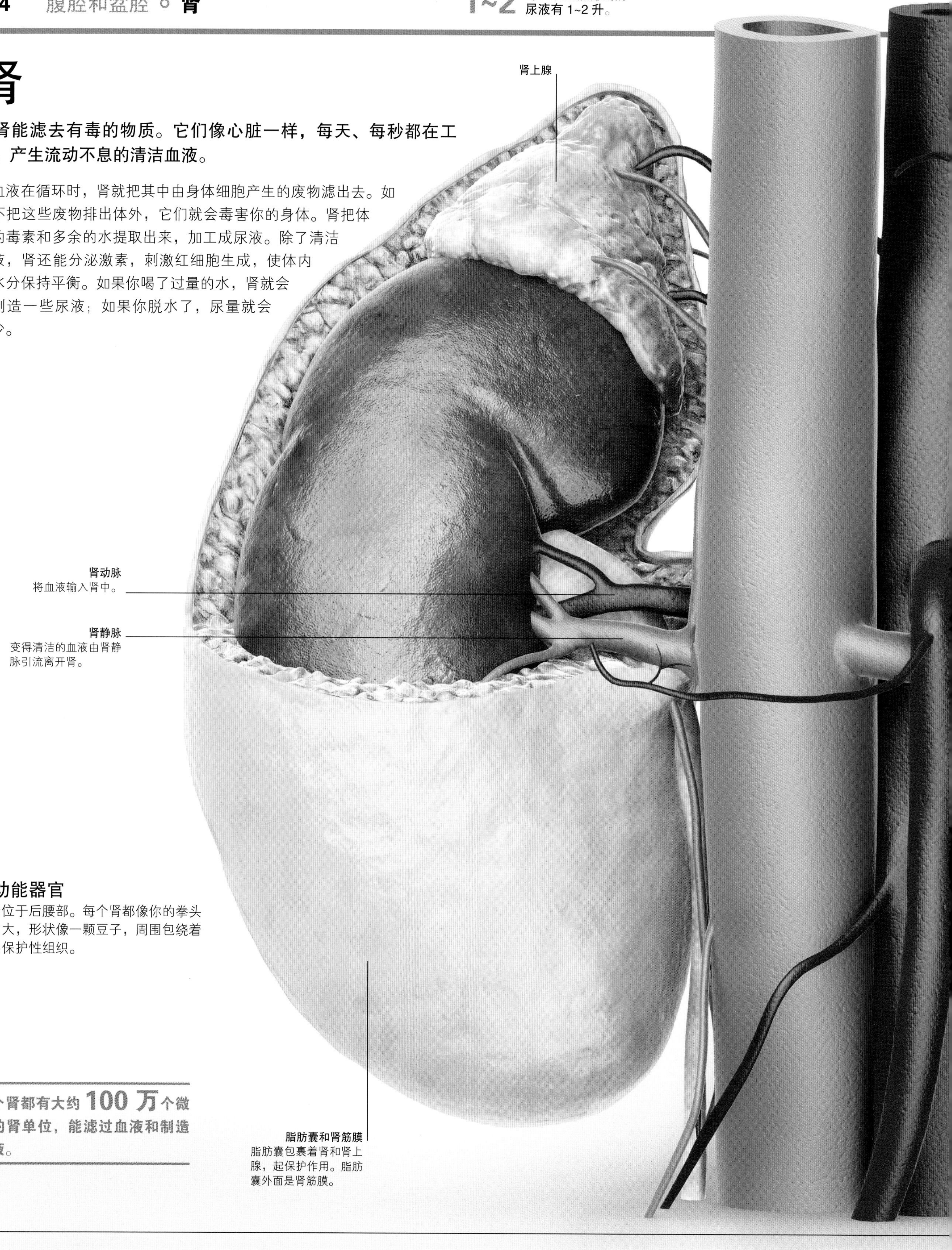

肾上腺
肾动脉
将血液输入肾中。
肾静脉
变得清洁的血液由肾静脉引流离开肾。
脂肪囊和肾筋膜
脂肪囊包裹着肾和肾上腺，起保护作用。脂肪囊外面是肾筋膜。

多功能器官

双肾位于后腰部。每个肾都像你的拳头那么大，形状像一颗豆子，周围包绕着一层保护性组织。

每个肾都有大约 100 万个微小的肾单位，能滤过血液和制造尿液。

18 一个人一生中从肾流过的血液量能灌满18个奥林匹克游泳池。

1 肾将全身的血液净化一遍用不了1小时。

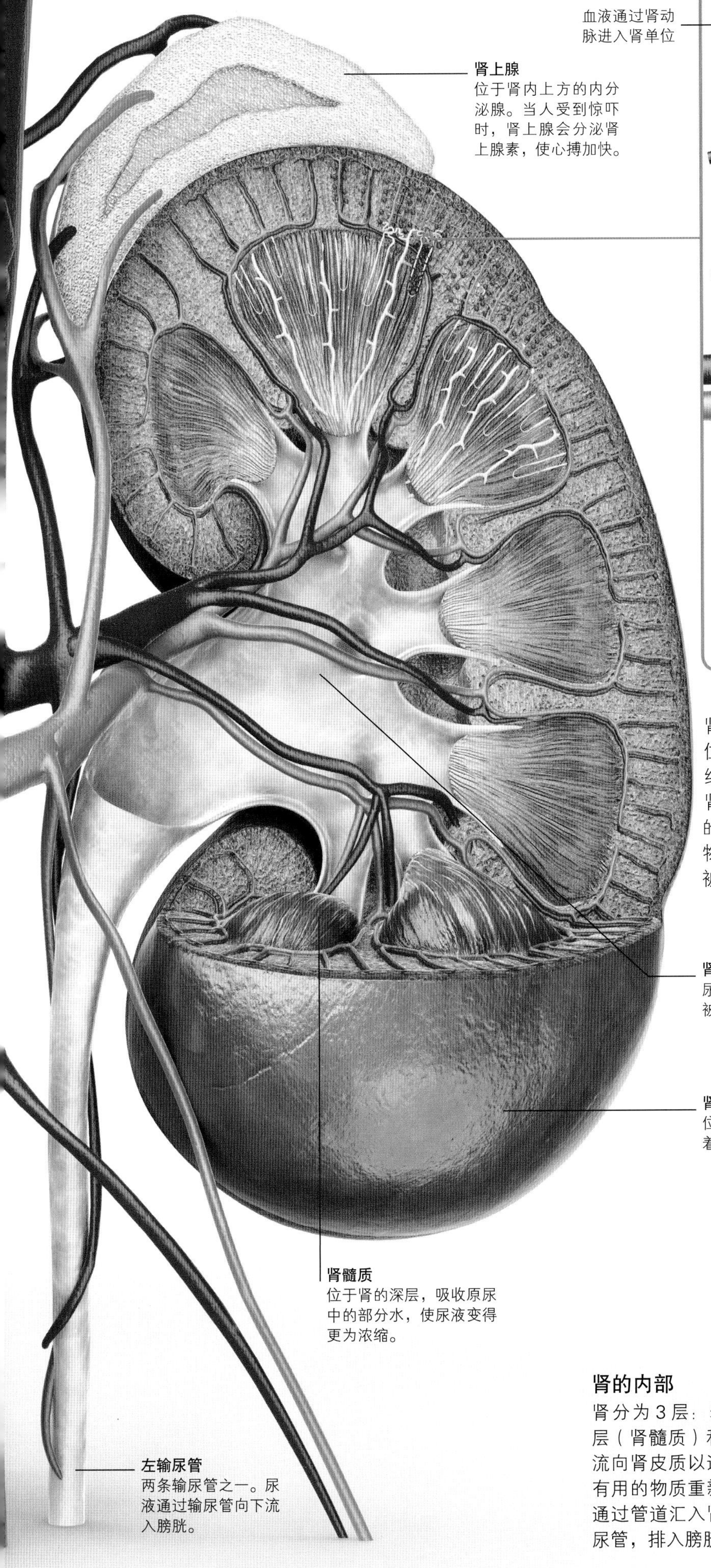
肾上腺
位于肾内上方的内分泌腺。当人受到惊吓时，肾上腺会分泌肾上腺素，使心搏加快。
肾盂
尿液汇集于此，然后被送入膀胱。
肾皮质
位于肾的表层，包绕着肾髓质。
肾髓质
位于肾的深层，吸收原尿中的部分水，使尿液变得更为浓缩。
左输尿管
两条输尿管之一。尿液通过输尿管向下流入膀胱。

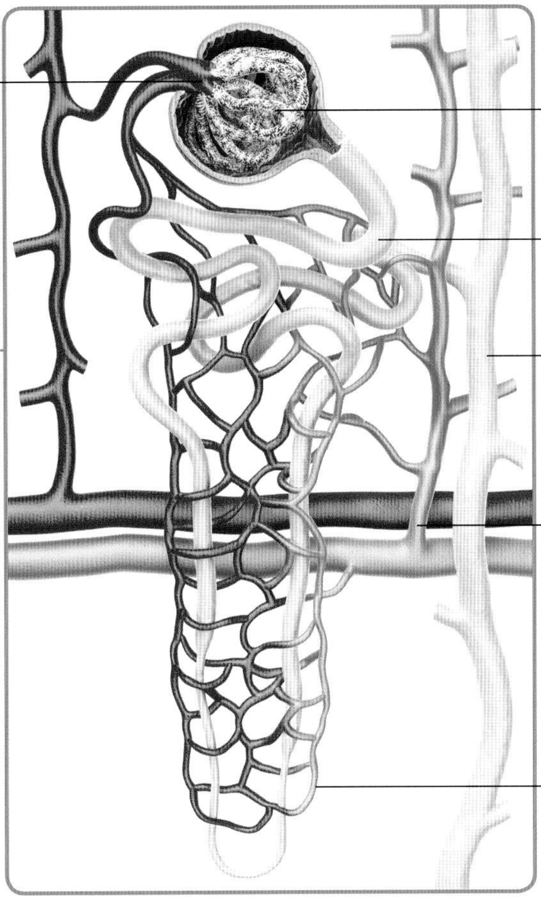
血液通过肾动脉进入肾单位
血液通过肾小球时被滤过
废物从肾小球滤出，进入盘绕在周围的肾小管
集合管将废物排入肾盂
净化后的血液通过肾静脉引流回心脏
毛细血管将水和营养素吸收回血液

肾单位

肾内有许多微小的滤过血液的功能单位，称为肾单位。每个肾单位包含着一个肾小球，这是由一根毛细血管缠绕弯曲形成的血管球，外面覆以包囊——肾小囊。血液从肾小球通过时，其中的废物和多余的水分就滤出到囊中，被肾小管带走。任何有用的物质，如葡萄糖，都会被毛细血管吸收；而废物则被运走，形成尿液。

肾的内部

肾分为3层：表层（肾皮质）、深层（肾髓质）和中央的肾盂。血液流向肾皮质以进行滤过。肾髓质将有用的物质重新吸收回血液。废物通过管道汇入肾盂。尿液经左右输尿管，排入膀胱。

透析机

如果肾因受损或患病而不能行使功能，可用透析机代替肾来净化血液。用体积庞大的透析机来净化体内的血液，所花费的时间却是肾自身净化所需时间的4倍，这表明肾的效率极高。

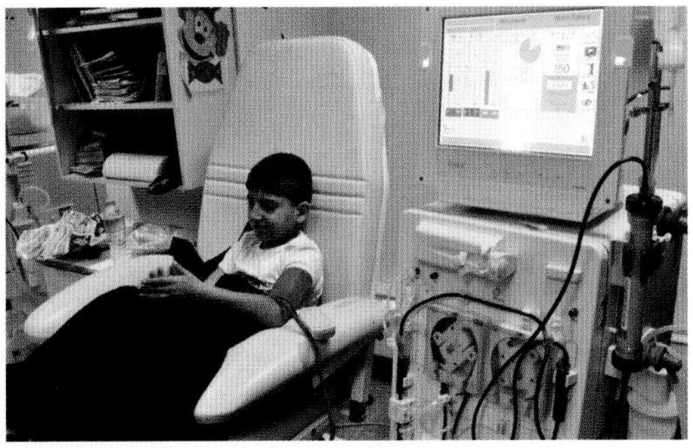

透析

透析机起着人工肾的作用。血液从人体流入透析机，有毒的废物和多余的水分被清除，净化后的血液被送回患者体内。

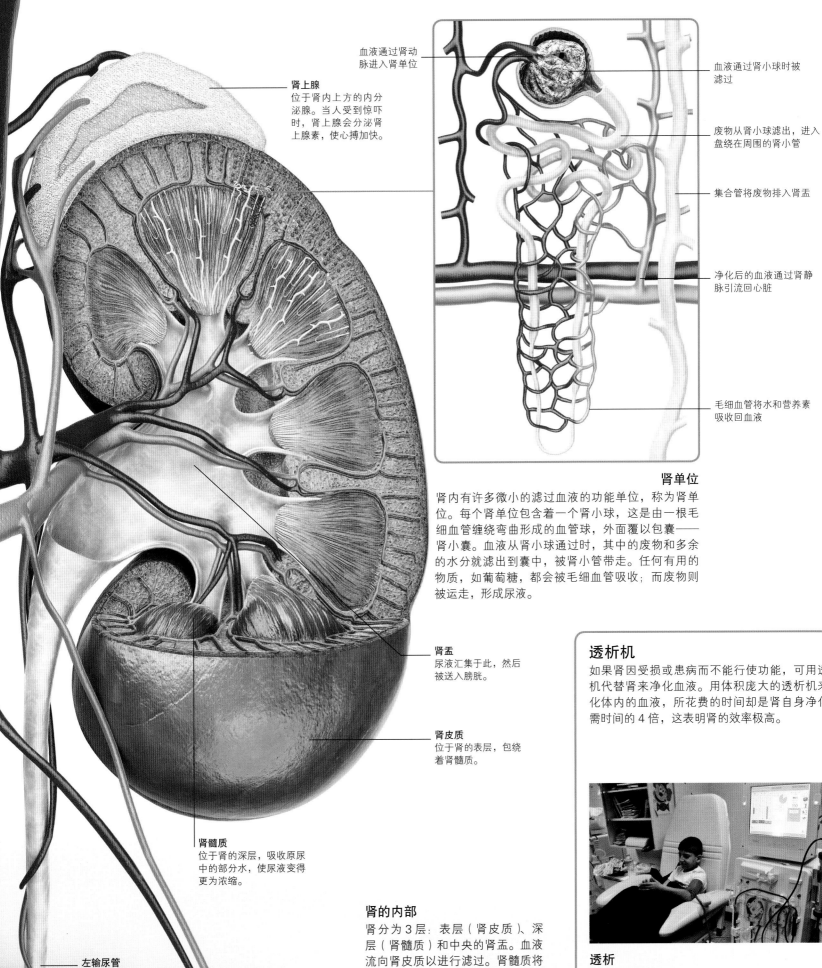

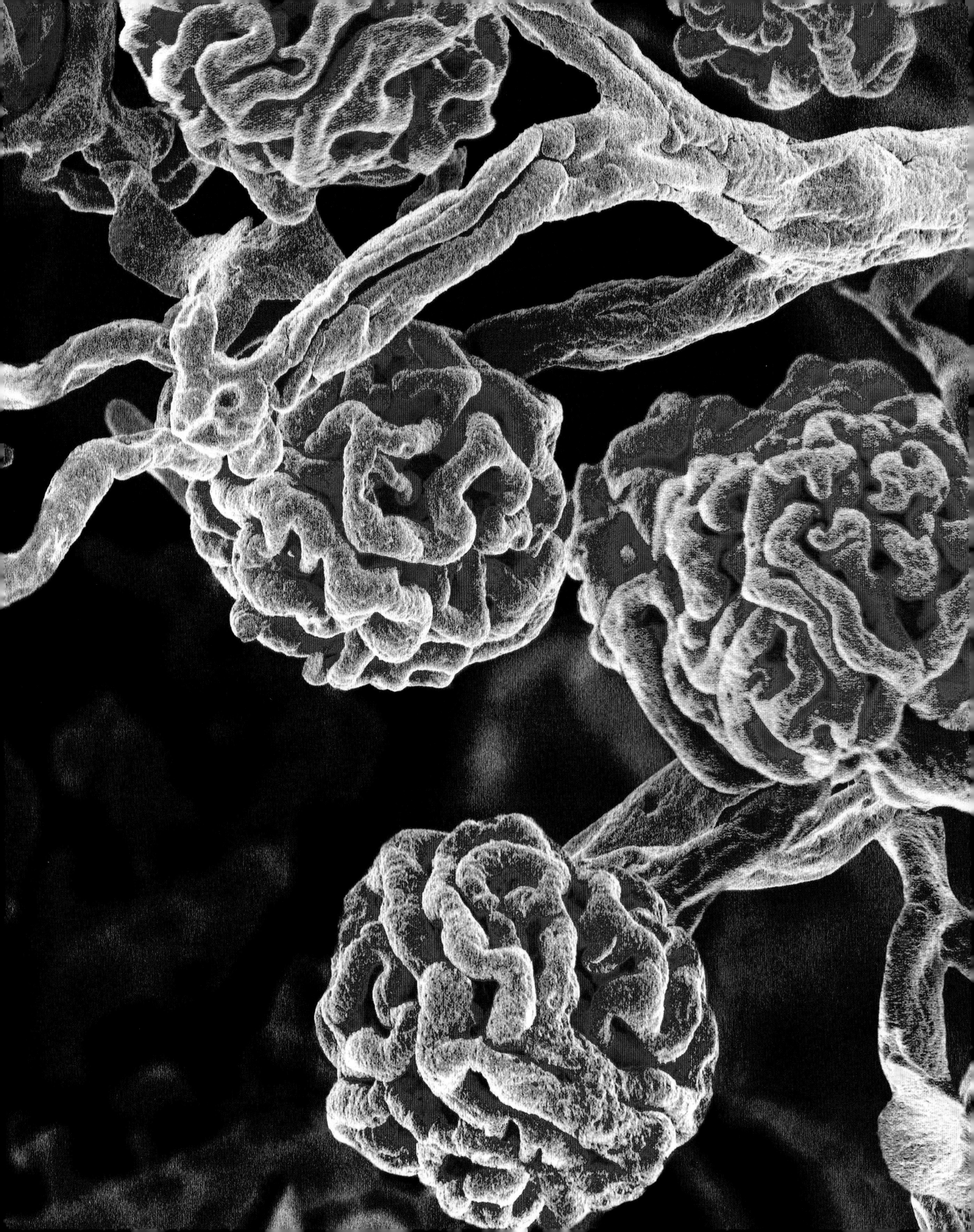

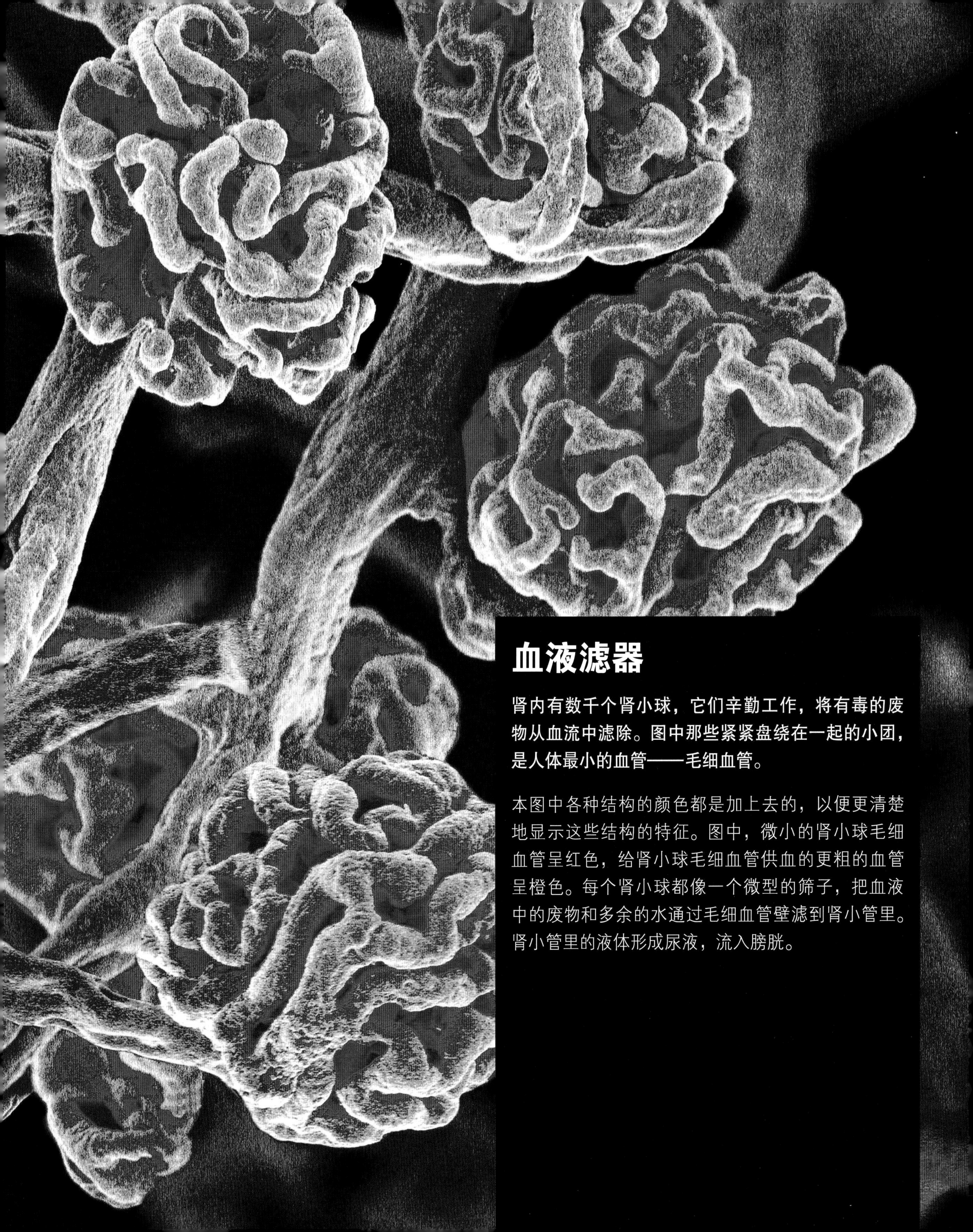

血液滤器

肾内有数千个肾小球，它们辛勤工作，将有毒的废物从血流中滤除。图中那些紧紧盘绕在一起的小团，是人体最小的血管——毛细血管。

本图中各种结构的颜色都是加上去的，以便更清楚地显示这些结构的特征。图中，微小的肾小球毛细血管呈红色，给肾小球毛细血管供血的更粗的血管呈橙色。每个肾小球都像一个微型的筛子，把血液中的废物和多余的水通过毛细血管壁滤到肾小管里。肾小管里的液体形成尿液，流入膀胱。

生命之水

人的生存离不开水。每个细胞、组织、器官都依赖有规律的水供应才能正常运转。水占人体重量的一半以上。水存在于细胞内，也存在于血液和其他液体中，如淋巴、泪液、唾液、汗液和尿液。人脑时刻监控着体内水的多少，以确保体内的水维持在正常的平衡状态。

人体内水的占比

人体的含水量，取决于年龄、性别和体重。肌富含水，一个人的肌越多，其体内的含水量就越高。随着年龄的增长，肌逐渐萎缩，体内含水量也随之降低。

富含水的人体

水几乎占到婴儿体重的3/4，此后，水的占比逐渐下降。男人体内水的占比比女人多，因为通常男人体内有更多富含水的肌。

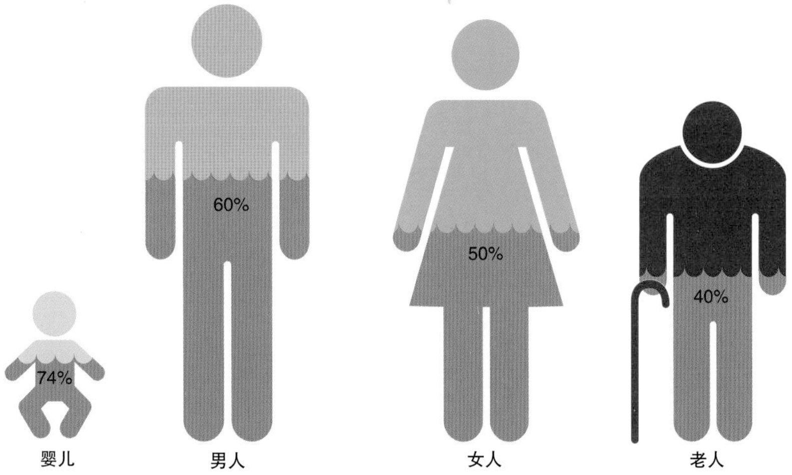
74%
婴儿
60%
男人
50%
女人
40%
老人

身体化学

水是人体细胞的基本成分。为生命提供能量的化学反应，就发生在人体细胞含有的水之中。不同身体组织有着不同的含水量，这取决于它们的功能。肌的含水量是骨的3倍多。

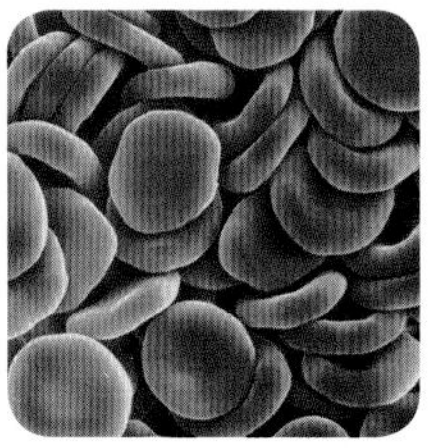
血液
含水量83%

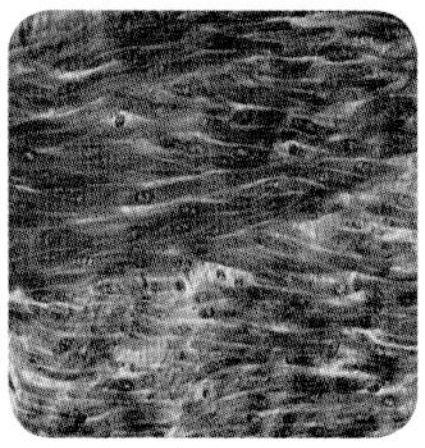
肌
含水量75%

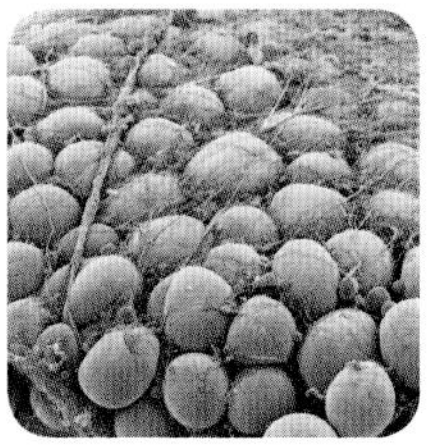
脂肪
含水量25%

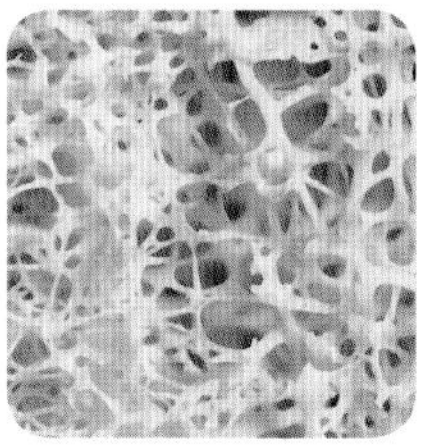
骨
含水量22%

一个人在不喝水的情况下可以存活约 100 小时。

摄入和排出

人体需要适量的水。我们在不断失去水，所以需要从饮食中获得水，以补充失去的量，维持水平衡。

水通道

本图显示了我们如何摄入水，水又是如何通过不同的方式（如呼吸、出汗和排尿）离开人体的。

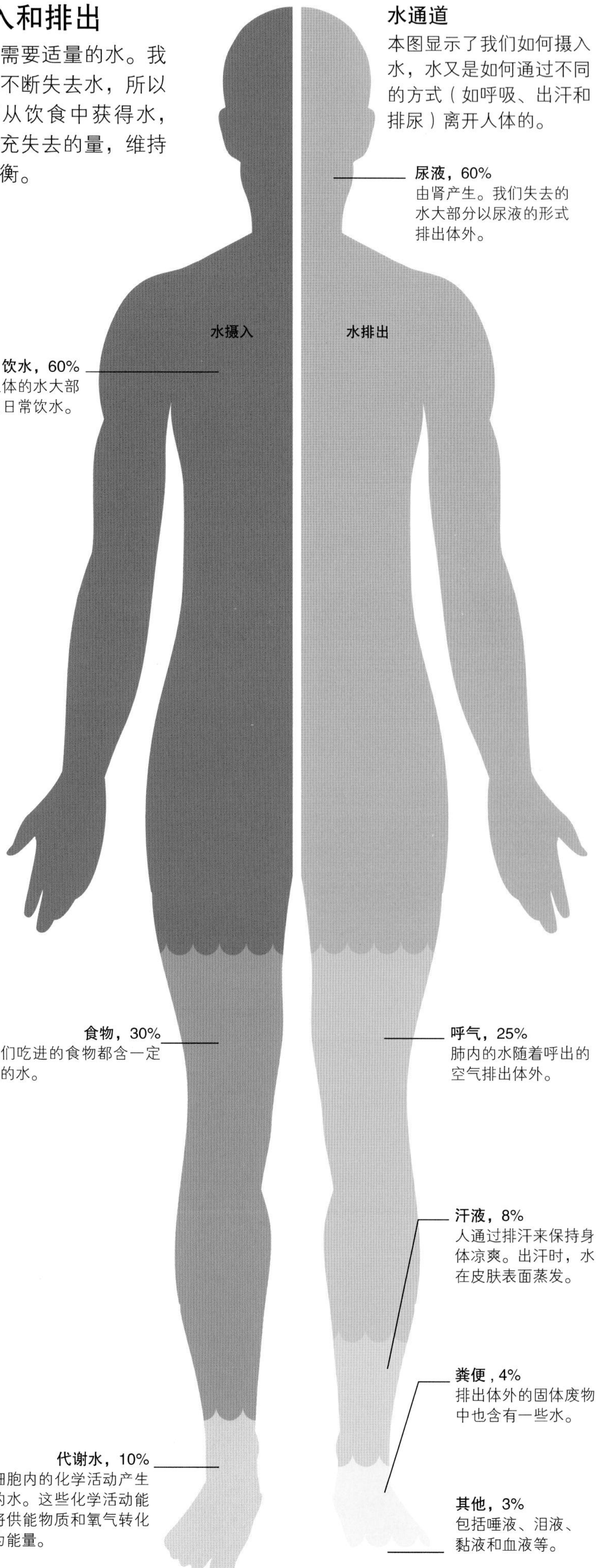
水摄入
水排出

尿液，60%
由肾产生。我们失去的水大部分以尿液的形式排出体外。

饮水，60%
进入人体的水大部分来自日常饮水。

食物，30%
我们吃进的食物都含一定量的水。

呼气，25%
肺内的水随着呼出的空气排出体外。

汗液，8%
人通过排汗来保持身体凉爽。出汗时，水在皮肤表面蒸发。

粪便，4%
排出体外的固体废物中也含有一些水。

代谢水，10%
细胞内的化学活动产生的水。这些化学活动能将供能物质和氧气转化为能量。

其他，3%
包括唾液、泪液、黏液和血液等。

水在工作

水在体内有多种作用：提供了一个循环全身的运输系统；调节体温；在许多地方起润滑作用，使这些部位运转得更好。

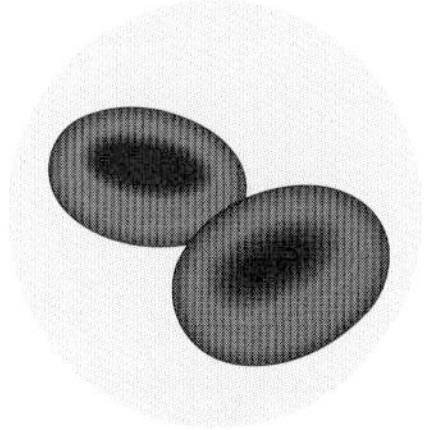

血液
主要成分是水，所以血液在血管内流动得非常顺畅。

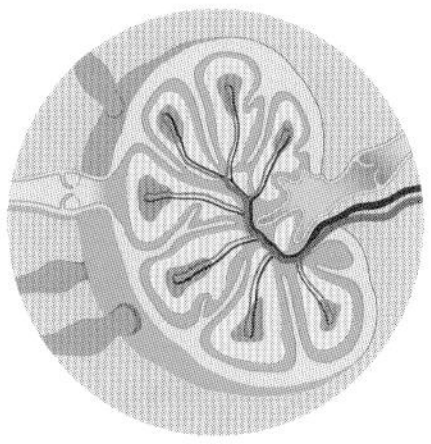

淋巴
水样的淋巴在全身流动，循环利用一些化学物质，并对抗细菌。

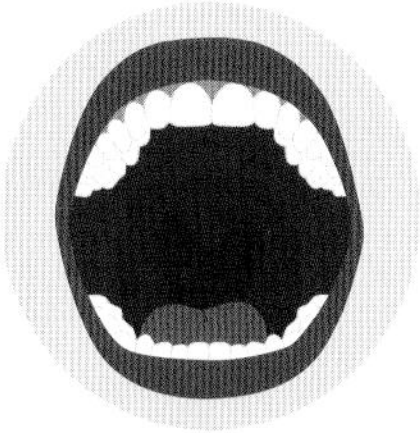

唾液
能使食物湿润，从而帮助进食，并能杀灭口腔里的微生物。

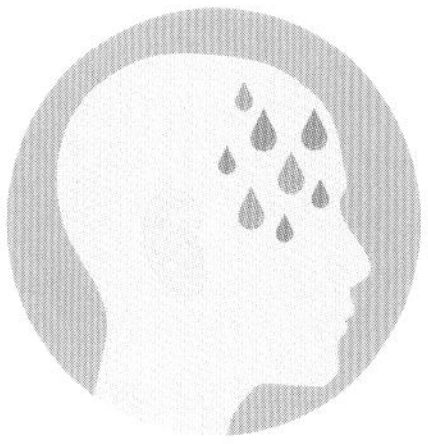

汗液
从皮肤上的汗孔排出体外，帮助调节体温。

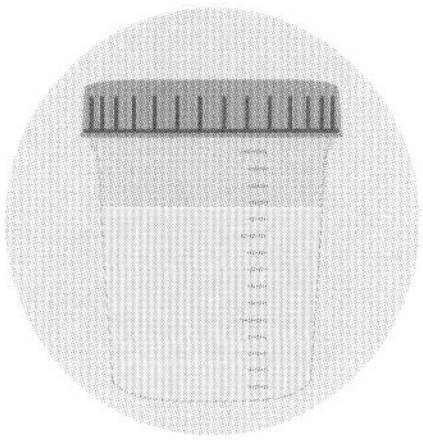

尿液
来自血液的多余的水和一些化学物质的混合物。

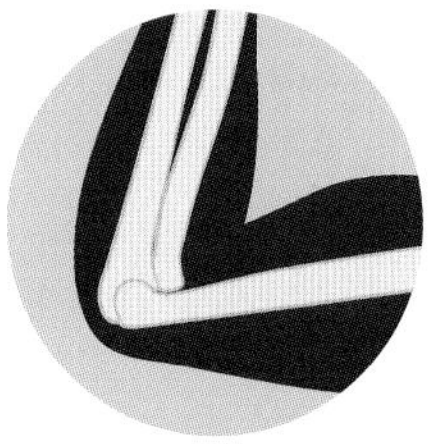

关节
许多可动关节里含有一层润滑的液体——滑液。

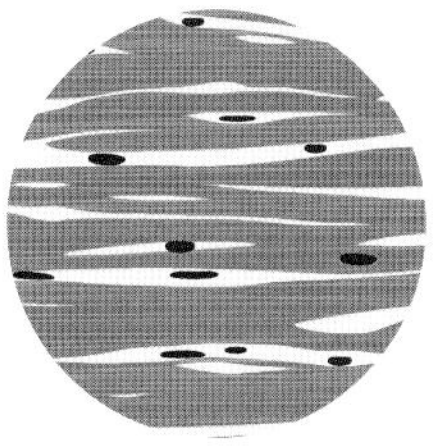

组织液
身体组织中含有水，非脂肪组织含有的水多于脂肪组织。

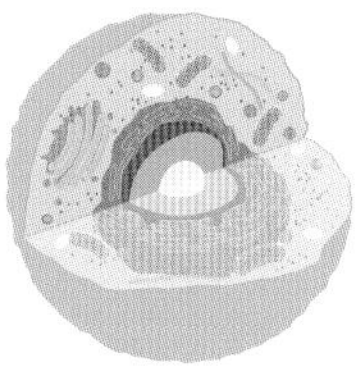

细胞质
细胞内部发生的化学反应需要水。

尿化验

尿液能提供与健康有关的宝贵线索。尿色深表明这个人处于脱水状态，需要喝更多的水。尿化验能查出妊娠、某些感染、激素变化和糖尿病等情况。

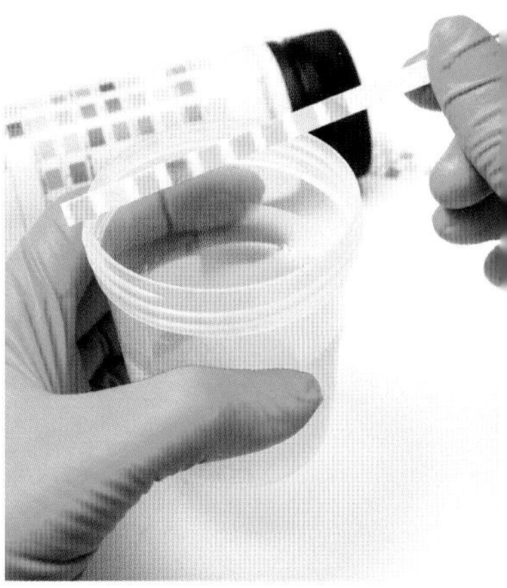

尿样
为了验尿，把检测试纸条浸入尿液样本中。检测试纸条上的色带对尿中不同的化学物质有不同的反应，从而显示出存在的异常。

尿里有什么？

尿液中 94% 是水。余下的部分由身体不需要的能溶于水的物质组成，包括钠（多余的盐）和尿素（肝产生的废物）等。

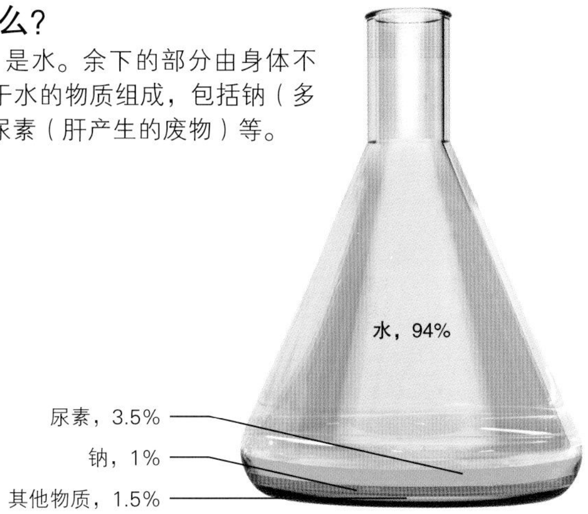

水的平衡

下丘脑负责监测人体内的水平衡。如果下丘脑发现体内的水过少或过多，就会做出应答，让垂体分泌对肾和其他器官发出指令的激素。

一个人一生平均要饮用
75000 升水

水过少

体内的水过少，会导致脱水。此时，身体需要摄入更多的水，并保存体内已有的水。

- **水过少警报**
  垂体向血流分泌激素。
- **感到口渴**
  激素会激发饮水的冲动。
- **口干**
  感到口腔干燥，因为水被送到更需要水的地方去了。
- **肾**
  肾接到减少从血液中移出水的指令，于是身体产生的尿量减少。

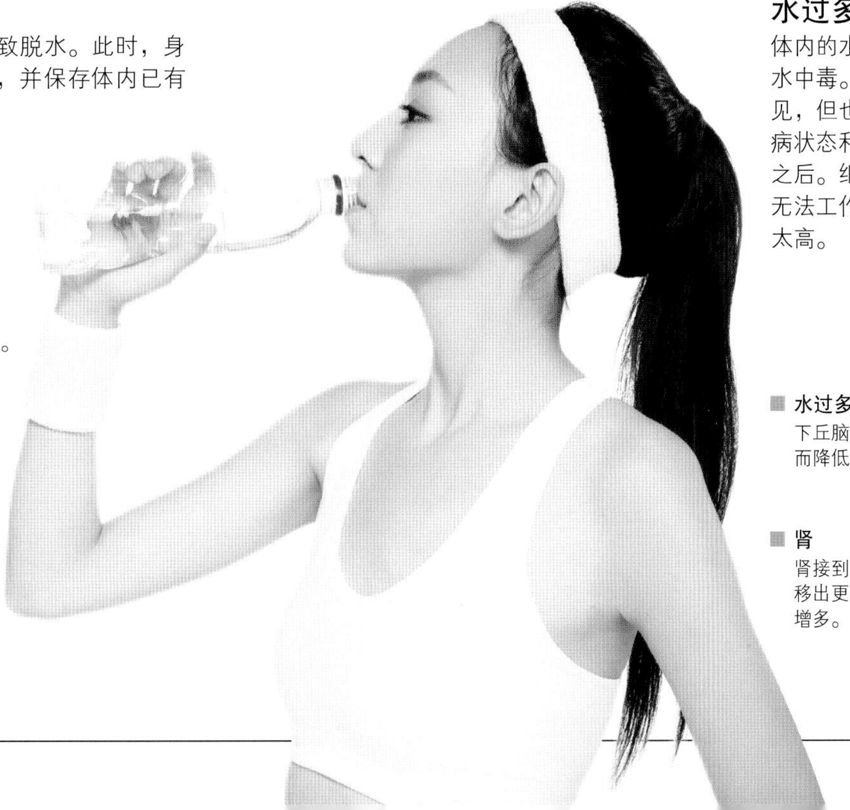

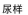

水过多

体内的水过多，会导致水中毒。这种情况很罕见，但也能见于一些疾病状态和迅速大量饮水之后。细胞里的水多到无法工作，血压也升得太高。

- **水过多警报**
  下丘脑命令血管扩张，从而降低血压。
- **肾**
  肾接到指令，从血液中移出更多的水，使尿量增多。

盐水

我们体内的水是含盐的——事实上，其盐度与海水差不多。盐（或钠）有助于维持身体的水平衡——溶解在血液中的盐量"通知"下丘脑，肾应以尿液的形式排出多少水，以及应保存多少水。与钾一样，钠在帮助神经元发放信息方面也起着重要作用。

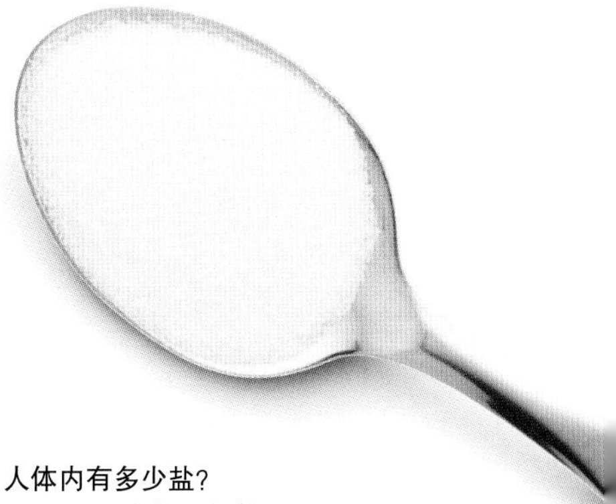

人体内有多少盐？
盐的重量约占我们体重的 0.4%。一个儿童体内的含盐量相当于 28 茶匙食盐，而成人体内的含盐量相当于 40 茶匙。

女性生殖系统

从十几岁到 55 岁左右，女性生殖器官的主要作用是使卵子与男性的生殖细胞（精子）相结合，创造并孕育新的生命。

女性主要的生殖器官是卵巢和子宫。两个卵巢用来储存卵子，而后每隔一定时间将卵子排出。当卵子与男性的精子结合为受精卵，子宫就有了孕育和保护发育中的受精卵的任务。受精卵先发育为胚，然后发育为胎儿。当胎儿降生到世界上来的时候，就称为婴儿。

女性生殖系统的内部结构

本断面图显示的是女性生殖器官的侧视图。子宫位于下腹部的中间，在膀胱与直肠之间。两个卵巢分别在子宫的两侧，通过输卵管与子宫相连。

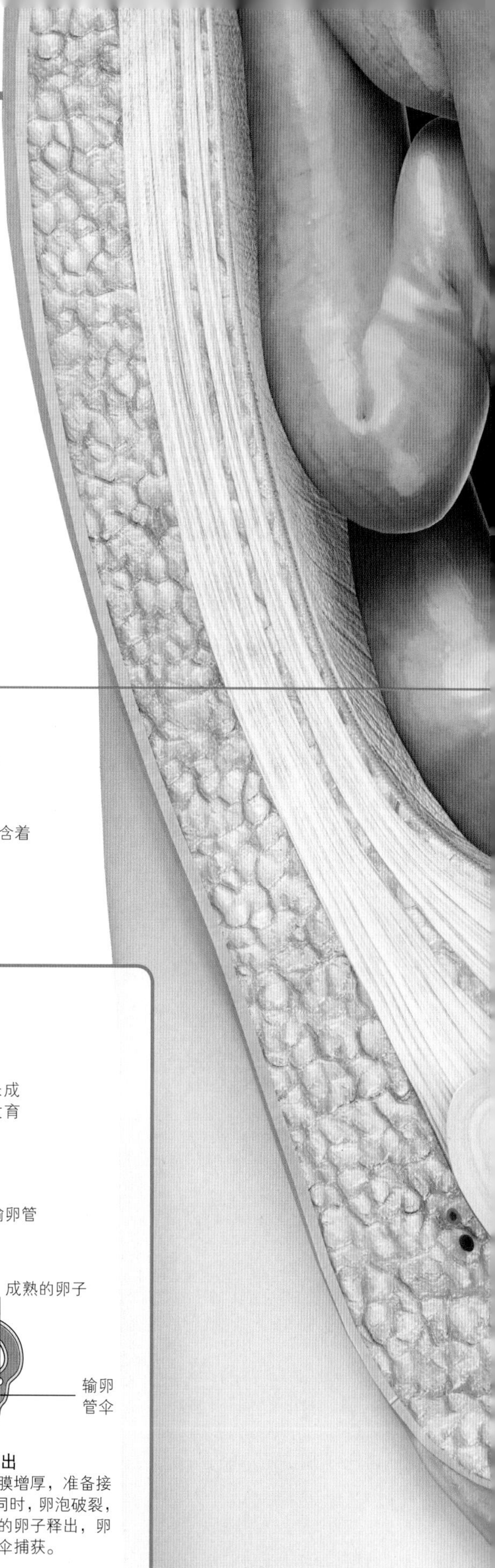

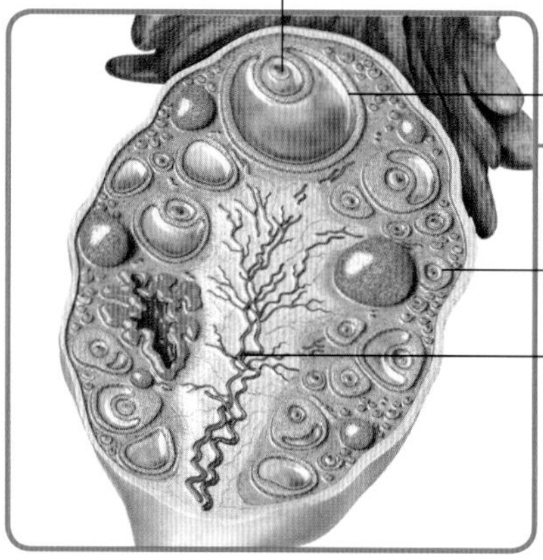
成熟的卵子
这个卵子已经成熟，准备排出。
卵泡
未成熟的卵子
髓质
卵巢髓质中包含着血管。

卵巢的内部结构

卵巢内包含着成千上万个未成熟的卵子。每个卵子都被包裹在一个囊状的卵泡内。每个月，激素都会触发一个过程，使卵巢中的一个卵子生长得比其他卵子快。这个卵子发育成熟后就从卵巢排出。

为妊娠做准备

自青春期开始，每一个月左右，女性都要经历一个为可能的妊娠做准备的过程，这个过程就叫月经周期。

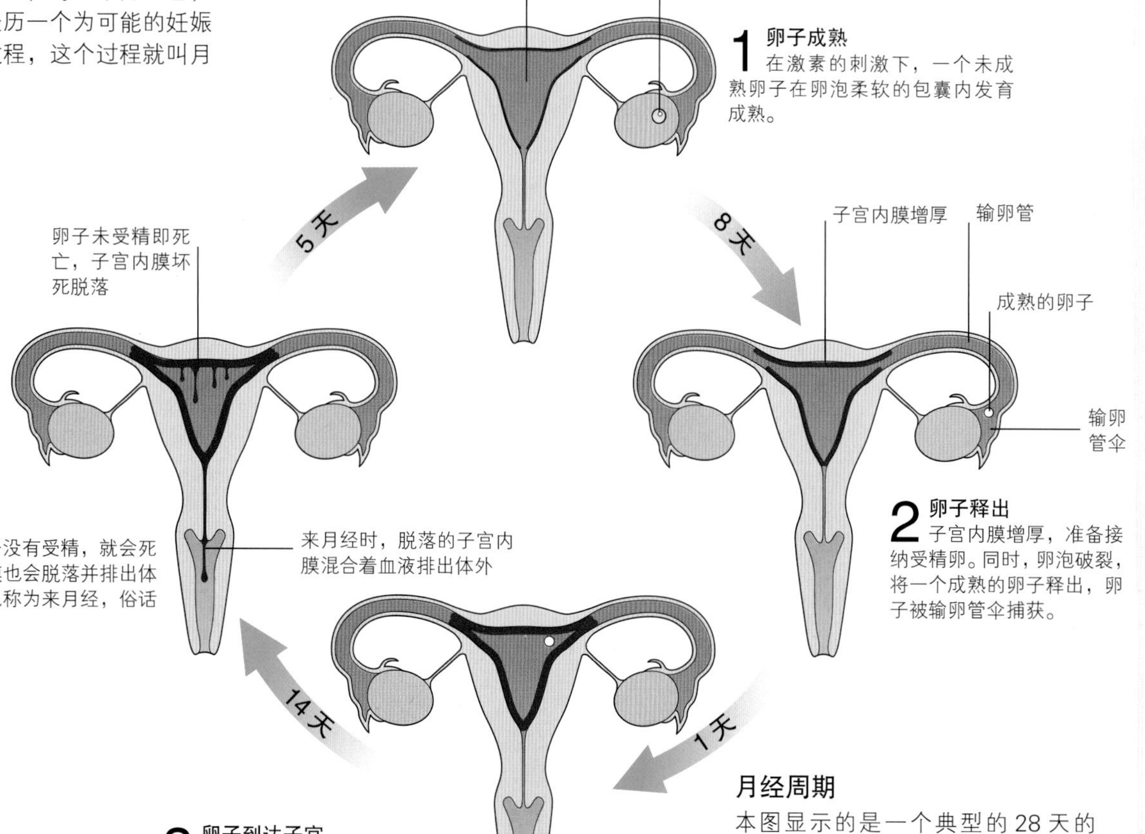
子宫
卵子在卵泡内发育
8 天
子宫内膜增厚
输卵管
成熟的卵子
输卵管伞
1 天
14 天
来月经时，脱落的子宫内膜混合着血液排出体外
5 天
卵子未受精即死亡，子宫内膜坏死脱落

1 卵子成熟 在激素的刺激下，一个未成熟卵子在卵泡柔软的包囊内发育成熟。

2 卵子释出 子宫内膜增厚，准备接纳受精卵。同时，卵泡破裂，将一个成熟的卵子释出，卵子被输卵管伞捕获。

3 卵子到达子宫 这时，如果卵子受精了，成为受精卵，就会嵌入子宫壁（着床），并开始生长。

4 来月经 如果卵子没有受精，就会死亡，子宫内膜也会脱落并排出体外。这种情况称为来月经，俗话叫来例假。

月经周期

本图显示的是一个典型的 28 天的月经周期。事实上，月经周期的长度从 21 天到 35 天不等，各阶段的时间间隔更是差异极大。

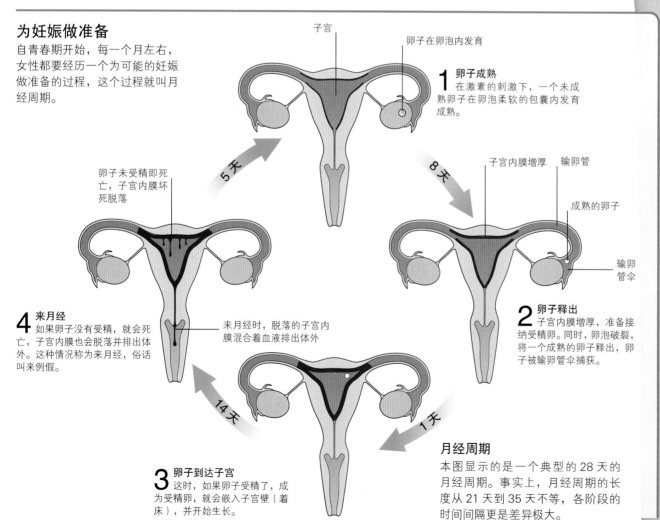

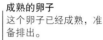

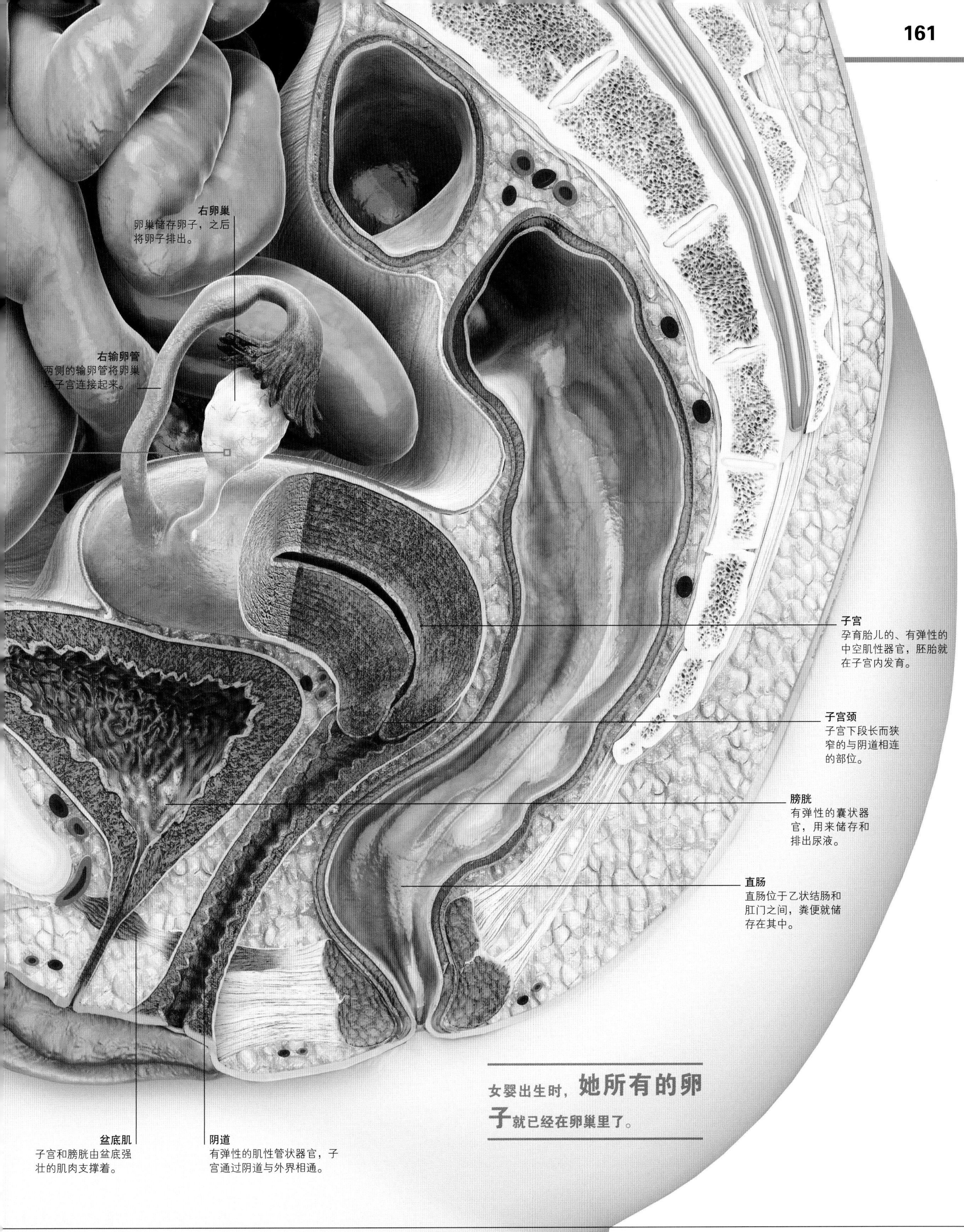
右卵巢
卵巢储存卵子，之后将卵子排出。
右输卵管
两侧的输卵管将卵巢
子宫连接起来。
子宫
孕育胎儿的、有弹性的中空肌性器官，胚胎就在子宫内发育。
子宫颈
子宫下段长而狭窄的与阴道相连的部位。
膀胱
有弹性的囊状器官，用来储存和排出尿液。
直肠
直肠位于乙状结肠和肛门之间，粪便就储存在其中。
盆底肌
子宫和膀胱由盆底强壮的肌肉支撑着。
阴道
有弹性的肌性管状器官，子宫通过阴道与外界相通。

女婴出生时，**她所有的卵子**就已经在卵巢里了。

男性生殖系统的内部结构

睾丸和阴茎都位于体外，但它们又与一系列位于体内的管道和腺体相联系。整个男性生殖系统能够制造精子，促进精子成熟，并将其运送到能与卵子结合的地方。

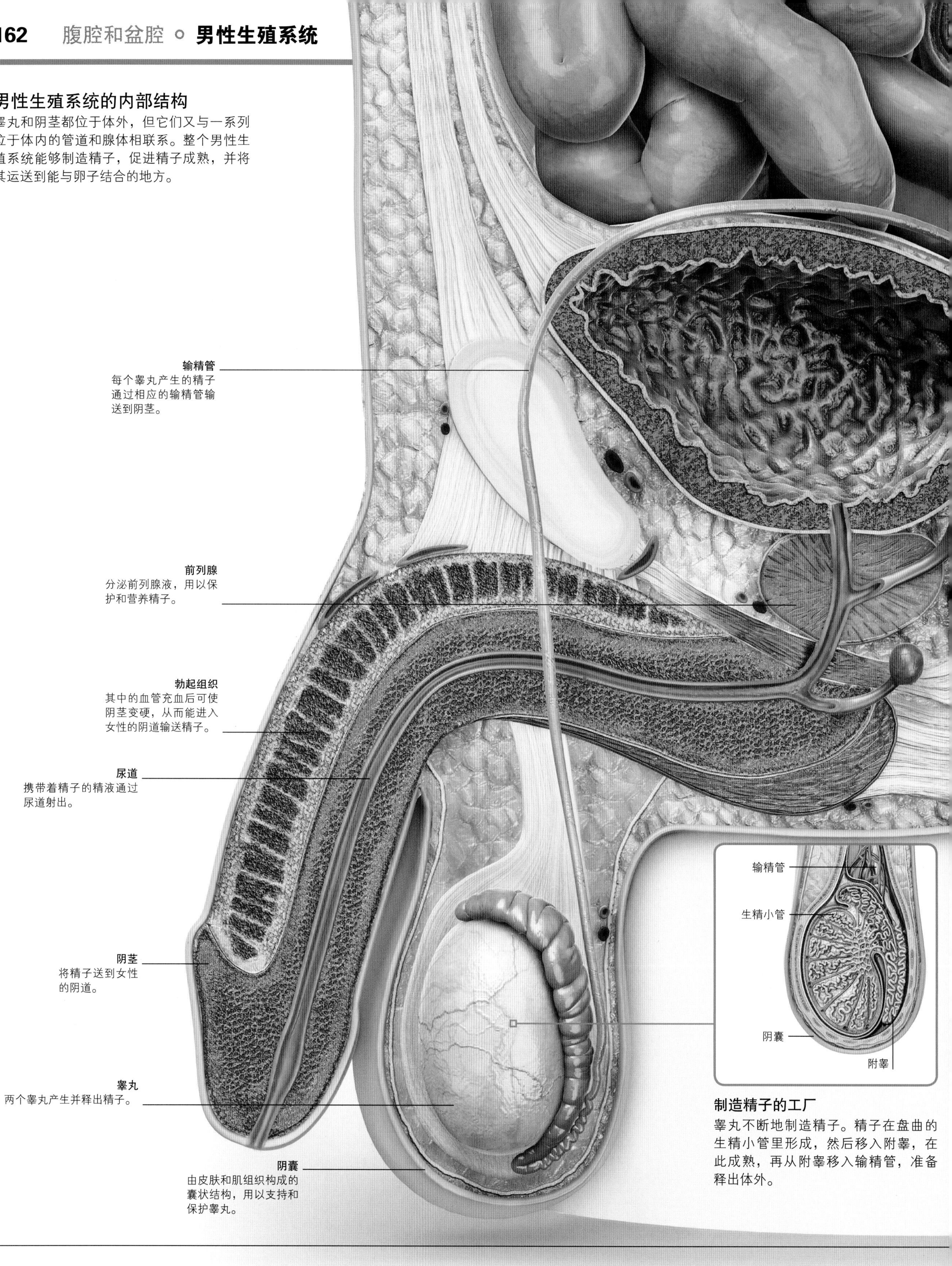
输精管
每个睾丸产生的精子通过相应的输精管输送到阴茎。
前列腺
分泌前列腺液，用以保护和营养精子。
勃起组织
其中的血管充血后可使阴茎变硬，从而能进入女性的阴道输送精子。
尿道
携带着精子的精液通过尿道射出。
阴茎
将精子送到女性的阴道。
睾丸
两个睾丸产生并释出精子。
阴囊
由皮肤和肌组织构成的囊状结构，用以支持和保护睾丸。
输精管
生精小管
阴囊
附睾

制造精子的工厂

睾丸不断地制造精子。精子在盘曲的生精小管里形成，然后移入附睾，在此成熟，再从附睾移入输精管，准备释出体外。

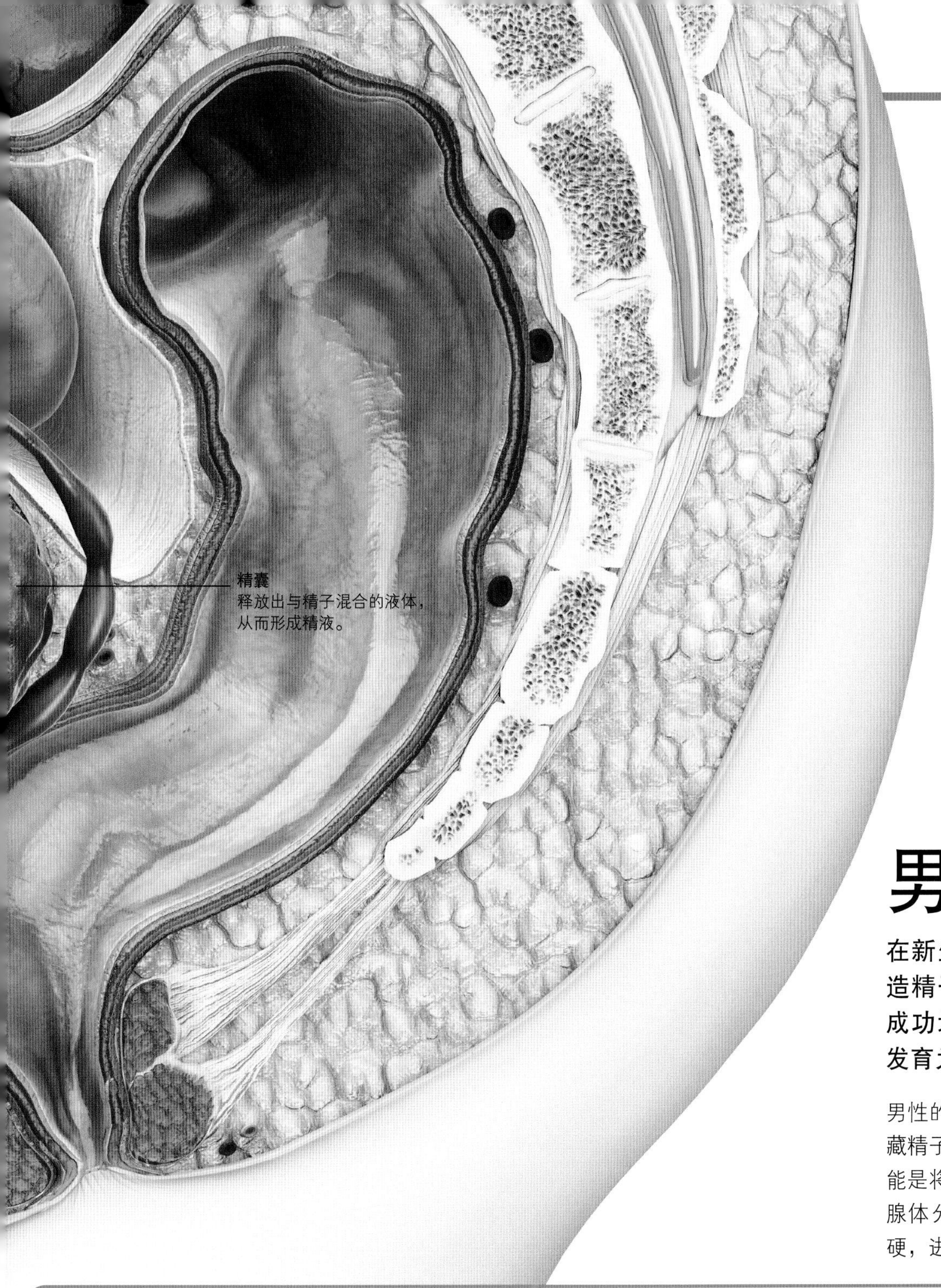
精囊
释放出与精子混合的液体，从而形成精液。

精子

精子是人体最小的细胞之一，但它的细胞核却携带着一半有关创造新生命的遗传信息。精子能产生足够的能量，以便长时间游向女性的卵子。

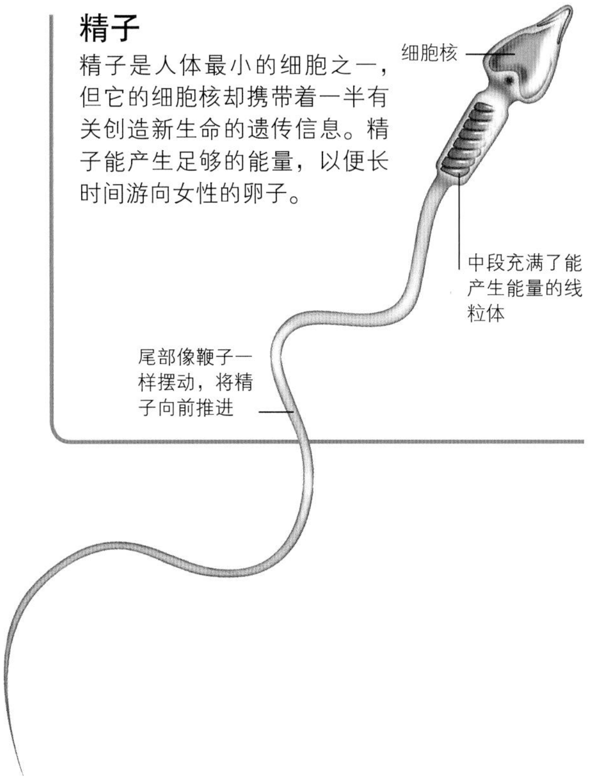
细胞核
中段充满了能产生能量的线粒体
尾部像鞭子一样摆动，将精子向前推进

男性生殖系统

在新生命创造过程中，男性生殖器官的作用是制造精子。许多精子游向一个卵子，其中一个精子成功地与卵子结合，形成受精卵。受精卵将生长发育为胎儿。

男性的主要生殖器官是睾丸和阴茎。两个睾丸是产生和储藏精子的地方。每个睾丸与一条输精管相连，输精管的功能是将精子输送到阴茎。在输送途中，精子混合一些附属腺体分泌的黏稠液体，形成精液。性交过程中，阴茎变硬，进入女性的阴道，释放出含有精子的精液。

受精竞赛

为了与卵子结合，精子必须完成一段20~30厘米的旅程。该旅程开始于女性的阴道，通过子宫，精子到达输卵管内，与卵子相遇。精子的这段旅程等同于人类游泳10千米。上亿个精子一同开始这段旅程，但只有少数精子能活着到达卵子，而成功使卵子受精的只有一个精子。

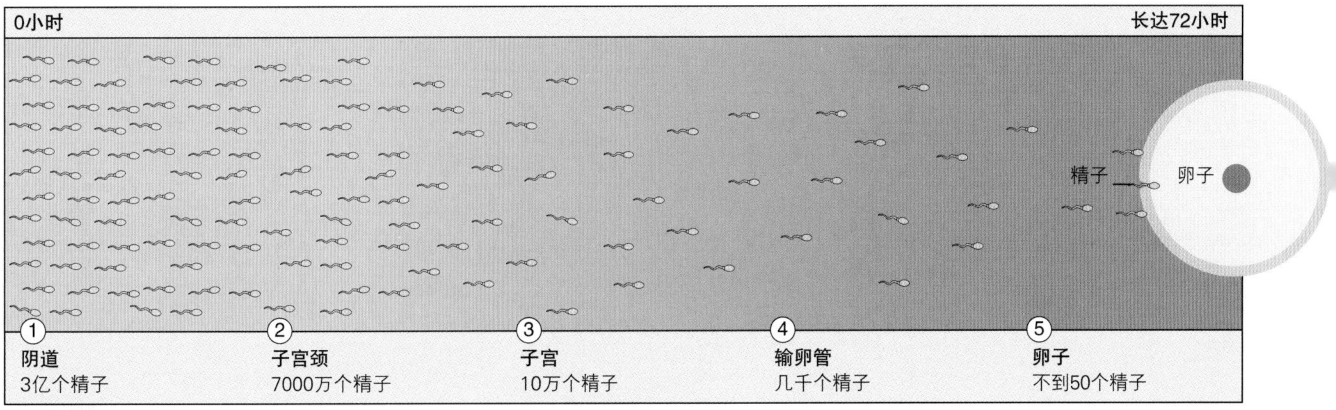
0小时
长达72小时
精子
卵子
1 阴道
3亿个精子
2 子宫颈
7000万个精子
3 子宫
10万个精子
4 输卵管
几千个精子
5 卵子
不到50个精子

比赛开始
阴道对精子来说是一个酸性的环境。上亿个精子在这个阶段就过不去了。

通过子宫入口
存活的精子从微微开启的子宫入口游过去。

竞争变得非常严峻
许多精子难以通过子宫颈内保护性的黏液。那些成功通过的精子现在面临着来自子宫内免疫细胞的攻击。

最后的努力
子宫肌收缩，将精子推向输卵管。其中一半的精子游对了方向，游进有卵子的那条输卵管。

受精
一小撮精子到达卵子。但只有一个精子成功地钻进卵子的外层，使之受精。

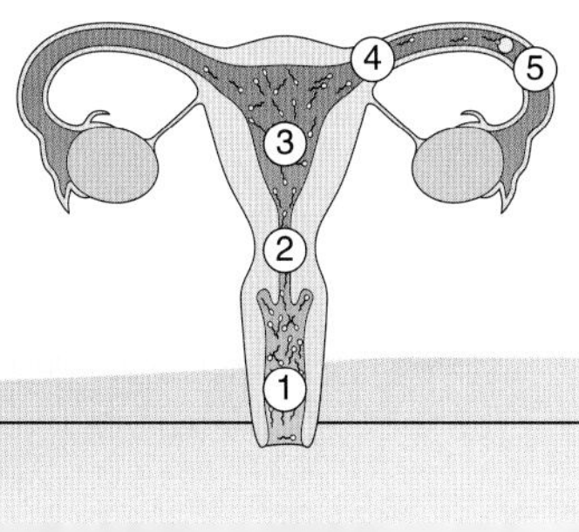
1
2
3
4
5

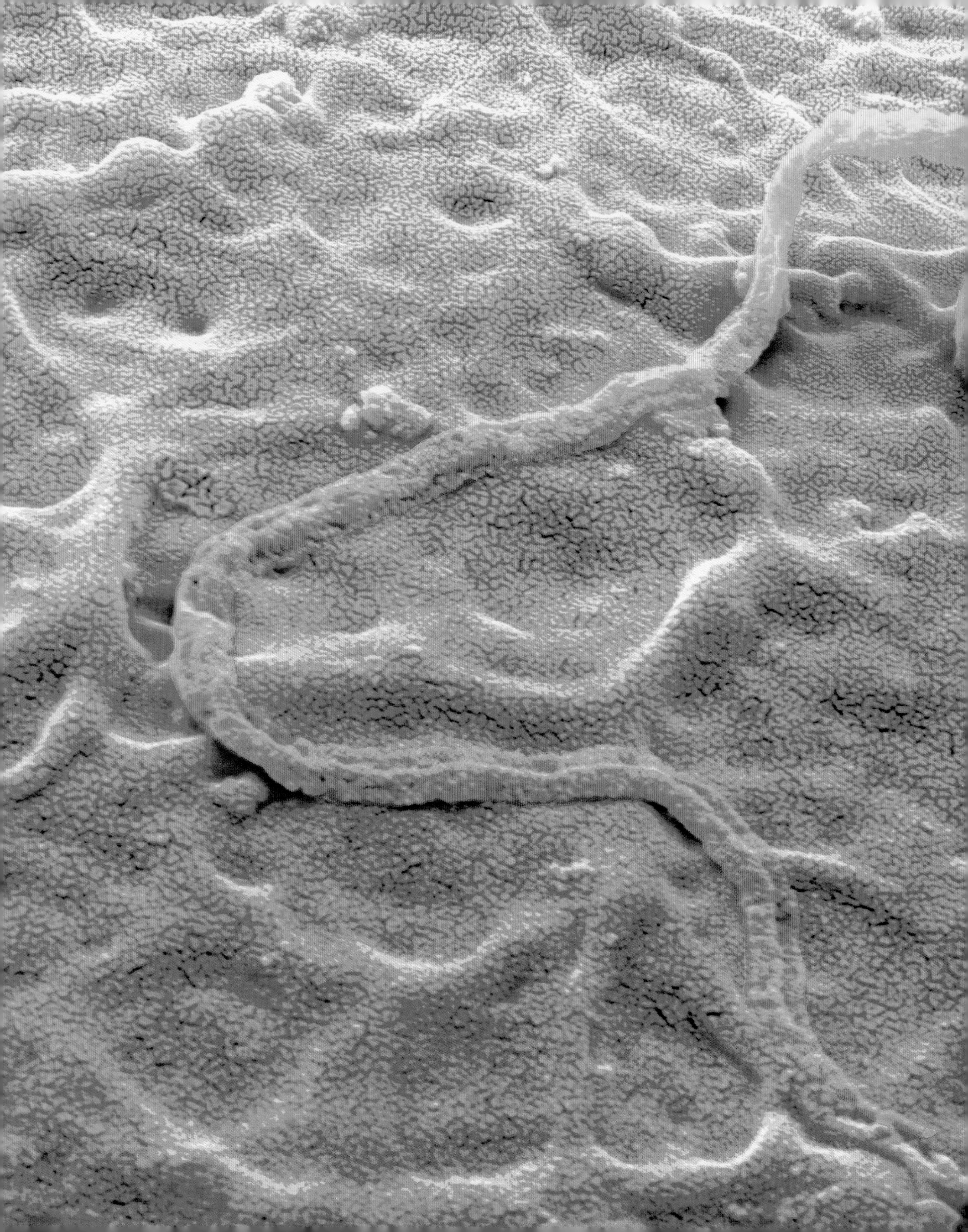

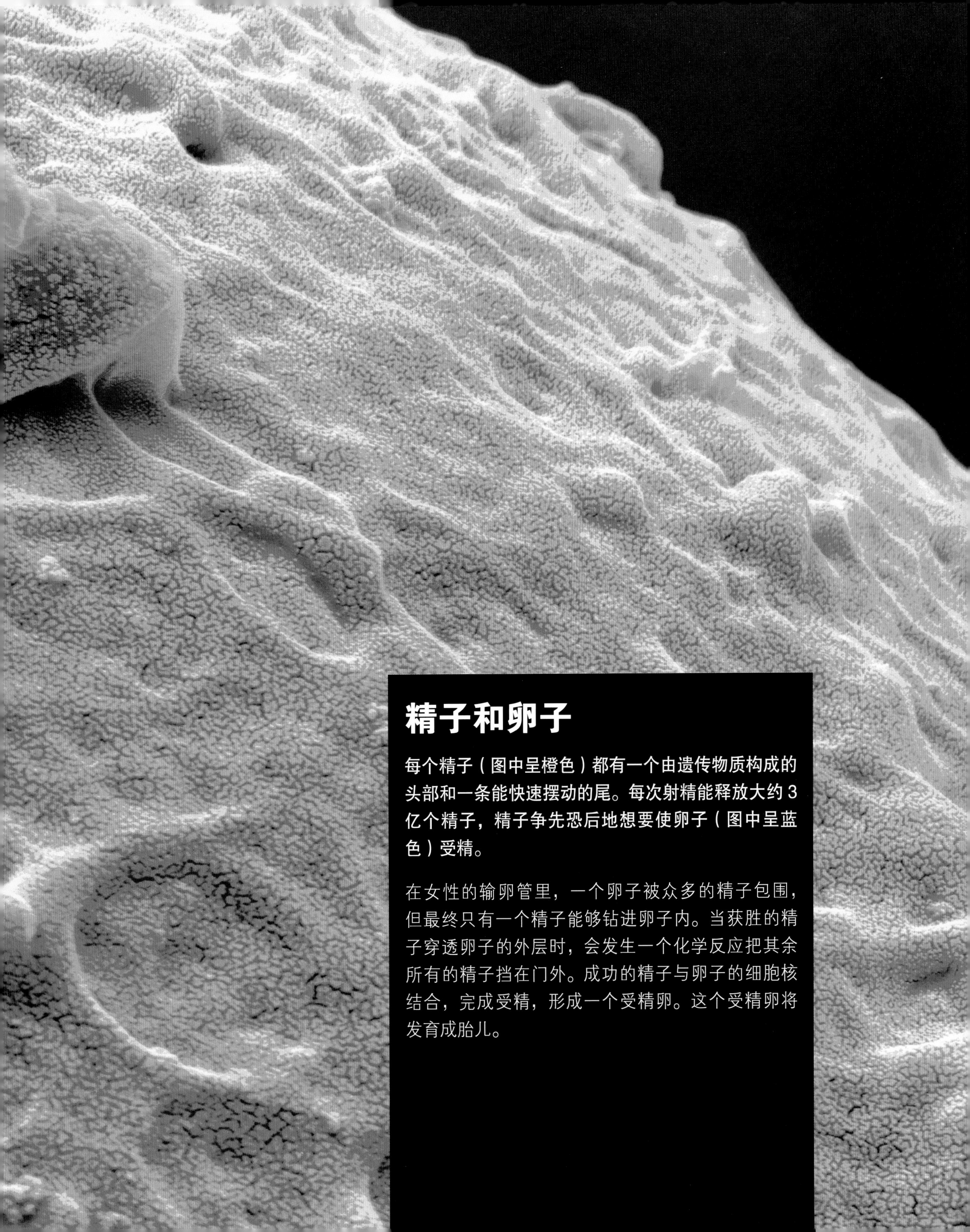

精子和卵子

每个精子（图中呈橙色）都有一个由遗传物质构成的头部和一条能快速摆动的尾。每次射精能释放大约3亿个精子，精子争先恐后地想要使卵子（图中呈蓝色）受精。

在女性的输卵管里，一个卵子被众多的精子包围，但最终只有一个精子能够钻进卵子内。当获胜的精子穿透卵子的外层时，会发生一个化学反应把其余所有的精子挡在门外。成功的精子与卵子的细胞核结合，完成受精，形成一个受精卵。这个受精卵将发育成胎儿。

生长中的胎儿

一旦精子和卵子结合，受精卵就开始在女性的子宫内生长。在妊娠（怀孕）期间，女性的身体成为胎儿的全套支持系统。

受精卵需要大约 9 个月的时间才能长成完全成熟的胎儿。在此期间，子宫提供了保护和温暖。随着胎儿的发育，子宫会一直扩张，直到它比身体的其他任何器官都大。生长中的胎儿位于孕妇腹部前方的隆起处。

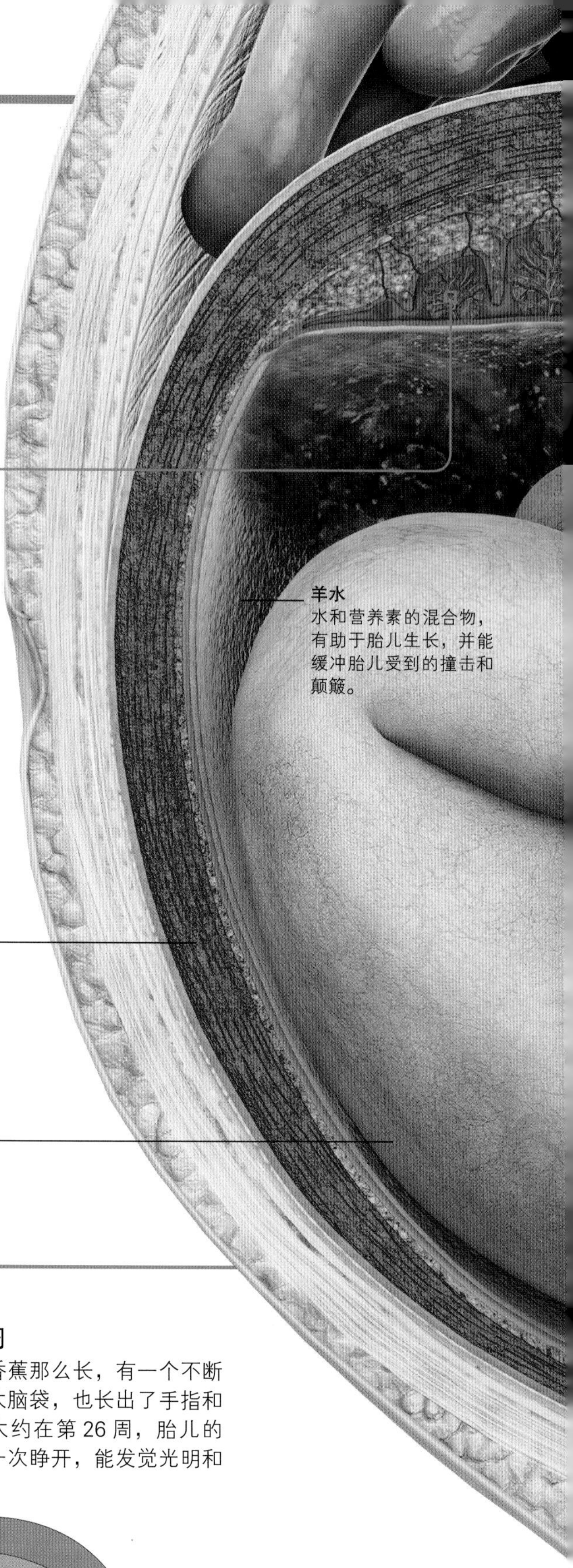

绒毛
胎盘上布满细小的指状突起。它们从母亲的血液中吸收氧和营养素，传递给胎儿。

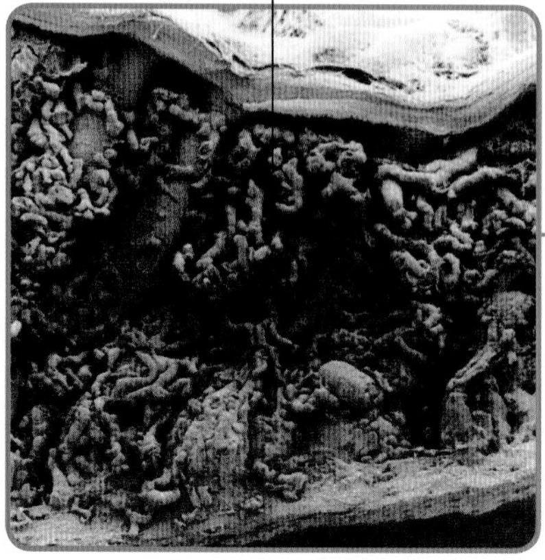

胎盘
胎盘附着在子宫内膜上，是胎儿的重要附属结构和生命维持系统。胎盘通过脐带为胎儿提供氧和营养素，并带走废物。

羊水
水和营养素的混合物，有助于胎儿生长，并能缓冲胎儿受到的撞击和颠簸。

子宫
孕育胎儿、产生月经的器官。胎儿在子宫内生长时，子宫会扩张。

皮肤
一种名为胎脂的白色物质，在胎儿的皮肤表面形成一层防水层。

胎儿从单个细胞开始发育。9 个月后，发育成熟的胎儿的身体大约由 3 万亿个细胞组成。

生长阶段

在妊娠的前 10 周，发育中的受精卵称为胚，之后称为胎儿。胎儿发育得很快，每 5 周体重增加一倍，身体的形状也随着更多部位的生长而变化。

第 5 周

胚有苹果核那么大，已经长出了芽。上肢和下肢都将从芽中长出。

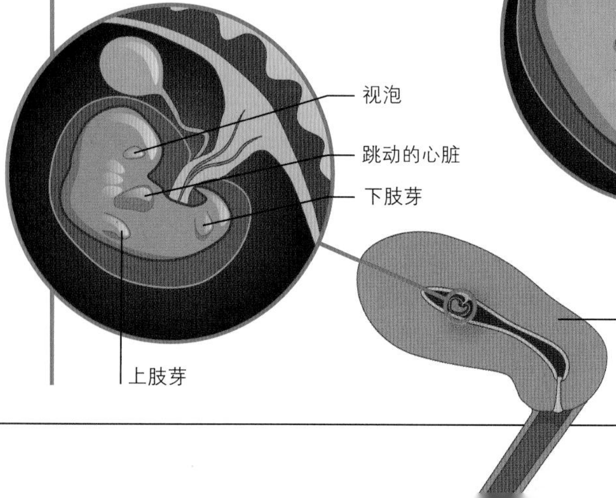
视泡
跳动的心脏
下肢芽
上肢芽
子宫

第 11 周

胎儿有橄榄大小，主要器官都长出来了，开始活动肢体。胎儿的心跳速率是成人的 3 倍。

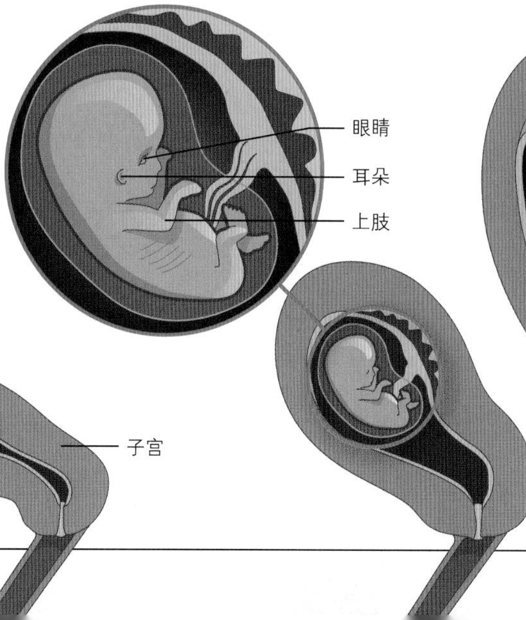
眼睛
耳朵
上肢

第 20 周

胎儿有香蕉那么长，有一个不断成长的大脑袋，也长出了手指和足趾。大约在第 26 周，胎儿的眼睛第一次睁开，能发觉光明和黑暗。

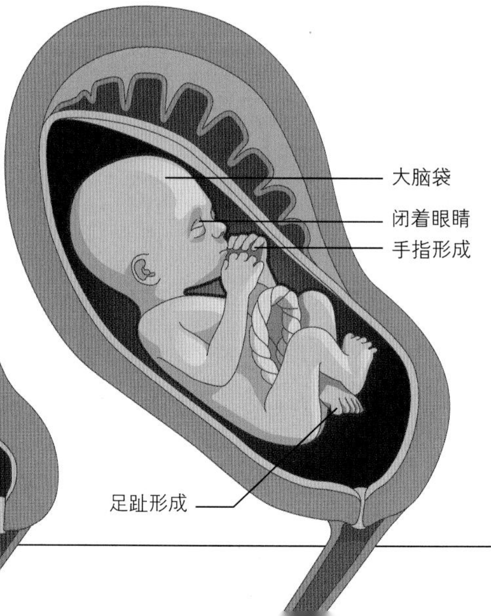
大脑袋
闭着眼睛
手指形成
足趾形成

足月胎儿

大约 40 周后，胎儿发育成熟。胎儿紧贴在子宫内，被羊水包围着。因为几乎没有活动的空间了，所以胎儿保持蜷曲的姿势，四肢弯曲。

第一次呼吸

当胎儿准备出生时，母亲就要分娩了。分娩所需的时间，短的不到 1 小时，长的可超过 24 小时。子宫强烈收缩，将胎儿挤出母体外。新生儿不再依赖脐带，开始自主呼吸，直接从空气中获得氧气。

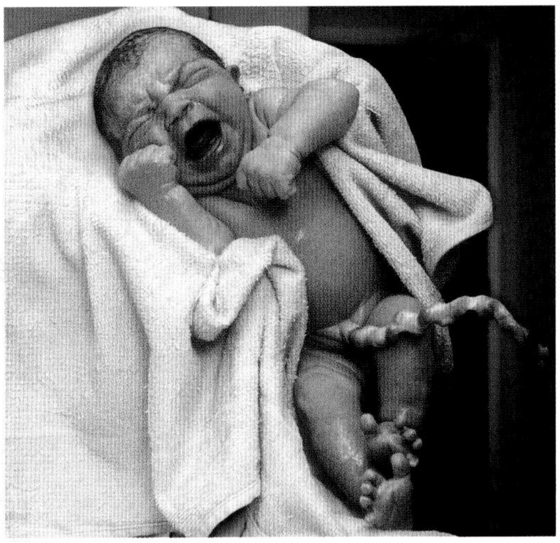

胎儿的生命线

在整个怀孕期间，脐带将胎儿与母亲相连。胎儿一出生，就不再需要脐带了，因此要把脐带剪断。

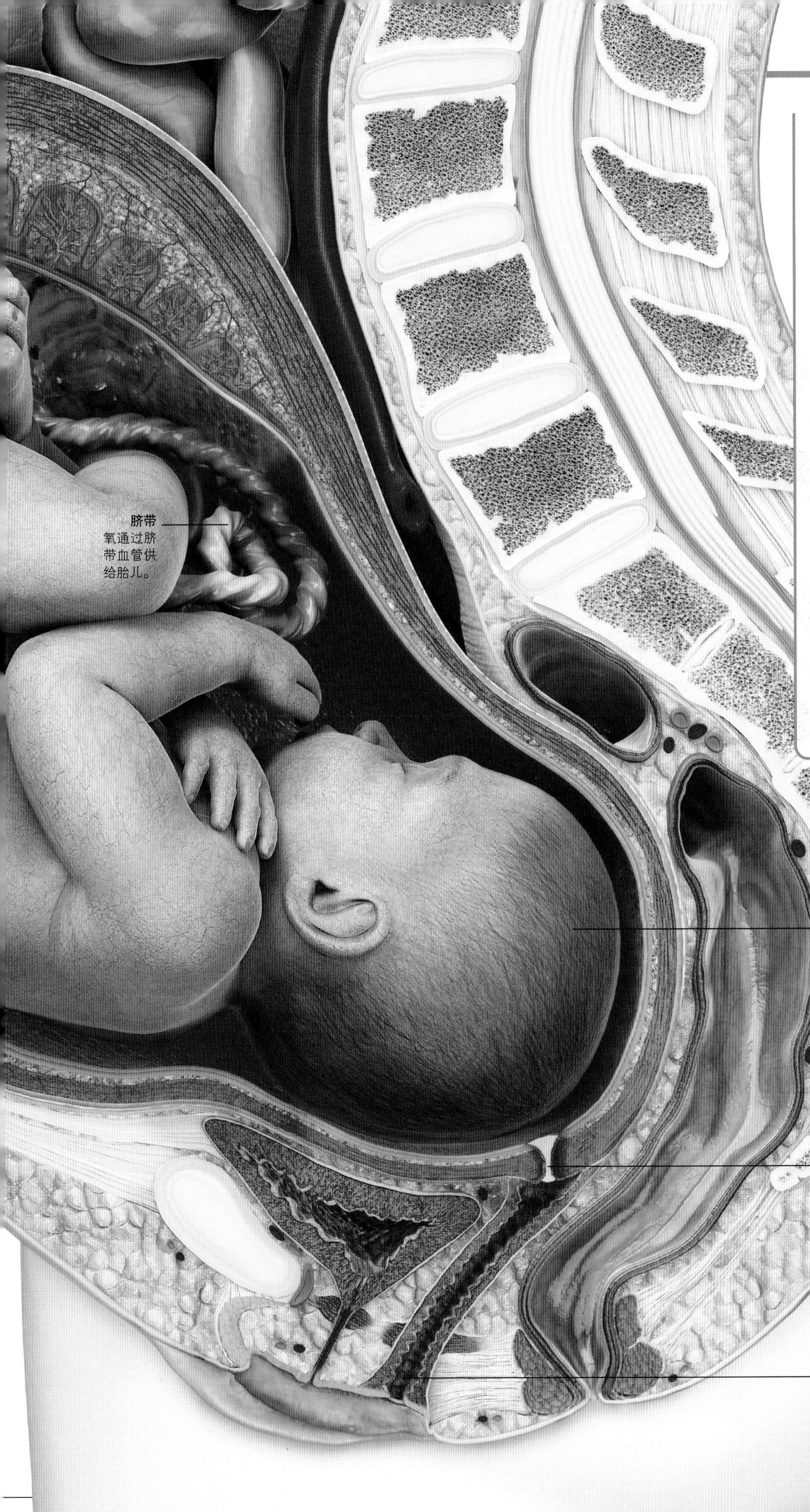
脐带
氧通过脐带血管供给胎儿。
头
胎儿的头部向下，准备分娩。
黏液栓
一层厚厚的黏液封住了子宫的入口，可防止感染。
产道
又称阴道，是成熟胎儿出生时经过的狭窄通道。

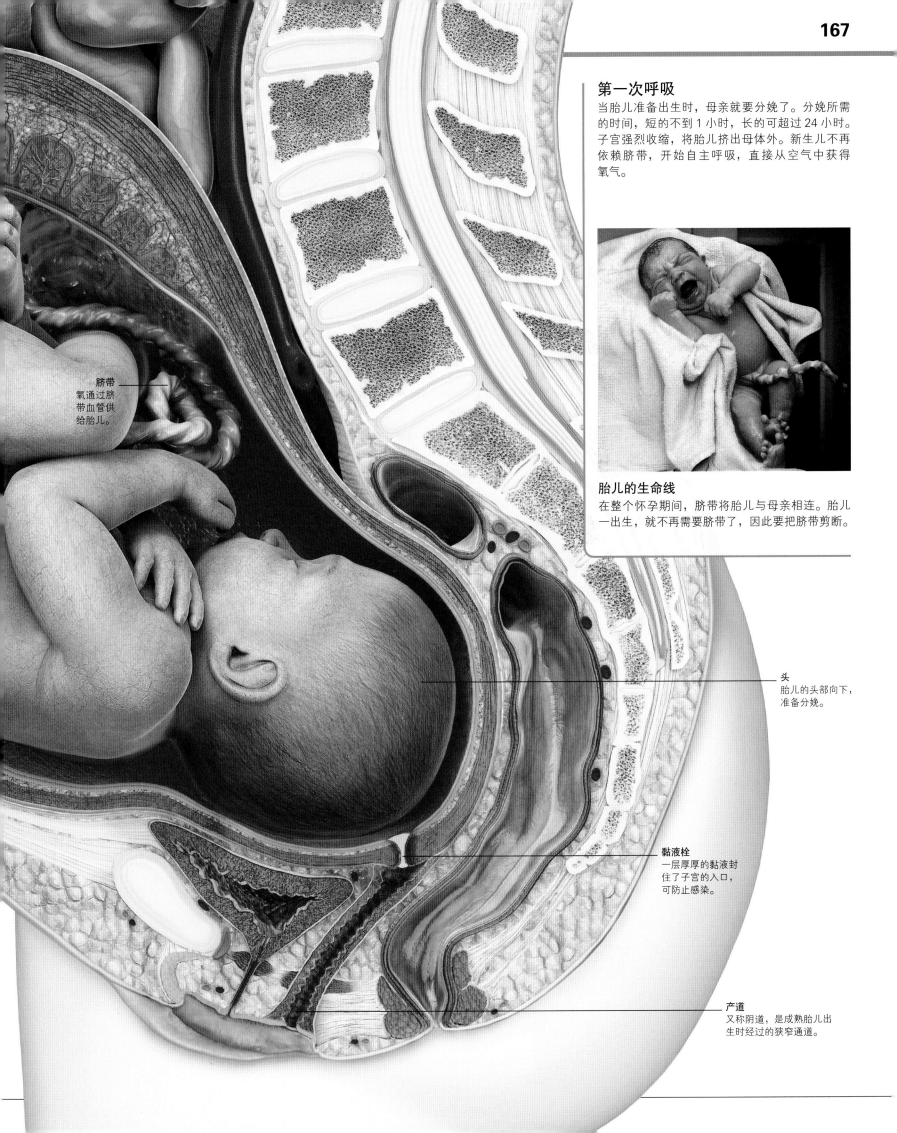

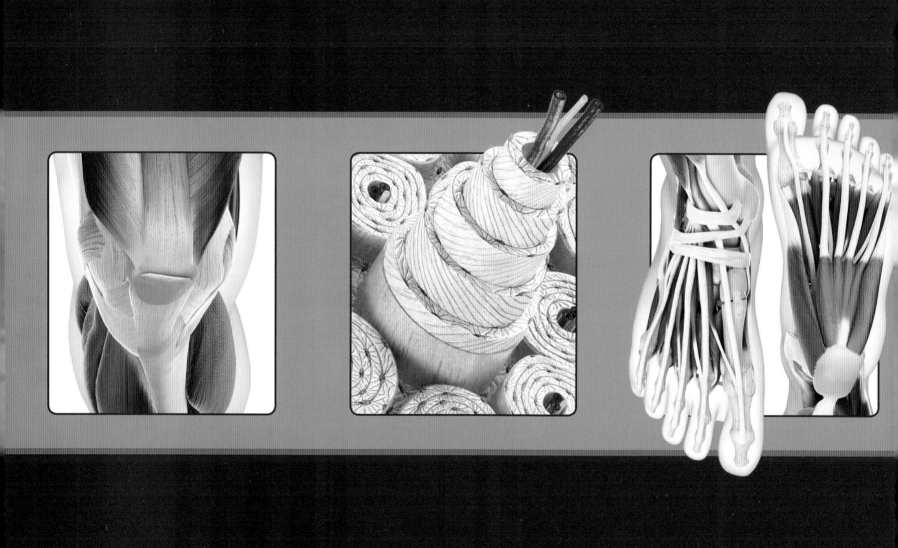

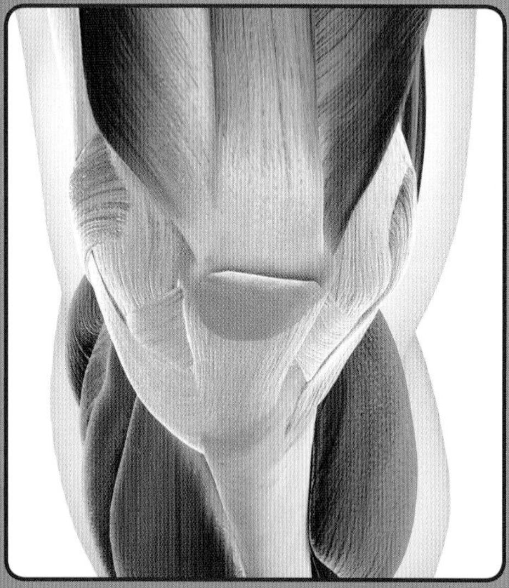

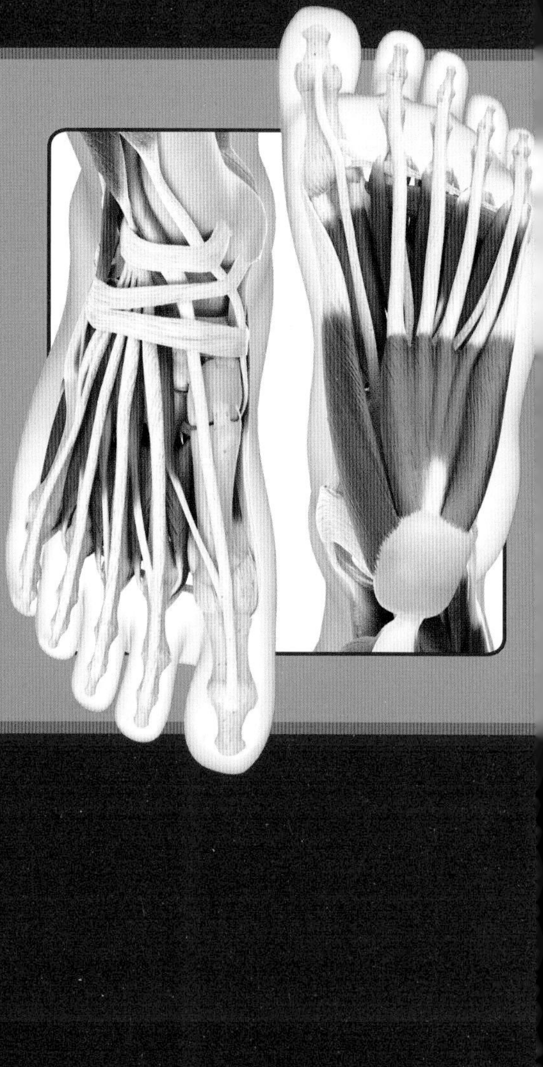

下肢和足

人的下肢强健、灵活、有力。当我们移动时，下肢的骨、关节和肌一起驱动我们的身体前行。足构成了人体安全的基础，承载着体重，向地面施力，帮助我们行走。

臀大肌是人体**最大的肌**。

踢球

完成踢球动作，需要腿部、臀部和腹部的肌一起工作。图中，完成踢球动作的肌显示为绿色。

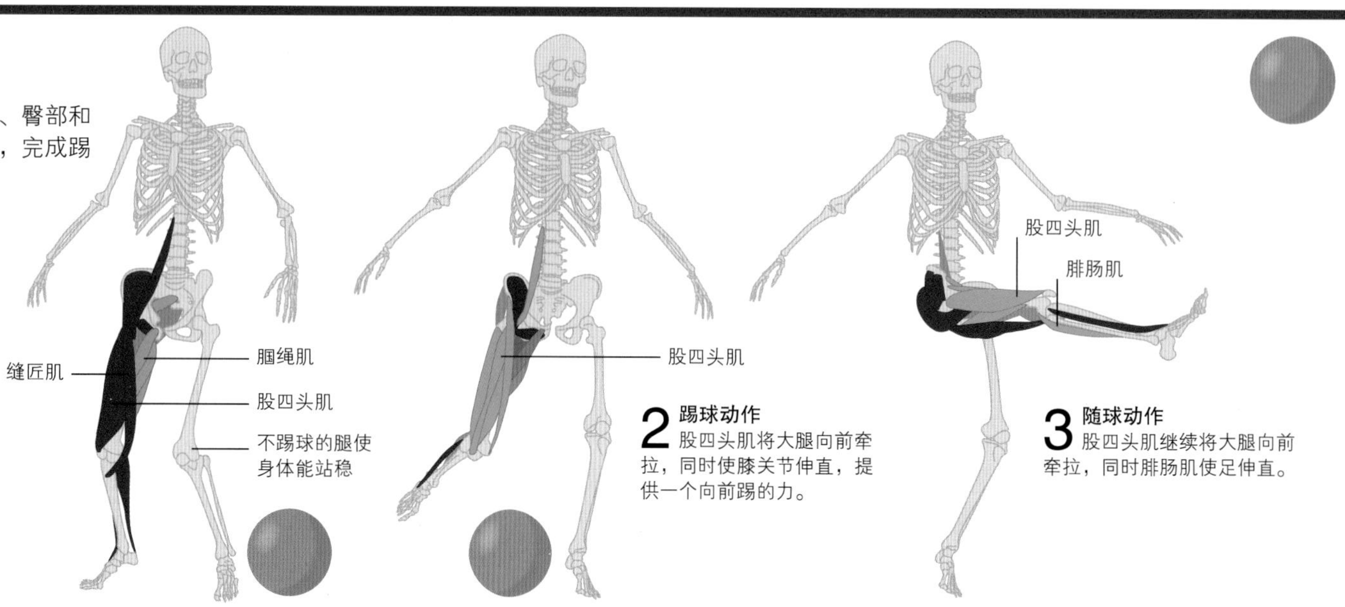
缝匠肌
腘绳肌
股四头肌
不踢球的腿使身体能站稳
股四头肌
股四头肌
腓肠肌

1 准备踢球 腘绳肌和臀部肌缩短，启动髋关节将腿拉向后方。

2 踢球动作 股四头肌将大腿向前牵拉，同时使膝关节伸直，提供一个向前踢的力。

3 随球动作 股四头肌继续将大腿向前牵拉，同时腓肠肌使足伸直。

髋和大腿

与大多数哺乳动物不同，人类是用两腿直立行走的。当你行走、奔跑或跳跃时，髋和大腿的关节、肌和骨必须承受你身体的向下的推力，因此它们必须足够强壮和稳定才行。

髋骨与股骨在髋关节处相连。髋关节必须能向各个方向做大范围的运动，同时又保持稳定和强健，这样你才不会跌倒。当进行诸如踢球和跳舞之类的运动时，我们常常会在一个极短的时间内只用一条腿保持平衡，这意味着每一侧的下肢都必须能支撑整个身体。

髋和大腿的内部结构

股骨与骨盆的髋臼相连。围绕这些骨的是人体一些最强有力的肌。这些肌既能控制运动，又能使身体直立。

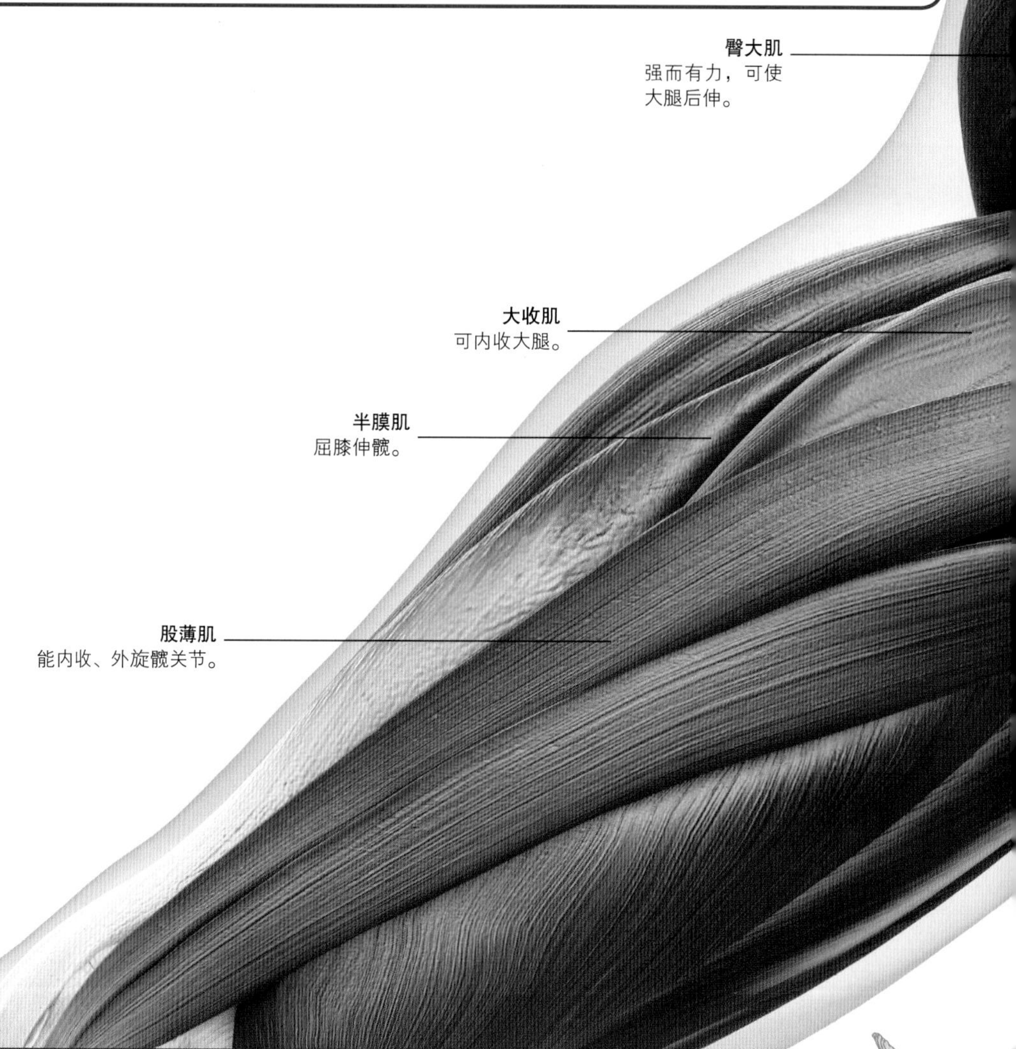
臀大肌
强而有力，可使大腿后伸。
大收肌
可内收大腿。
半膜肌
屈膝伸髋。
股薄肌
能内收、外旋髋关节。

摆动髋部

髋关节活动自如，使得大腿能以 3 种主要的方式活动：从一侧移向另一侧，向上或向下移动，以及向内或向外旋转。

内收和外展

靠近和远离身体中线的侧方运动。

旋内和旋外

下肢的外侧面转向身体的前内方，称旋内；下肢的内侧面转向身体的前外方，称旋外。

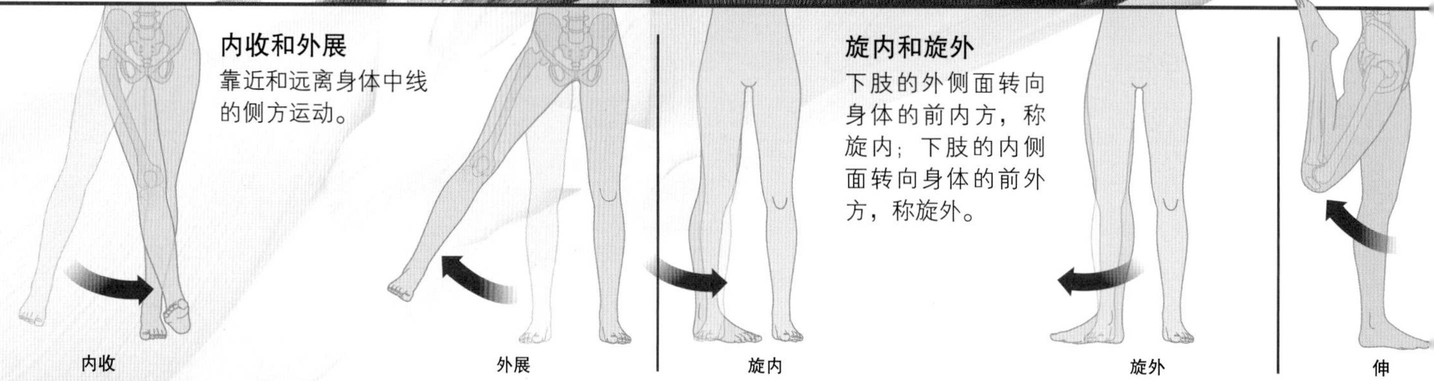
内收
外展
旋内
旋外
伸

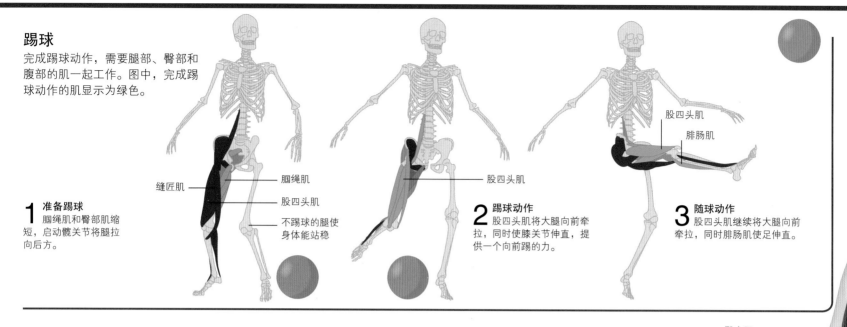

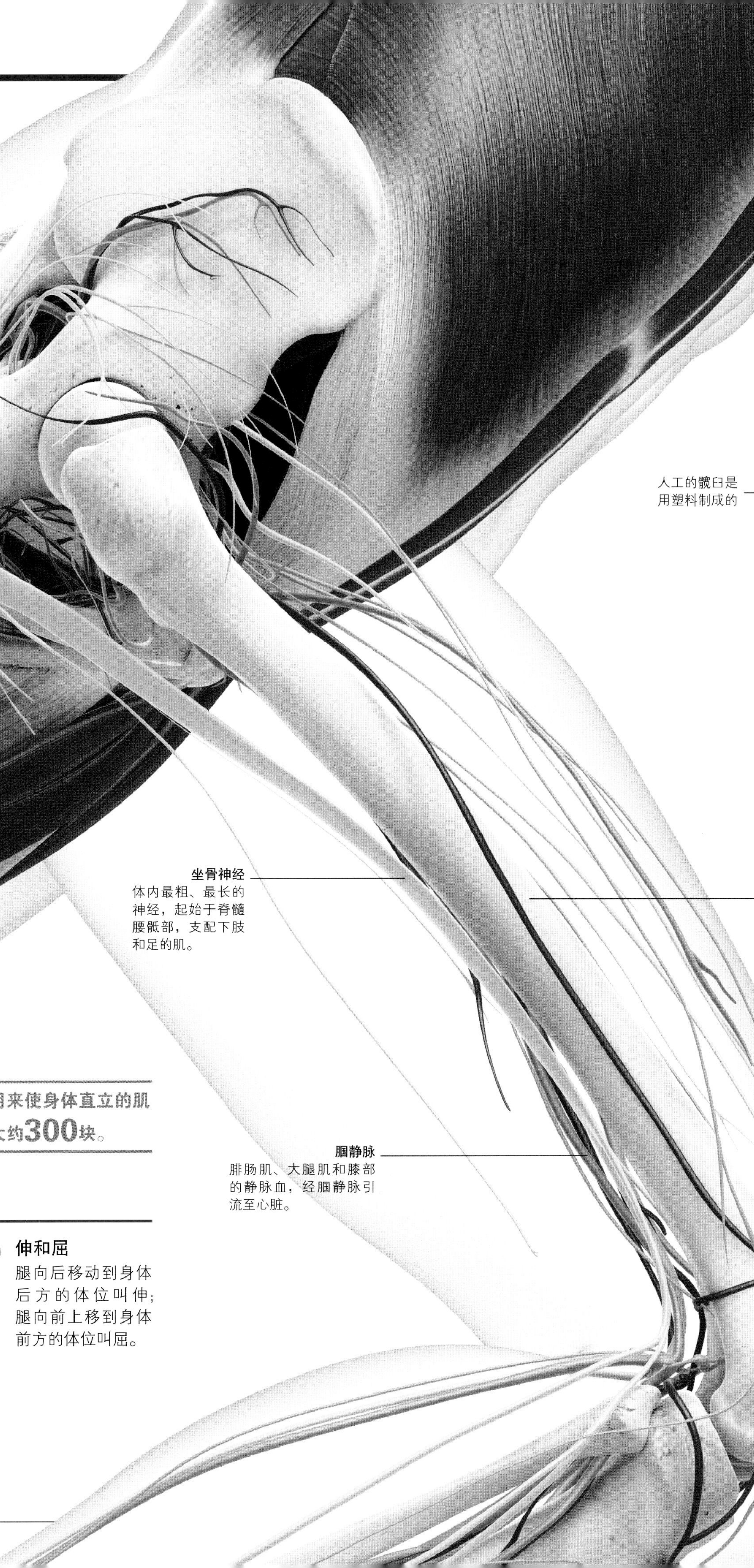
坐骨神经
体内最粗、最长的神经，起始于脊髓腰骶部，支配下肢和足的肌。
股骨
体内最长的长骨。上端的股骨头与髋臼构成髋关节，下端与髌骨、胫骨上端构成膝关节。
股神经的一个分支
此分支支配屈髋伸腿的大腿肌。
腘静脉
腓肠肌、大腿肌和膝部的静脉血，经腘静脉引流至心脏。
膝动脉
共6条，其功能是将血液供应到膝部。

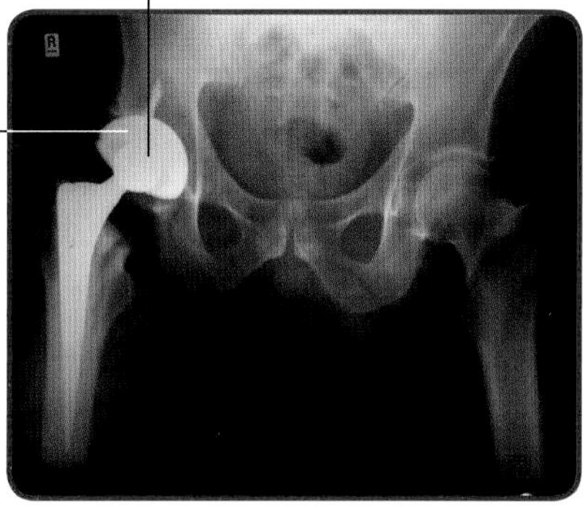
受损的股骨头被一个金属球代替，一根插进股骨骨髓腔的金属杆与金属球相连
人工的髋臼是用塑料制成的

髋关节磨损

随着年龄的增长，髋关节里的软骨会磨损消耗，关节会疼痛，活动也不顺畅。这时，可以用人工髋关节替代受损的关节。

人体用来使身体直立的肌就有大约300块。

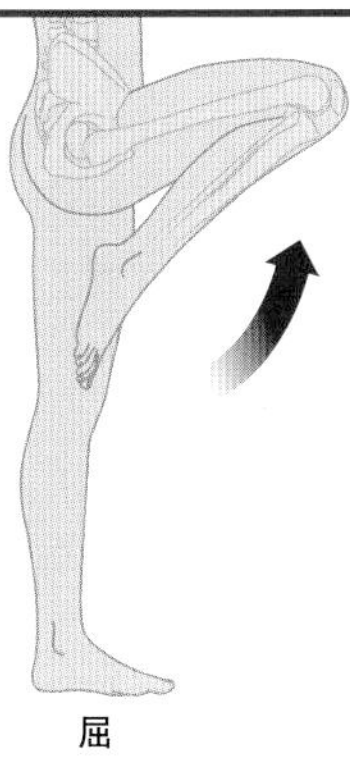
屈

伸和屈

腿向后移动到身体后方的体位叫伸；腿向前上移到身体前方的体位叫屈。

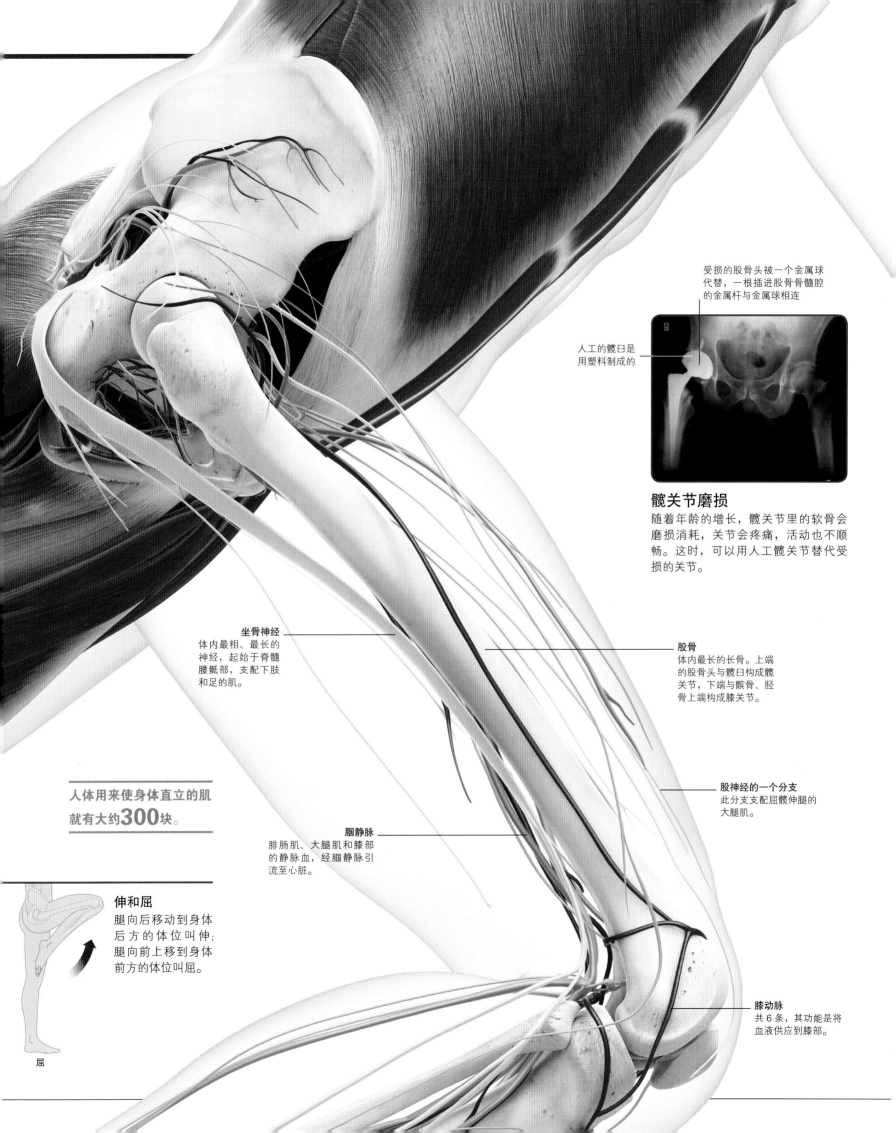

5 如果**所有的骨**都是实心的，我们骨骼的重量就会是现在的**5倍**。

骨的内部结构

人体的骨很强壮，能支撑我们全身的重量；但又足够轻，让我们得以轻松地活动身体。此外，骨还具有一些柔韧性，所以在受到撞击或震动时也不会轻易折断。正是骨独特的结构，使它能集这些不同的特性于一身。

骨表面是坚硬、致密的骨密质，内部则是一层骨松质——坚硬的骨小梁相互交织形成的内含许多空隙的蜂窝状结构。这种蜂窝状结构使骨又轻又坚固。如同牙釉质，骨也是由含钙的矿物质组成的，所以很坚硬；但骨又与牙釉质不同，骨里含胶原蛋白，所以兼具柔韧性。

最长的骨

股骨又称大腿骨，是人体最长、最重的骨。股骨非常强壮，能承受我们行走、跑步或跳跃时施加给它的巨大力量。

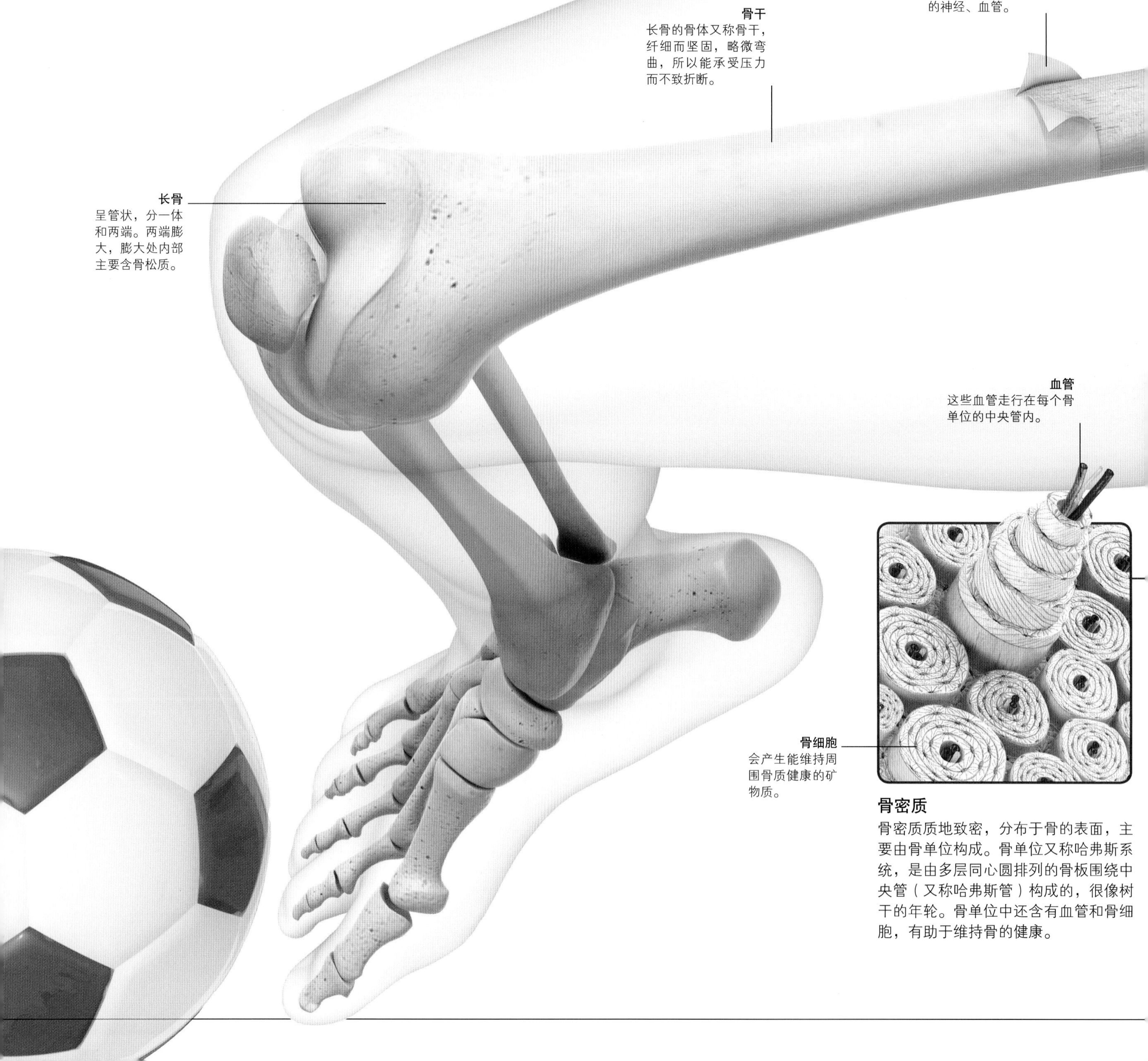
骨膜
紧包在骨密质外面的一层薄膜，内含丰富的神经、血管。
骨干
长骨的骨体又称骨干，纤细而坚固，略微弯曲，所以能承受压力而不致折断。
长骨
呈管状，分一体和两端。两端膨大，膨大处内部主要含骨松质。
血管
这些血管走行在每个骨单位的中央管内。
骨细胞
会产生能维持周围骨质健康的矿物质。

骨密质

骨密质质地致密，分布于骨的表面，主要由骨单位构成。骨单位又称哈弗斯系统，是由多层同心圆排列的骨板围绕中央管（又称哈弗斯管）构成的，很像树干的年轮。骨单位中还含有血管和骨细胞，有助于维持骨的健康。

同等重量的骨和钢筋相比，骨的强度要大得多。

骨的重量占成人体重的**15%**。

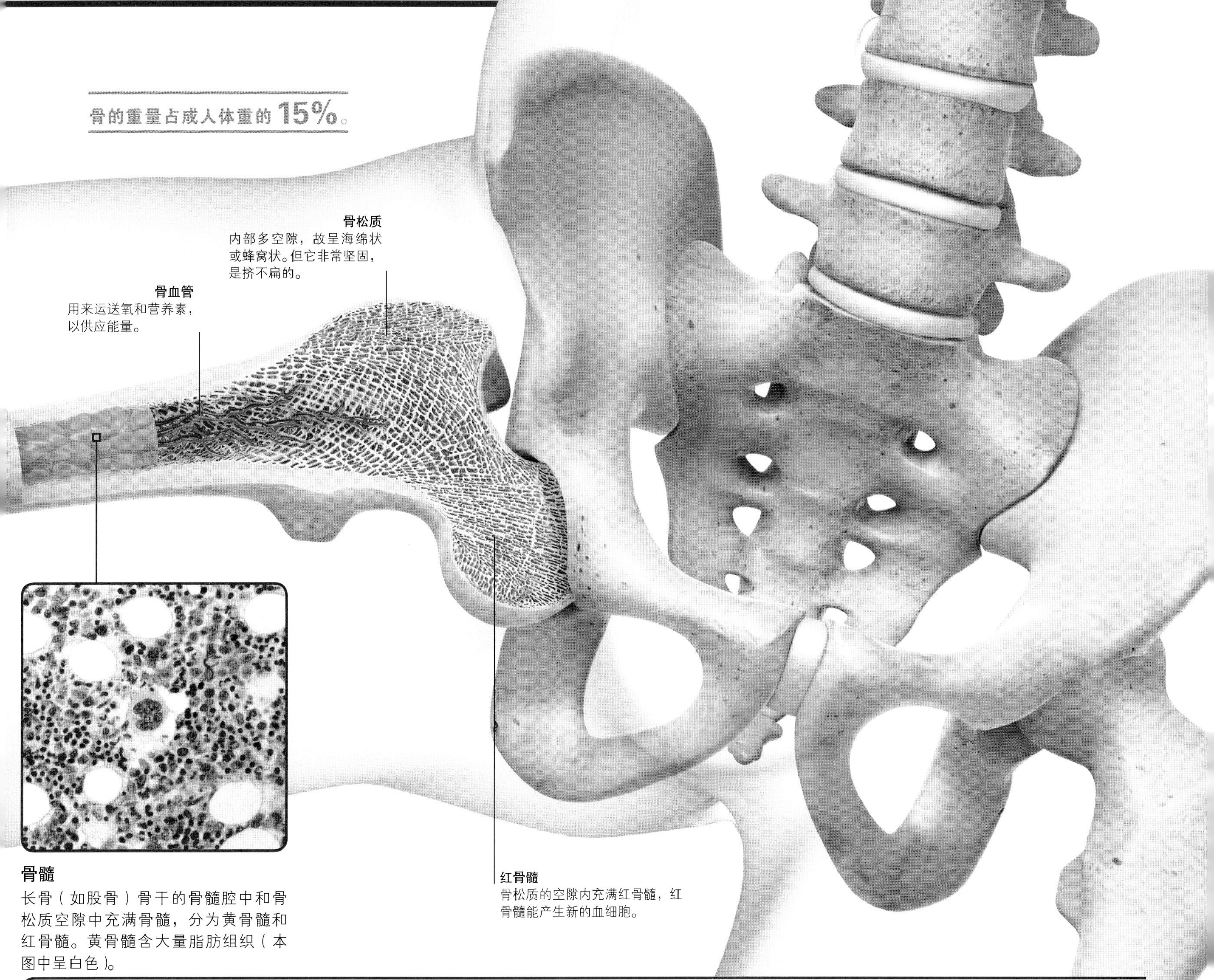
骨松质
内部多空隙，故呈海绵状或蜂窝状。但它非常坚固，是挤不扁的。
骨血管
用来运送氧和营养素，以供应能量。
红骨髓
骨松质的空隙内充满红骨髓，红骨髓能产生新的血细胞。

骨髓

长骨（如股骨）骨干的骨髓腔中和骨松质空隙中充满骨髓，分为黄骨髓和红骨髓。黄骨髓含大量脂肪组织（本图中呈白色）。

骨是如何生长的？

婴儿的骨骼大部分由柔韧的软骨构成。随着孩子逐渐长大，这些软骨逐渐被骨组织取代。骨变长了，孩子也长高了。长骨（如股骨）的两端有骺板，又称生长板，可以形成新的软骨。最终，软骨被骨组织替代。

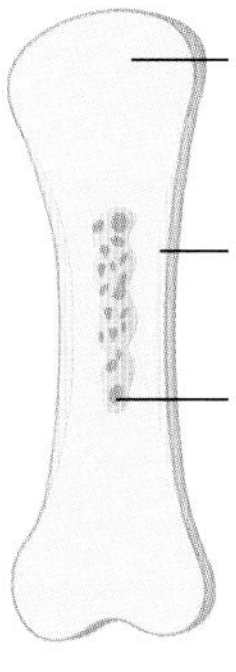
软骨
发育中的骨膜
发育中的骨松质

婴儿

骨松质首先在骨中间的骨干部位开始形成。

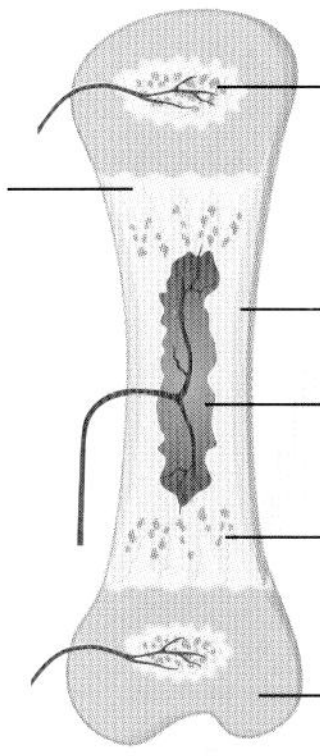
骨松质在骨干和骨的两端发育
软骨骺板
骨密质
骨髓
骨松质
新的软骨使骨增长

9 岁的儿童

骨干变硬，逐渐成为骨质。骨两端的骺板产生软骨，使骨增长。

成人

成年后，骺板已变成骨质。骨不再变长，人的身高就稳定不变了。

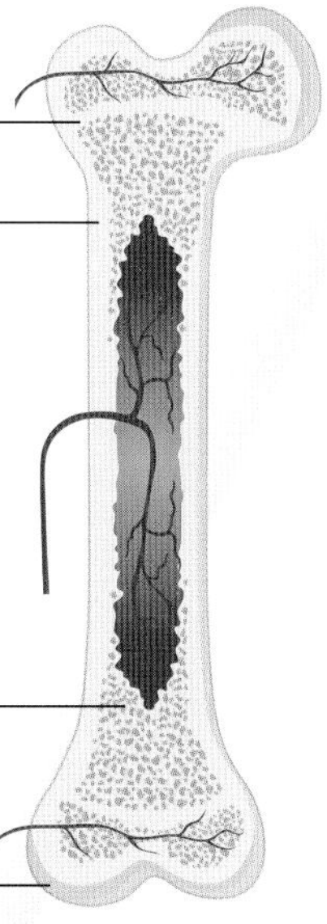
骺板转变为骨质的线，称骺线
骨密质
骨松质
骨的末端仍覆盖着一层软骨，使关节更灵活

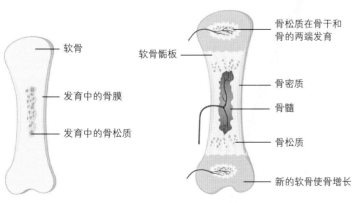

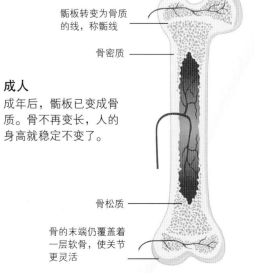

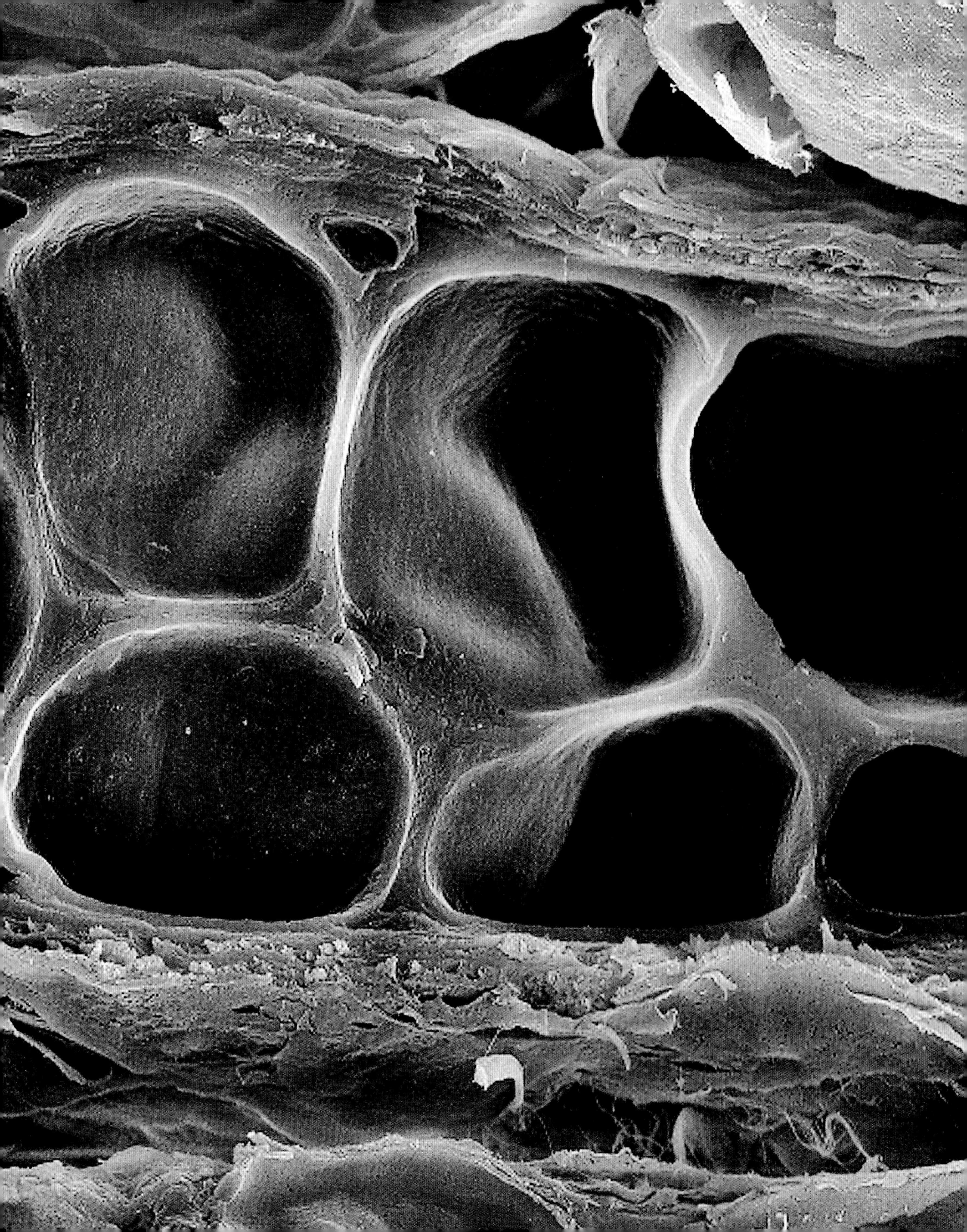

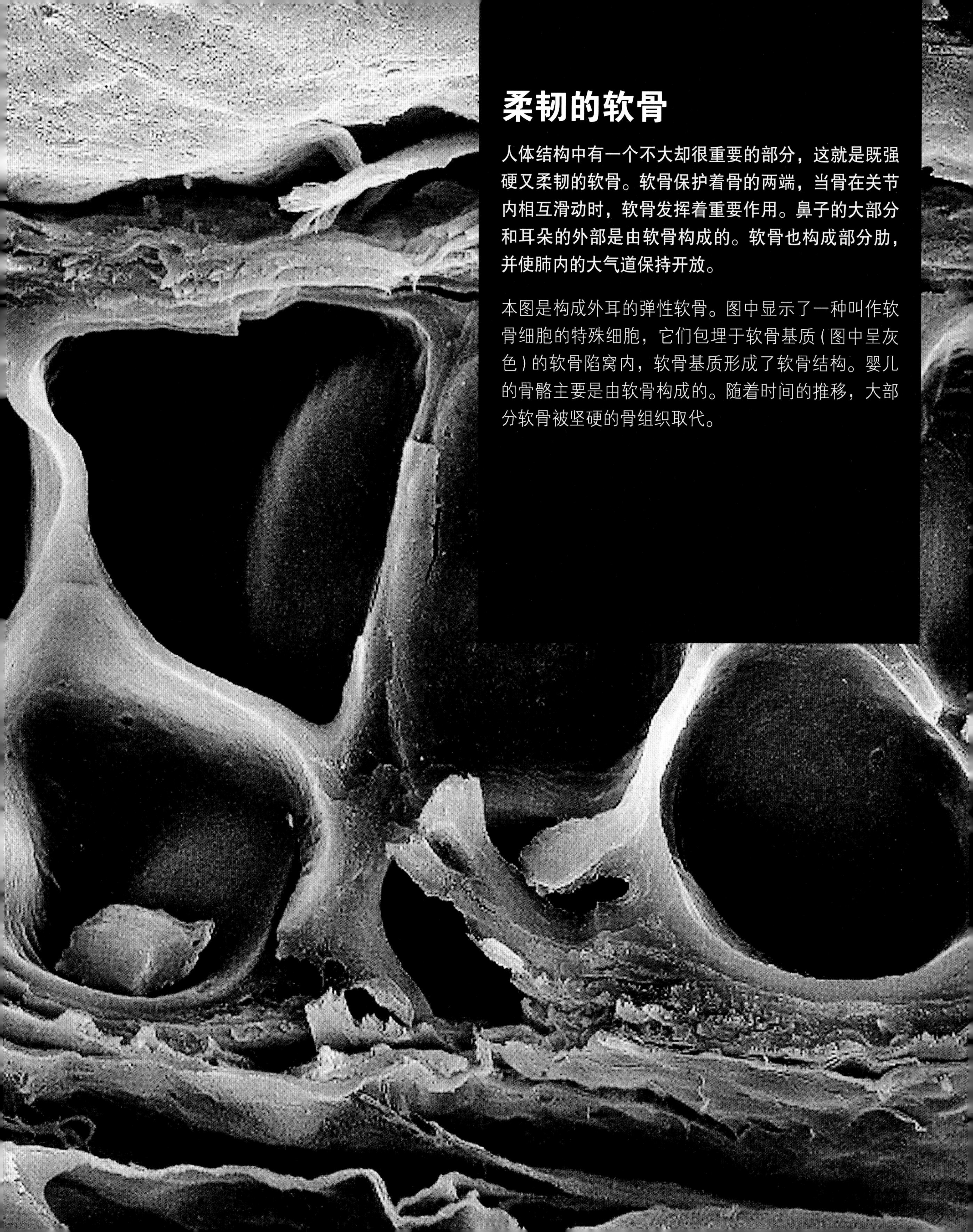

柔韧的软骨

人体结构中有一个不大却很重要的部分，这就是既强硬又柔韧的软骨。软骨保护着骨的两端，当骨在关节内相互滑动时，软骨发挥着重要作用。鼻子的大部分和耳朵的外部是由软骨构成的。软骨也构成部分肋，并使肺内的大气道保持开放。

本图是构成外耳的弹性软骨。图中显示了一种叫作软骨细胞的特殊细胞，它们包埋于软骨基质（图中呈灰色）的软骨陷窝内，软骨基质形成了软骨结构。婴儿的骨骼主要是由软骨构成的。随着时间的推移，大部分软骨被坚硬的骨组织取代。

12 当我们跳起然后落地时，我们的**膝关节承受着巨大的冲击力**。这个冲击力可能是我们体重的12倍以上。

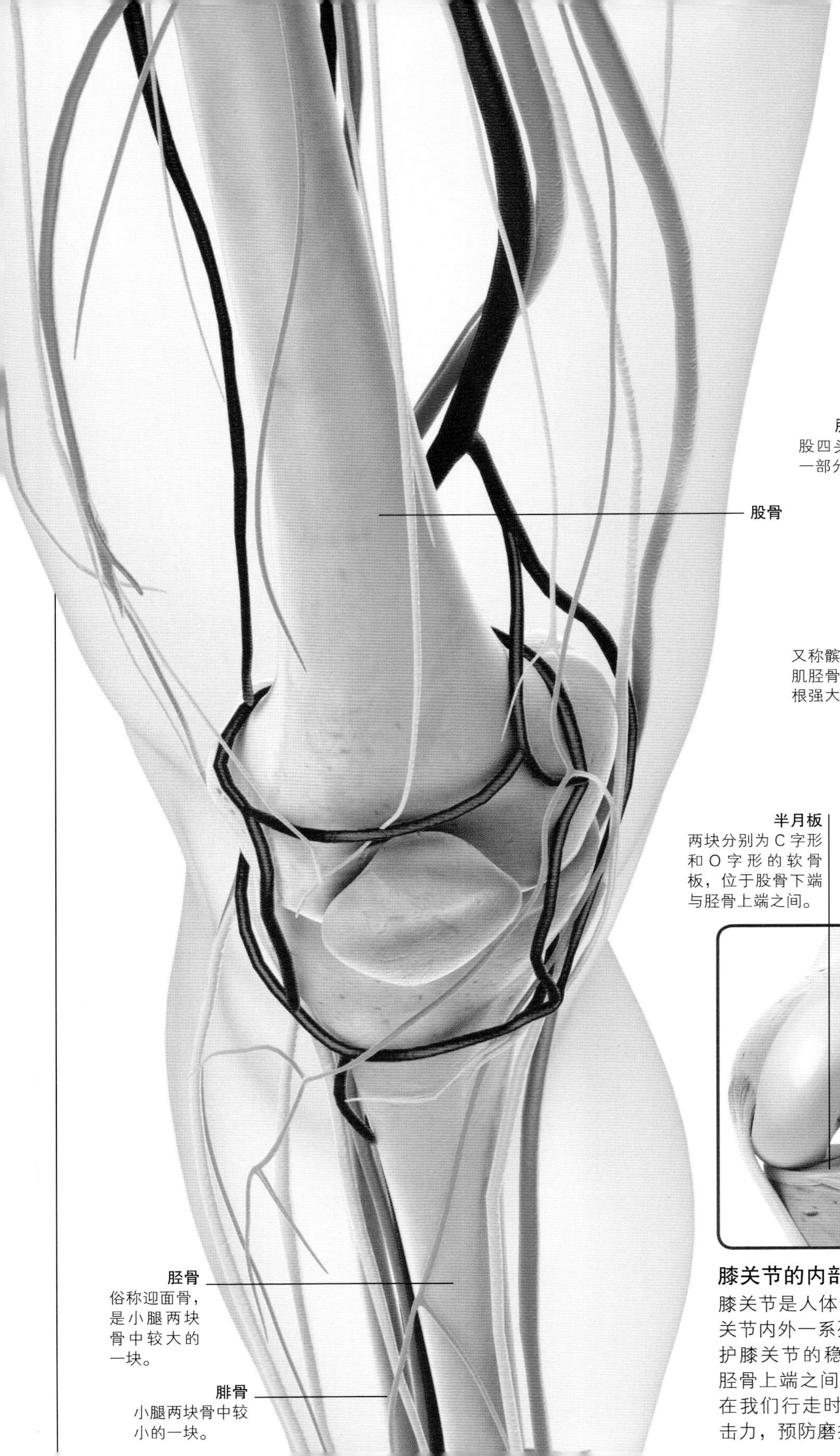
股骨
胫骨 俗称迎面骨，是小腿两块骨中较大的一块。
腓骨 小腿两块骨中较小的一块。
半月板 两块分别为C字形和O字形的软骨板，位于股骨下端与胫骨上端之间。
关节软骨
韧带 膝关节内外的韧带甚多，沿着膝关节两侧和内部延伸。

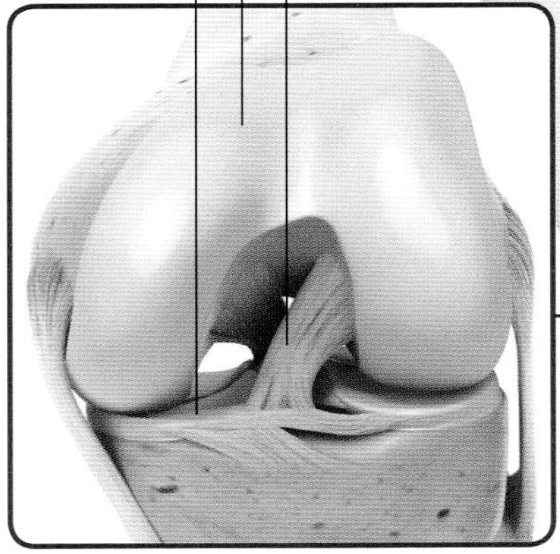

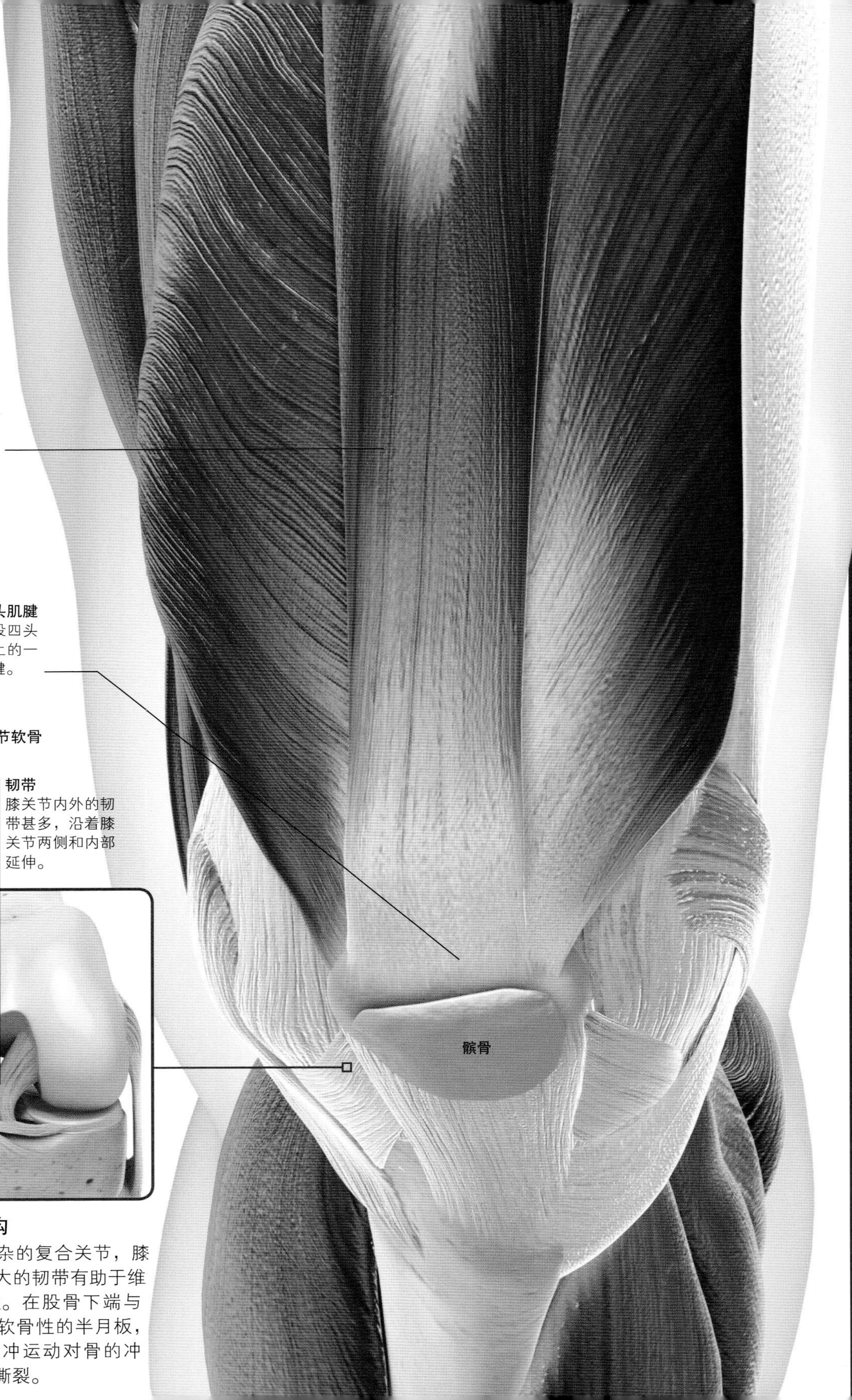
股直肌 股四头肌的一部分。
股四头肌腱 又称髌腱。股四头肌胫骨粗隆上的一根强大的肌腱。
髌骨

膝关节的内部结构

膝关节是人体最复杂的复合关节，膝关节内外一系列强大的韧带有助于维护膝关节的稳定性。在股骨下端与胫骨上端之间，有软骨性的半月板，在我们行走时能缓冲运动对骨的冲击力，预防磨损和撕裂。

膝和小腿

下肢骨是人体最强壮的骨，支撑着全身的重量，承受着走路和跑步带来的冲击力。膝关节连接着大腿骨和小腿骨，是人体最大的关节之一。

除了在小腿和大腿之间提供一个铰链之外，膝部还有一块人体最大的籽骨——髌骨（膝盖骨）。髌骨保护着膝关节，供膝部的肌腱附着，也给腿部肌肉提供了更多的杠杆和牵力。

小腿的骨、神经和血液供应

小腿有两块主要的骨。胫骨较粗，承受着全身大部分重量，而腓骨较小、较细。小腿的静脉必须抵抗重力，才能将血液向上引流回心脏。

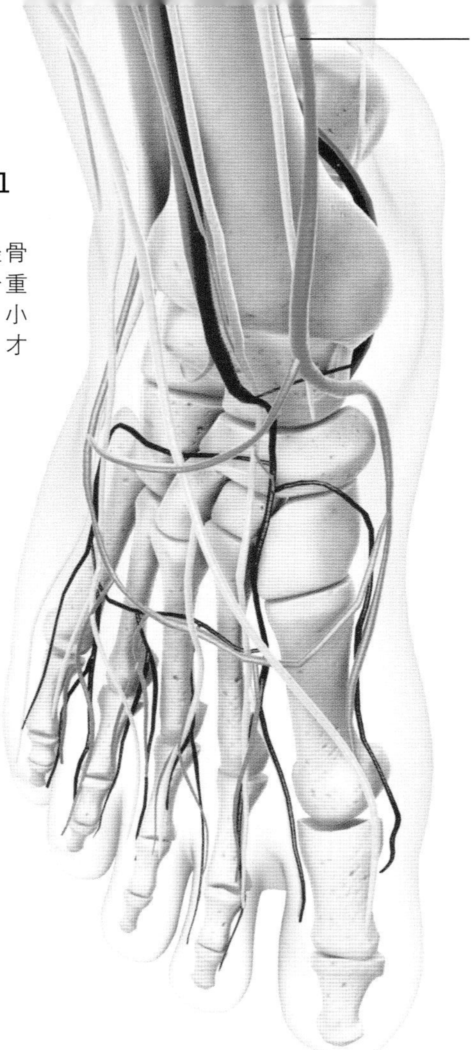
大隐静脉
小腿和足部的静脉血由大隐静脉引流回心脏。

胫骨是人体第二长的骨，其长度仅次于股骨。

小腿肌

小腿肌的功能是屈伸踝、足和足趾，还能帮助我们站立、行走、奔跑和跳跃。

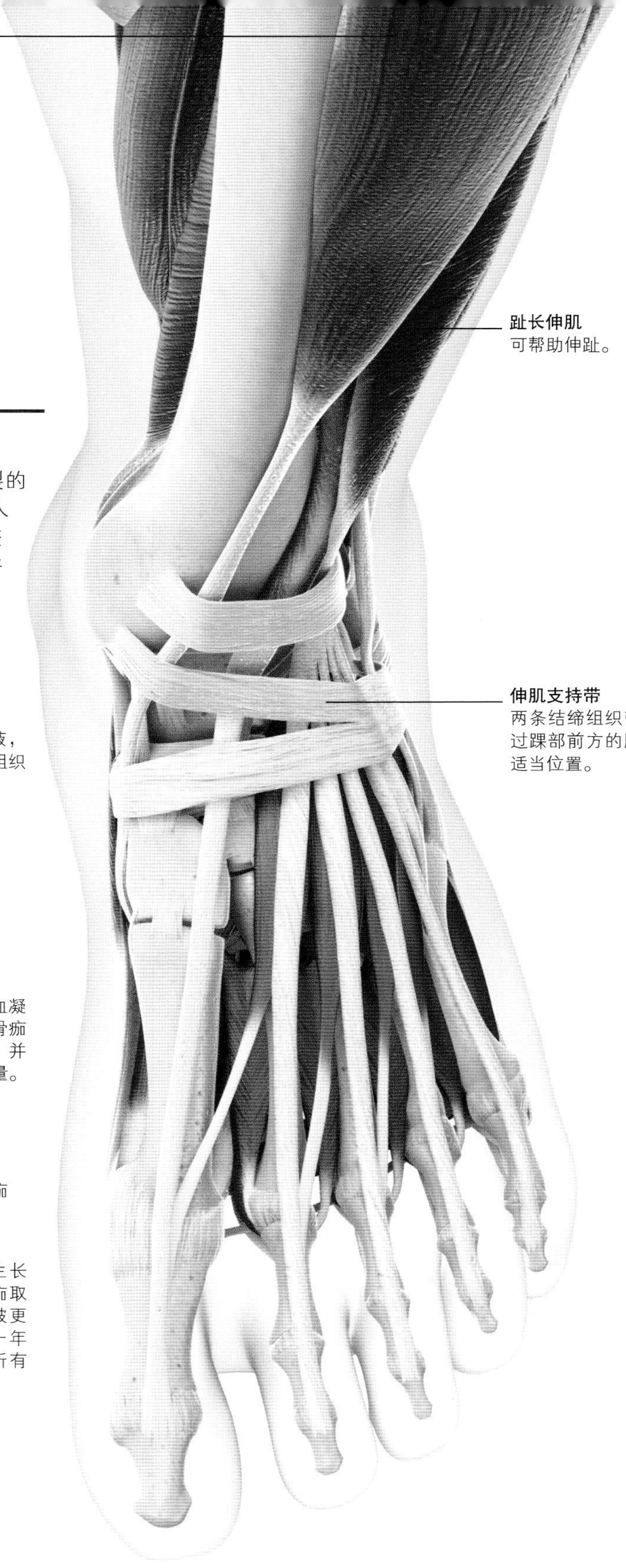
胫骨前肌
能将足背屈。
趾长伸肌
可帮助伸趾。
伸肌支持带
两条结缔组织带，可使横过踝部前方的肌腱维持在适当位置。

骨折

虽然小腿骨很强壮，但也属于最常断裂的骨之一。小腿骨折在从事体育活动的人中特别常见。断裂几个月后，骨就会痊愈，但要恢复到它正常时的形状，也许需要好几年。

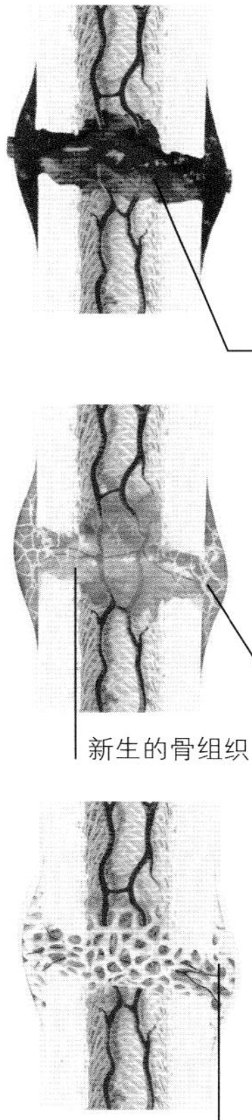
血凝块形成
新生的骨组织
软骨构成的软骨痂
由骨松质构成的硬骨痂渐渐被骨密质取代

1 刚受伤时
伤口周围充满了血液，并形成血凝块。周围的组织肿胀、疼痛。

2 几天后
软骨组织开始取代血凝块，并形成软骨痂。软骨痂将断骨的两端连接起来，并使断骨稍微恢复一些力量。

3 一个月以后
软骨痂被由迅速生长的骨松质构成的硬骨痂取代。此后，硬骨痂又被更硬的骨密质取代。约一年后，愈合过程完成，所有肿胀都消失了。

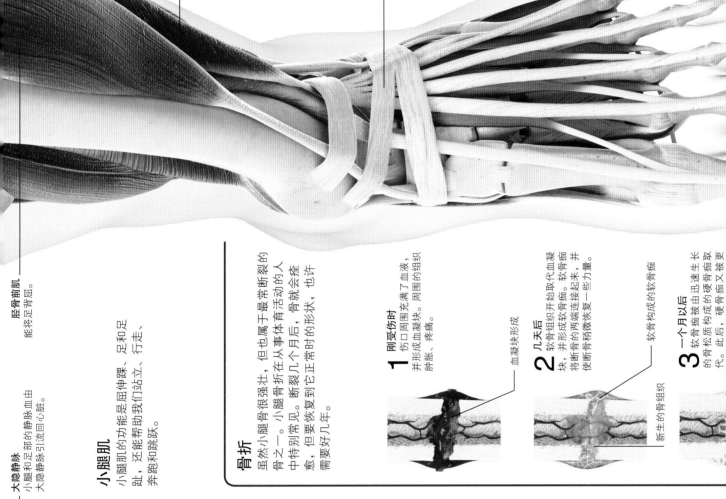

踝和足

踝和足必须承受身体其他部位的重量。在跑和跳时，它们一同工作，像弹簧一样将身体弹离地面；身体落地时，它们又像减震器一样缓冲震动。

足是复杂的人体部位。将踝包括在内的话，每只足上骨、肌和韧带的数量都超过 100。无论是站立、行走、攀爬还是跑步，足总是能采取不同的姿态来帮助身体保持平衡。足的皮肤厚，趾尖有趾甲，这些都有保护作用。

人一生中，可能要用足走
1.5亿步。

捷“足”先登

每只足有 26 块骨，即 14 块趾骨、5 块跖骨（长骨），以及 7 块构成足踝和足跟的跗骨。

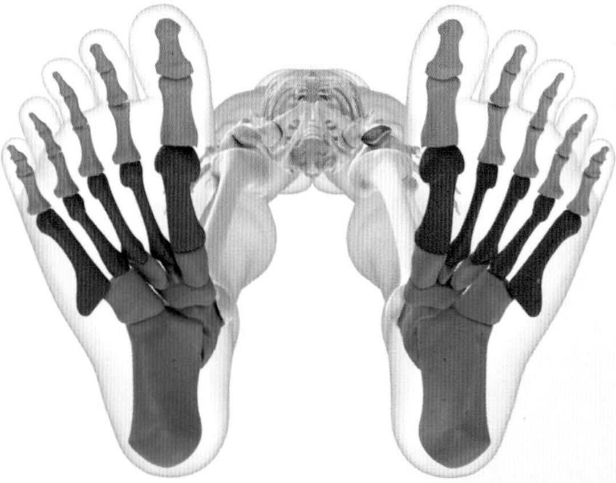

图例

- 趾骨
- 跖骨
- 跗骨

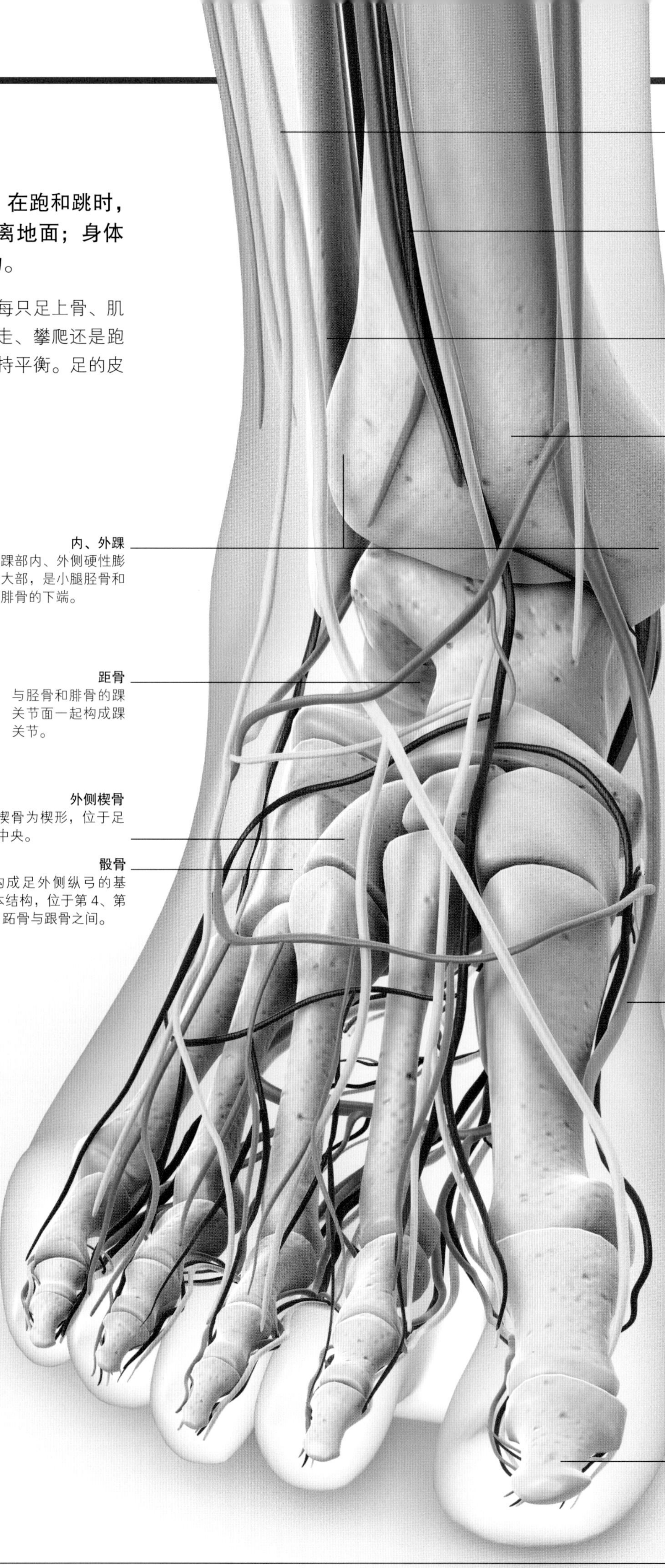
腓浅神经
将来自足部感受器的信号传送给脑。
胫前动脉
将血液供给给小腿前面和足背。
腓骨
腓骨与胫骨是小腿的两块骨，腓骨较细。
胫骨
小腿最大的骨。
内、外踝
踝部内、外侧硬性膨大部，是小腿胫骨和腓骨的下端。
距骨
与胫骨和腓骨的踝关节面一起构成踝关节。
外侧楔骨
楔骨为楔形，位于足中央。
骰骨
构成足外侧纵弓的基本结构，位于第 4、第 5 跖骨与跟骨之间。
大隐静脉
引流足部的静脉血。
趾骨
䠀趾有 2 节趾骨，其余各趾有 3 节趾骨。

足的骨和神经

足的骨骼轮廓大致呈一个三角形，这种形状增加了稳定性。足骨的排列情况与手骨十分相似，但足的灵活性不如手，因为足趾比手指短。足上的神经传导来自足和踝的感觉，并向肌传递收缩的命令。

25% 人体25%的骨在足上。

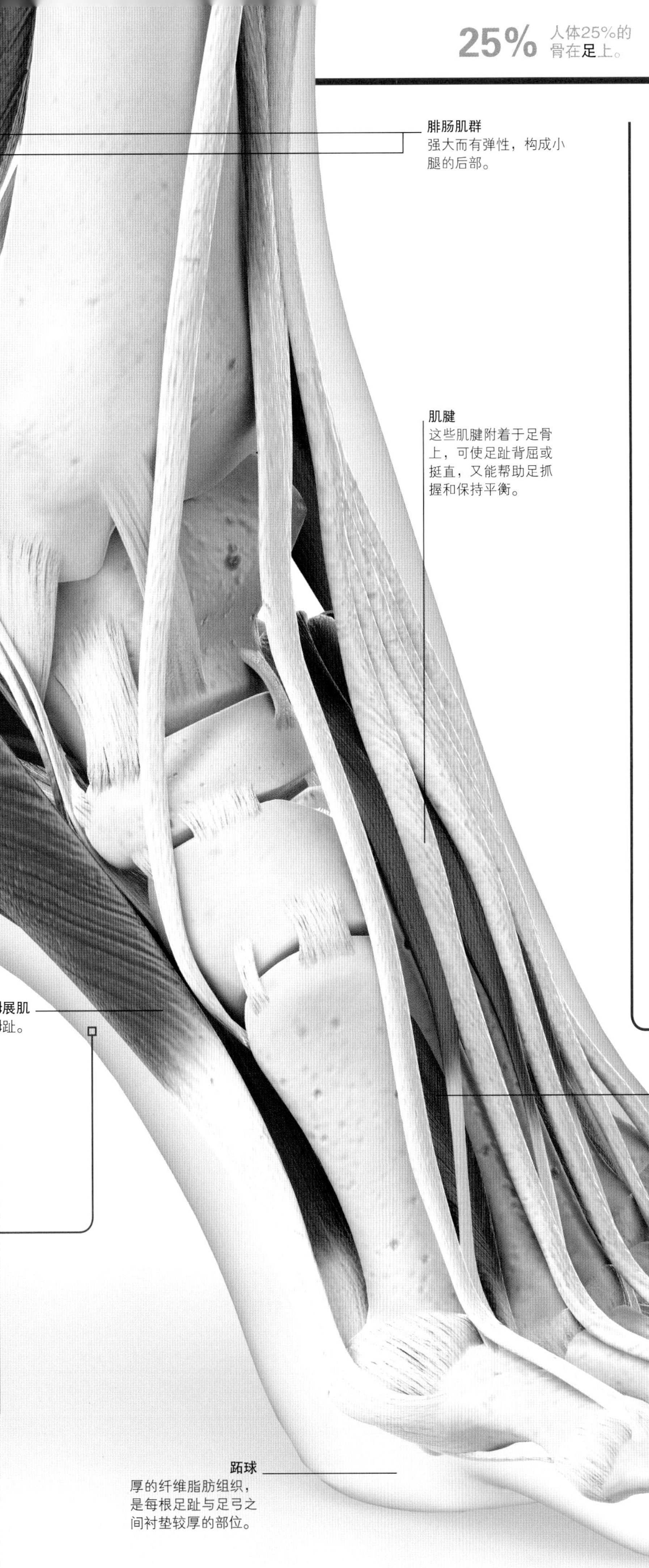

腓肠肌群
强大而有弹性，构成小腿的后部。
肌腱
这些肌腱附着于足骨上，可使足趾背屈或挺直，又能帮助足抓握和保持平衡。
跟骨
最大的足骨，位于距骨的下方。人在行走或跑步时，跟骨承受了全身的重量。
𧿹展肌
帮助外展和屈𧿹趾。
骨间背侧肌
跖骨之间 4 块强壮的肌之一，主要功能是外展 2~4 趾。
跖球
厚的纤维脂肪组织，是每根足趾与足弓之间衬垫较厚的部位。

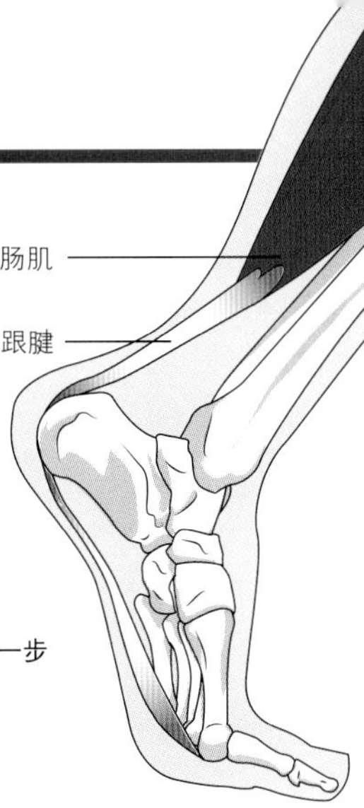

腓肠肌
跟腱
迈出一步

步伐轻快

足像由腓肠肌操纵的杠杆，腓肠肌通过强健且稍有弹性的跟腱附着于跟骨上。在跳跃的过程中，当你的足触地时跟腱拉紧，然后当足再次弹跳时，跟腱像弹簧一样释放出能量。

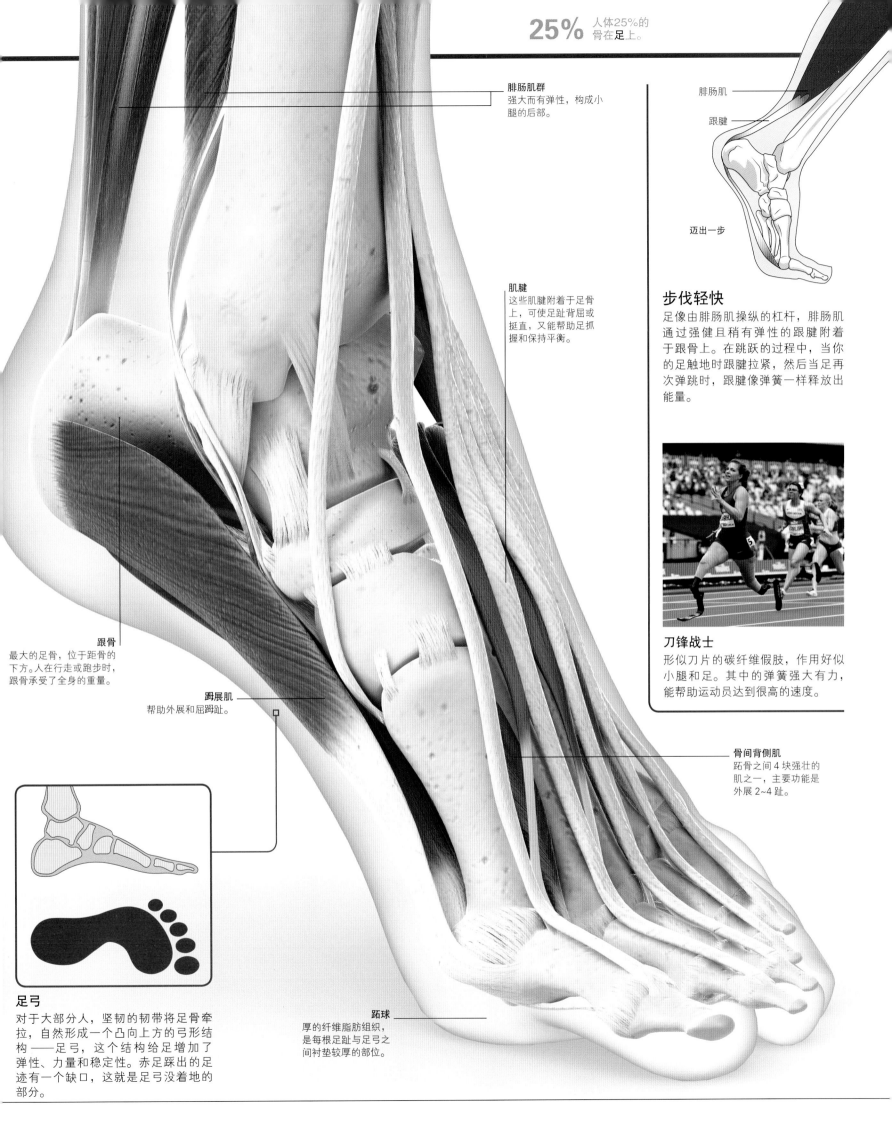

刀锋战士

形似刀片的碳纤维假肢，作用好似小腿和足。其中的弹簧强大有力，能帮助运动员达到很高的速度。

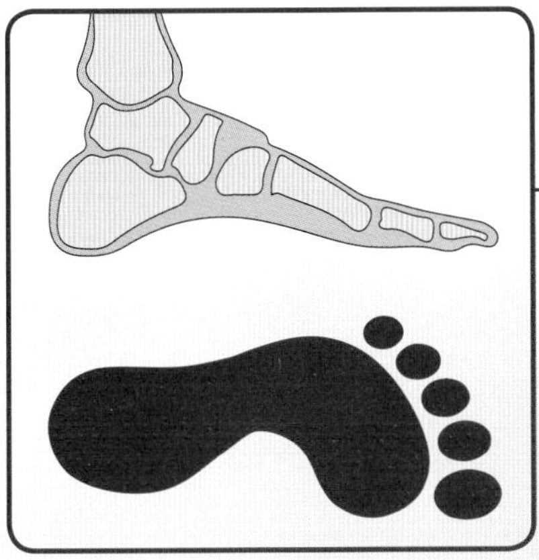

足弓

对于大部分人，坚韧的韧带将足骨牵拉，自然形成一个凸向上方的弓形结构——足弓，这个结构给足增加了弹性、力量和稳定性。赤足踩出的足迹有一个缺口，这就是足弓没着地的部分。

跟腱又称**阿喀琉斯腱**，得名于希腊神话中的半神英雄——阿喀琉斯。阿喀琉斯除足跟外全身刀枪不入，后被**暗箭射中足跟而死**。

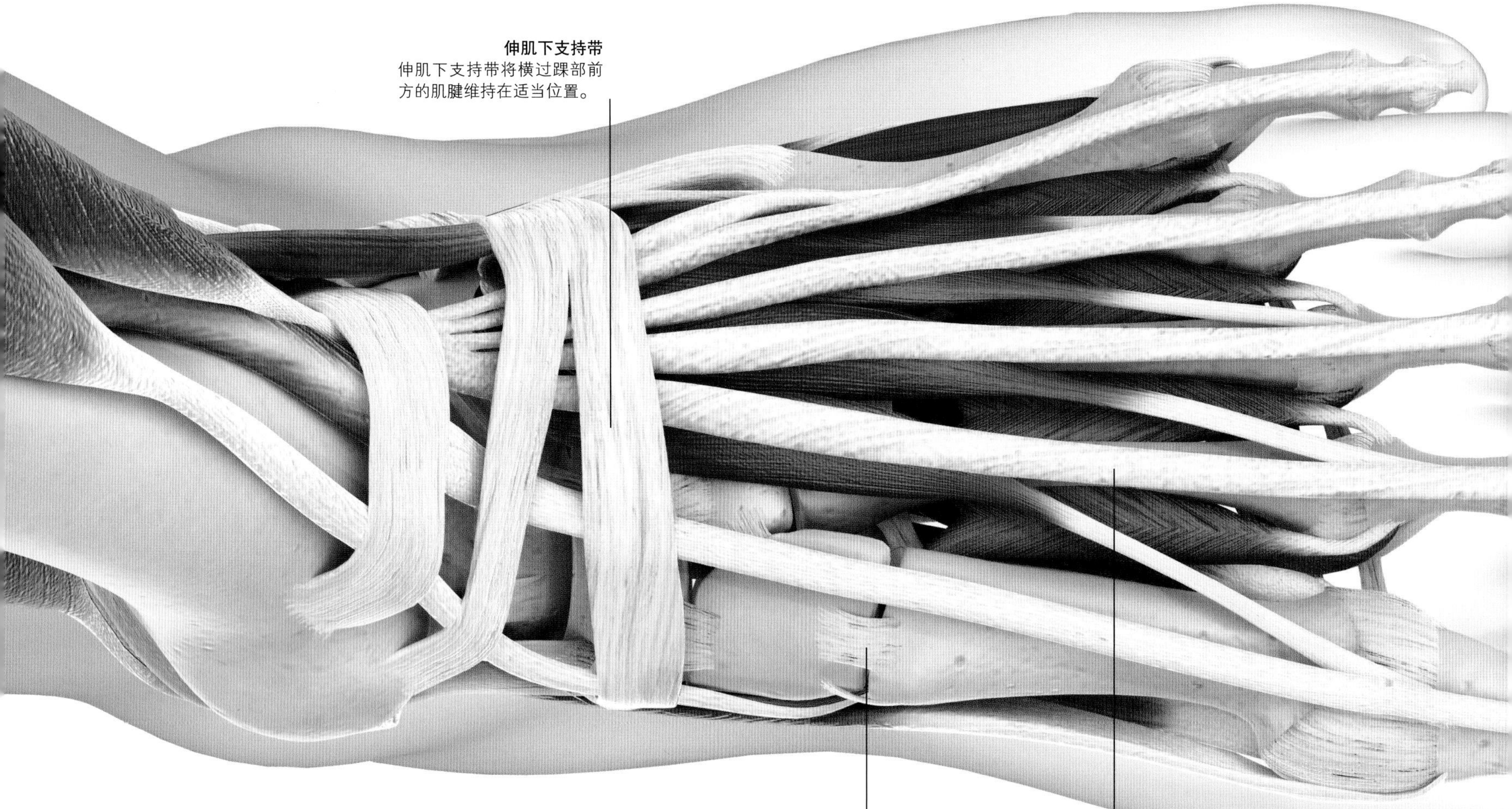
伸肌下支持带
伸肌下支持带将横过踝部前方的肌腱维持在适当位置。
附跖背侧韧带
足背有许多将骨连接起来的韧带，附跖背侧韧带是其中之一。
趾长伸肌腱
足背有许多将小腿肌连接到趾骨的肌腱。趾长伸肌腱是其中之一。

足背韧带和肌腱

刚柔并济

体内大部分关节都有一组韧带和肌腱围绕，这一点可从这两幅图看出。韧带使关节能自由活动，又能防止它活动过度或散架。

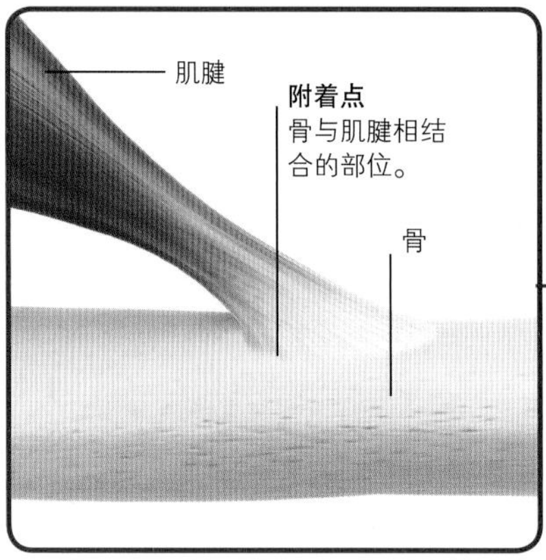
肌腱
附着点
骨与肌腱相结合的部位。
骨

韧带、肌腱与骨连接处

在韧带、肌腱与骨连接的部位，韧带和肌腱附着点较宽，覆盖的骨的表面积较大，因此连接得十分紧密。由胶原蛋白组成的纤维，在附着点处生长进入骨的表层。

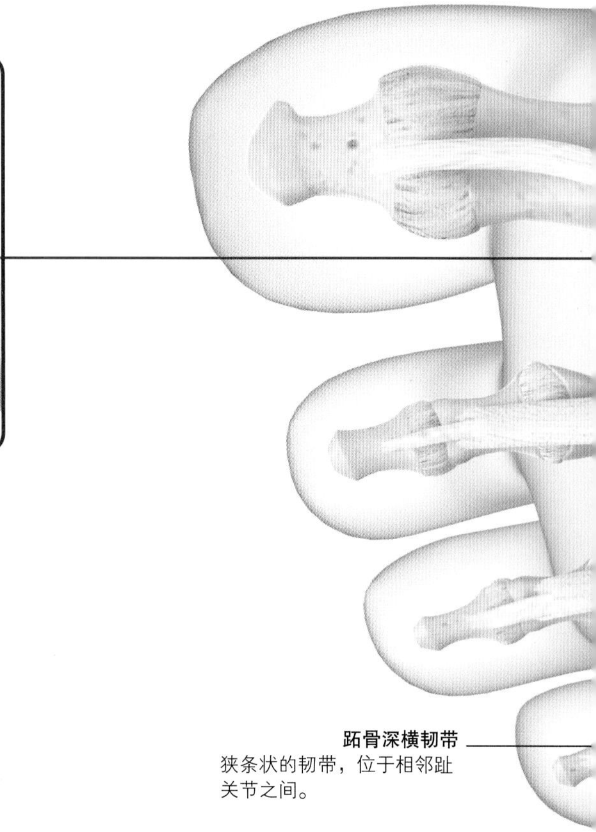
跖骨深横韧带
狭条状的韧带，位于相邻趾关节之间。

韧带和肌腱

骨和肌使身体能够移动和变换姿势。但是，如果没有韧带和肌腱，它们就完不成任务。韧带和肌腱是超强的条带状结构，它们在骨、关节和肌之间建立起牢固而又灵活的联系。

韧带是强健且稍有弹性的结构，将膝、肘、肩等关节周围不同的骨连接在一起。肌腱是强韧的带状结构，与韧带不同，其功能是将肌附着于骨。

人体内的肌腱约有 4000 条。

双关节

身体极为灵活的人常常被描述为有“双关节”。然而，这些人并没有异乎寻常的关节，只是他们的韧带弹性超常。杂技演员和体操运动员韧带的伸展性天生就强，但他们仍需要勤学苦练才能获得最大限度的灵活性。

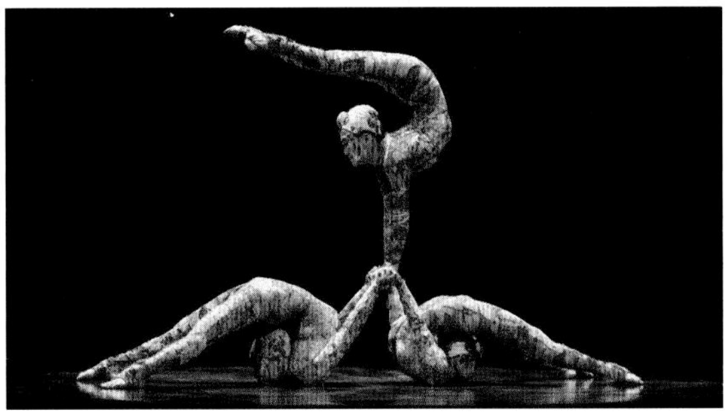

高昂着头

人体内最重要的韧带之一是项韧带。它连接颅骨和颈椎，能保持头部直立和稳定。

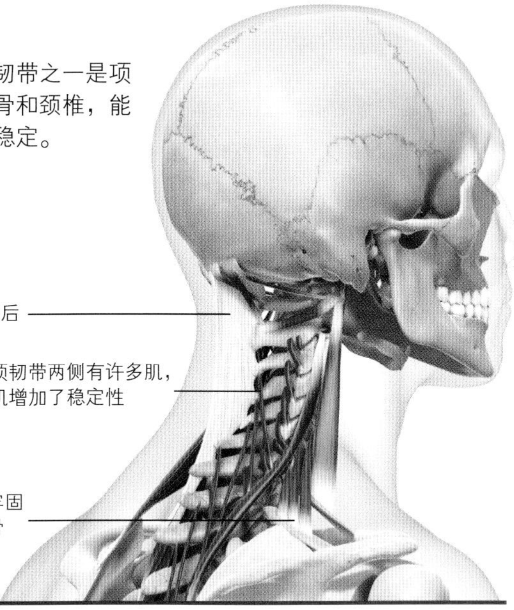
项韧带位于颈后
项韧带两侧有许多肌，肌增加了稳定性
肌腱将肌牢固地附着于骨

绳状结构

韧带和肌腱都是由许多束胶原纤维组成的。胶原纤维的化学成分是胶原蛋白。胶原蛋白是一种坚韧的纤维状蛋白质，见于体内许多组织，如骨和皮肤。

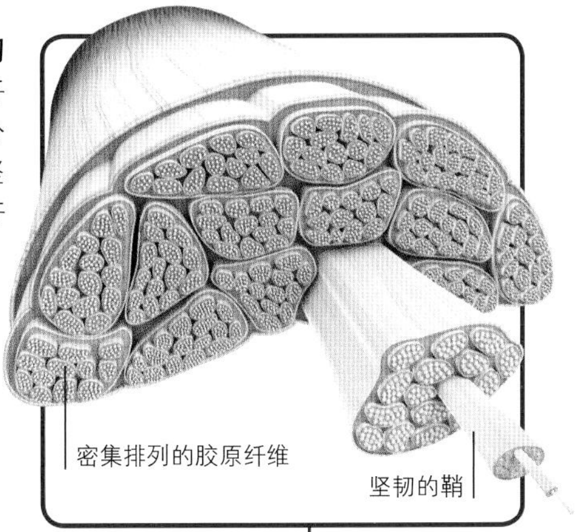
密集排列的胶原纤维
坚韧的鞘

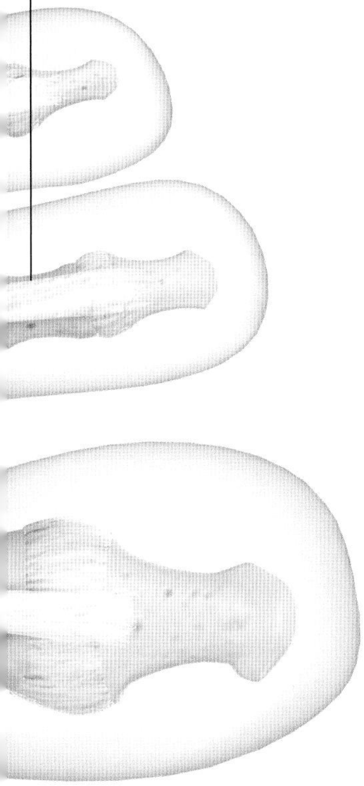

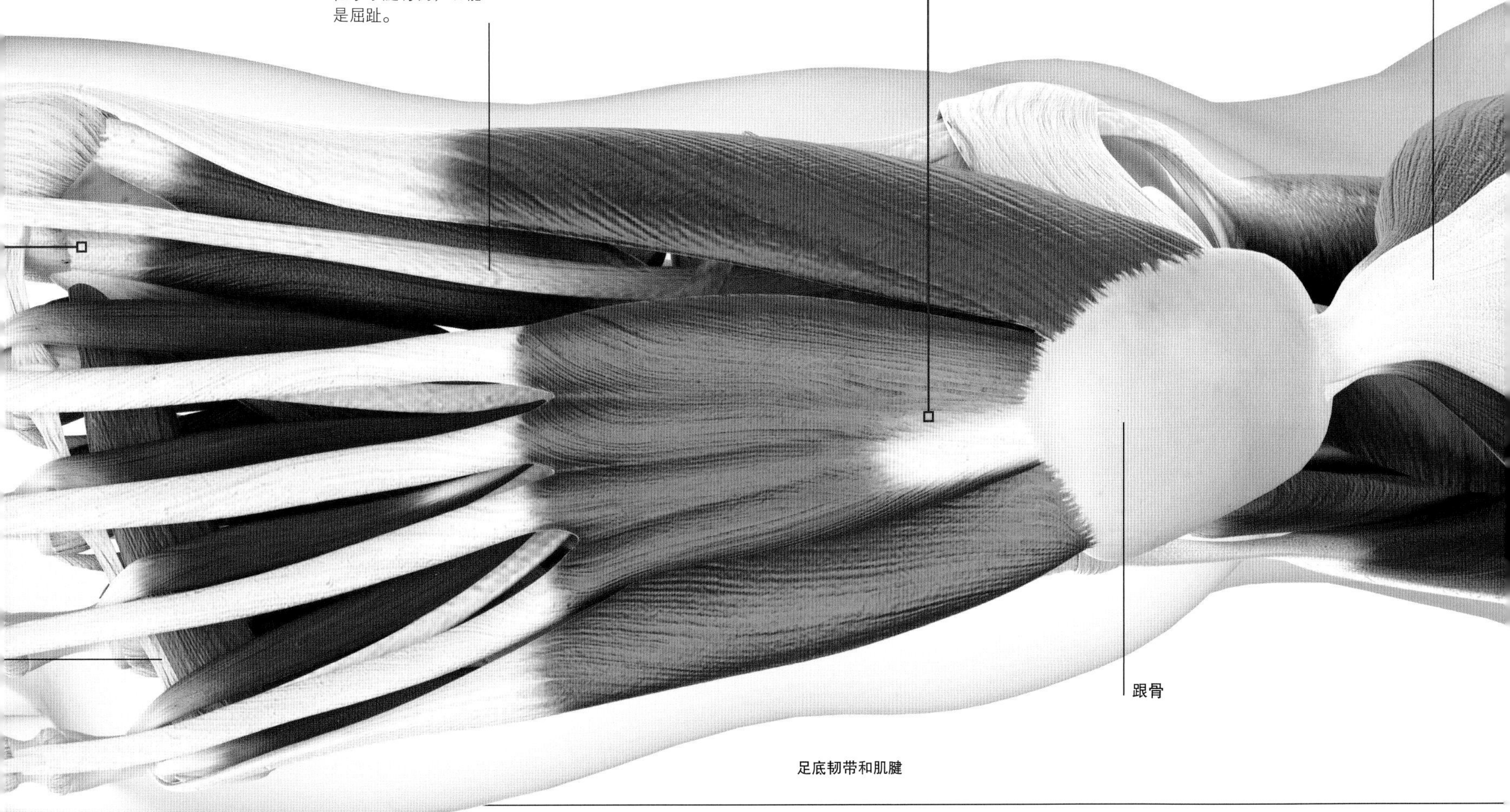
趾骨
踇趾有2节趾骨，其余各趾有3节趾骨。每趾各节趾骨之间形成关节。
踇长屈肌腱
位于小腿背侧，功能是屈趾。
跟腱
全身最强健、粗大的肌腱，将腓肠肌连接到跟骨后面。
跟骨

足底韧带和肌腱

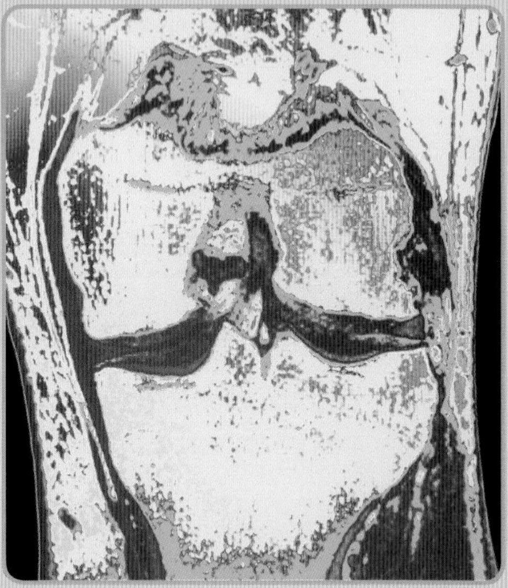

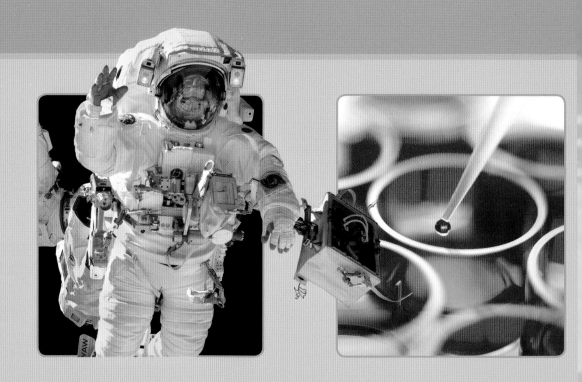

人体科学

今天，人类了解的人体知识比从前任何时代都要多。新技术的出现使我们能看到体内种种令人惊叹的细节，并且让我们逐步了解生活方式是如何影响健康的。科学家在探索治愈疾病和损伤的革命性方法，甚至在研究如何使人类适应太空生活。

古埃及人**将遗体涂上香料，制成木乃伊保存起来**。该措施既提高了他们的包扎技术，又增加了他们的解剖知识。

医学的里程碑

几千年来，人类一直在寻找治愈疾病和创伤的方法。早期的人类只能向他们的神祇祈祷，或者祈求出现好运。渐渐地，随着医学的进步和人体知识的增加，人们探索出更为有效的治疗方法。

新一代的医生和科学家在突破过去的基础上成长起来。今天，我们比以往任何时候都更加了解我们的身体是如何工作的，但仍有许多未解之谜。人体这个维持着我们生命的机器复杂得难以置信，人类对人体的探索永无止境。

1665 年：胡克的发现

英国科学家罗伯特·胡克出版了《显微图谱》一书，书中配有他通过显微镜看到的物体的图像。他创造了“细胞”一词，用以描述他发现的生物体的最小单位。

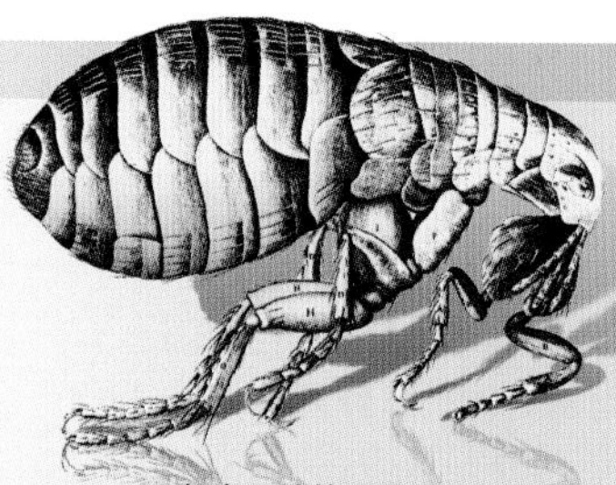

胡克手绘的跳蚤图

1735 年：外科手术的成功

出生在法国的英国外科医生克洛迪于斯·阿芒丁切除了一位年轻患者被感染的阑尾。令人惊讶的是，这位患者从手术中恢复了过来。

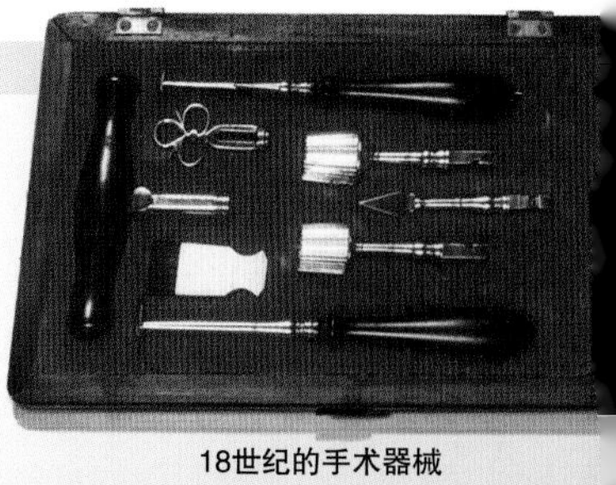

18世纪的手术器械

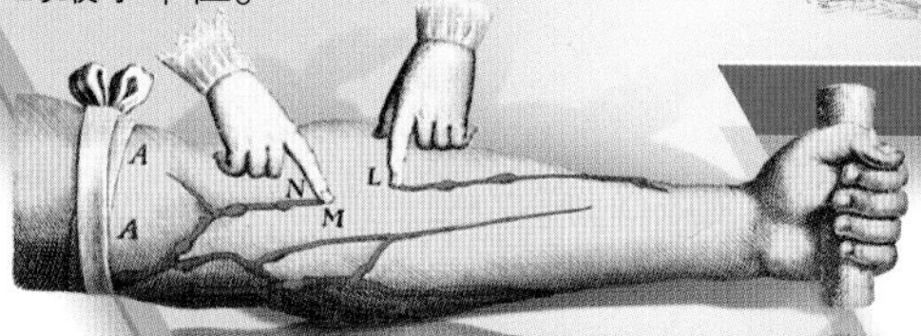

一幅描绘血液循环的早期绘画

1628 年：威廉·哈维

英国医生威廉·哈维解释了人体的循环系统是一个闭合的环路：静脉和动脉携带着血液循环全身。他已认识到心脏像泵一样工作。

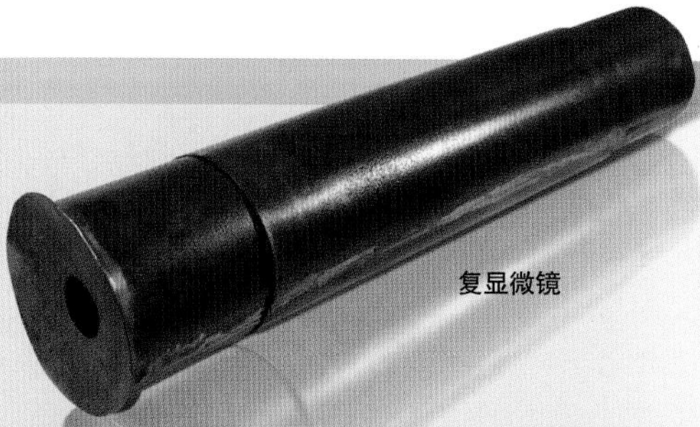

复显微镜

1590 年：复显微镜

据说是荷兰眼镜制造商扎卡赖亚斯·杨森发明了具有两片或更多片透镜的复显微镜。复显微镜放大倍数更大，这个突破使医学研究从此改变。

约公元 390 年：公众医院

一位名叫法比奥拉的古罗马贵族在西欧建立了第一家公众医院。她在自己的医院里担任护士。

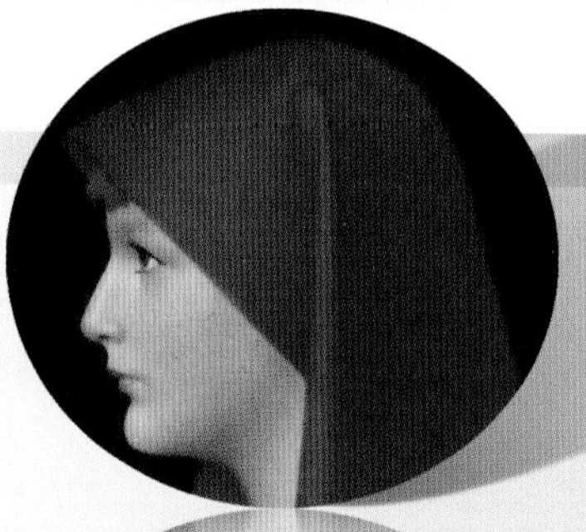

法比奥拉

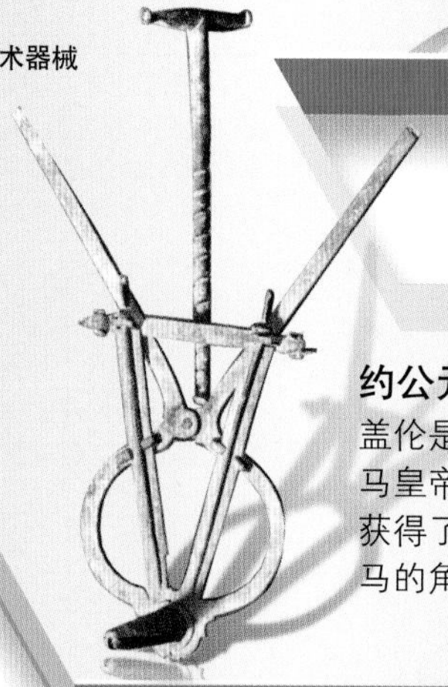

古罗马的手术器械

约公元 129~200 年：盖伦

盖伦是一位希腊医生，当过几位罗马皇帝的御医。他通过解剖猴和猪获得了许多发现，曾任其家乡帕加马的角斗士的医生。

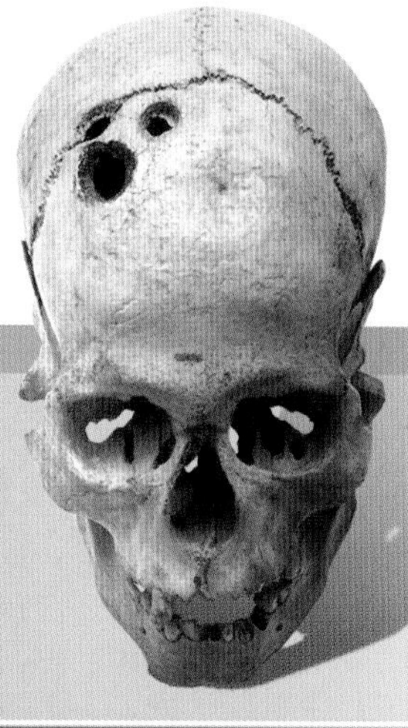

带有环锯术痕迹的颅骨

约公元前 5000 年：环锯术

在非洲和美洲的早期文明中，就有人通过施行环锯术，试图治愈包括癫痫和失明在内的许多疾病。其方法是在病人颅骨上钻一个孔，以驱除恶魔。

约公元前 2650 年：伊姆霍特普

古埃及人伊姆霍特普是他那个时代最著名的治疗师。他能诊断疾病，还为 200 多种疾病设计了治疗方案。他在古埃及、古希腊和古罗马都被当作神来崇拜。

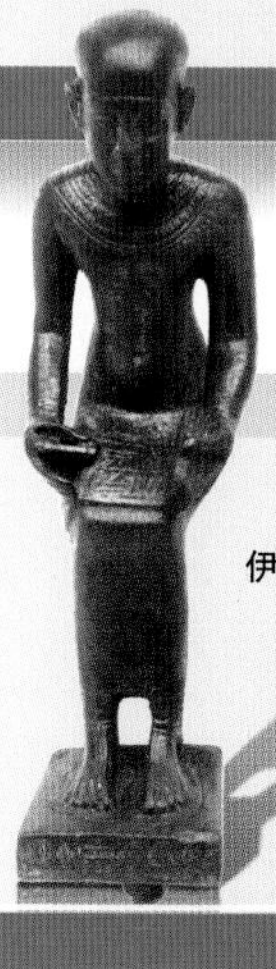

伊姆霍特普雕像

30 麻醉药发明以前，外科手术必须快速完成。据说，外科医生**罗伯特·利斯顿**能在短短的30秒内**截掉一条腿**。

1818 第一例输血发生于1818年，当时医生用一支**注射器**将供血者的血液输给患者。

185

1796 年：牛痘疫苗

英国医生爱德华·詹纳是最早研制出疫苗的人。他将牛痘疱中的脓液注射给一个男孩，结果这个孩子对天花产生了免疫力。

爱德华·詹纳

1816 年：最早的听诊器

听诊器是法国医生勒内·拉埃内克发明的。最早的听诊器是一根简单的木管，后来经过改良，演变成现代医务人员用来听心跳的双耳件的形式了。

拉埃内克的听诊器

李时珍

1578 年：《本草纲目》

中国古代药学史上篇幅最大、内容最丰富的药学巨著。明代李时珍撰成于万历六年。全书共 52 卷，收药达 1892 种，方剂万余首，约 190 万字。

1242 年：血的启示

大马士革的伊本·纳菲斯是第一个描述心脏和肺之间血液循环的人。曾有人认为血液是从一个心腔穿入另一个心腔，但纳菲斯的说法才是对的。

约 1020 年：白内障治疗

伊拉克人发明了一种玻璃管。它的工作原理就像注射器，可将白内障从患者的眼内吸出。

早期的眼部手术

约 1025 年：《医典》

阿拉伯医学家、哲学家阿维森纳出版了《医典》。在之后的 500 年，该书被医生用为教材，并被翻译为多种文字。

《医典》中的一页

拉西斯特拉图斯和赫洛菲洛斯

约公元前 250 年：解剖学校

古希腊医生埃拉西斯特拉图斯和赫洛菲洛斯，在古埃及的亚历山大开办了一所解剖学校。他们对心脏和脑的结构有重要的发现，但可能在办学过程中曾对死囚进行过活体解剖。

约公元前 420 年：希波克拉底

古希腊医生希波克拉底是最早认识到疾病有其自然病因的人之一。每位步入医疗行业的人都要宣誓有关医德的"希波克拉底誓言"，誓言以希波克拉底的名字命名。

希波克拉底塑像

约公元前 2500 年：针灸

针灸疗法起源于中国，可以追溯至 4000 多年前的新石器时代。春秋战国时期，针灸疗法已非常成熟。医生将一根细针刺入皮肤上特定的穴位，来减轻病人疼痛，治疗疾病。

中国的针灸穴位模型

约公元前 500 年：《妙闻集》

印度医生妙闻发表了内科和外科巨著《妙闻集》。该书成为阿育吠陀（印度传统的卫生、医疗、保健体系）的创编文本之一。

妙闻塑像

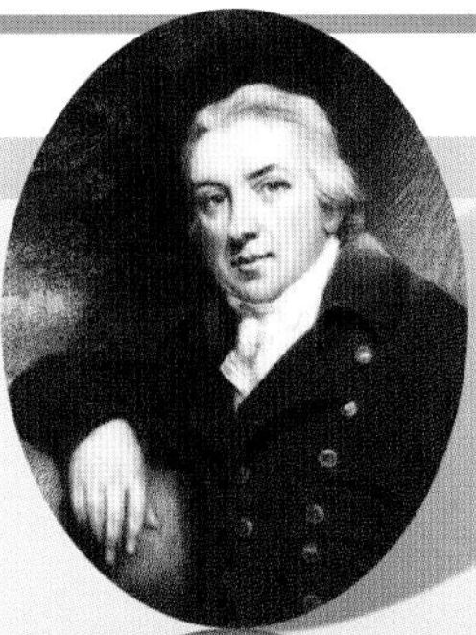

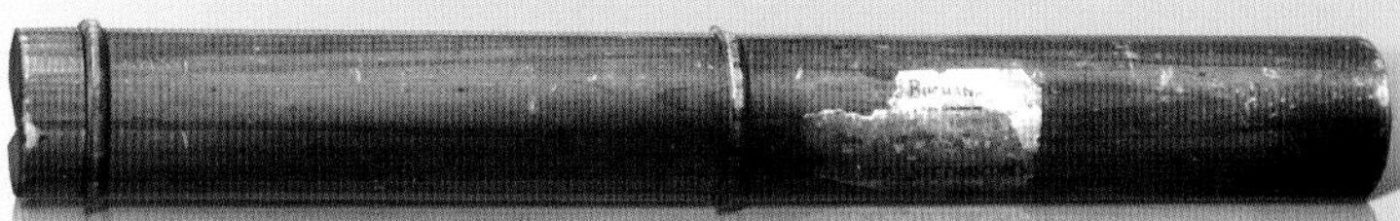

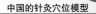

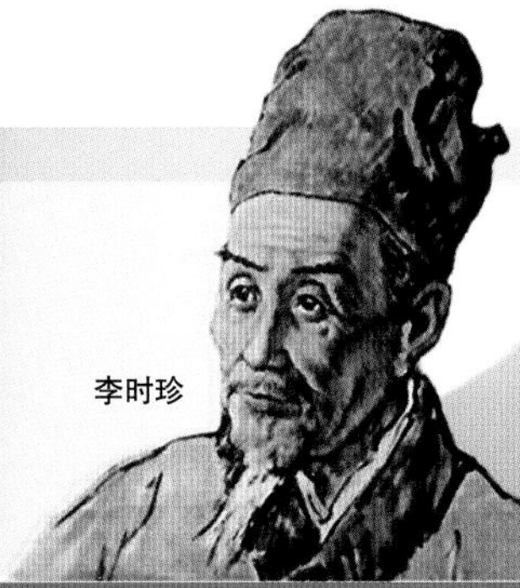

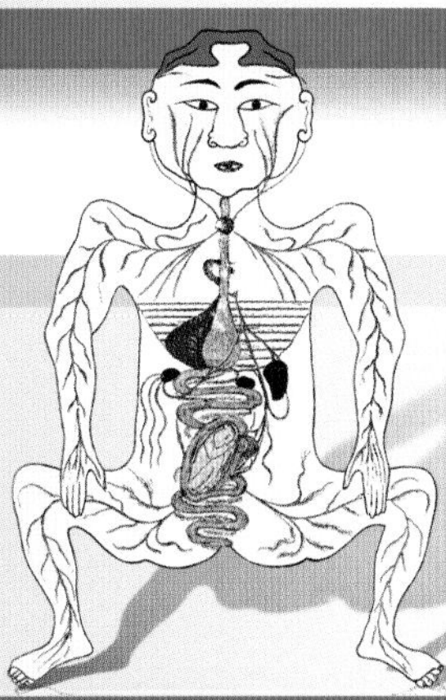

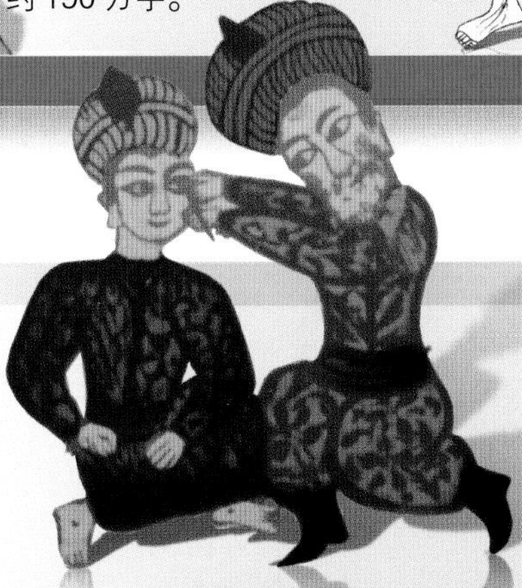

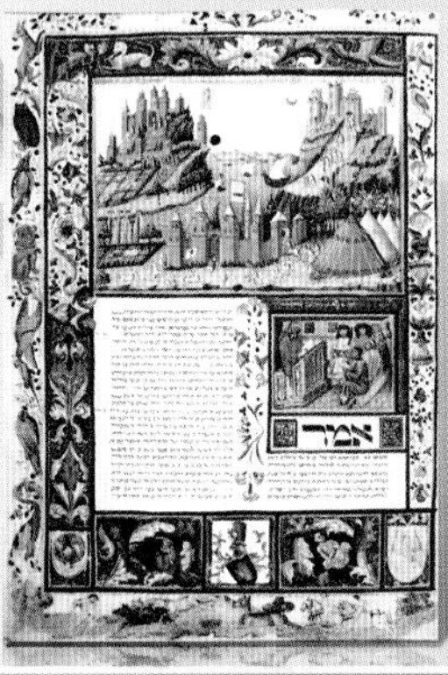

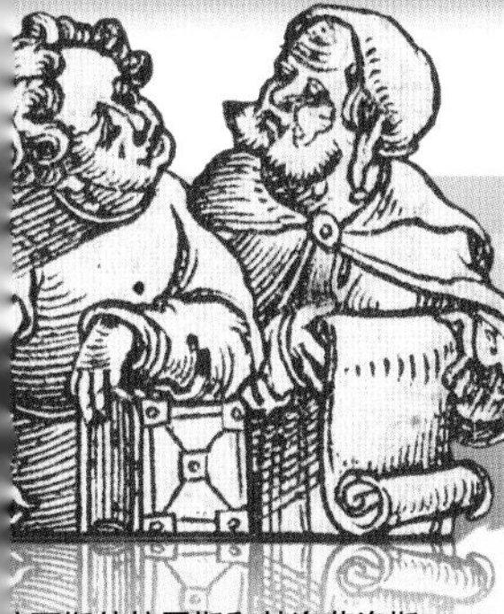

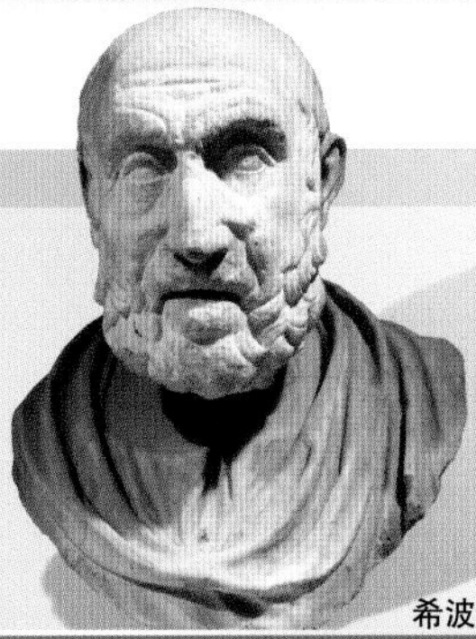

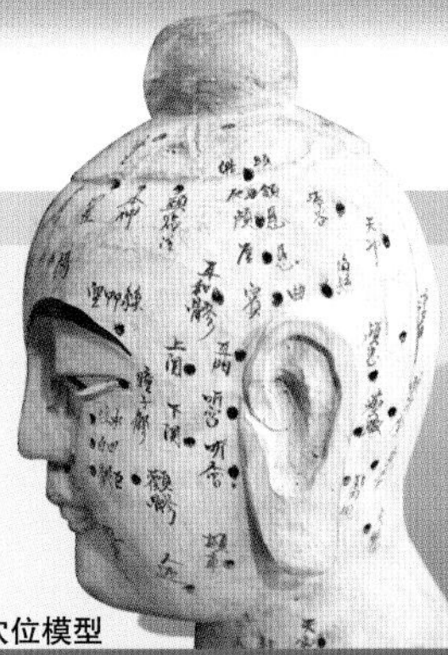

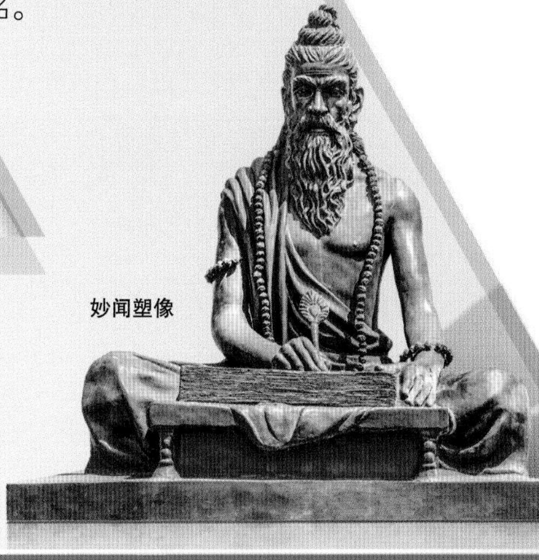

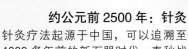

波兰裔科学家**玛丽·居里**在第一次世界大战期间首次将**X射线**用于外科手术。

1849 年：先锋医生

出生于英国的伊丽莎白·布莱克韦尔，是首位在美国和英国取得医生资格的女性。她后来在伦敦和纽约行医。

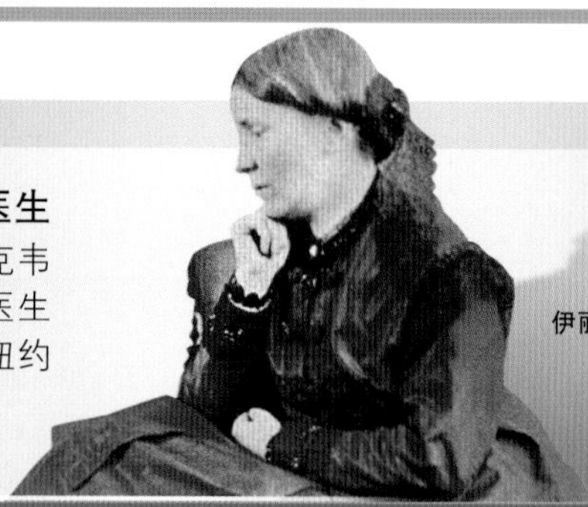

伊丽莎白·布莱克韦尔

1860 年：空气传播疾病

法国科学家路易·巴斯德证明了传染病是由细菌和其他病原微生物通过空气传播的。

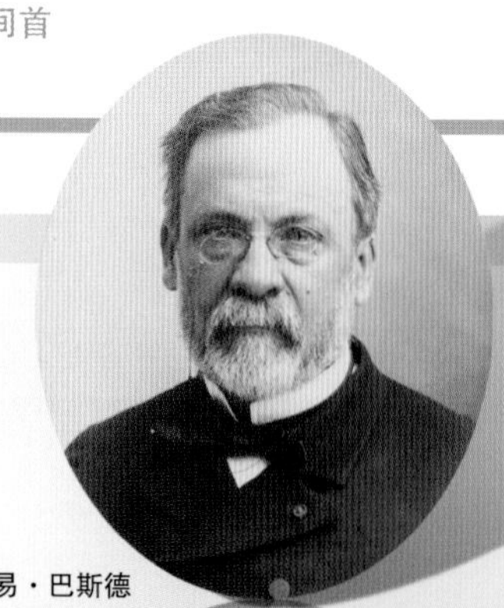

路易·巴斯德

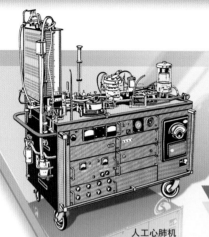

人工心肺机

1953 年：手术泵

美国发明家约翰·吉本发明了人工心肺机，这是一种能在手术中代替心和肺发挥功能的泵。该设备成功应用于心脏直视手术。

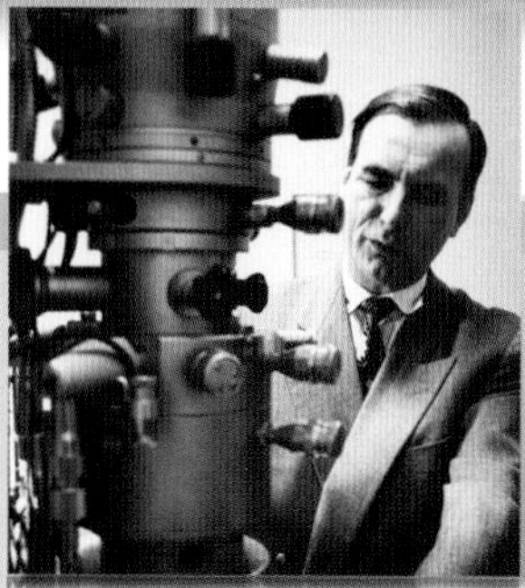

鲁斯卡和他的电子显微镜

1933 年：电子显微镜

德国科学家恩斯特·鲁斯卡和马克斯·克诺尔发明了世界上第一台电子显微镜。用电子显微镜看到的图像比光学显微镜更为清晰，从而彻底改变了医学成像。

1953 年：脱氧核糖核酸结构

詹姆斯·沃森、弗朗西斯·克里克和罗莎琳德·富兰克林研究表明，脱氧核糖核酸（DNA）的结构好似螺旋状的楼梯。这种结构称作双螺旋。

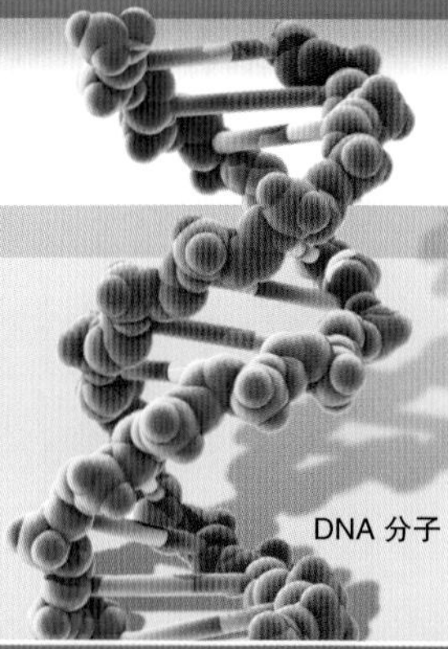

DNA 分子

1954 年：肾移植

美国外科医生约瑟夫·默里在波士顿完成了历史上首例肾移植手术。接受移植者理查德·赫里克术后又存活了 8 年。

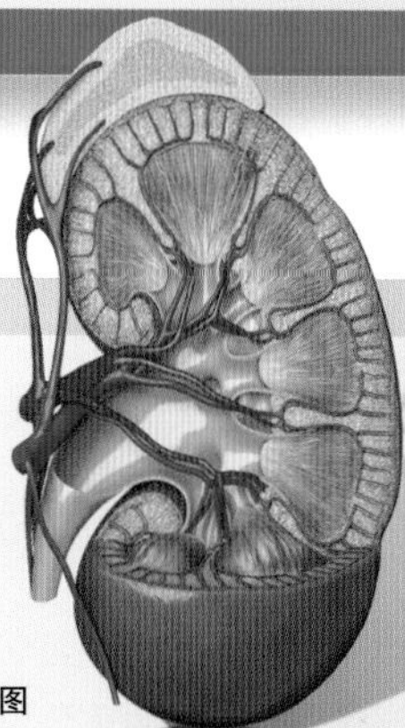

人类肾的断面图

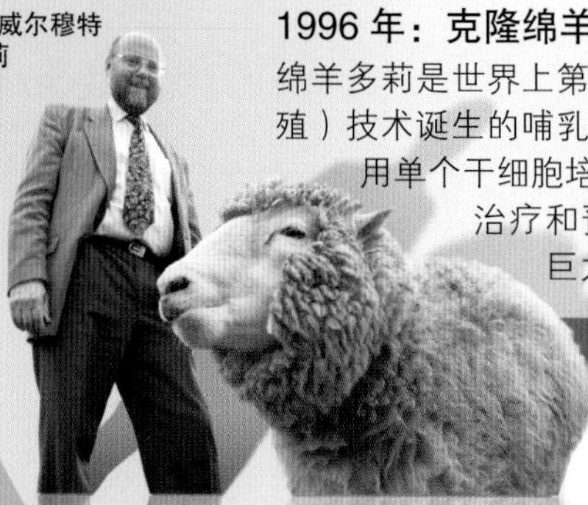

英国科学家伊恩·威尔穆特与绵羊多莉

1996 年：克隆绵羊

绵羊多莉是世界上第一只通过克隆（无性繁殖）技术诞生的哺乳动物，它是在实验室里用单个干细胞培育出来的。克隆技术在治疗和预防人类疾病方面具有巨大的潜力。

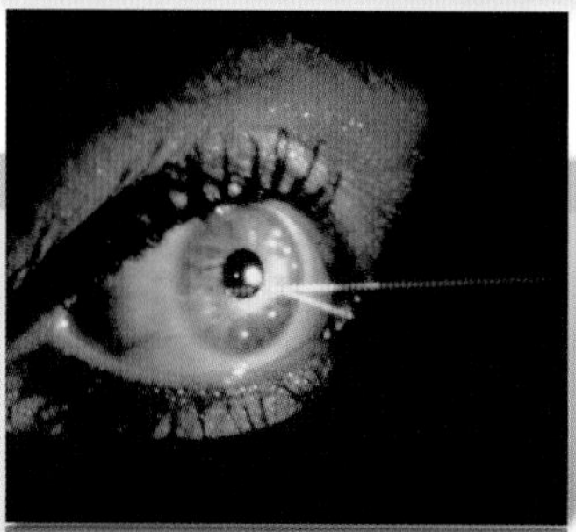

激光眼科手术

1980~1983 年：激光手术刀

兰加斯瓦米·斯里尼瓦桑、塞缪尔·布卢姆和詹姆斯·怀恩等研究人员利用准分子激光器切割生物组织。他们的研究对激光眼科手术的发展至关重要。

2003 年：人类基因组计划

科学家宣布人类基因组计划的测序工作已经完成。现在我们已经有了人类 DNA 的“电子地图”，它可能有助于治疗和预防遗传疾病。

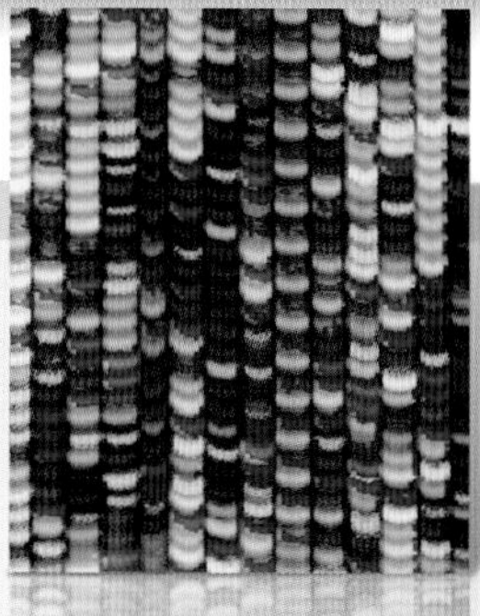

人类DNA序列

2010 年：机器人手术

达芬奇手术机器人和麦眠麻醉机器人完成了首例全由机器人操作的手术。外科医生从控制室里操控机器人的动作。

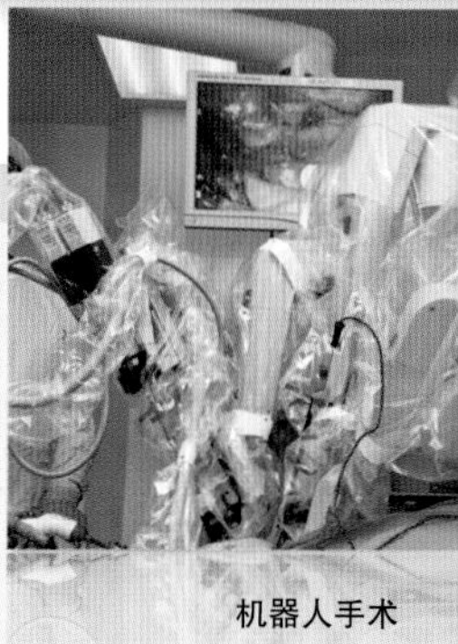

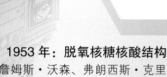

机器人手术

3% 世界3%的人口死于1918年暴发的**西班牙流感**。

30 2007年，一种**仿生眼**在30名视力受损者身上试验成功。现在这种仿生眼已在欧洲和美国**用于临床**。

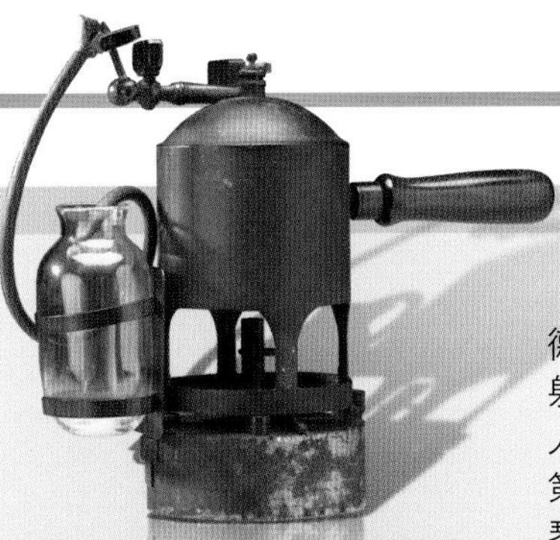

19世纪的防腐喷雾器

1865 年：防腐处理

英国外科医生约瑟夫·利斯特给一个男青年的伤口使用了石炭酸。这样的防腐处理杀灭了细菌，预防了感染。利斯特被誉为“现代外科之父”。

1895 年：X 射线成像

德国物理学家威廉·伦琴发现了 X 射线。他是最早使用 X 射线来获得人体内部器官影像的人。有史以来第一张人体 X 射线照片拍摄的是伦琴妻子的手。

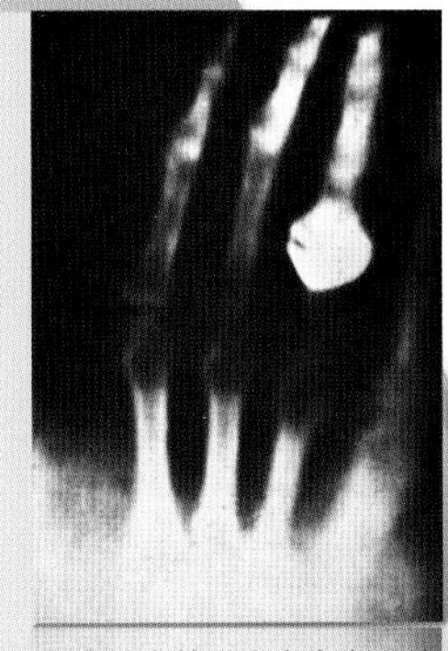

有史以来第一张在人身上拍摄的X射线照片

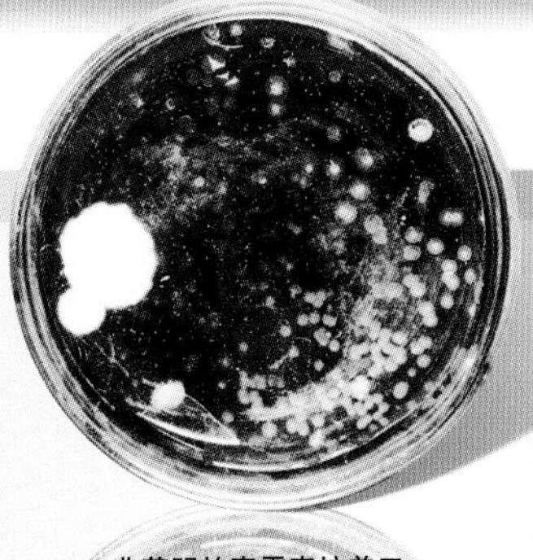

弗莱明的青霉素培养皿

1928 年：抗生素的研发

苏格兰科学家亚历山大·弗莱明无意中在培养皿里培养出一种能杀灭细菌的霉菌，他就这样发现了青霉素——世界上第一种抗生素。到 20 世纪 40 年代，青霉素大量生产，并作为治疗细菌感染的药物挽救了数百万人的生命。

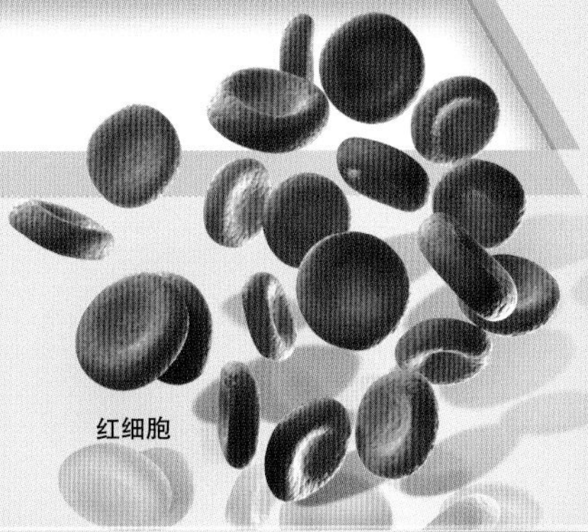

红细胞

1901 年：血液研究的突破

奥地利生物学家卡尔·兰德施泰纳发现并命名了血型系统，后来这些血型被称为 A、B、AB 和 O 型。今天，患者在输血前医生都要对患者血型进行配型。

1955 年：脊髓灰质炎疫苗

美国病毒学家乔纳斯·索尔克研制了脊髓灰质炎疫苗。脊髓灰质炎，俗称小儿麻痹症。

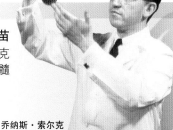

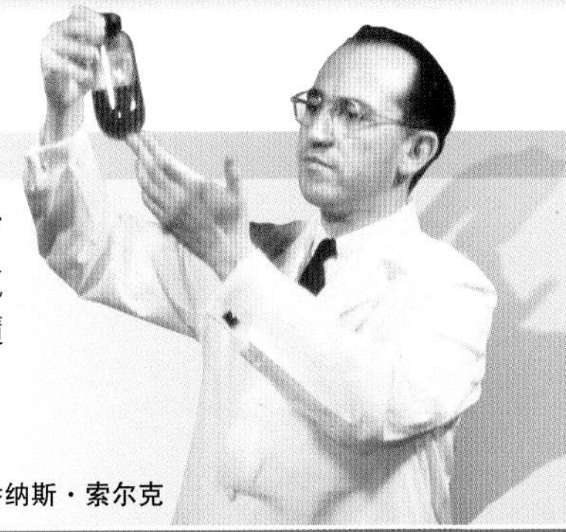

乔纳斯·索尔克

1972 年：青蒿素

1972 年，中国科研人员屠呦呦和她的团队从青蒿的叶子中提取出抗疟有效成分，命名为青蒿素。它的发现是抗疟药物发展史上的一个新里程碑。2015 年，屠呦呦因“有关疟疾新疗法的发现”获得诺贝尔生理学或医学奖。

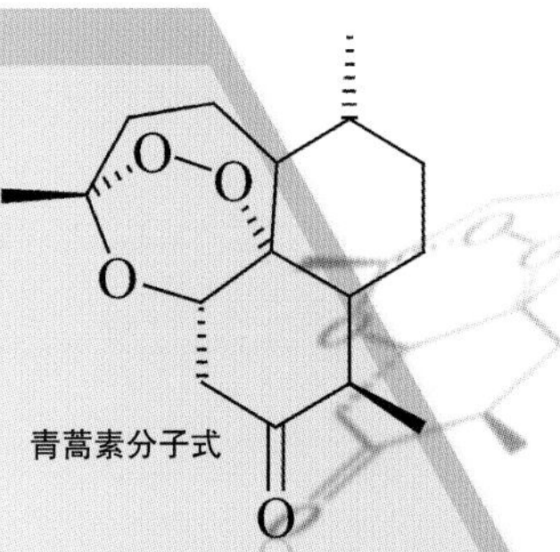

青蒿素分子式

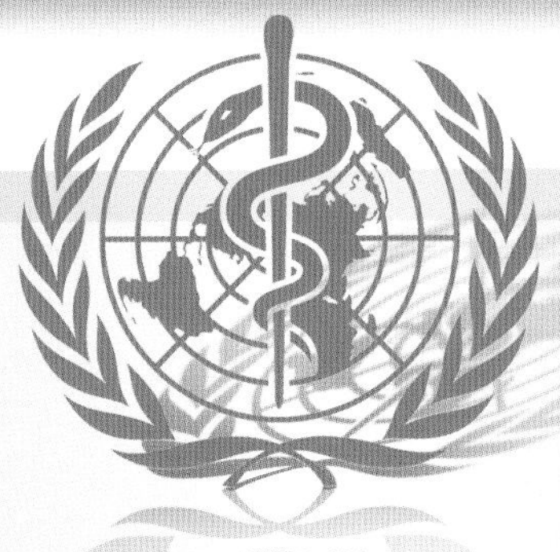

世界卫生组织的标志

1979 年：全球疫苗接种

1979 年，联合国世界卫生组织宣布天花成为第一个被正式消灭的传染病。

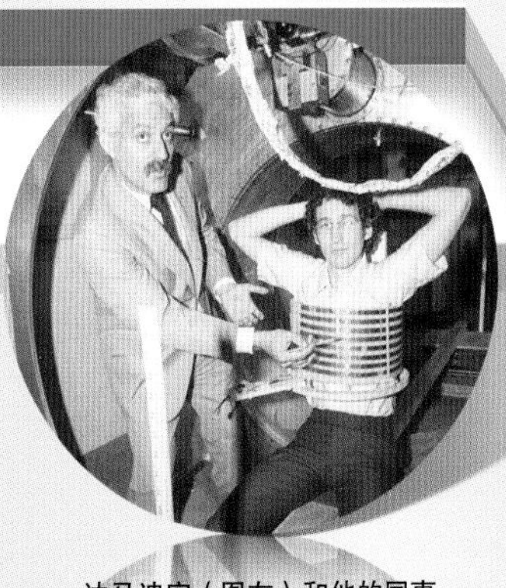

达马迪安（图左）和他的同事，以及磁共振扫描仪

1974 年：磁共振扫描仪

亚美尼亚裔美国医生雷蒙德·达马迪安获得磁共振扫描仪的部分专利。这是一种利用磁进行医学成像的设备。

2013 年：干细胞科学

日本科学家用干细胞培养出人类的肝。这方面的研究有望终止供体器官短缺的历史，挽救数百万人的生命。

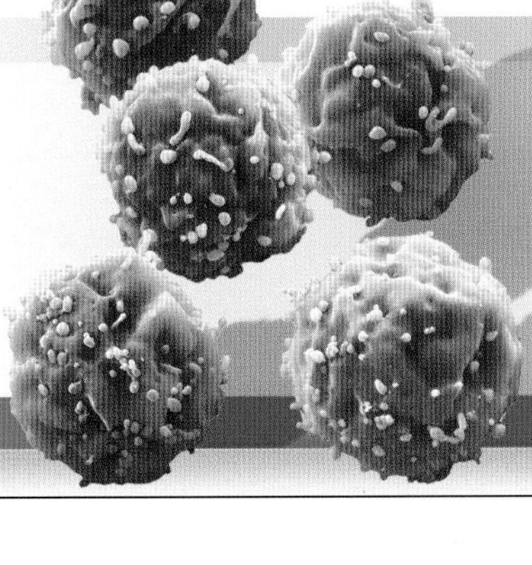

干细胞

2016 年：基因编辑技术

科学家在 CRISPR（一个改变 DNA 的生物学系统）研究方面已取得重大进展。也许不久以后，医生就能替换掉我们基因序列中有缺陷的区段，从而预防疾病。

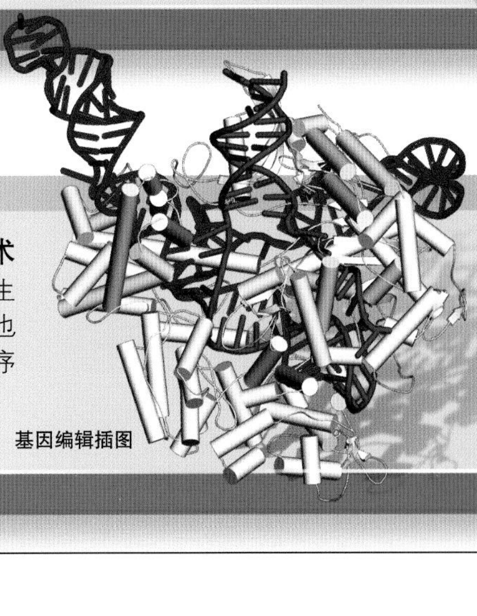

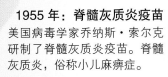

基因编辑插图

体内探秘

在历史的大部分时间里，有关人体的知识都来自我们的眼睛——通过观察生者和死者，人们试图了解人体以及如何治疗疾病。1895 年，X 射线的首次发现使人们能够看到活体内部结构的图像。自那时起，人们发展出更多观察身体内部的方法。医生现在可以依靠影像技术来改进诊断、手术和治疗。

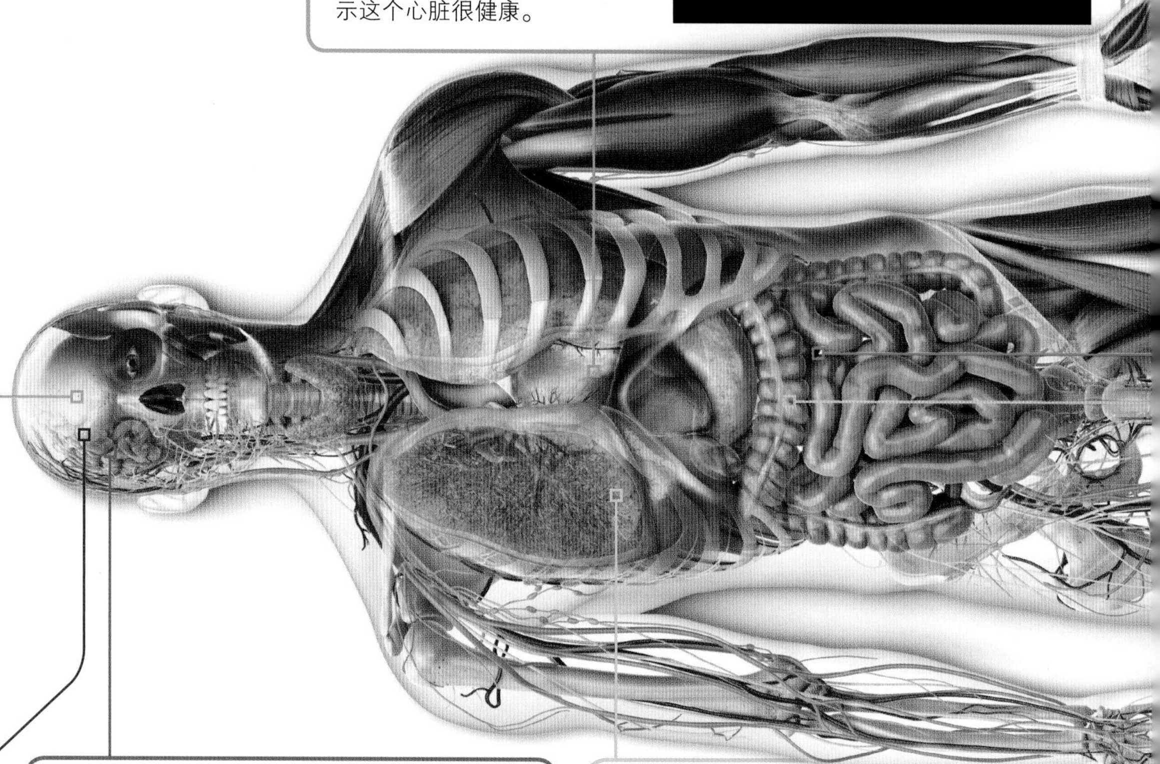

单光子发射计算机断层成像（SPECT）

这项技术使用了γ射线，其成像可以是二维断面，也可以是三维重建图像。可用于研究体内的动态过程，如血液流动。

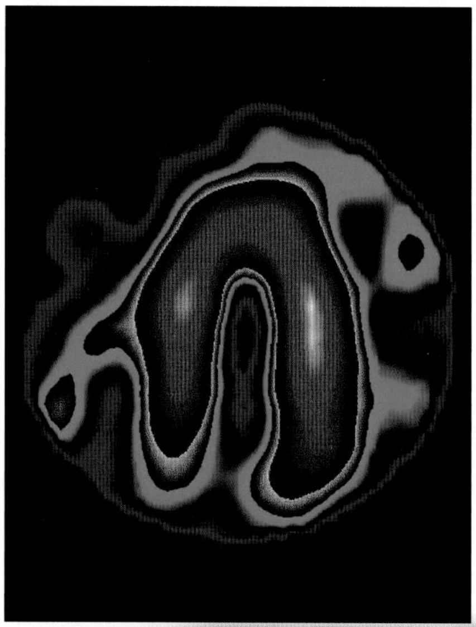

心脏成像

医生使用 SPECT 扫描来观察心脏的血流情况，有助于判断各个部位的心肌是否都获得了所需的血液供应。这张扫描图显示这个心脏很健康。

脑电图（EEG）

这种成像技术使用电极定位在头部来监测大脑中的电活动。脑电图检测大脑活动水平的变化，帮助诊断癫痫等疾病。

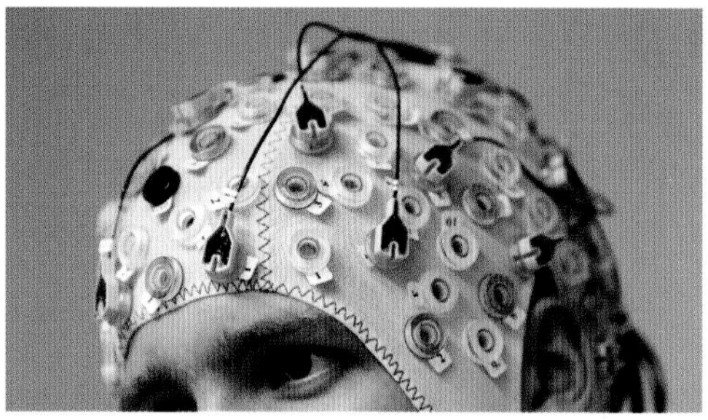

大脑活动

此人头上的电极能提供有关他大脑活动的信息。

正电子发射体层成像（PET）

放射性化学物质（放射性核素）被注入人体。它们显示出高水平和低水平的细胞活动，并能检测出肿瘤或大脑中的异常活动。

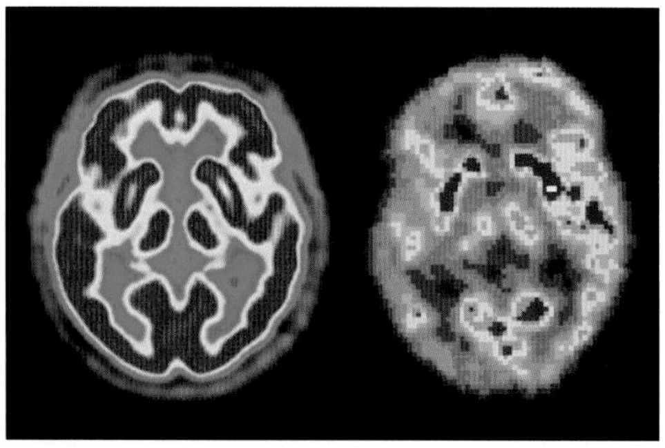

清醒和睡眠时的大脑

两次 PET 扫描比较了一个人清醒（图左）和睡眠（图右）时的大脑活动。

脑磁图（MEG）

脑磁图扫描仪能记录脑内神经活动的电流以及电流在脑外产生的磁场。这些读数生成了大脑活动的数字图像，这种图像有时被称为“思维图片”。

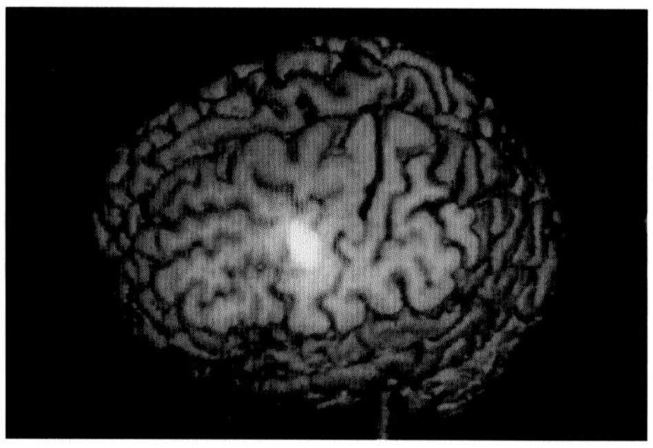

活动中的神经元

这张脑磁图上的明亮区域，是一组神经元在向肌发出运动手指的指令。

计算机断层扫描（CT）

CT 扫描仪围绕人体的某一部位连续扫描二维断面，生成 X 射线图像。这些二维图像可以叠加在一起，生成更有用的三维图像。

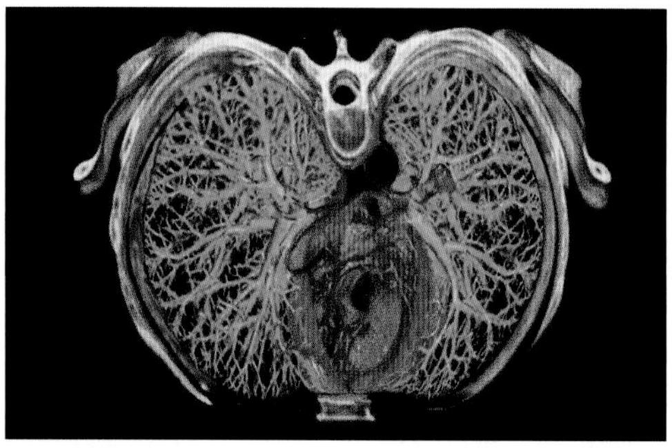

肺和心脏

这张 CT 图像显示了一对肺（图中呈绿色）和一颗心脏（图中呈红色）。通过 CT 图像，医生可以判断内脏是否健康。

超声

这种扫描技术利用声波产生图像。超声非常安全，可用于检查器官和子宫内的胎儿。许多超声扫描仪小到可以直接用手操作。

肾

此处用超声检查的是位于腹腔的健康的肾。

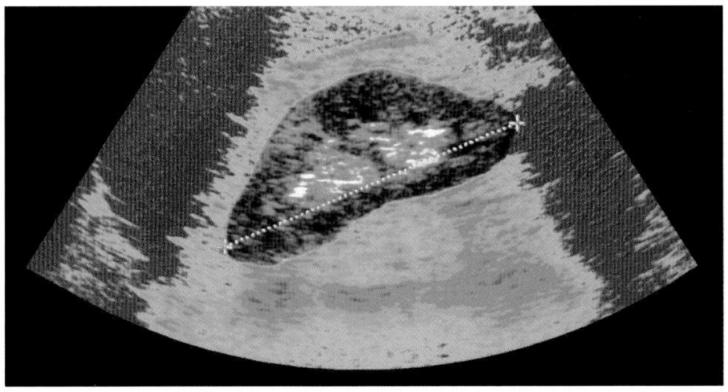

内窥镜检查

内窥镜是一根纤细、灵活且末端带有摄像头的管。医生将管插进身体的一个开口（如口腔），然后通过显示器观察图像。

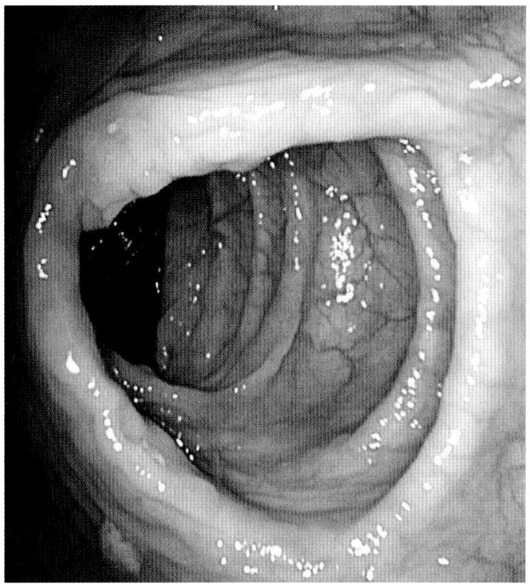

内窥镜图像

这张内窥镜图像显示了一个健康的大肠。你可以看到肌环和肠壁中的许多血管。内窥镜常用于检查溃疡等问题。

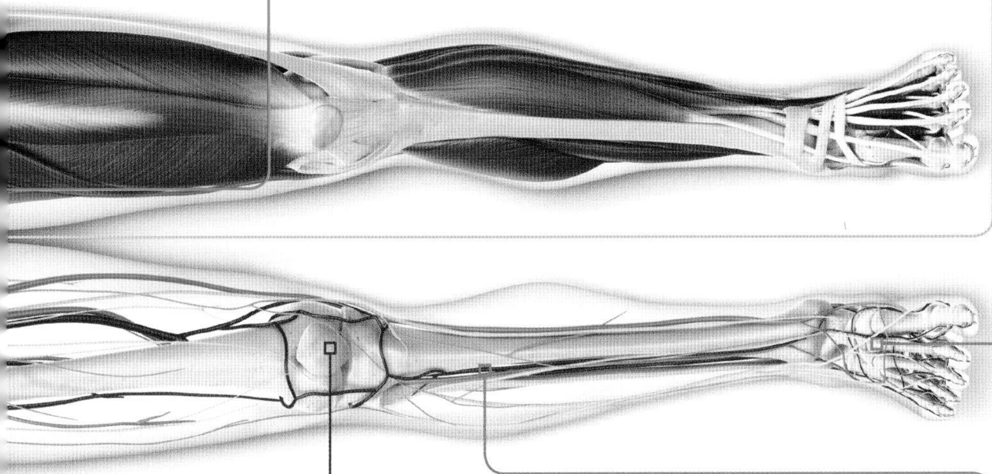

X 射线

X 射线是一种高能电磁波。X 射线通过身体再照射到摄影胶片上。较硬的身体部位（如骨骼）可吸收射线，在胶片上形成清晰的图像。软组织的图像不清晰，因为 X 射线很容易穿透软组织。

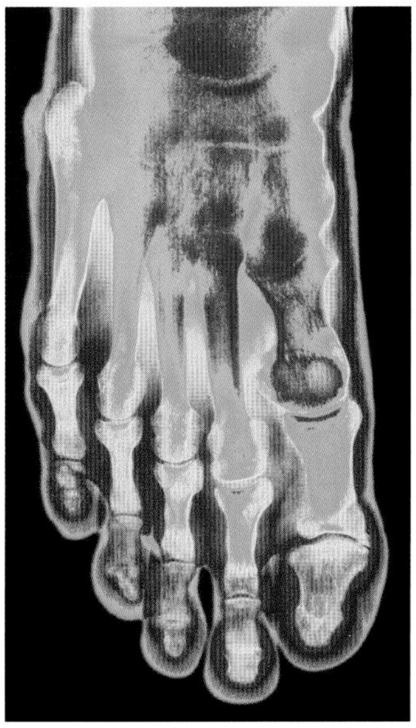

足骨

在这张彩色X射线照片中，右足骨显示为黄色、绿色和蓝色。红色和紫色区域是软组织。

磁共振成像（MRI）

磁共振扫描仪使用强大的磁场刺激人体组织，使人体以电磁波形式放出共振信号。扫描仪将共振信号接收转换后，可形成人体内部结构的细节图像。

膝关节的内部结构

下方的磁共振扫描图显示了一个男人的膝关节。黄色区域是骨，软骨呈蓝色。这种扫描常用于诊断运动损伤。

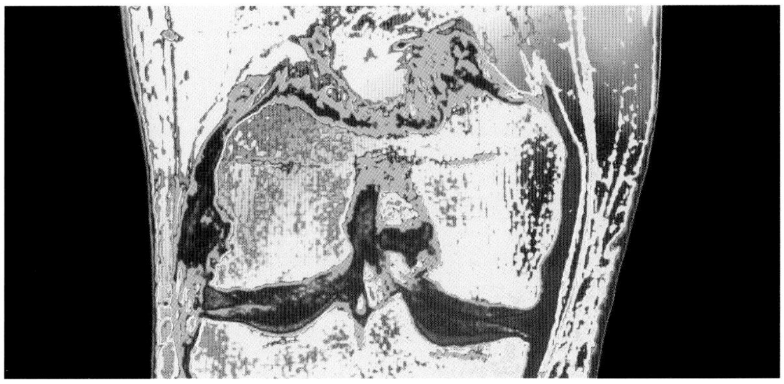

血管造影

进行此类扫描时，首先需要给患者注射一种显影剂。显影剂会在 X 射线下显示出来，从而突显变形或堵塞的血管。

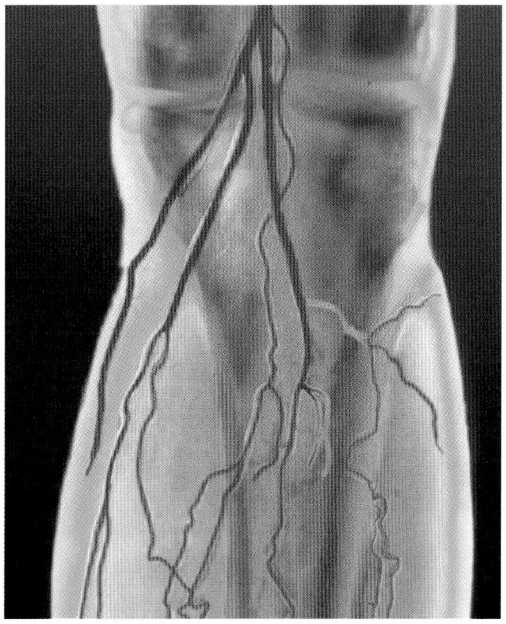

膝关节和小腿的动脉

膝关节和小腿的动脉在血管造影时清晰地显示为淡紫色。

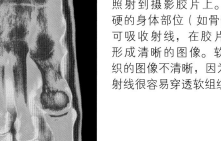

人类健康

21 世纪，全球的人们普遍比以前更健康，也更长寿。食物、卫生状况和生活条件的改善，改变了许多人的生活。医学上取得突破，到医院就诊更加方便，疫苗接种得到推广，这些使疾病的预防和治疗都取得了很大进展。人们也发挥主观能动性，选择了更健康的生活方式。人们对平衡膳食、有规律的锻炼、充足睡眠所带来的益处，有了更多了解。许多人也因此变得更加健康。

取得进展

约 200 年前，只有一半的新生儿能活到 5 岁，而现在 90% 以上的新生儿能活到这个年纪。在世界范围内，人们的预期寿命现在大约是 70 岁，是 1913 年的两倍。诸如联合国运作的全球卫生计划等，在这一进展中发挥了关键作用。

健康的秘诀

许多因素都有益于身体健康。发达国家的大多数人，可以选择有助于保持自身健康的生活方式。但是，对发展中国家的人们而言，选择的余地就小得多，健康地生活对他们来说可能是一个挑战。

良好的膳食

平衡膳食十分重要，吃得过少或过多都不利于健康。世界卫生组织估计，世界上 39% 的人超重，而 14% 的人营养不良。绝大部分饥饿的人生活在发展中国家。

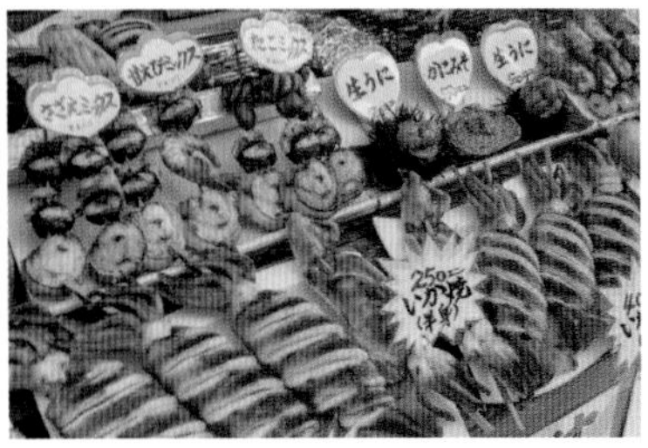

鱼有益于健康
这个日本市场出售各种各样的海鲜。每个日本人平均每天要吃 85 克的鱼，这个量几乎是一个美国人一周的食鱼量。日本人是世界上最健康的民族之一。他们的膳食中包含这么多的鱼，或许就是原因之一吧。

医疗保健

今天，医疗保健的水平已大为提升，许多疾病已能预防和治疗，人们在紧急情况下也能得到帮助。高效的卫生系统改善了社区的面貌，诊所大量建立，人人都有机会就诊、找助产士、获得药物。健康教育帮助人们发觉疾病的迹象，使人们能及时就医。

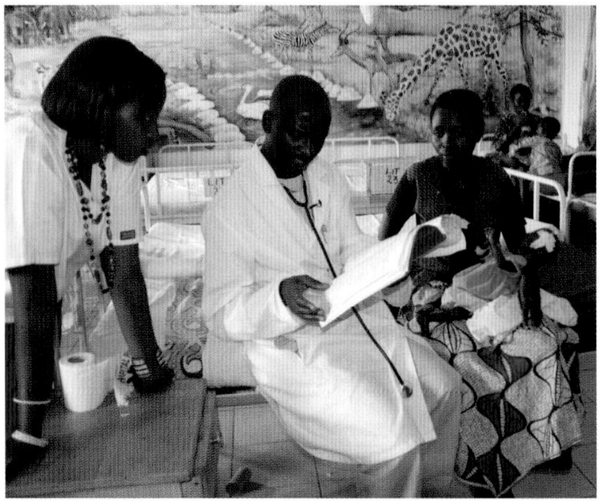

水平提高
在卢旺达，一项社会保健计划帮助妇女能更安全地分娩。出生后能存活下来的婴儿的数量已大为增加。

夜间大脑活动渐少

人脑需要睡眠才能正常工作。在一天之末，身体开始释出限制神经元活动的化学物质，让脑获得休息和维护。

瞌睡虫
一般来说，年龄越小，人需要的睡眠越多。婴儿一天要睡 16 小时，而成人只需要睡 7 小时就能保持健康。

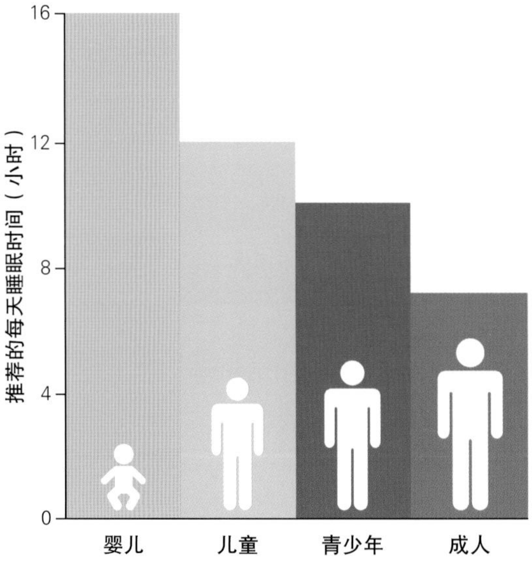

让身体活动起来

生命在于运动。经常锻炼能强健心脏，并有助于让脑、毛发和皮肤保持健康。在发达国家，大多数人缺乏足够的锻炼。最近的研究表明，英国 80% 的成人进行体育锻炼的时间连推荐的最低标准都达不到。

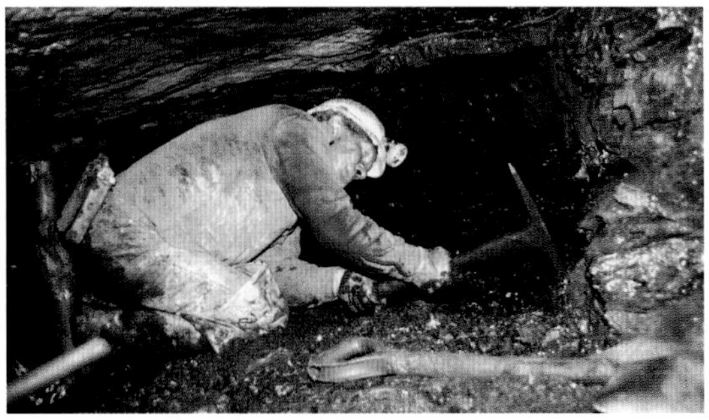

进入地下
人体能很好地应对最需要体力的工作，如采矿。但其他一些因素，如尘埃、烟雾或意外事故，都会让这些工作对健康构成威胁。

饮水

不安全的饮水，是人类健康最大的威胁之一。每年依然有数百万人死于经水传播的疾病。除了病原微生物，污染也可来自天然存在的化学物质，如砷。提供安全的饮水能迅速改善整个社会的健康状况。

水泵
公共供水项目能拯救农村地区的生命。本照片显示的是中非居民正用一台新修建的水泵取水。

每 9 个人中就有一个
无法获得安全的饮水

对健康的挑战

一些影响健康的因素非个人之力所能控制。自然灾害、战争和流行病都给公众的健康带来风险。生活的环境也能影响我们的身心健康。科学家正在不停地研究如何减轻人类面临的健康挑战对我们的冲击。

气候变化

大量科学证据表明，地球的气候正在改变。气候变化带来了高温、极端天气、海平面上升和干旱。气候变化给人类带来的风险包括农作物歉收造成的饥饿、传染病的增加以及风暴和洪水灾害。

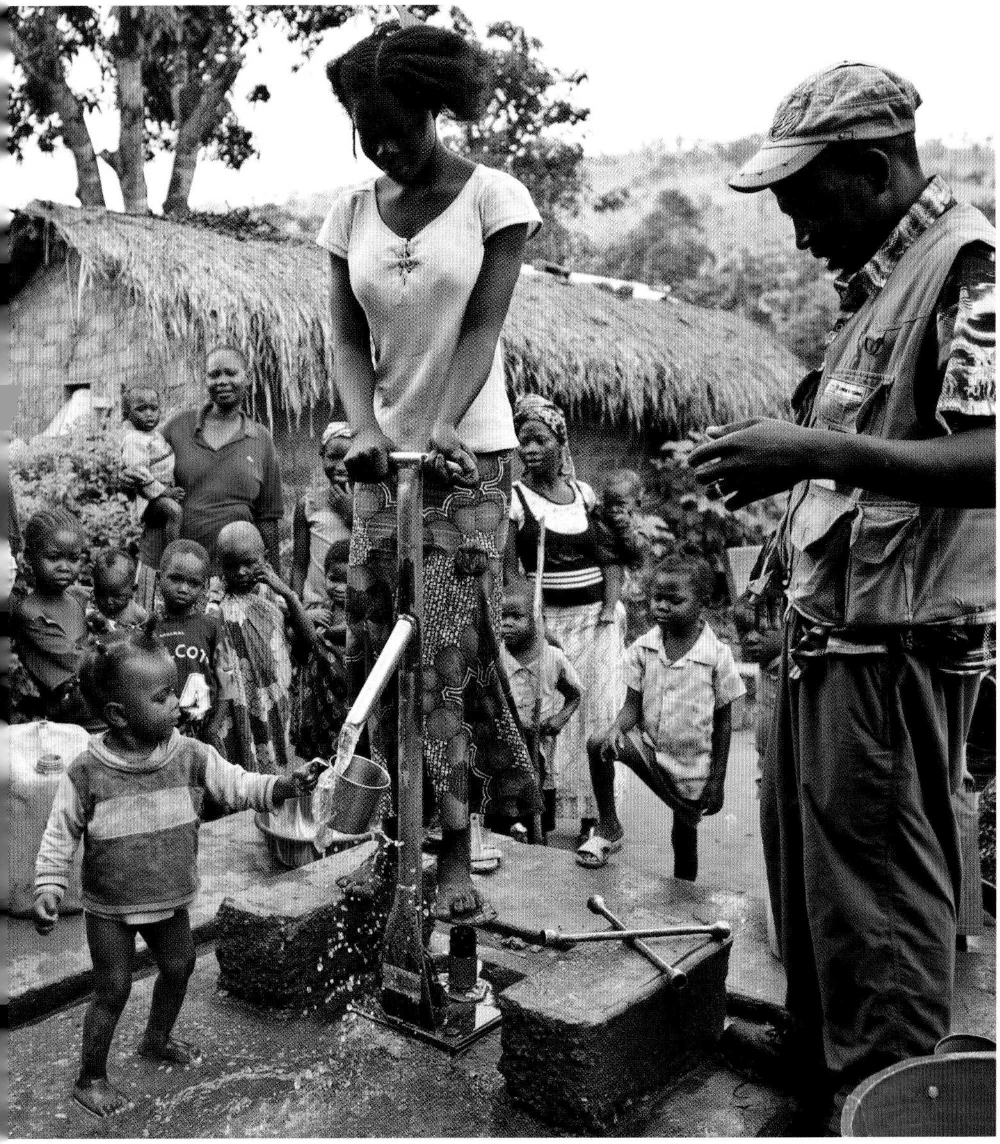

传染病发病率下降

传染病的防控已取得巨大的进步。在美国，1900年，死亡人口中的53%死于传染病，而在2010年，这个数字下降为3%。使传染病发病率降低的主要因素有：生活条件的改善使病原微生物不容易传播；抗生素出现，杀灭了致病菌；疫苗接种得到推广，使人们对疾病具有免疫力。

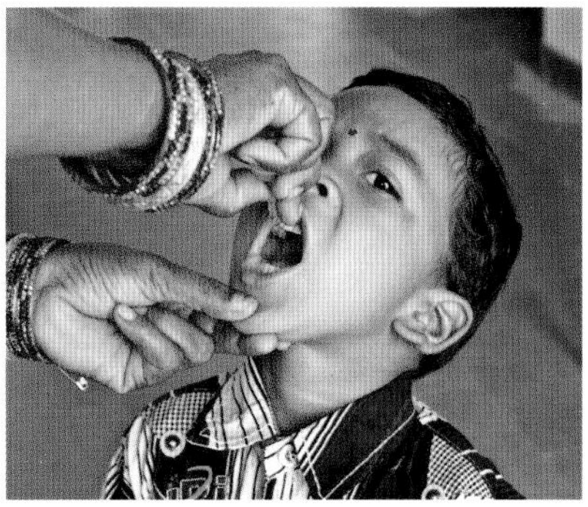

战胜脊髓灰质炎

这个男孩正在接种脊髓灰质炎疫苗。脊髓灰质炎是一种严重的儿童疾病。自20世纪50年代疫苗研制成功后，脊髓灰质炎的病例减少了99%。

更安全的卫生设备

人类的排泄物得到安全的处置，才不会污染土地、食物和水源，不会招引害虫。但联合国估计还有24亿人用不上安全的厕所。

公共厕所

这种简易的厕所已改善了利比里亚一个村子的生活状况。

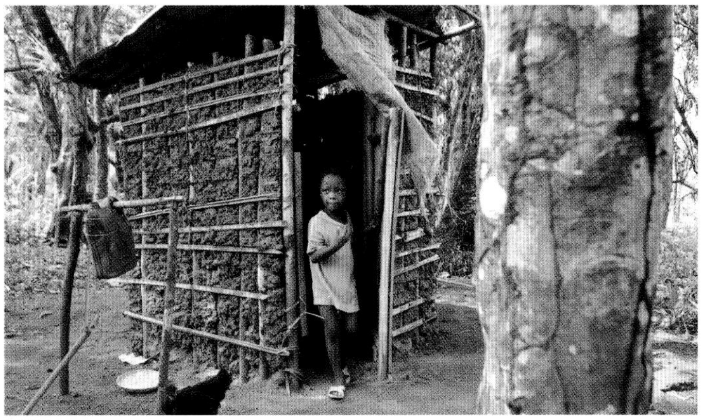

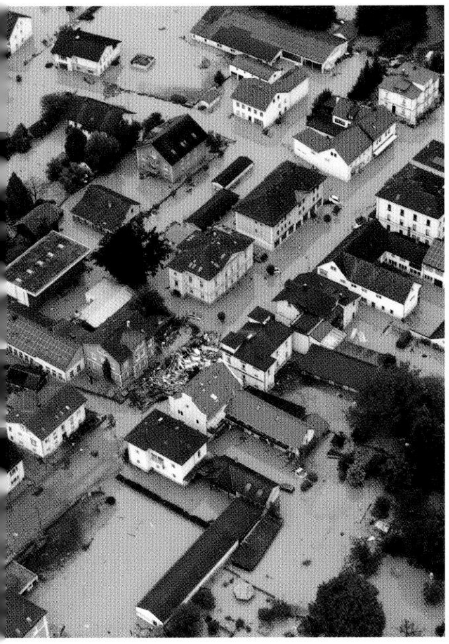

洪水灾害

这是一幅2016年德国洪灾的鸟瞰图。洪灾导致人们无家可归，耕地流失，经水传播的疾病（如伤寒、霍乱）的发病率上升。

空气污染

来自工厂和火灾的烟雾、废气和化学污染都给人们的健康带来风险。污染引发的疾病包括哮喘、心脏病和某些癌症。据估计，每年世界上有450万人因空气污染而过早死亡。

防护口罩

人们戴着口罩过滤被严重污染了的空气中的颗粒物。

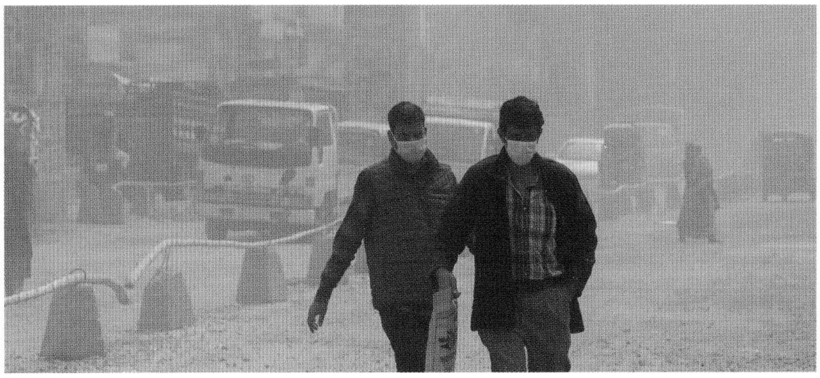

抗生素抗性

医学最重要的进展之一就是利用抗生素来治疗感染。然而，一些微生物现在已经产生了对所有已知抗生素的耐药性。如果找不到新的治疗方法，以前本可以治愈的疾病又会夺取患者的生命。

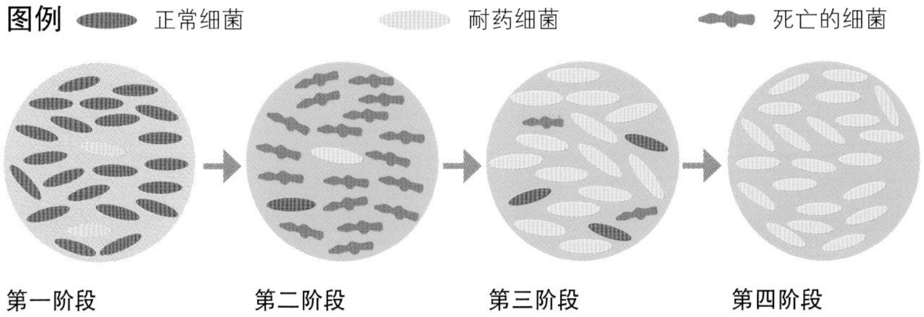

第一阶段

少量细菌对抗生素产生耐药性。

第二阶段

一种抗生素杀灭了大部分正常细菌。

第三阶段

耐药细菌现在有增殖的空间了。

第四阶段

耐药细菌接替正常细菌，占据了所有空间。

耐药细菌

本序列图显示了数量本来不多的耐药细菌如何在很短时间内在数量上占了优势。

未来人体

科学家不断地研究新方法，让我们生活得更好，寿命更长。有些人通过研究人类的DNA 和基因图谱，寻找预防和治疗疾病的方法；有些人研制仿生的身体部件，替代病损的肢体和内脏器官。这些进展正在改变全世界人们的生活。

遗传医学

DNA 是人体细胞内指导生长发育的分子。20 世纪 80 年代，有关 DNA 结构的新发现诞生出遗传医学这个新领域。科学家仍在不断研究如何利用来自人体基因的信息去预测健康和治愈疾病。将来，通过修改我们的遗传组成来预防疾病也许会成为现实。

基因检测

有的人携带与某种特定疾病或缺陷有关的基因，对他们来说，基因检测是可以救命的方法。电影明星安吉丽娜・朱莉通过基因检测发现自己携带突变的 BRCA-1 基因（乳腺癌相关基因），这意味着她患乳腺癌的风险高达 87%。于是，她选择预防性地切除双侧乳腺，同时进行乳房重建，从而把患乳腺癌的风险降低到 5%。

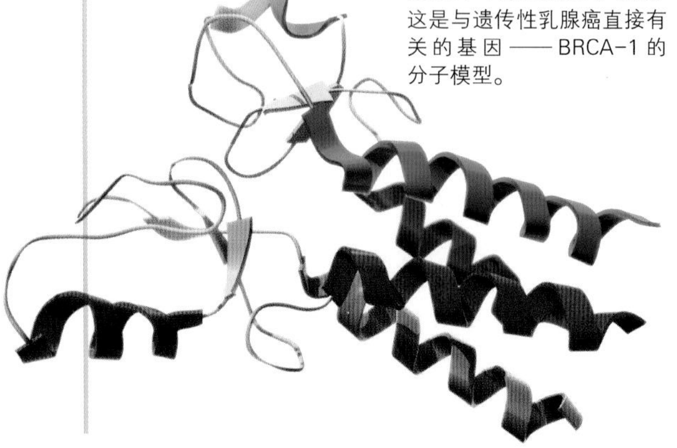

BRCA-1 基因的分子模型

这是与遗传性乳腺癌直接有关的基因——BRCA-1 的分子模型。

批量测试

不一定要对完整的 DNA 链进行扫描，用面板进行批量测试反而能更快地检出基因突变。

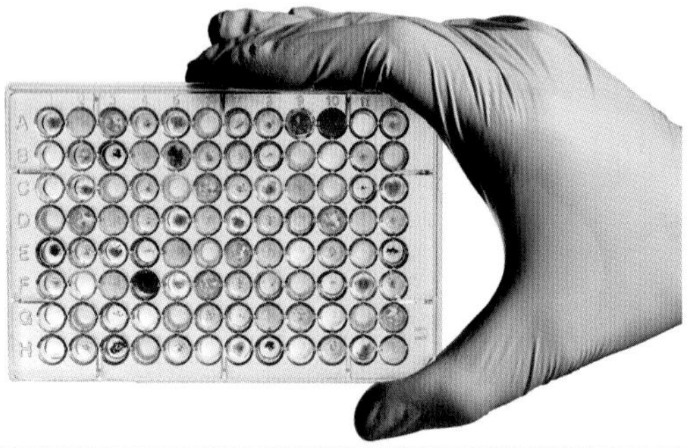

DNA 面板

这种革命性的基因面板可以一次检测 60 种可能发生突变的基因，从而判断哪个基因可能有致病的风险。

基因编辑

科学家已经知道如何用核酸酶找出 DNA 链上有问题的片段，进而将其切除或置换。最新技术使研究人员能够以惊人的精度去除 DNA 分子的特定区域。有了这种能力，科学家希望能找出导致遗传性疾病（如囊性纤维化、亨廷顿病和某些癌症）的错误基因。

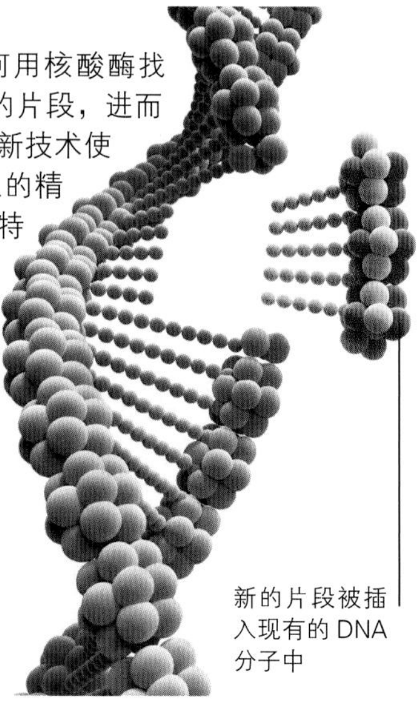
新的片段被插入现有的 DNA 分子中

纳米医学

将来，工程师也许能研制出微小的纳米机器人，并把它们注射到血流中去杀灭细菌，清除受损细胞，运送药物或新的 DNA 链。微型生物技术机器人只有人类头发的 1/10 宽，利用蛋白质作为发动机、传感器和手臂。

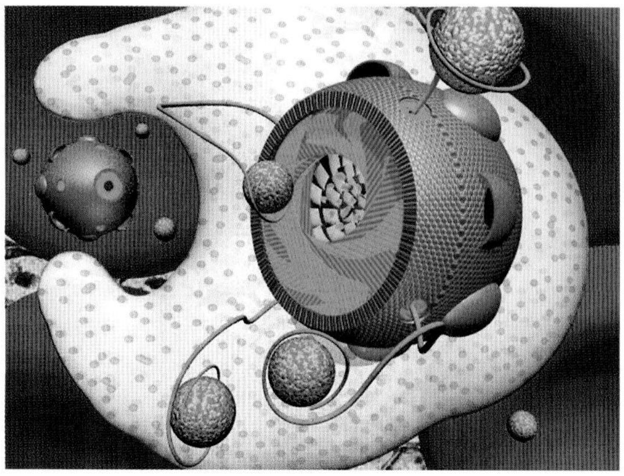

纳米机器人捕捉微生物

这个纳米机器人名叫“病原体捕手”。按照设计，它能操纵微型机器人“牛仔”——一种人造白细胞，用可伸缩的臂像套索一样套住细菌等微生物。

仿生人体器官

假体是人体器官的人造替代物。科学家正在试验能更直接地与人脑交流的假体。未来，人类可以既有天然的器官，又有人造的器官。天然的器官与人造的器官之间还能自由地传递反馈，这种情况也许会变得十分常见。

外骨骼

严重的脊髓损伤等疾病会导致患者行走困难甚至无法行走。美国 Ekso 仿生公司设计了一种电动外骨骼套装，有助于解决这些问题。最初的设计目的是在工人举起重物时助他一臂之力，现在它被用来帮助坐轮椅的患者重新获得独立行走时所需的运动技能。

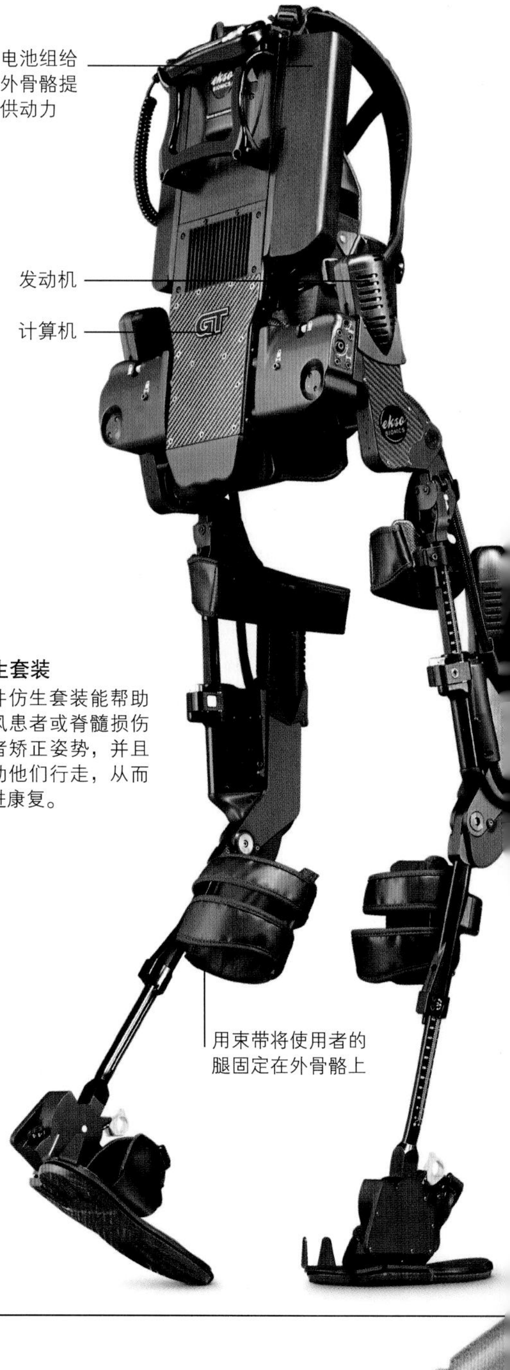
电池组给外骨骼提供动力
发动机
计算机
用束带将使用者的腿固定在外骨骼上

仿生套装

这件仿生套装能帮助中风患者或脊髓损伤患者矫正姿势，并且帮助他们行走，从而促进康复。

仿生眼

全世界有严重视力障碍的人数达数亿人。开发仿生眼对生物技术专家来说是一个持续的挑战。用以解决此问题的视觉假体有像眼镜一样佩戴的阿耳戈斯 Ⅱ 号（Argus Ⅱ）和直接与脑连接的莫纳什视觉组（MVG）系统。

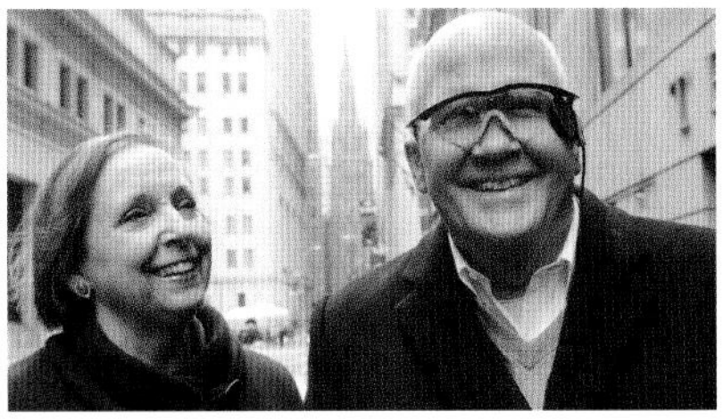

MVG系统

莫纳什视觉组（MVG）

澳大利亚的莫纳什视觉组设计了一套装置，用来帮助那些视神经受损的人。它的工作方式与阿耳戈斯 Ⅱ 号相似（如下文所示），只是它的电子芯片组安装在脑内，而不像阿耳戈斯 Ⅱ 号那样安装在眼内。

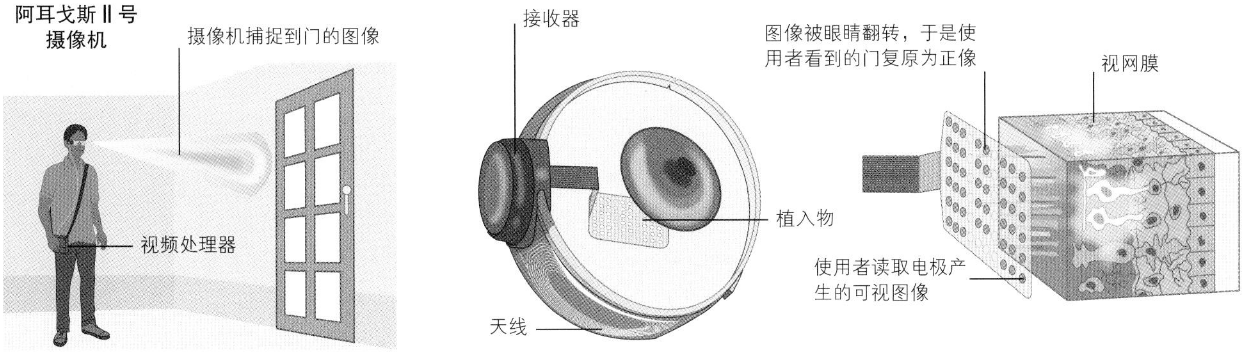
阿耳戈斯 Ⅱ 号
摄像机
摄像机捕捉到门的图像
视频处理器
接收器
植入物
天线
图像被眼睛翻转，于是使用者看到的门复原为正像
视网膜
使用者读取电极产生的可视图像

1 捕捉图像
阿耳戈斯 Ⅱ 号（阿耳戈斯出自希腊神话，是长有 100 只眼睛的巨人）是为视网膜受损的患者设计的。一台微型摄像机安装在一副眼镜上，用以获取视觉信息并将其转化为电信号，电信号被传送到视频处理器（VPU）。

2 天线
随后，经过处理的视觉信号被送到安装在眼镜侧面的无线电天线。接着，传输出去的信号被一个贴附在眼上的接收器接收，最终被传递到一个安装在眼内的视网膜植入物上。

3 电极
信号到达安放在眼内的电极，电极刺激了视网膜残余的还有功能的细胞。这些细胞将信号沿着视神经传递到大脑，于是可识别的图像便被看到了。

人造皮肤

21 世纪，在人造皮肤方面取得的进展使假肢更加逼真和实用。技术创新使新材料对触摸的敏感度和人类皮肤一样高。也许将来使用者用假肢去感觉时，与使用真的肢体不差分毫。

得力助手

这只革命性的触摸感应手，是由一个美国-韩国团队设计完成的。它是用硅和金制成的，最外层是柔韧的塑料。微小的电子传感器能像人的皮肤一样感受到热、冷和潮湿。

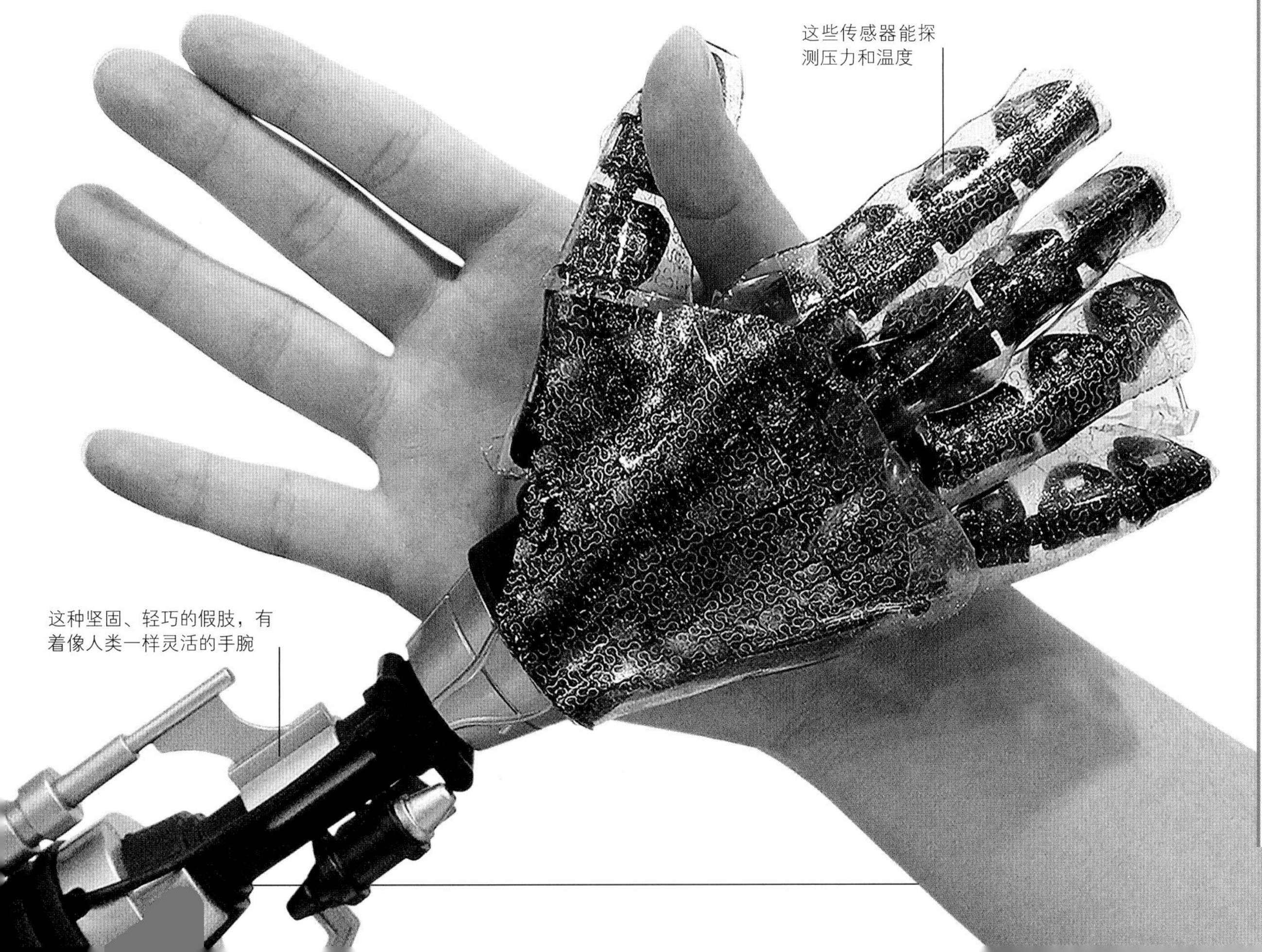
这些传感器能探测压力和温度
这种坚固、轻巧的假肢，有着像人类一样灵活的手腕

干细胞治疗

人体包含一些叫作干细胞的特殊细胞。每天，这些干细胞都在分裂，并产生 3000 亿个新细胞。人体的细胞有 200 多个类型，各有不同的功能。现在，科学家已能触发干细胞内的某些基因，使它们按设定的方式发育。

干细胞诱导分化

可以将干细胞向许多不同的分化方向诱导。干细胞可用来创造分泌胰岛素的胰腺细胞，然后医生可将这些细胞移植到糖尿病患者体内，来治愈糖尿病。

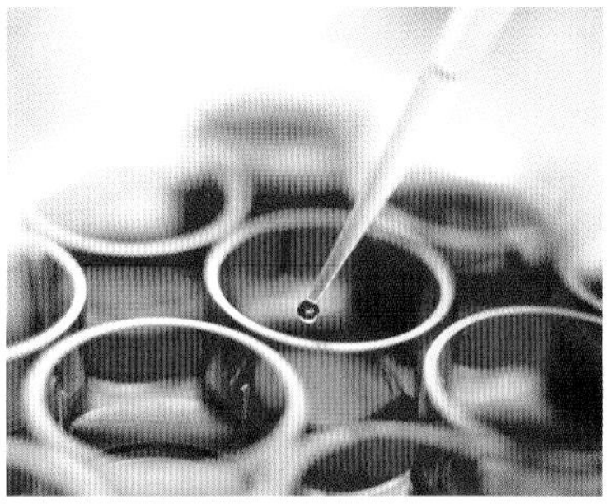

干细胞培养

这些容器中培养的是干细胞。也许有一天，这些干细胞可以被移植到患者身上以修复受损的细胞。

生物打印

用于移植的人体器官总是供不应求。许多研究人员认为，要解决这个问题，有赖于生物打印——用 3 D 打印机制造定制的人体部件。美国外科医生安东尼·阿塔拉就是持这种观点的人。

打印肾

为了制造人工肾，研究人员先对一个现存的肾进行计算机轴向断层扫描（CAT），然后根据扫描图来编写打印机程序，构建新器官。

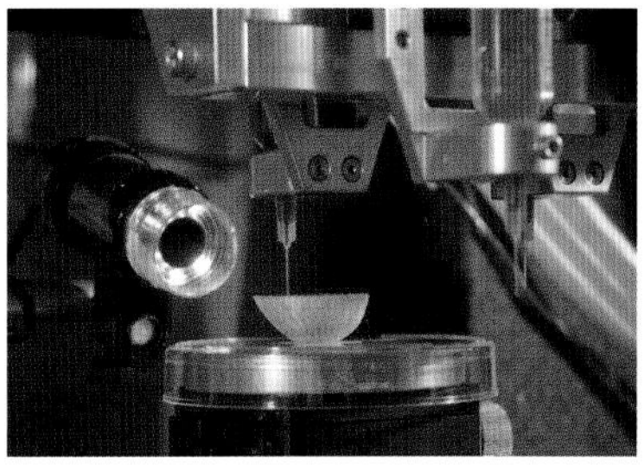

器官打印

这个肾由一层又一层的生物墨水（凝胶和人体细胞的混合物）构成。

太空中的人体

太空生活会给人体带来巨大的挑战。科学家研究出多种方法帮助生活在太空中的航天员，将太空生活带来的风险降到最低。国际空间站（ISS）在离地面 370~460 千米高的轨道上围绕地球运转，为航天员提供了一个生活和工作的场所，他们每次可以在这里住上几个月。他们吸入的空气来自航天氧气设备。他们生活的环境辐射水平很高，甚至连日常活动都是对身体的巨大挑战。

危险地带

如果没有航天服，人在太空会迅速死亡。除了缺少可供呼吸的氧气外，气温忽而升得很高，忽而降得很低，让人体难以忍受。太空中辐射水平高，同样使人无法存活。国际空间站里的航天员每 24 小时要看到 16 次日出，因此睡眠被扰乱，人疲倦得很。

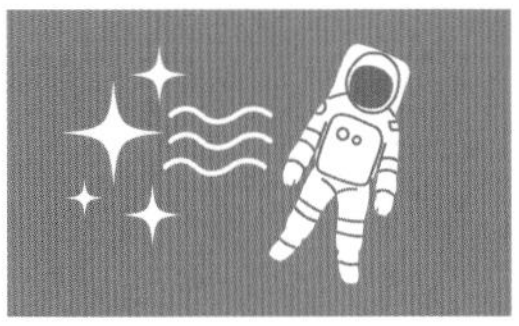

银河宇宙线
这是来自太阳系以外的微小粒子。如果没有保护，银河宇宙线会使人患癌。

辐射危害

地球周围分布着一个巨大的磁场。有了磁场的保护，我们可以免受来自太阳和太空的辐射危害。在太空，航天服能抵御来自太阳的紫外线，并对来自太阳系以外的高能宇宙射线有一定的防护。

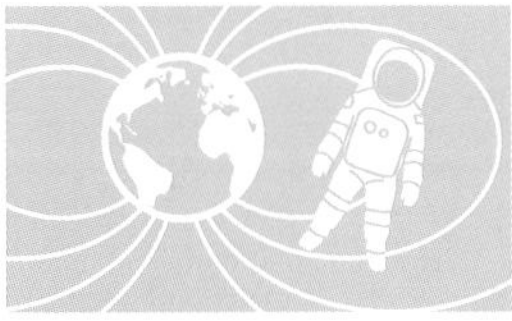

捕获辐射
高能带电粒子被地球磁场捕获形成地球捕获辐射带。这种捕获辐射会损伤人体细胞。

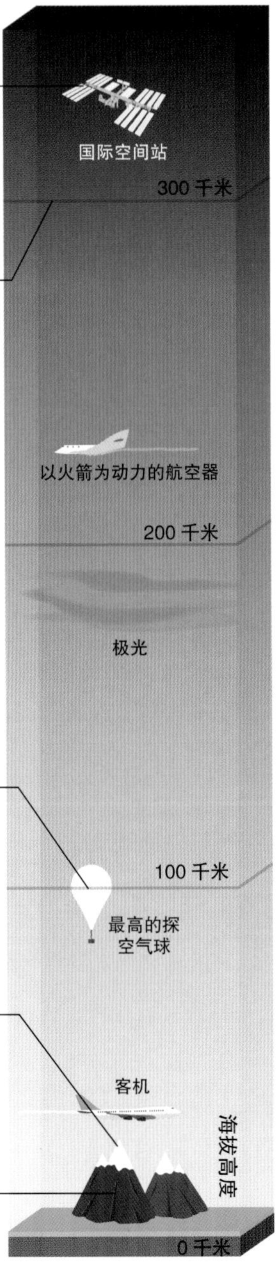

国际空间站
300 千米
以火箭为动力的航空器
200 千米
极光
100 千米
最高的探空气球
客机
海拔高度
0 千米

5. 太空工作场所
国际空间站在离地面 370~460 千米高的轨道上绕地球飞行，这给航天员的健康带来了各种各样的挑战。

4. 冰冷或滚烫的温度
太空的温度可以剧烈变化。举例说，在国际空间站向阳的一面温度可达 121℃，而背阴的一面温度可以降到 -157℃。

3. 氧缺失
在大约海拔 100 千米的高空，大气中已经没有氧气了。

2. 高原病
在珠穆朗玛峰峰顶，氧气含量大约只有海平面的 33%，登顶的人会因此患上高原病。

1. 额外的氧气供应
大部分登山者攀登到 6500 米以上时都需要从氧气罐中补充吸入一些氧气。

如何在太空存活下来？

太空中没有空气可供呼吸。如果不采取措施，航天员就会很快死于缺氧。各种技术，如最新研制的航天服和呼吸器，使在太空安全停留成为可能，但太空环境仍会对身体造成伤害。航天员在执行任务前必须接受极为细致的测试，在太空时必须接受定期的健康检查，返回地面后还要经历一段时期的康复训练。

不可或缺的氧气

本图显示了随着海拔高度的上升，大气中对人的生命不可或缺的氧气的含量在逐渐减少乃至消失。

航天员在太空睡觉时
是不会打鼾的，因为这时的重力
太小，不会使舌根后坠

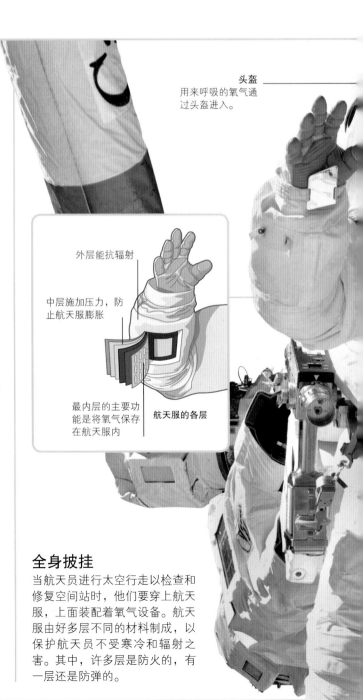

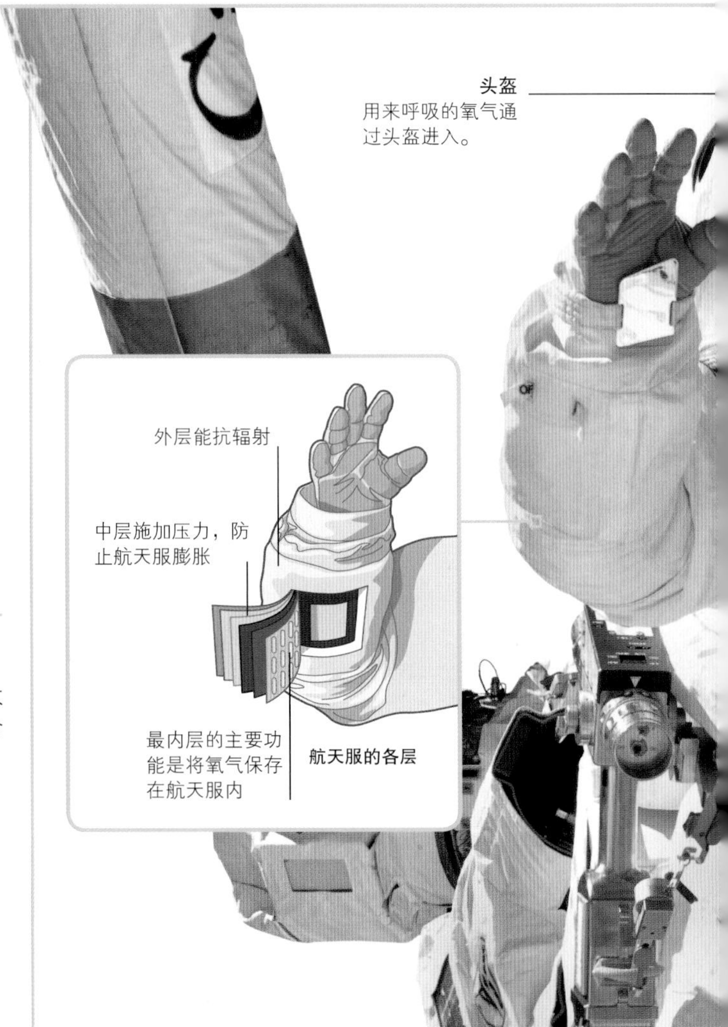

头盔
用来呼吸的氧气通过头盔进入。
外层能抗辐射
中层施加压力，防止航天服膨胀
最内层的主要功能是将氧气保存在航天服内

航天服的各层

全身披挂

当航天员进行太空行走以检查和修复空间站时，他们要穿上航天服，上面装配着氧气设备。航天服由好多层不同的材料制成，以保护航天员不受寒冷和辐射之害。其中，许多层是防火的，有一层还是防弹的。

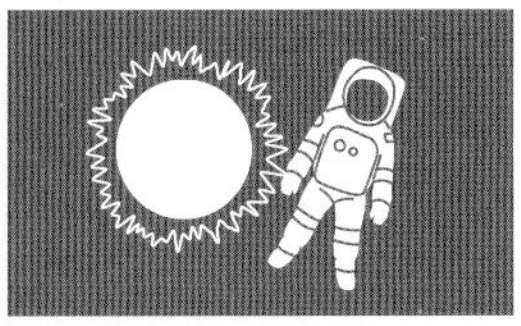

太阳耀斑粒子
太阳耀斑发射的高速粒子，能损害航天员的设备。

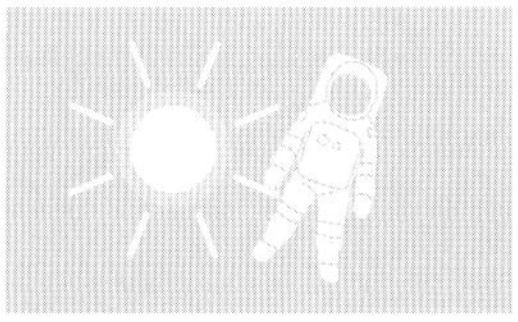

紫外线辐射
阳光中有大量的紫外线。暴露在紫外线辐射中可能对眼睛造成严重的伤害。

太空睡眠

在地球上，大约每过 24 小时可以看到一次日出。但对国际空间站内的航天员而言，太阳每隔 90 分钟就从地平线升起一次。航天员睡觉时把睡袋绑在舱壁上，以免它在舱内飘浮。他们也得用眼罩和耳塞来挡住光线和空间站发出的噪声。

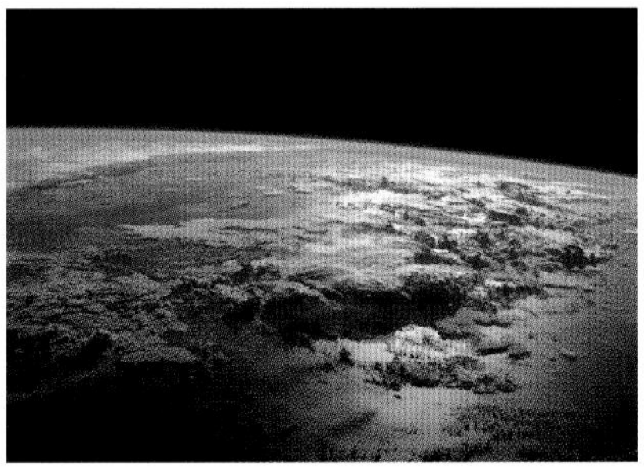

太空日出
每天，从国际空间站眺望地球时可以看到许多次日出。本图就是一次日出的景象。

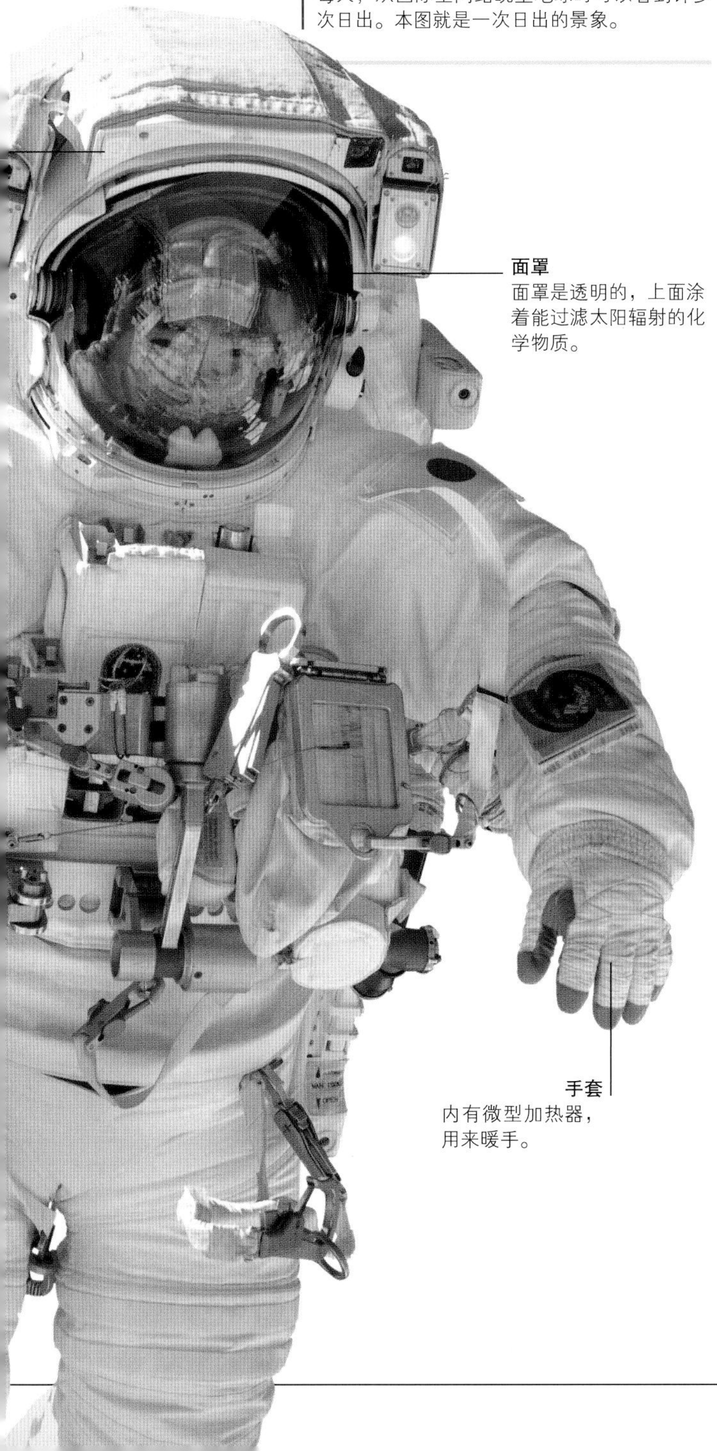
面罩
面罩是透明的，上面涂着能过滤太阳辐射的化学物质。
手套
内有微型加热器，用来暖手。

为身体健康而战

太空中的条件与地面不同，这意味着太空中的人体面临着与在地面时不同的挑战。绕着地球飞行的航天飞船里的重力与地面上的重力相比极为微小。这种微重力环境使航天员漂浮在太空，就好像没有重量一般。此外，因为航天员的工作不费多少体力，所以他们必须进行体育锻炼以保持肌和骨强壮。

肌力

如果没有一个有针对性的健身策略，航天员就会在几个月内丢失肌质量的 40%。这相当于 30 岁的人的肌萎缩到与 80 岁的人相似的程度。

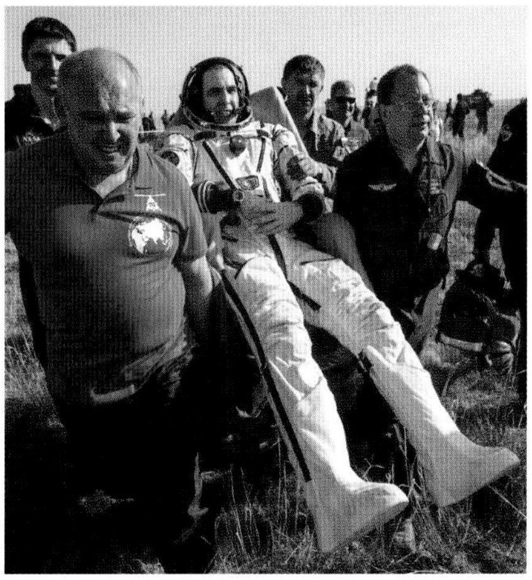

回到地球
航天员回到地球时肌肉已变得十分软弱，他们走起路来也很困难。这张照片中，一位航天员完成太空任务返回地面后需要别人抬着走。

骨变得脆弱

航天员在太空的微重力环境中生活一个月，可丢失 1% 的骨密度——这意味着骨松质内的网状结构变得脆弱，容易骨折。

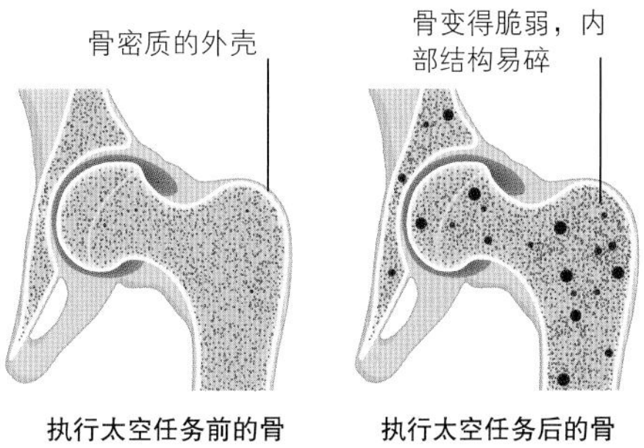
骨密质的外壳
骨变得脆弱，内部结构易碎
执行太空任务前的骨
执行太空任务后的骨

骨质流失
在太空环境里，航天员走动时，他们的骨无须抵抗重力，这导致骨变得脆弱，密度变小。

有弹性的脊柱

人的脊柱在没有持续的重力作用情况下会膨胀和放松，结果就是航天员在太空会长高约 3%。回到地面后，增加的高度在几个月内就会失去。

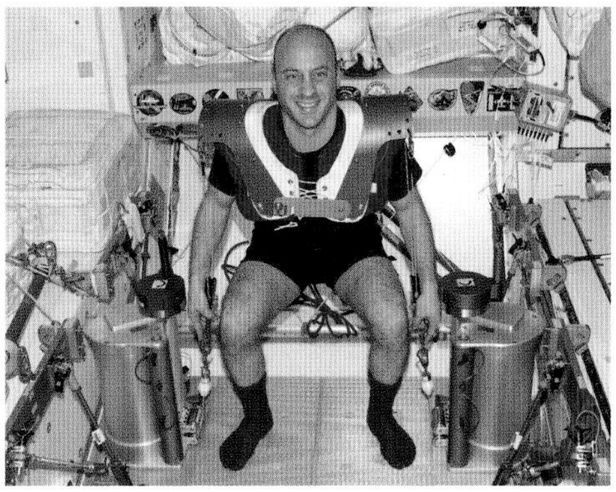

并非难以置信的事
美国航天员加勒特·赖斯曼在国际空间站工作了 5 个月后，身高增加了近 5 厘米。

飘浮的液体

在地球上，重力帮助血液和其他体液在体内循环，流过各种器官和组织。但在太空的微重力环境下，血液被向上推到头部和胸部，在这里到处“飘浮”，却没有一股力把血液向下拉。结果，上身肿胀，面部浮肿，而两腿则变细。血液的压力也可能作用于视神经，使视力变得模糊。

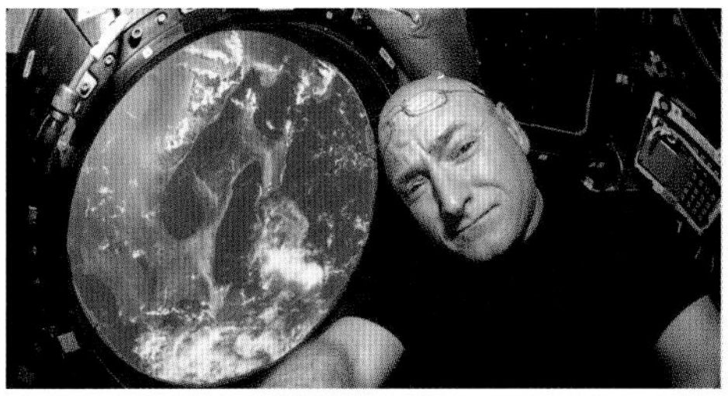

长时间在太空逗留的结果
航天员斯科特·凯利在太空待了一年多。在那里，他体验到了许多循环不良症状，而这些症状早就在科学家的预料之中。

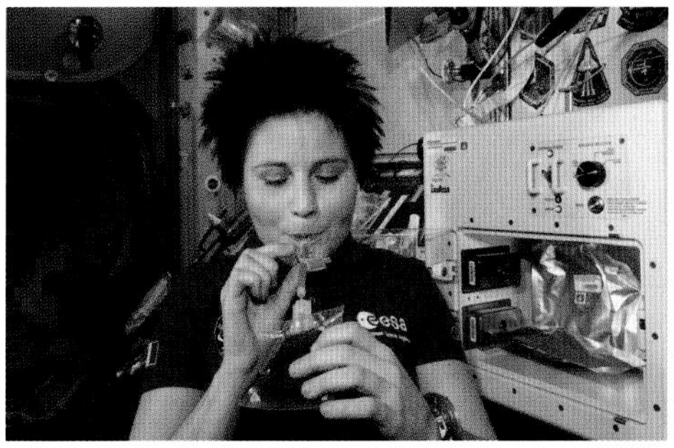

液体平衡
因为液体积聚于上身，所以大脑也被搞糊涂了，以为体内的水过多。结果，航天员比平常尿得更多，又必须经常喝水以防身体脱水。

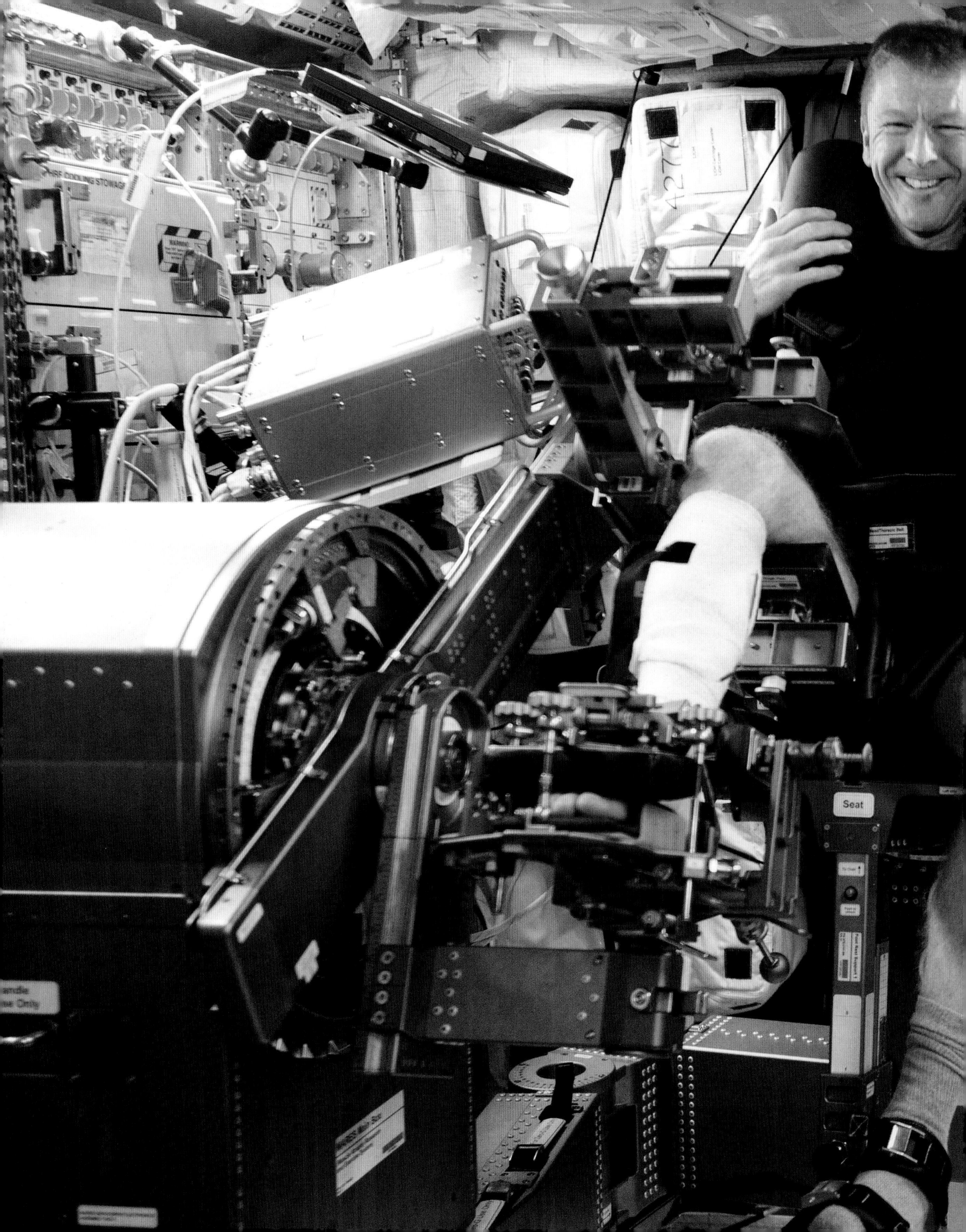
Seat

太空中的体育锻炼

图中，英国航天员蒂姆·皮克在国际空间站的健身器械上进行体育锻炼。当他按健身计划锻炼时，这个器械可以监控他的肌和心脏的情况。

如果不定期进行体育锻炼，航天员就会出现骨质流失和肌萎缩。这是因为太空中重力极微，身体活动无须像在地球上一样费力。航天员每天要在跑步机、自行车或其他健身器械上锻炼两个半小时。锻炼时，他们必须把自己绑在器械上，以免飘走。体育锻炼对航天员的心理健康也很重要，能帮助他们保持思维敏捷，不致感到厌烦。

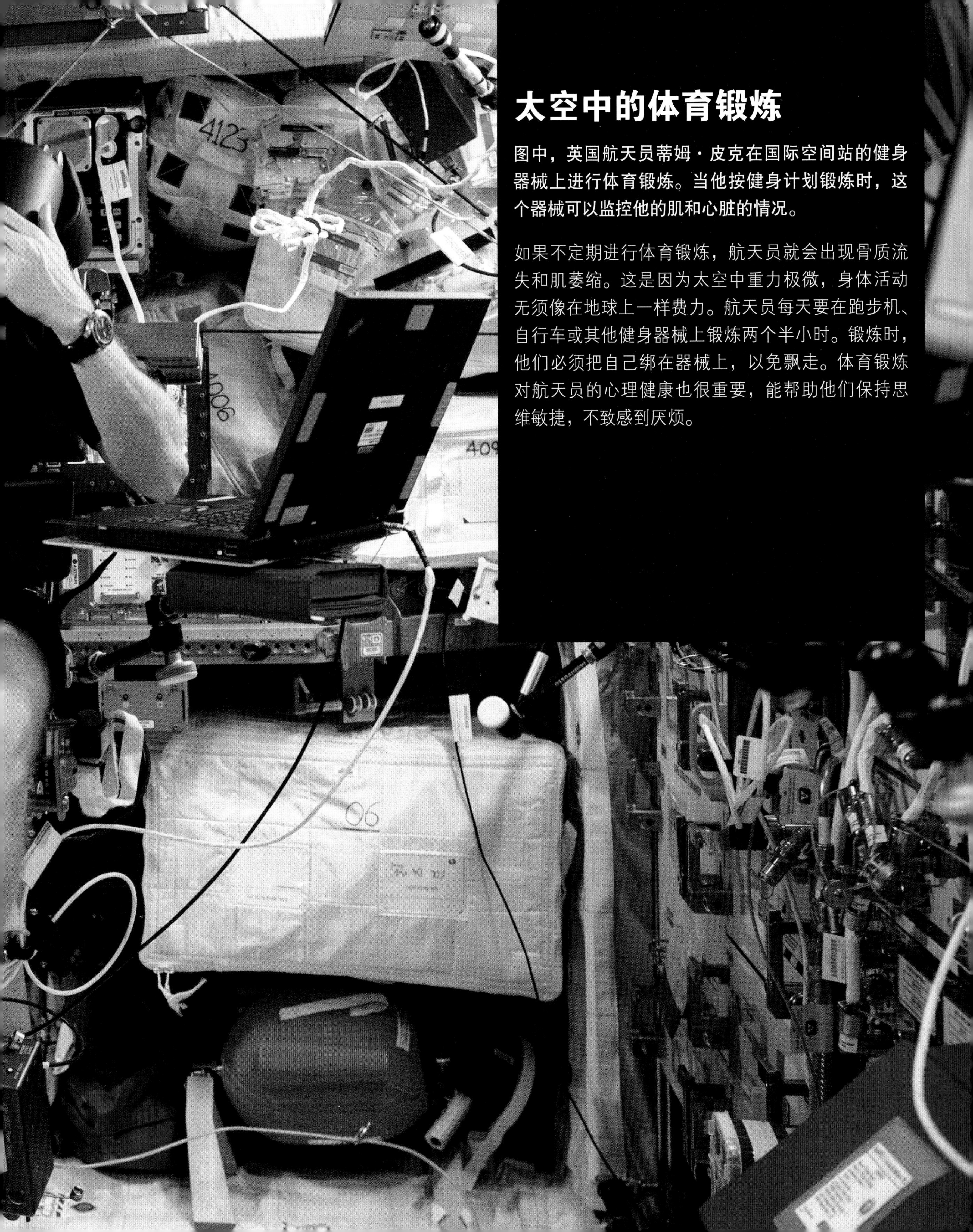

破纪录者

人体是地球上最不可思议的“机器”，然而有时也会被推至极限。人体可能不得不与自然灾害或严酷的环境抗争，也可能仅仅是接受挑战、参与比赛或来场冒险。当人能突破人类能力的极限时，新纪录就诞生了。医学上的新进展帮助人们长得更高，使身体变得更强壮，寿命更长，这些成就都在医学史上留下了一笔。

海水下面

有些人可以训练自己长时间屏气而不至缺氧。这种能力对长时间的潜水很有用。

深潜

几千年来，从事渔业的人几乎都能潜入深水捕鱼和寻找贝类。日本的“海女”以及马来西亚和印度尼西亚的巴瑶人都能潜入深达40米的海水中。

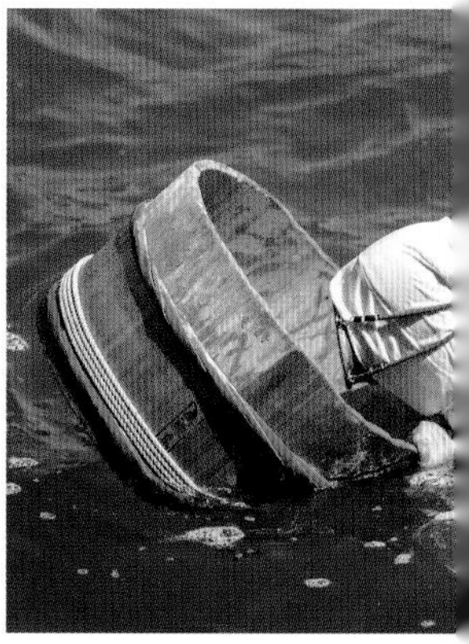

日本的“海女”
日本有一种潜水采集珍珠贝等海产品的女性渔民，称为“海女”。她们能屏气潜入海底达数分钟之久。

生活在高海拔处

海拔越高，身体要获得足够的氧气就越费力。起初，血压升高，心率和呼吸频率都会加快。后来，血液能携氧的红细胞数量增加，肌里的血管也多了起来，身体就渐渐能适应高海拔的环境了。

氧气水平
海平面处的空气中约含21%的氧气，处在这个位置时血液也容易将氧运送到身体细胞去。在海拔更高的地方，空气变得稀薄，含氧量也随之下降。左图中的百分比为该地含氧量。

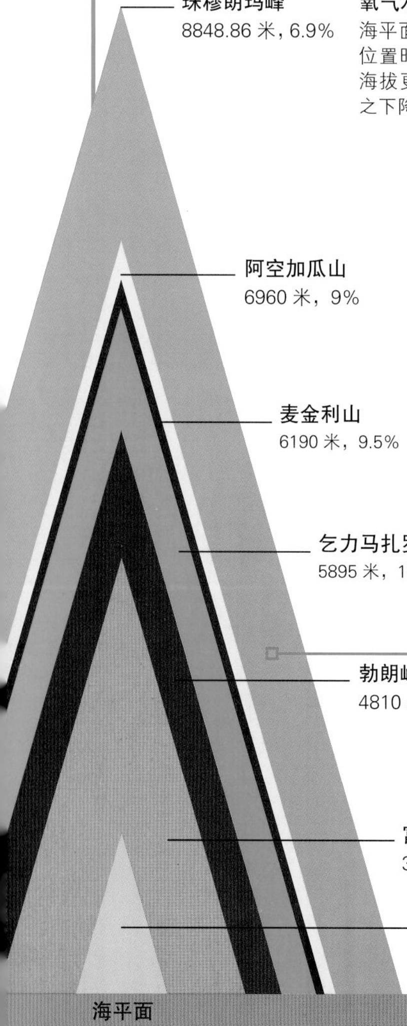

珠穆朗玛峰
8848.86米，6.9%

阿空加瓜山
6960米，9%

麦金利山
6190米，9.5%

乞力马扎罗山
5895米，10%

勃朗峰
4810米，11.5%

富士山
3776米，13%

本内维斯山
1344米，18%

海平面
0米，21%

拉林科纳达
世界上海拔最高的城镇是秘鲁安第斯山区的拉林科纳达。该地海拔5100米，有效含氧量为11%。这里的居民约5万人，他们已完全适应了这里的气候，在此以开采金矿为生。

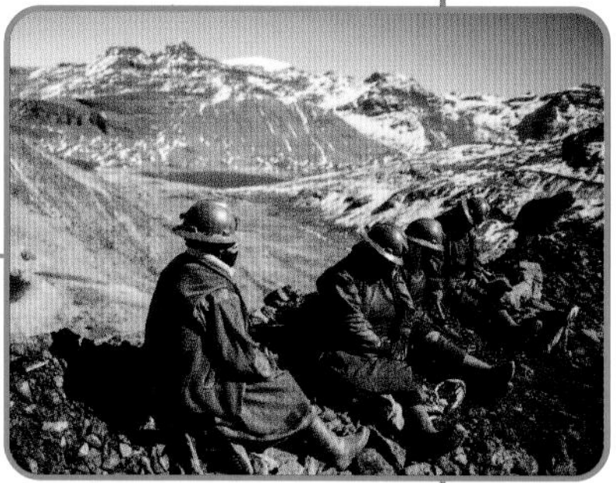

速度和耐力

在体育界，运动员都在力争取得更快、更强的成绩。当人们发现自己身处最恶劣的情况中时，他们必须要经受巨大的生理挑战才能坚持下去。

快些，再快些

1912年，男子100米的世界纪录是10.6秒。在1968年的墨西哥奥运会上，美国运动员吉姆·海因斯成为世界上第一个打破10秒大关的运动员，这个成绩也得益于高海拔地区空气阻力较小。2009年，牙买加运动员尤塞恩·博尔特以9.58秒再次刷新了世界纪录。把100米跑的用时降低1秒，人类用了整整一个世纪。

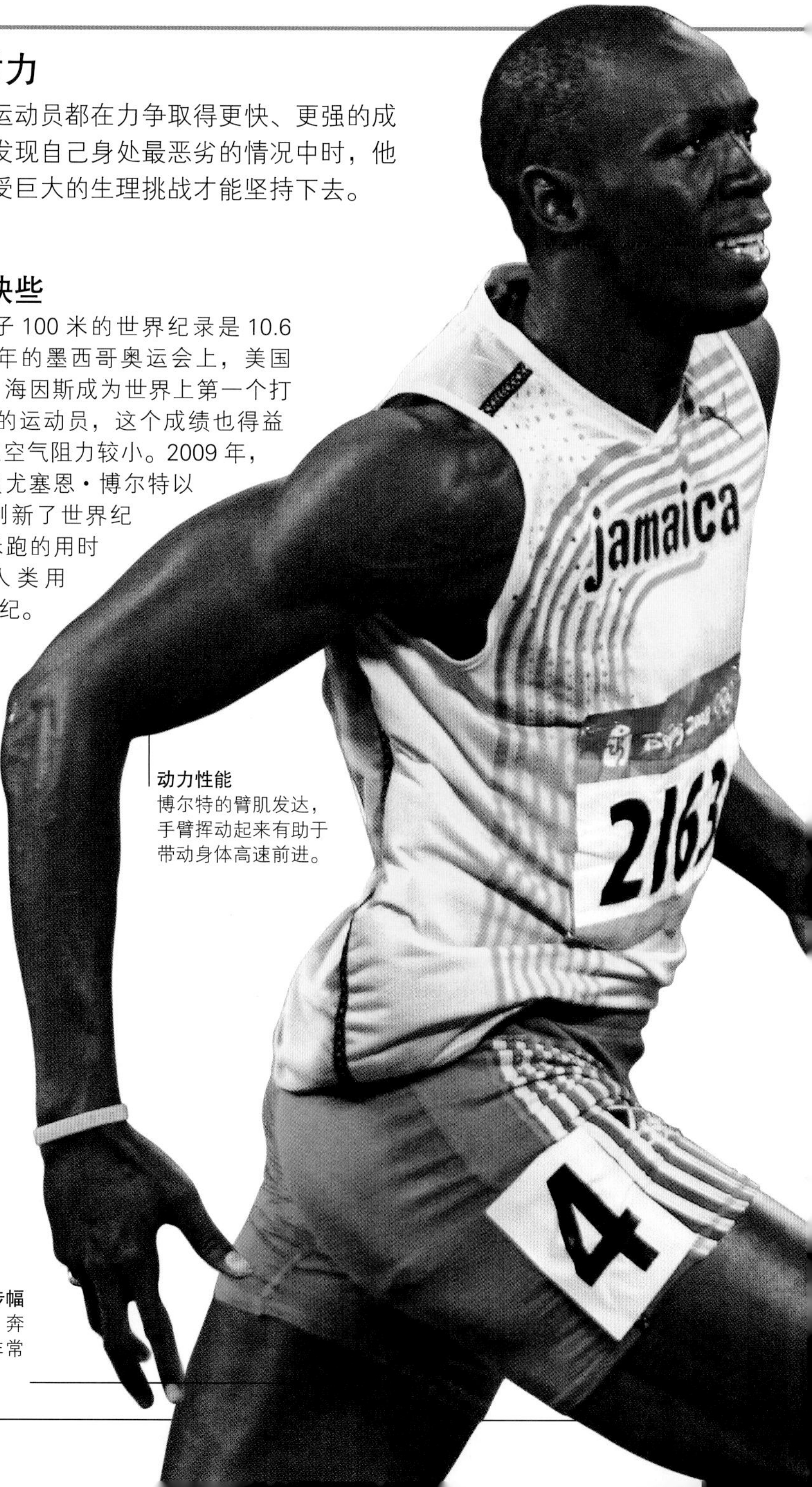

动力性能
博尔特的臂肌发达，手臂挥动起来有助于带动身体高速前进。

冠军步幅
他的腿特别长，奔跑的每一步都非常有力。

自由潜水

自由潜水是指屏住呼吸但不携带氧气罐等潜入水中，现在已成为一种流行的竞技运动。有些潜水者入水前吸入纯氧并努力呼气以将二氧化碳排尽。他们似乎能改变血液循环，从而不用消耗太多的氧气，这样就能够长时间地潜水。

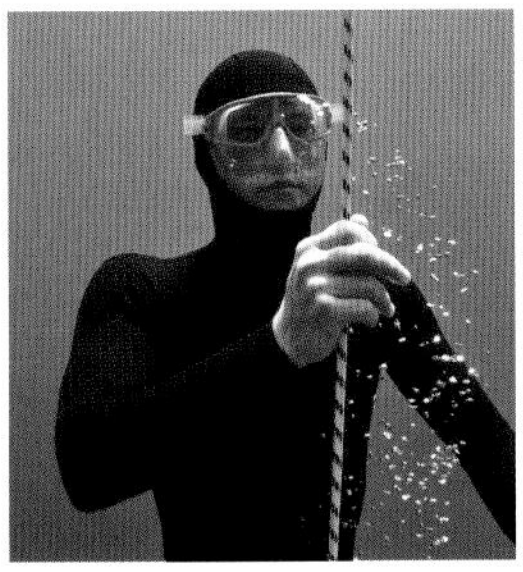

自由潜水冠军

2016 年，自由潜水运动员亚历克斯・塞古拉・本德雷利屏气潜水超过 24 分钟，创下纪录。

耐力测试

人体的构造使人能承受巨大的体能挑战，甚至能耐受长时间的食物缺乏。意外事故，如在荒野迷路或陷入地下深坑，都迫使人们为了生存而战。还有一些人选择通过参加极限运动或耐力项目，把他们的身体推向极限。

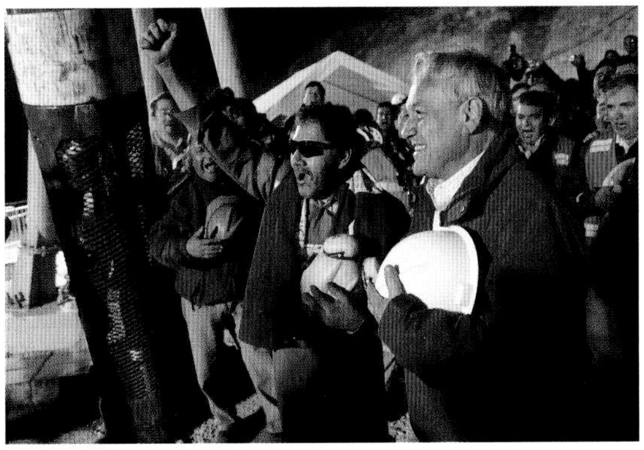

地下救援

2010 年，智利一个铜矿坍塌，33 名矿工被困在 700 米深的地下达 69 天，最终全部获救。这是有史以来持续时间最长的地下被困事故。

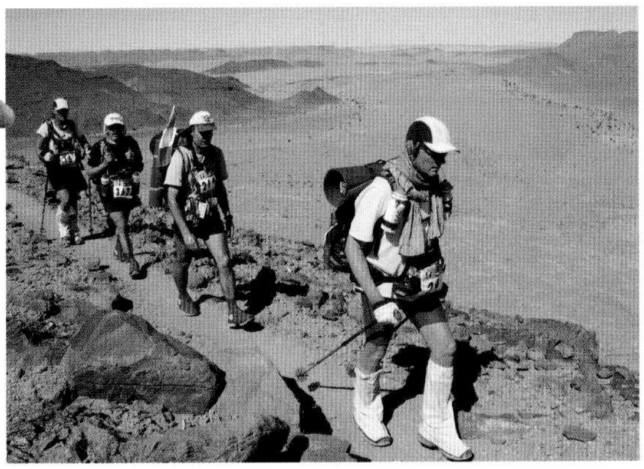

沙漠挑战

勇敢的撒哈拉沙漠马拉松参赛者徒步穿越摩洛哥境内的沙丘和遍布岩石的地带，在 50℃的灼人高温中走完 251千米。

长寿

几个世纪以来，人的预期寿命已稳步延长，女性的寿命一般比男性长。欧洲是人口预期寿命最长的大陆，下表中预期寿命最短的 3 个国家都是非洲国家。贫困和医疗保健缺乏是许多非洲人民面临的主要健康风险。

预期寿命

日本通常是公认最长寿的国家——专家们认为日本人长寿的主要因素是人民富有、医疗保健体系完善和健康的膳食。日本人的预期寿命比莱索托人的预期寿命长 30 多岁，莱索托是预期寿命最短的国家。（数据来自世界卫生组织发布的《2022 年世界卫生统计》报告。）

排名	国家	预期寿命（岁）
前三名	日本	84.3
	瑞士	83.4
	韩国	83.3
末三名	索马里	56.5
	中非	53.1
	莱索托	50.7

最长寿的人

根据正式记录，有史以来寿命最长的人是法国阿尔勒的让娜・卡尔芒。她出生于 1875 年，于 1997 年去世，生活了 122 年 164 天。她认为自己健康长寿的秘诀是在食物里添加丰富的橄榄油和吃巧克力。

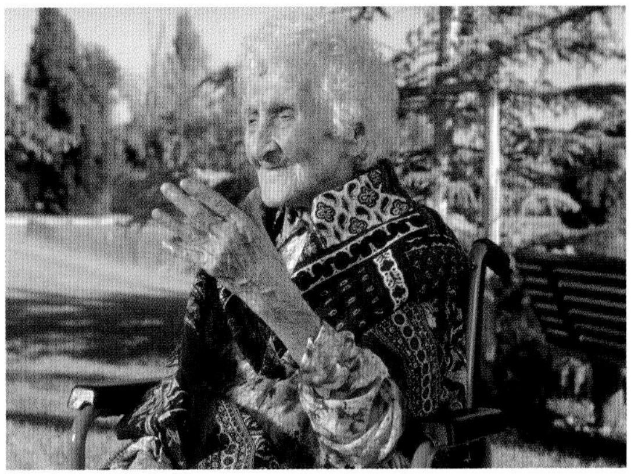

现在世界上有大约45万名**年龄在100岁以上**的老人，到2050年，将有大约220万名百岁寿星

身高的故事

人的身高是在增长的，21 世纪的人比以前几个世纪的人都要高。目前，最高的男人来自荷兰，而最高的女人来自拉脱维亚。

越长越高

2014 年的一份研究发现：在每个世纪，无论男女，身高都比 100 年前增长了一些，虽然增长的程度千差万别。长高的原因可能是营养、卫生状况和医疗保健得到改善。

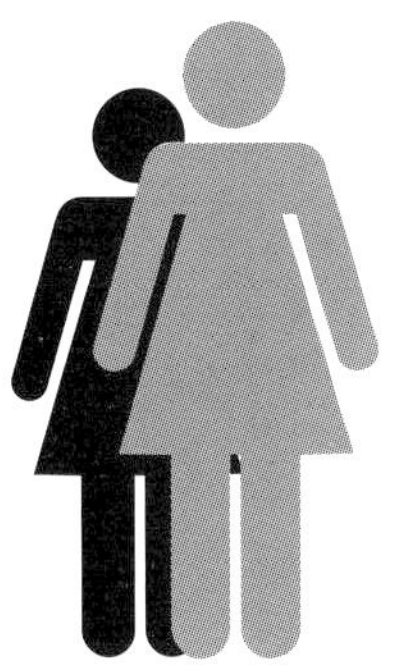

拉脱维亚女性：+14.3 厘米

1914 年 155.5 厘米　2014 年 169.8 厘米

肯尼亚女性：+2.3 厘米

1914 年 155.9 厘米　2014 年 158.2 厘米

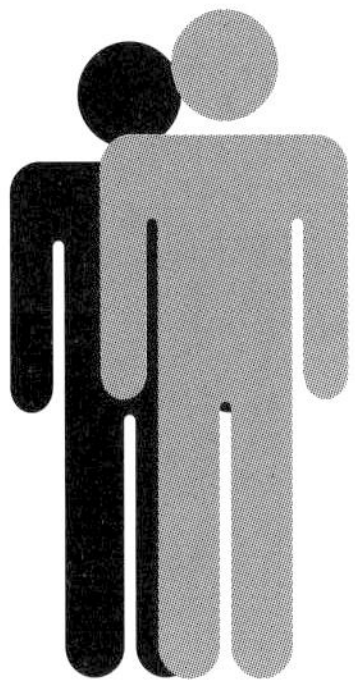

荷兰男性：+13.1 厘米

1914 年 169.4 厘米　2014 年 182.5 厘米

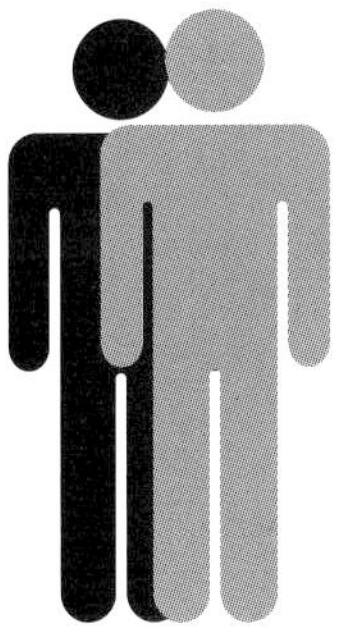

印度男性：+2.9 厘米

1914 年 162 厘米　2014 年 164.9 厘米

令人目眩的身高

已知的有史以来最高的人是美国人罗伯特・潘兴・瓦德罗（1918～1940）。他身高 2.72 米，比一头亚洲象还高。他之所以长得这么高，是脑垂体分泌生长激素过多所致。

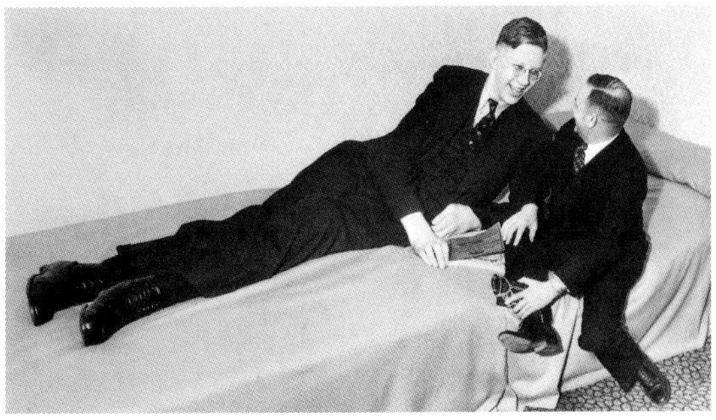

伊利诺伊的巨人

罗伯特・潘兴・瓦德罗与一位身高正常的朋友在一起。

词汇表

氨基酸
含氨基和羧基的有机化合物。人体用来制造蛋白质的简单分子。消化系统将食物中的蛋白质分解为氨基酸。

白细胞
血液中无色、有细胞核的球形细胞，有重要的免疫防御功能。

鼻腔
鼻内部的狭长腔隙，呼吸时空气从鼻腔通过。

变态反应
免疫系统对一般情况下的无害物质发生的过度反应。

病毒
一种微小的传染因子。病毒体包括核酸和蛋白质外壳，是无完整细胞结构的微生物。病毒能侵入人体细胞并在其中繁殖，从而引发疾病。

病原体
能引起疾病的微生物，包括细菌、病毒等。

超声
一种利用高频声波获得人体组织或发育中胎儿影像的成像技术。

磁共振成像（MRI）
利用人体中的质子在强磁场内受到脉冲激发，产生核磁共振现象，通过计算机形成人体内部图像的一种影像诊断技术。

丛
解剖学名词，指神经纤维或血管交织形成的立体网状结构。

大脑
脑最大的部分，由两个大脑半球及半球间连合构成，是控制运动、产生感觉及实现高级脑功能（如思维、情感、逻辑推理等）的高级神经中枢。

大脑半球
大脑由矢状裂分为两个对称的结构，即左、右大脑半球。

大脑皮质
覆盖大脑半球表层的灰质，有大量沟回，管理思维、记忆、语言等神经活动。

蛋白质
一类重要的营养素，能帮助身体生成新的细胞。

动脉
将血液运离心脏，输送到身体各种组织和器官的血管。

毒素
微生物产生的对其他生物体有毒性的物质，常指致病菌释出的毒性物质。

额叶
大脑外侧沟以上、中央沟以前的部分，负责计划、决策等心理过程。

二氧化碳
体内物质分解时产生的气态废物，通过呼气排出体外。

反射
神经系统对刺激产生反应的活动。例如，当有物体突然靠近你的眼睛时，你会眨一下眼。

肺
呼吸系统中的重要器官，左右各一，占据了胸腔的大部分空间。

肺动脉
将乏氧血运到肺去吸收氧气的动脉。而其他动脉均携带富氧血。

肺静脉
将富氧血运回心脏的静脉。而其他静脉均携带乏氧血。

肺泡
细支气管末端膨大形成的微小囊泡。呼吸时，氧气通过肺泡进入血液，而二氧化碳通过肺泡离开血液。

缝
两骨或多骨之间以少量纤维结缔组织相连接的不动关节，见于颅骨和骨盆。

粪便
由未消化的食物、死亡的细胞和细菌等构成的固体废物，通过肛门排出体外。

腹腔
位于胸腔与骨盆之间的躯干部分，内含大部分消化器官。

感觉器官
含有感受器，并将神经信号传送到脑，从而感知体内外变化的一类器官，包括使机体拥有视觉、听觉、平衡觉、嗅觉、味觉的眼、耳、鼻、舌等器官。

感染
微生物侵入生物体并生长繁殖，引起病理反应的过程。一些疾病就是由感染引起的。

感受器
生物体能感受体内外不同形式的刺激而产生兴奋的结构。感受器能将接收的刺激信号转变为神经冲动，由感觉神经和中枢神经传导通路传入大脑，产生感觉。

膈肌
位于胸、腹腔之间的向上隆起呈穹隆形的扁薄阔肌，在呼吸中起关键作用。

肱骨
上肢中最长、最粗的管状骨，位于肩与肘之间。

股骨
人体最大的长骨，位于大腿，在骨盆与膝之间。

骨骼肌
主要存在于躯干和四肢的一种肌，又称横纹肌，大多经肌腱附着在骨上。骨骼肌收缩，产生不同形式的运动。

骨盆
由左右髋骨、骶骨、尾骨和耻骨联合连接而成的骨环，具有保护盆腔器官及传递重力的作用。

关节
骨与骨之间的间接连接。大多数关节是可活动的。肩关节和髋关节是活动范围最大的两个关节。

海马
侧脑室下角底部的一个形似海洋生物海马的结构，与形成长时记忆密切相关。

红细胞
血细胞的一个类型，含血红蛋白。血红蛋白能携带氧，并使血液呈红色。

虹膜
眼球血管膜的最前部，呈圆盘状，含有色素，能控制瞳孔的大小。

喉
既是呼吸的管道，又是发音的器官，位于颈前部连接气管和咽腔的软骨结构，声带位于其中。说话时，声带振动，发出声音。

滑膜关节
又称可动关节。关节的相对骨面互相

分离，其间有含滑液的腔隙，周围借结缔组织相连。

会厌
由软骨和黏膜组成的树叶状结构，位于喉入口上方。吞咽时，会厌关闭，盖住气管，以防食物进入。

肌
由结缔组织分隔包裹的分界明显的肌纤维聚集分布区。肌的收缩，能产生运动。

肌腱
主要由平行致密的胶原纤维组成的索状或膜状结构，肌肉多借其附着于骨骼。

基因
携带遗传信息的 DNA 序列，是遗传信息的基本单位，内含控制身体构造和功能的指令，由亲代传递给子代。

激素
由腺体合成并分泌的一类调节性物质，可影响人体的生理活动。激素可通过血液到达特定作用部位。

疾病
人体在一定病因的损害性作用下感到不适的身体变化。传染病是由病原体感染引起的疾病。

脊神经
自脊髓发出的周围神经，共 31 对。

脊髓
圆柱状的神经结构，位于脊柱的椎管内，是中枢神经系统的低级部位，上端与延髓相连。脊髓将脑与身体其他部位联系起来。

肩胛骨
脊柱两侧的三角形扁骨，贴于胸廓后外侧上部。

角蛋白
一种坚韧、防水的蛋白质，见于毛发、指（趾）甲和皮肤。

精液
精子和睾丸液、附睾液及附属腺体分泌物组成的液体。

精子
男性的生殖细胞，由睾丸产生和释出。

静脉
引导血液回心的血管。

巨噬细胞
白细胞的一种，能吞噬和消灭细菌等微生物、突变细胞或细胞残片。

抗体
能与微生物特异性结合，从而让白细胞将被标记的病原体杀灭的物质。

抗原
能触发免疫系统做出应答的外来物质。

孔
器官（尤其是骨）上的小洞或开口，血管、神经可由此通过。

矿物质
天然存在的化学物质，如钙、铁，也是人体内除碳、氢、氧、氮以外的所有化学元素的统称。人类必须摄入矿物质才能保持健康。

括约肌
围绕身体某些开口的环肌。括约肌的收缩和舒张可控制内容物（如食物、尿液）能否从开口通过。

淋巴
在淋巴管内流动的透明、浅黄色碱性液体，由组织液渗入毛细淋巴管内形成，最后回流至静脉。

淋巴系统
由淋巴管道、淋巴组织和淋巴器官组成的系统，具有引流组织液、产生淋巴细胞、滤过淋巴、进行免疫应答等功能。

淋巴细胞
在适应性免疫中起关键作用的白细胞。有些淋巴细胞能产生抗体。

卵巢
成对的女性性腺，功能是产生和排出卵子，分泌性激素。

卵子
女性卵巢产生和释出的性细胞。

毛细血管
连于微动脉和微静脉之间的交织成网的微细血管。

酶
能加速体内化学反应的物质。

免疫系统
由免疫器官、免疫细胞和免疫活性物质组成的执行免疫应答和免疫功能的组织系统，能找出并破坏病原体和突变细胞以保护身体，预防疾病。

脑干
脊髓和间脑之间的神经结构，具有控制呼吸和心搏等功能。

脑神经
与脑相连的周围神经，共 12 对。

黏液
黏膜层或黏膜下层分泌的黏稠液体，见于口腔、鼻腔、喉和肠道等处。

尿道
将尿液导离人体的管道。男性的尿道兼有排精的功能。

皮脂
皮脂腺分泌的油性物质，有油润皮肤、毛发和抑菌等功能。胎儿体表的皮质腺分泌物叫胎脂。

平滑肌
由平滑肌细胞组成的肌组织，主要见于空腔器官（如小肠和膀胱）和血管，其收缩功能具有缓慢、持久和不随意等特点。

葡萄糖
一种在血液中循环的单糖，是人体细胞的主要能量来源。

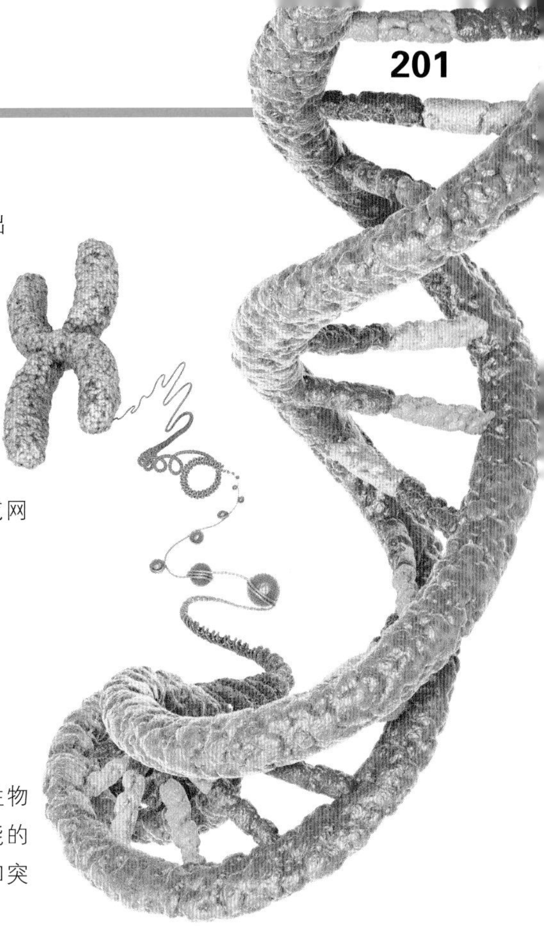

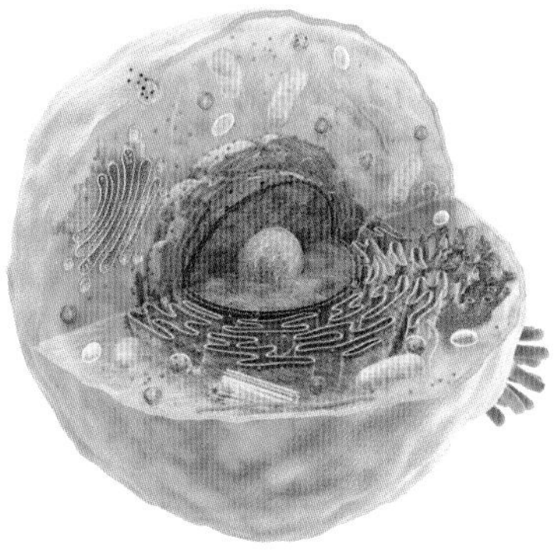

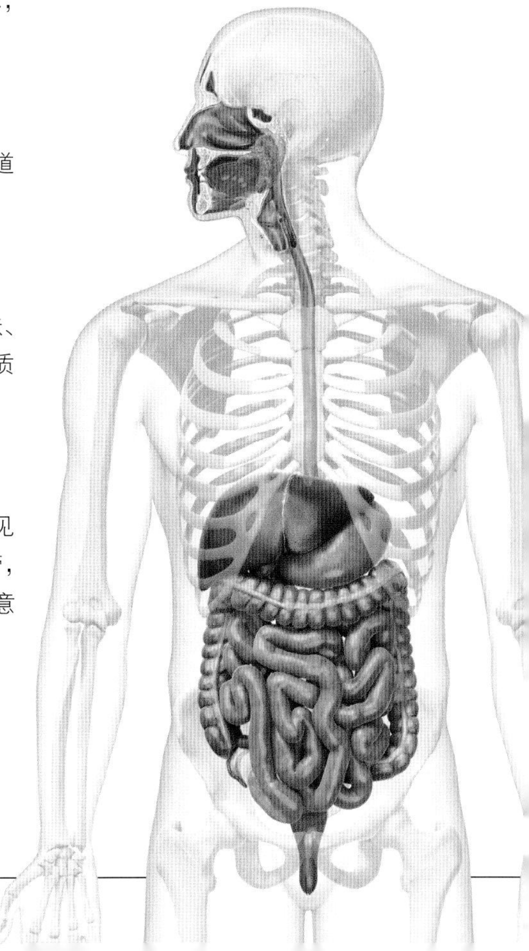

气管
连接喉与支气管的通气管道，进出肺的空气都需要从气管通过。

器官
由基本组织按照一定方式有机组合在一起形成的具有一定形态和特定功能的身体结构。心和肺等就是器官。

丘脑
属于间脑的一部分，位于第三脑室的两侧对称的椭圆形灰质团块，是能接收除视觉、听觉外的全身感觉信息并向大脑皮质传递的中继站。

屈肌
收缩时使关节屈曲的肌。例如，肱二头肌收缩可以屈肘。

染色体
染色质在细胞分裂时凝缩成的线状或棒状结构，见于体细胞的细胞核内。人体的正常体细胞有 46 条染色体，组成 23 对。

韧带
连接相邻两骨的致密纤维结缔组织束，可加强关节的稳定性。

蠕动
中空器官腔壁的肌产生的一种特殊收缩波。例如，吞咽时食管壁的肌蠕动，将食团向下推行至胃。

软骨
一种特殊的纤维结缔组织，形成胚胎大部分暂时性骨，提供多数骨发育雏形，分为透明软骨、弹性软骨和纤维软骨。

扫描
用来获得身体内部器官和软组织影像的技术。

舌
位于口腔底的可移动的肌性器官，有协助咀嚼、吞咽、感受味觉和发音等功能。

伸肌
收缩时能伸展或拉直关节的肌。例如，肱三头肌收缩时可伸直肘关节。

神经
周围神经系统中由神经纤维集聚并被结缔组织包绕而形成的条索状结构，传递进出中枢神经系统的神经信号。

神经冲动
沿着神经高速传递的微小电信号。

神经元
即神经细胞，是神经组织的基本结构和功能单位。神经元将信息以电信号的形式在全身传递。

神经元胞体
神经元的营养和代谢中心，膜内含细胞质和细胞核。

肾上腺素
促使身体在危险或激动的情况下能做好准备以采取突然行动的激素。

声带
位于喉腔中部，由声带肌、声带韧带和喉黏膜组成的器官，左右对称。声带振动便发出声音。

食管
连接咽与胃的消化管各部分中最狭窄、细长的肌性管道，是饮食入胃的通道。

视杆细胞
感光细胞之一，能感受极微弱的光线，但不能分辨颜色。

视网膜
眼球壁内层柔软、透明的膜，来源于神经外胚层，含感光细胞。视网膜捕捉影像并将其以电信号的形式传送到脑。

视锥细胞
感光细胞之一，具有编码色觉能力，能感受强光和颜色，并将信息发回大脑进行解读。

收肌
将肢体拉向身体中线的肌。

收缩
肌变短的运动，用以移动身体的某个部分。

受精
来自女性的卵子与来自男性的精子结合成受精卵的过程，是新个体发育的开端。

树突
从神经元胞体伸出的一至多个较短、多分支、树枝状的突起。其功能是把从其他神经元接收到的信息传送至胞体。

锁骨
连接肩胛骨与胸骨的 S 形细长骨，是上肢带骨的组成部分。

胎儿
妊娠第 11 周到娩出这段时间内在子宫内发育的胎体。

碳水化合物
营养素的一个类型，包括单糖、双糖、淀粉等，是人体的主要能量来源。

突触
神经元和神经元之间，或神经元与效应器之间的一种特化的连接结构。

吞噬细胞
具有吞噬能力的细胞。例如，巨噬细胞能捕捉和杀灭病原体。

脱氧核糖核酸（DNA）
细胞核内带有遗传信息的生物大分子，包含着控制细胞如何工作以及身体如何生长发育的编码指令。

唾液
唾液腺分泌到口腔中的液体，有助于品尝、吞咽和消化食物。

微生物
难以用肉眼观察到的一切微小生物的统称，其中一些能侵入人体，引起疾病。细菌和病毒是微生物的两个类型。

维生素
一类在体内含量极微的维持人体生命所必需的物质，是保持人体健康的重要活性物质。

吸收
已消化食物中的营养素通过小肠壁进入血液的过程。

细胞
人体的基本结构和功能单位，一般由细胞膜、细胞质和细胞核组成。人体由数万亿个细胞组成。

细胞核
有核膜包围的细胞结构，内含核基质、染色质和核仁，是细胞的控制中心，有携带 DNA 的染色体。

细胞器
真核细胞质中具有特定形态结构和功能的微小结构，如线粒体、溶酶体等。

细菌
一类微生物。其中一些能使人生病，而其他一些能帮助身体维持正常功能。

细支气管
支气管在肺内逐级分支形成的直径在 1 毫米以下的分支。管壁上软骨和腺体消失，平滑肌相对增多。

下丘脑
位于大脑底部、丘脑腹侧的脑组织，是调控内脏活动、内分泌机能和情绪行为等活动的中枢。

纤毛
从某些体细胞表面凸出的微小且能摆动的毛发状结构。

线粒体
真核细胞中由双层高度特化的单位膜围成的细胞器，主要功能是通过氧化磷酸化作用合成腺苷三磷酸（ATP），为细胞的各种生理活动提供能量。

腺体
一组特化的细胞集合体，能制造并释出与其原代谢需要无关的特定的物质，如酶或激素。

消化
食物在消化管内被分解为可被吸收的小分子物质的过程。

小脑
脑的一部分，与维持身体平衡、控制姿势和协调骨骼肌运动有关。

心房
心脏内部位于上面的两个腔，左右各一，即左心房和右心房。

心肌
由心肌细胞组成的肌组织，分布于心脏和心脏的大血管近端，具有自主性和节律性收缩功能。

心室
心脏内部下面的两个腔，左右各一，即左心室和右心室。

心血管系统
由心脏和血管组成的一个完全封闭的血液循环管道。

新陈代谢
生物体内（尤其是细胞内）发生的用以维持生命的一系列有序的化学反应的总称。

胸廓
由12块胸椎、12对肋、1块胸骨及其之间的连接共同组成的柔韧的保护性框架，包绕着胸腔内的柔软器官，如心脏和肺。

胸腔
由胸壁与膈围成的空腔，在腹部与颈部之间，内含心脏、肺等重要器官。

血管
血液流通的管道，可分为动脉、毛细血管和静脉3个类型。

血红蛋白
红细胞内的一种特殊的蛋白质，能将氧携带到身体各处。

血浆
血液的液体成分，淡黄色，约占血液容积的55%。3种血细胞漂浮在其中。

血液
心血管系统中循环流动的红色液态组织，含有多种细胞。血液携带着氧、营养素、盐类、矿物质和激素在体内循环，约占体重的7%，收集并处理废物，保护身体，抵抗感染。

牙釉质
覆盖在牙冠表面高度钙化的薄层结构，是人体最坚硬的部分。

牙质
又叫牙本质，是构成牙齿主体的坚硬组织，呈淡黄色，为有机物、无机物和水的结合物，也是牙髓腔和根管的侧壁。

咽
消化管上端扩大的部分，前后略扁的漏斗形肌性管道，是进食和呼吸的共同通道，位于鼻腔、口腔和喉的后方，下端与食管相连。

氧气
空气中的一种气体，对生命至关重要。氧气通过呼吸入肺，被吸收进血流，并被细胞利用释出能量。

营养素
食物中的基本化学物质，身体利用营养素供能、生长和修复。

有丝分裂
真核细胞中的染色体复制，生成两个细胞核，最后分裂成两个细胞的过程。

运动神经元
一种与效应器相连的神经细胞，将来自中枢神经系统的信号传至效应器，支配腺体分泌，支配肌的运动。

支气管
从气管分出的一级分支，即左、右支气管，分别进入左、右肺。

脂肪
一类存在于多种食物中的营养素，是人体重要的产能营养素和储能物质。

中枢神经系统
调节和控制人体各种机能活动的最高中枢，包括脑和脊髓。

中性粒细胞
数量最多的白细胞类型，以有害细菌为攻击目标，从而捍卫身体健康。

轴突
从神经元胞体发出的一根长纤维。一个神经元中有一个轴突，能将电信号高速送出神经元。

主动脉
体内最大的动脉，从左心室发出，将富氧血供应给除肺动脉外的所有其他动脉。

椎骨
构成脊柱的不规则骨，由前方的椎体和后方板状的椎弓组成。幼儿33块，成人26块。

子宫
女性孕育胎儿和产生月经的中空性生殖器官。胎儿在其中发育并获得营养，直至娩出。

组织
由形态和功能相同或相似的细胞与细胞外基质一起构成并具有一定形态结构和生理功能的细胞群体。肌组织就是一种组织类型。血液是液态的组织。

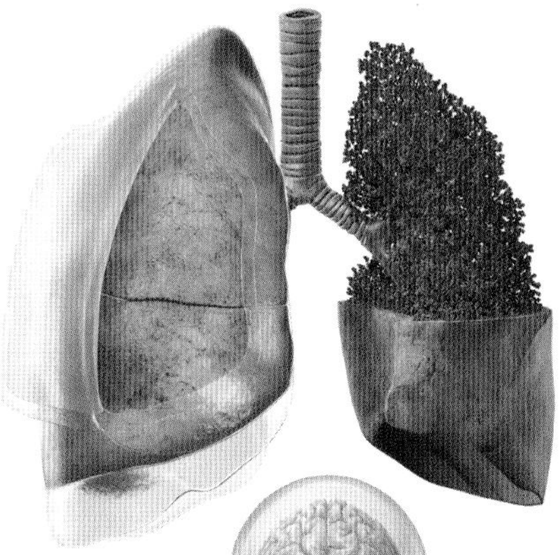

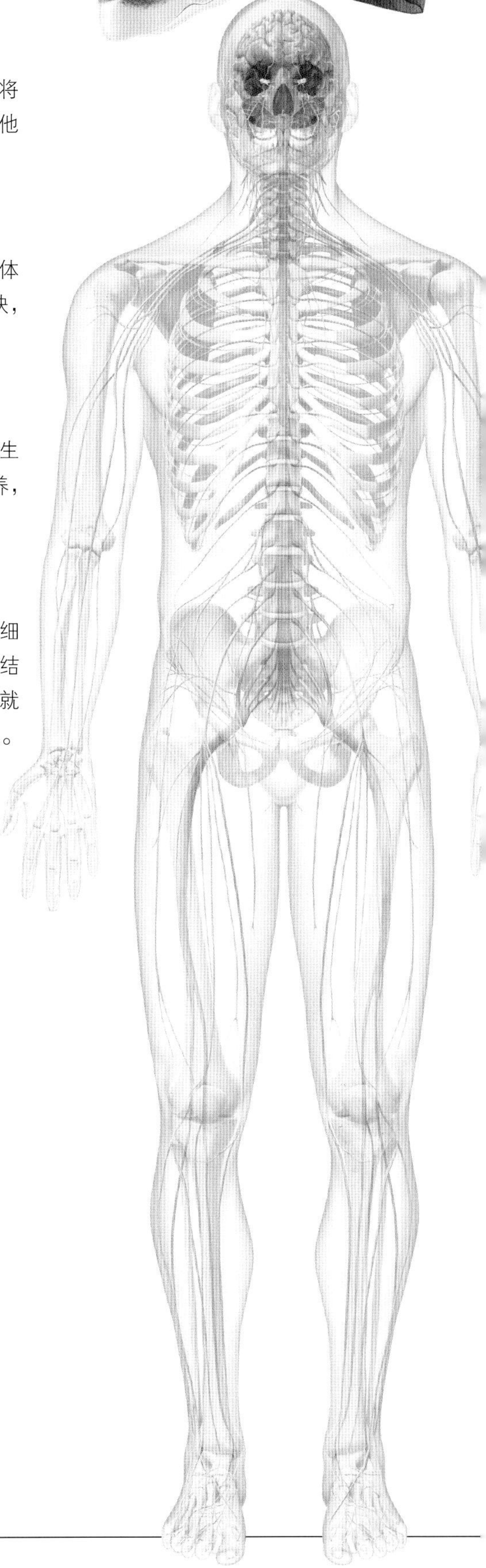

索引

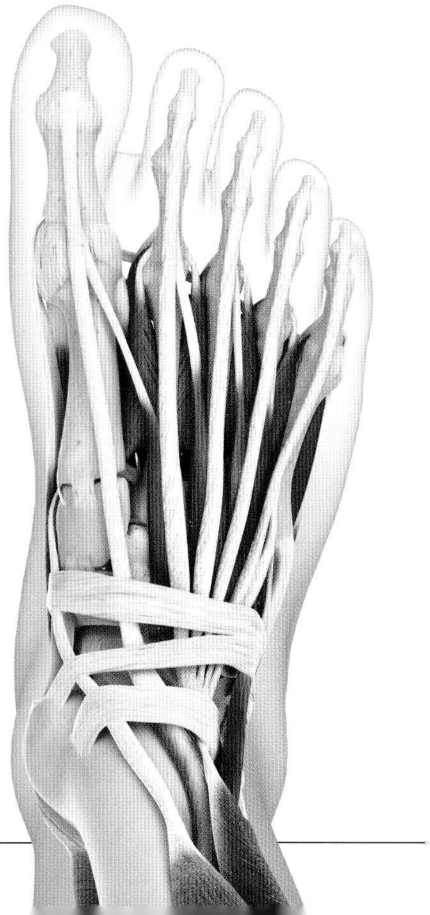

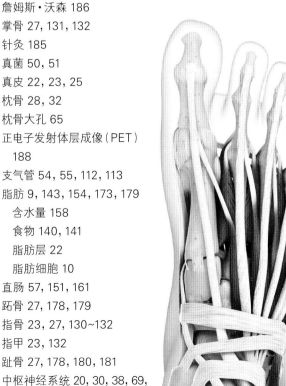

致谢

感谢以下人员在编写本书的过程中给予帮助：
Shaila Brown for editorial guidance and Helen Leech for editorial assistance; Neetika Malik Jhingan, Govind Mittal, and George Mihic for design assistance; Steve Crozier for retouching; Katie John for proofreading; Hilary Bird for the index.

史密森学会企业：
Kealy E. Gordon, Product Development Manager
Ellen Nanney, Licensing Manager
Brigid Ferraro, Vice President, Education and Consumer Products
Carol LeBlanc, Senior Vice President, Education and Consumer Products
Chris Liedel, President

史密森学会审订人员：
Dr Don E. Wilson, Curator Emeritus, Department of Vertebrate Zoology, National Museum of Natural History

感谢以下人员提供照片：
(Key: a-above; b-below/bottom; c-centre; f-far; l-left; r-right; t-top)

6 Science Photo Library: Keith R. Porter (cl). **8 Dorling Kindersley:** Colin Keates / Natural History Museum, London (br). **Science Photo Library:** Keith R. Porter (cr). **8-9 SuperStock:** Science Photo Library (tc). **9 Science Photo Library:** Alvin Telser (fcl, cl, c). **12-13 Science Photo Library. 15 123RF.com:** luchschen (br). **17 Getty Images:** Indranil Mukherjee / AFP (cra). **23 123RF.com:** Wavebreak Media Ltd (ca). **24 Alamy Stock Photo:** Panther Media GmbH / micut (cl). **iStockphoto.com:** Artem_Furman (bl); Mikolette (tr). **25 Alamy Stock Photo:** Cultura Creative (RF) / Ben Pipe Photography (br); Gallo Images / David Malan (bl). **iStockphoto.com:** antorti (bc). **31 Science Photo Library:** Biosphoto Associates (fbr); R. Bick, B Pointdexer / UT Medical School (bc, br). **40-41 Science Photo Library:** Thomas Deernick / NCMIR. **44 Dreamstime.com:** Syda Productions (r). **Science Photo Library:** Steve Gschmeissner (bl). **45 123RF.com:** stockyimages (cl). **Alamy Stock Photo:** Jim West (bl). **Dreamstime.com:** Saaaaa (tc). **Paul Thompson, UCLA School of Medicine:** Time-Lapse Map of Brain Development. Paul Thompson (USC) and Judith Rapoport (NIMH) (cb). **50 Science Photo Library:** James Cavallini (cl, cr); Dennis Kunkel Microscopy (tc, cla, ca, bc); Steve Gschmeissner (bl, br). **51 Science Photo Library:** Juergen Berger (ca); Steve Gschmeissner (cra, fcra); Dr. John Brackenbury (bc). **52-53 Science Photo Library. 64 Science Photo Library:** K H Fung (clb). **66 Science Photo Library:** Science Picture co (cl). **71 Science Photo Library:** Ted Kinsman (clb). **72-73 Science Photo Library:** Tom Barrick, Chris Clark / SGHMS. **74 Alamy Stock Photo:** Sport Picture Library (cra). **75 Alamy Stock Photo:** SIBSA Digital Pvt. Ltd. (cr). **77 Science Photo Library:** Steve Gschmeissner (cra). **79 Science Photo Library:** Eye of Science (cra). **80 Dreamstime.com:** Katarzyna Bialasiewicz (bl). **81 Science Photo Library:** Steve Gschmeissner (cr). **82-83 Science Photo Library:** Prof. P. Motta / Dept. Of Anatomy / University "La Sapienza", Rome. **85 Science Photo Library:** Omikron (bl). **86 123RF.com:** Baloncici (cl). **87 Depositphotos Inc:** Tristan3D (tr). **Dreamstime.com:** Eveleen007 (br). **Getty Images:** Fuse / Corbis (clb); Edgar Mueller (ca). **91 Science Photo Library:** Steve Gschmeissner (tl, cr); Veisland (crb). **93 123RF.com:** Volodymyr Melnyk (cr). **98 123RF.com:** anatols (bl); Patryk Kośmider (clb); sam74100 (fclb). **99 Science Photo Library:** Bo Veisland (cb). **102-103 Getty Images:** Steve Gschmeissner / Science Photo Library. **104 Science Photo Library:** (clb); GCA (cl). **105 Science Photo Library:** Steve Gschmeissner (bl). **107 Science Photo Library:** Philippe Plailly (bc). **108 Science Photo Library:** Overseas (cb). **114-115 Science Photo Library:** Thomas Deernick / NCMIR. **117 123RF.com:** Wavebreak Media Ltd (tl). **127 123RF.com:** Todd Arena (br); Vladislav Zhukov (bl). **Dreamstime.com:** Berc (clb). **Science Photo Library:** Joseph Giacomin / Cultura (cr); Kent Wood (cra). **128-129 Science Photo Library:** Steve Gschmeissner. **133 123RF.com:** Phanuwat Nandee (cr); Sayam Sompanya (cra); wckiw (br). **Dreamstime.com:** Flynt (fcra); Typhoonski (tc); Konstantin Zykov (fcr). **137 Robert Steiner MRI Unit, Imperial College London:** Dr Declan O'Regan, MRC London Institute of Medical Sciences (bc). **138 Science Photo Library:** Dr. K. F. R. Schiller (cr). **139 Science Photo Library:** Steve Gschmeissner (br). **142 Science Photo Library:** Gastrolab (bl); Steve Gschmeissner (tl). **143 Dreamstime.com:** Clickandphoto (br). **148-149 Science Photo Library:** Steve Gschmeissner. **150 Science Photo Library:** Scimat (cr). **151 Science Photo Library:** (tr). **155 Alamy Stock Photo:** ZUMA Press, Inc. (br). **156-157 Science Photo Library:** Susumu Nishinaga. **158 Science Photo Library:** Dennis Kunkel Microscopy (clb, cb); Steve Gschmeissner (bl); Ted Kinsman (bc). **159 Dreamstime.com:** Alexander Raths (tr); Wxin (bl). **Getty Images:** Digital Art / Corbis (cr). **164-165 Science Photo Library:** Thierry Berrod, Mona Lisa Productions. **171 Alamy Stock Photo:** A Room With Views (cra). **173 Science Photo Library:** Steve Gschmeissner (cl). **174-175 Science Photo Library:** Steve Gschmeissner. **179 Getty Images:** Dan Mullan (cr). **181 Getty Images:** Tristan Fewings (ca). **182 NASA:** (c). **Science Photo Library:** Simon Fraser (cl); Tek Image (cr). **184 Alamy Stock Photo:** ART Collection (cr). **The Trustees of the British Museum:** Peter Hayman (br). **National Museum of Health and Medicine:** Alan Hawk (c). **Science Photo Library:** (tc, tr); Photo Researchers (cla); Science Source (crb). **Science Museum, London:** Adrian Whicher (bc). **185 Alamy Stock Photo:** Art Directors & TRIP / Harish Luther / ArkReligion.com (br). **Getty Images:** De Agostini / A. Dagli Orti (cla); DEA / A. Dagli Orti (cb). **Science Photo Library:** (tr); Paul D. Stewart (tl); Sheila Terry (ca); New York Public Library Picture Collection (cl); National Library of Medicine (cr); John Greim (bl). **Wellcome Images http://creativecommons.org/licenses/by/4.0/:** (clb). **186 Getty Images:** Colin McPherson / Corbis (clb). **Science Photo Library:** (cla); National Library of Medicine (tc);Humanities and Social Sciences Library / New York Public Library (tr); Thomas Hollyman (cra); Evan Otto (c); Alexander Tsiaras (cb); J. C. Revy, ISM (bc); Dr P. Marazzi (br). **187 Getty Images:** Bettmann (cb); PhotoQuest (cl); Mondadori Portfolio (cr). **Science Photo Library:** (tr); St. Mary's Hospital Medical School (cla); Sebastian Kaulitzki (ca); Steve Gschmeissner (bl); Molekuul (br); Dorling Kindersley (tl). **World Health Organisation:** (clb). **188 Alamy Stock Photo:** Roger Bacon / Reuters (cl). **Science Photo Library:**Centre Jean Perrin / ISM (fbl); Sovereign, ISM (br); Hank Morgan (bl, bc); ISM (tr). **189 Science Photo Library:** (tl); Gastrolab (tr); Simon Fraser (bl); Mehau Kulyk (cr); BSIP VEM (br). **190 123RF.com:** myroom (clb). **Alamy Stock Photo:** Paul Felix Photography (bc). **Getty Images:** William Campbell / Corbis (cra). **191 Alamy Stock Photo:** Olivier Asselin (cr); My Planet (tr); SOPA Images Ltd (crb); dpa picture alliance (bl). **Getty Images:** Jean Chung (tl). **192 123RF.com:** angellodeco (c). **Courtesy of Ekso Bionics:** (br). **Copyright 1999 by Tim Fonseca:** (bc). **Science Photo Library:** Evan Oto (clb); Alfred Pasieka (cb). **193 Getty Images:** New York Daily News Archive (tc). **Science Photo Library:** Tek Image (cr). **Seoul National University:** Dae-Hyeong Kim / Nature Communications 5, 5747, 2014 (b). **Wake Forest Institute for Regenerative Medicine:** (br). **194-195 NASA:** (bc). **195 NASA:** (cra, crb); Reid Wiseman (cla); Bill Ingalls (c); ESA (br). **196-197 NASA:** ESA. **198 123RF.com:** yokokenchan (tr). **Getty Images:** Al Bello (br); Sebastian Castaneda / Anadolu Agency (cb). **199 Alamy Stock Photo:** Sergey Orlov (cla). **Getty Images:** Bettmann (br); Pascal Parrot / Sygma (cra); Government of Chile / Handout / Corbis (cl); Pierre Verdy / AFP (bl)

Cover images: Front: **Dorling Kindersley:** Arran Lewis b